AF463085

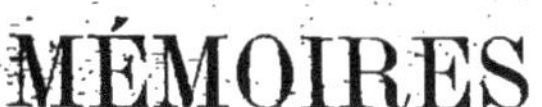

MÉMOIRES

D'ANTHROPOLOGIE ZOOLOGIQUE

ET BIOLOGIQUE

DE

PAUL BROCA

SECRÉTAIRE GÉNÉRAL DE LA SOCIÉTÉ D'ANTHROPOLOGIE DE PARIS
PROFESSEUR A LA FACULTÉ DE MÉDECINE
MEMBRE DE L'ACADÉMIE DE MÉDECINE

PARIS
C. REINWALD ET CIE, LIBRAIRES-ÉDITEURS
15, RUE DES SAINTS-PÈRES, 15

1877

MÉMOIRES
D'ANTHROPOLOGIE ZOOLOGIQUE
ET BIOLOGIQUE

PARIS. — TYPOGRAPHIE A. HENNUYER, RUE D'ARCET, 7.

MÉMOIRES

D'ANTHROPOLOGIE ZOOLOGIQUE

ET BIOLOGIQUE

DE

PAUL BROCA

SECRÉTAIRE-GÉNÉRAL DE LA SOCIÉTÉ D'ANTHROPOLOGIE DE PARIS
PROFESSEUR A LA FACULTÉ DE MÉDECINE
MEMBRE DE L'ACADÉMIE DE MÉDECINE

PARIS
C. REINWALD ET Ce, LIBRAIRES-ÉDITEURS
15, RUE DES SAINTS-PÈRES, 15

1877

TABLE DES MATIÈRES

Pages.

MÉMOIRES SUR L'HYBRIDITÉ.

TABLE DES FIGURES.

MÉMOIRES
D'ANTHROPOLOGIE

L'ORDRE DES PRIMATES

PARALLÈLE ANATOMIQUE DE L'HOMME ET DES SINGES

(*Bulletins de la Société d'anthropologie*, 2e série, t. IV, p. 228, 1er avril 1869.)

§ 1. *Position de la question. Division des primates en cinq familles.*

L'origine de cette discussion est assez éloignée pour qu'il ne soit pas inutile de rappeler aujourd'hui comment elle a débuté. Il y a quinze mois environ, M. Dally présenta à la Société d'anthropologie sa traduction française de l'ouvrage anglais du professeur Huxley, sur *la Place de l'homme dans la nature*. L'auteur et le traducteur, vous ne l'ignorez pas, sont partisans de l'hypothèse du transformisme; toutefois M. Dally, dans sa courte communication, ne crut pas devoir exposer cette doctrine, il se borna à dire que les faits groupés avec tant d'art et de clarté par M. Huxley assignaient une place à l'homme dans l'ordre des primates. Une petite discussion s'ensuivit aussitôt, et plusieurs orateurs s'étaient déjà fait inscrire, lorsque M. Dally, en réponse à un défi de M. Pruner-Bey, s'engagea à présenter bientôt à la Société un travail où il se proposait de prouver qu'*il y a moins de différences entre l'homme et certains singes, qu'il n'y en a entre ceux-ci et certains autres singes*; on décida alors que la discussion serait ajournée jusqu'à la lecture de ce travail.

Obligé de quitter Paris peu de temps après, M, Dally ne put tenir immédiatement sa promesse, et c'est seulement au mois de décembre dernier qu'il vous a lu son remarquable mémoire sur *l'Ordre des primates et le Transformisme.*

La question que M. Dally avait promis de traiter était une question de zoologie pure. Il s'agissait de savoir si l'on devait conserver la distinction classique de l'ordre des bimanes et de l'ordre des quadrumanes, et la discussion, ainsi limitée, pouvait se maintenir sur le terrain des faits. Mais notre collègue a tenu plus qu'il n'avait promis. Au lieu de traiter seulement la question mise à l'ordre du jour, il a traité en outre la question du transformisme. Il a d'ailleurs parfaitement compris que ces deux sujets étaient distincts, qu'il y avait avantage à les séparer, et il les a séparés en effet, puisqu'il n'a abordé le second que dans la dernière partie de son mémoire. Il était évident, néanmoins, que pour lui la discussion zoologique n'était que le moyen, et que le transformisme était le but. De la sorte les deux questions, quoique essentiellement distinctes en principe, se sont trouvées fusionnées en fait. Je le regrette beaucoup pour ma part, car il est arrivé, ce qu'on pouvait aisément prévoir, que l'hypothèse du transformisme a fait sur les esprits une diversion assez puissante pour faire oublier presque constamment le point de départ de la discussion. C'est en vain que la Société, dès le premier jour, a décidé que le débat serait scindé, qu'il roulerait d'abord exclusivement sur les faits d'anatomie et de zoologie, que l'examen du transformisme serait réservé pour une époque ultérieure ; les adversaires de M. Dally n'ont pas eu plus de patience qu'il n'en avait eue lui-même, et, quoique M. le président ait fait tout ses efforts pour les ramener sans cesse à la première question, leur argumentation a presque toujours été faite en vue de la seconde. J'en excepte M. Magitot, qui s'est borné à étudier l'anatomie et l'évolution du système dentaire chez les primates, sans autre intention que celle de constater des faits ; mais on a si peu compris la possibilité de séparer les faits des hypothèses, qu'on a accusé M. Magitot d'avoir un but inavoué, et qu'on en a fait un transformiste malgré lui.

Il me paraît donc nécessaire de démontrer, tout d'abord, qu'il n'y a absolument aucune solidarité entre la question de l'ordre des primates et celle du transformisme. Les adversaires du darwinisme classent les chiens, les chats, les ours dans un seul et même ordre, l'ordre des carnassiers, sans se croire obligés pour cela d'assigner à ces divers animaux une origine commune; pourquoi donc se croiraient-ils obligés de donner à l'homme des ancêtres simiens, s'il se trouvait classé dans le même ordre que les singes? D'un autre côté, les darwiniens n'hésitent pas à admettre que la sélection naturelle et les actions de milieux peuvent, par la suite des siècles, amener des divergences de structure bien plus grandes que celles qui séparent les ordres zoologiques. Ils peuvent donc appliquer leur hypothèse à l'origine de l'homme sans avoir besoin de réunir préalablement l'homme et les singes dans l'ordre des primates. Ainsi la solution de la question zoologique ne préjuge en rien celle de la question que M. Giraldès a appelée *étiologique*, et la seconde partie de la discussion le prouvera sans doute, car vous verrez plus d'une fois ceux qui avaient plaidé en faveur de la première thèse de M. Dally s'inscrire contre l'hypothèse de Darwin. C'est ce que je ferai pour ma part.

Aujourd'hui donc je me bornerai exclusivement à chercher quelle est la place que l'anatomie comparée doit assigner au genre Homme dans la classification des mammifères. Les caractères qui distinguent ce genre des autres ont-ils la valeur de ceux qui constituent les classes, ou les sous-classes, ou les ordres, ou seulement les familles? Telle est la question que je me propose d'examiner.

C'est là question qui se pose partout en zootaxie. On pèse les analogies et les différences; on fait ou on défait les groupes, sans autre but que de trouver les meilleures divisions, les divisions les plus naturelles, et sans se départir du calme qui doit toujours présider aux recherches scientifiques. Ce calme nous serait-il interdit ici, parce que nous nous trouvons nous-mêmes en cause? Mais si une Société d'anthropologie a été fondée, c'est sans doute pour appliquer à l'étude de l'homme les procédés de la science. Suivons donc la méthode que nous suivrions si nous avions à classer un animal nouvellement découvert, et procédons comme auraient pu le faire Micromégas et l'habitant de Saturne, s'ils avaient appliqué leurs innombrables sens à la classification des êtres terrestres.

Je me demande, en vérité, quels sont ceux de mes collègues que cette étude pourrait émouvoir ou chagriner. Ce ne sont pas, à coup sûr, les partisans du règne humain, car leur doctrine ne repose pas sur des bases matérielles. Les caractères intellectuels et moraux, qui furent seuls mis en œuvre dans la grande discussion de 1866, sont entièrement étrangers au débat actuel, qui roule exclusivement sur la morphologie et l'anatomie comparée. Le règne humain a été institué précisément pour laisser le champ libre à l'appréciation des caractères physiques de l'homme ; et s'il fallait le démontrer, je rappellerais qu'Isidore Geoffroy Saint-Hilaire, le promoteur du règne humain, est, de tous les auteurs qui ont écrit sur les primates, celui qui a le plus vigoureusement repoussé l'ordre des bimanes : il a prouvé, et, je pense, prouvé victorieusement, que les caractères qui distinguent le groupe humain des groupes simiens ne sont pas de valeur *ordinale*, mais seulement de valeur *familiale ;* qu'en d'autres termes, le genre Homme ne forme pas un ordre séparé, mais seulement une famille de l'ordre des primates. Les partisans du règne humain sont donc désintéressés dans la question que je discute aujourd'hui.

Quant à ceux qui, plaçant l'homme dans le règne animal, mais inquiets cependant du voisinage des singes, ont essayé de se mettre à l'aise en appliquant au groupe humain des principes de classification différents de ceux qui régissent le reste de la zoologie, ils peuvent se mettre plus à l'aise encore en adoptant le règne humain. Il n'y a pas de milieu : ou bien l'homme n'est pas un animal, et alors il n'y a pas à le classer ; ou bien l'homme fait partie du règne animal, et alors il faut qu'il subisse la loi commune des méthodes zoologiques. Ainsi rien, ni dans la forme, ni dans la structure, ni dans les fonctions, ne permet d'admettre avec Zenker que l'homme constitue à lui seul l'une des trois *sphères* ou l'un des trois *embranchements* de l'animalité. La thèse de Carus, qui se borne à faire de l'homme une *classe* à part, n'est pas plus soutenable. L'homme a des vertèbres, il ne peut donc être séparé de l'embranchement des vertébrés ; il a des mamelles, il ne peut donc être retiré de la classe des mammifères. Ces deux premiers points, je l'espère, ne seront pas contestés.

C'est donc dans la classe des mammifères qu'il s'agit de déterminer la place de l'homme. Or il existe, au-dessous des grandes divisions qui portent le nom de *classes*, plusieurs catégories ou subdivisions de moins en moins générales, de plus en plus restreintes, qui conduisent de la classe à la sous-classe, de la sous-classe à l'ordre, de l'ordre à la famille, de la famille au genre, et enfin à l'espèce. Nous devons donc nous demander d'abord si l'homme ne constituerait pas à lui seul une sous-classe dans la classe des mammifères.

Cette question a été résolue affirmativement par le célèbre naturaliste anglais M. Richard Owen, auteur d'une classification dont les divisions primaires reposent sur la structure de l'encéphale. Dans cette classification, les mammifères sont répartis en quatre sous-classes, dont la première, désignée sous le nom d'*archencéphales*, ne comprend qu'un seul ordre, les bimanes ; une seule famille, les hominiens ; un seul genre, le genre Homme. Les *gyrencéphales*, dont le cerveau est couvert de circonvolutions ; les *lissencéphales*, dont le cerveau est lisse ; les *lyencéphales*, dont les hémisphères ne sont pas unis par un corps calleux, forment les trois autres sous-classes. Ces trois dernières divisions ont donné lieu à des objections nombreuses; mais, si l'on a pu leur reprocher d'être systématiques, de rompre souvent les affinités et d'établir des rapprochements forcés, on doit reconnaître du moins qu'elles ont l'avantage de reposer sur un caractère simple, important, évident, nettement déterminé. On n'en peut dire autant de la première, car le cerveau des archencéphales diffère tellement peu de celui des gyrencéphales supérieurs, que M. Owen n'a pu l'en distinguer que par des caractères tout à fait secondaires.

J'ajoute, et je le prouverai plus loin, que ces caractères ne sont pas réels ; mais, quand même ils le seraient, quand même les singes n'auraient dans leurs hémisphères cérébraux ni la cavité ancyroïde, ni le petit hippocampe que l'on trouve chez l'homme, quand même leur cerveau ne recouvrirait pas entièrement leur cervelet, ce ne seraient là que des différences légères, presque accessoires, moindres que celles que peuvent présenter des animaux rangés dans le même ordre, et tout à fait insuffisantes à plus forte raison pour établir la distinction de deux sous-classes. Je ne crois pas devoir insister davantage sur ce sujet ni sur les débats orageux qu'il a suscités parmi les zoologistes de la Grande-Bretagne.

La *sous-classe* à laquelle l'homme se rattache est celle des mammifères *monodelphes ;* et dès le moment qu'il ne constitue pas à lui seul une sous-classe, il ne peut plus constituer qu'une division moins générale, tout au plus un *ordre* des mammifères monodelphiens. Mais il pourrait se faire encore qu'il ne formât qu'une espèce, c'est-à-dire une partie d'un genre, dont les autres espèces seraient prises parmi les singes supérieurs ; ou qu'un genre, c'est-à-dire une partie d'une famille dont les autres genres seraient encore pris parmi ces mêmes singes ; ou enfin qu'une famille, c'est-à-dire une partie d'un ordre dont les autres familles seraient prises parmi les mammifères supérieurs.

De ces trois hypothèses, il en est deux que je me permettrai d'écarter sans discussion. L'homme diffère évidemment des singes plus que ne diffèrent deux espèces d'un même genre, plus que ne diffèrent deux genres d'une même famille. Si l'on a pu méconnaître cette évidence, c'est parce qu'on avait de faux rapports, de fausses notions sur les prétendus *hommes des bois*. Aujourd'hui cette discussion serait superflue, je dirai même presque ridicule.

Après avoir ainsi resserré successivement de haut en bas et de bas en haut les deux limites du débat, après avoir reconnu que l'homme ne peut constituer ni plus qu'un ordre ni moins qu'une famille, il ne reste plus à choisir qu'entre deux alternatives. Faut-il admettre, avec Blumenbach, Duméril, Cuvier et la plupart des auteurs contemporains, que l'homme forme à lui seul le premier ordre des mammifères, l'*ordre des bimanes*, distinct de l'*ordre des quadrumanes* par des caractères de *valeur ordinale?* ou, avec Charles Bonaparte, Dugès, Godman et Isidore Geoffroy Saint-Hilaire, que ces caractères distinctifs sont seulement de *valeur familiale*, et que les deux ordres des bimanes et des quadrumanes doivent être fusionnés dans l'*ordre des primates*, dont l'homme ne constituerait que la première famille ?

C'est cette question que je viens discuter devant vous, et il n'y aurait pas lieu de le faire si la valeur des divisions appelées *ordre* et *famille* et la nature des caractères sur lesquels elles reposent étaient déterminées avec une rigueur absolue. Mais c'est là un des points sur lesquels les zoologistes s'accordent le moins. Il suffit, pour s'en convaincre, de comparer leurs diverses classifications. Ainsi les solipèdes, qui sont un ordre pour les uns, ne sont pour d'autres qu'une famille de l'ordre des pachydermes ; et ce n'est qu'un exemple entre cent. Cela dépend du degré d'importance que l'on accorde aux caractères distinctifs des divers groupes, et cette appréciation est nécessairement toujours un peu arbitraire. M. Agassiz, dans un ouvrage récent, s'est efforcé de substituer à ces tâtonnements une règle fixe, qu'il a très-bien formulée en disant que l'ordre est l'expression d'une certaine *structure*, et que, parmi les animaux qui possèdent cette structure, ceux qui ont les mêmes *formes* ou des formes semblables constituent une famille. Il est clair que, là où la forme diffère, la structure diffère aussi plus ou moins ; on conçoit toutefois que de grandes différences de forme puissent coïncider avec des différences de structure légères, superficielles, et d'une valeur tout à fait secondaire (1). En principe, par conséquent, la caractéristique de l'ordre par la structure et de la famille par la forme est parfaitement rationnelle ; mais dans l'application cette formule n'échappe pas aux appréciations contradictoires, car on peut toujours se demander où commencent et où finissent les différences de structure qu'on appelle *familiales* et celles qu'on appelle *ordinales ;* c'est une question dont les éléments peuvent varier beaucoup suivant les cas, et, comme toutes celles où il s'agit d'apprécier le plus ou le moins, elle est souvent sujette à contestation.

Mais, dans le cas particulier qui nous occupe, ces difficultés s'aplanissent singulièrement ; car il est de toute évidence que les différences anatomiques qui existent entre l'homme et les anthropoïdes sont infiniment moindres que celles qui, partout ailleurs, sont jugées nécessaires pour établir la distinction des ordres zoologiques. Et je ne parle pas seulement des ordres incontestés, je parle même de ceux qui n'ont été proposés que par un seul auteur. Je ne crois pas que jamais personne ait essayé

(1) La forme, considérée en elle-même, donnerait souvent les résultats les plus trompeurs. Elle ferait par exemple ranger les baleines parmi les poissons. Mais la forme subordonnée à la structure, et appliquée, comme le fait Agassiz, à la détermination des groupes qui ont une structure commune, est la meilleure caractéristique des groupes naturels.

de distinguer deux ordres pour si peu. On m'objectera peut-être que, dans la série, certains genres ou certaines familles, situés à la rencontre de deux ordres, peuvent ne rentrer nettement dans aucun d'eux et ne différer de celui dont on les sépare que par des caractères peu accusés. Je reconnais, par exemple, que l'aye-aye, rangé tantôt parmi les rongeurs, tantôt parmi les primates, diffère moins de chacun de ces deux ordres que l'homme ne diffère des singes. C'est la conséquence de la distribution sériaire des êtres. Si la série s'étendait au delà de l'homme, s'il y avait au-dessus de lui un ou plusieurs autres ordres zoologiques, il se pourrait que, placé comme un genre intermédiaire entre ces deux ordres supérieurs et l'ordre dit *des quadrumanes*, il fût aussi rapproché de ceux-là que de celui-ci. Il y aurait lieu alors, comme pour l'aye-aye, de peser les analogies et les différences, de discuter s'il convient de rattacher l'homme à tel ou tel ordre, et, quelque légers que soient les caractères anatomiques qui le distinguent des anthropoïdes, il pourrait se faire qu'on fût conduit à répartir ces deux groupes dans deux ordres séparés. Mais la série s'arrête à l'homme ; ce ne sont donc pas des différences *relatives* qu'il s'agit d'apprécier, ce sont les différences *absolues*, et ce sont aussi les affinités. Celles-ci ont pu être méconnues à une époque où la science ne possédait que des notions tout à fait incomplètes sur les anthropoïdes, et où l'on pouvait croire que les singes ordinaires non anthropoïdes, tels que les guenons et les magots, étaient nos plus proches voisins ; mais maintenant que l'on connaît mieux le groupe intermédiaire des anthropoïdes, les caractères distinctifs de l'homme se sont tellement atténués, que la plupart d'entre eux se sont même réduits à de simples modifications de forme, et qu'aucun des autres n'a conservé une valeur égale à celle qu'on exige partout ailleurs pour la distinction des ordres.

Lorsqu'on compare entre eux les divers genres de singes qui composent la famille des *pithéciens*, depuis les semnopithèques jusqu'aux cynocéphales et aux magots, il est impossible de méconnaître les étroites analogies qui existent entre eux et qui font de ce groupe l'un des plus naturels de la zoologie. C'est à ces animaux, seuls connus des anciens, que fut d'abord donné le nom de *singes*. Lorsque l'Amérique fut découverte, on y trouva d'autres genres d'animaux distincts des précédents par des caractères bien nets, mais cependant tellement semblables à eux par l'ensemble de leur organisation, qu'il parut impossible de ne pas leur donner aussi le nom collectif de *singes*. Ces deux familles naturelles, les pithéciens ou singes de l'ancien monde, et les *cébiens* ou singes d'Amérique, constituèrent ainsi un groupe incontesté, assez homogène, assez distinct des autres groupes alors connus, pour constituer dans la zoologie du temps une catégorie analogue à celles qu'on appelle aujourd'hui des *ordres*.

Ce groupe central, une fois reconnu, a en quelque sorte attiré à lui d'autres genres, d'autres familles, découverts soit à Madagascar, soit dans l'archipel Indien, soit dans l'Afrique tropicale. Ce n'est pas sans hésitation, toutefois, qu'on y a rattaché d'une part la famille des *lémuriens*, et de l'autre celle des *anthropoïdes*. A l'égard des lémuriens, qu'on a quelquefois appelés *les faux singes*, les discussions ne sont pas encore épuisées, sinon pour tous les genres, du moins pour les genres les plus inférieurs. Quant aux anthropoïdes, Bory de Saint-Vincent et Lesson ont essayé de les séparer des singes et de les réunir avec l'homme dans l'ordre des bimanes (1); mais cette tentative n'a eu aucun succès, et c'est une opinion généralement admise aujourd'hui que les anthropoïdes, les pithéciens, les cébiens et les lémuriens appartiennent à un seul et même ordre. Ce n'est pas que personne ait méconnu les grandes différences qui existent entre eux; mais la somme des analogies a paru plus grande que la somme des différences, et ainsi a été constitué, avec l'assentiment de tous les zoologistes actuels, l'ordre avec lequel je vais maintenant comparer l'homme.

Je vais faire à l'égard de l'homme ce qu'on a fait à l'égard des anthropoïdes, lorsque Bory de Saint-Vincent et Lesson ont essayé de les séparer de l'ordre dit *des quadrumanes*. On a constaté que les anthropoïdes diffèrent moins des genres de cet ordre que ceux-

(1) Lesson, comme Bory de Saint-Vincent, rangeait les *anthropomorphes* parmi les bimanes; mais, moins exclusif que lui, il ne faisait pas des bimanes un ordre distinct des quadrumanes; il en faisait seulement la première *tribu* de l'ordre des primates. Les opinions de ces deux auteurs sont cependant très-analogues, car les deux tribus des bimanes et des quadrumanes établies par Lesson dans l'ordre des primates constituaient en réalité une division en deux sous-ordres, fort peu différente de la division en deux ordres admise par Bory de Saint-Vincent.

ci ne diffèrent entre eux, et dès lors les orangs et les chimpanzés ont repris tout naturellement la place que Linné leur avait assignée à côté et au-dessus des autres singes (1). De même, si je démontre que l'homme diffère moins des prétendus quadrumanes en général, et des anthropoïdes en particulier, que ces animaux ne diffèrent entre eux, j'aurai prouvé, conformément à la première thèse de M. Dally, que l'homme, comme les anthropoïdes, les pithéciens, les cébiens et les lémuriens, doit être compris dans l'ordre des primates.

J'aurai à mentionner continuellement, dans l'exposé qui va suivre, des genres et des espèces appartenant aux diverses familles des primates. Pour pouvoir me dispenser d'indiquer chaque fois la position qu'occupe chaque genre dans la série qui commence à l'homme et qui s'étend jusqu'aux lémuriens, j'ai dressé un tableau sur lequel j'ai indiqué d'abord la division de l'ordre des primates en cinq familles, telle que je l'admets, puis dans chaque famille l'énumération des genres, ou du moins des principaux genres qui la composent. Le nombre des genres de la famille des lémuriens et de celle des cébiens n'est pas encore parfaitement déterminé. Celui des genres de la famille des pithéciens est moins contesté, quoique peut-être sujet encore à la révision. Quant à la famille des anthropoïdes, tout le monde s'accorde à reconnaître qu'elle ne se compose que de quatre genres : les gorilles (*gorilla*), les chimpanzés (*troglodytes*), les orangs (*satyrus* ou *simia*) et les gibbons (*hylobates*). On ne discute que sur le nombre des espèces : on ne connaît jusqu'ici que deux espèces de gorilles, deux espèces d'orangs, deux ou trois espèces de chimpanzés ; seul le genre des gibbons renferme cinq ou six espèces.

J'ai préféré l'expression d'*anthropoïdes* à celle d'*anthropomorphes*, qui m'a paru moins exacte. La première n'indique qu'une similitude avec l'homme, similitude établie par l'anatomie bien plus que par la morphologie ; la seconde indique une ressemblance de formes qui a frappé tout le monde et que je ne conteste

(1) Bory de Saint-Vincent réunissait les orangs et les chimpanzés en un seul genre ; Lesson en faisait deux genres distincts de sa tribu des bimanes. Ces deux auteurs ne connaissaient pas encore le gorille, qu'ils n'auraient certainement pas séparé des orangs ; quant aux gibbons, ils les laissaient parmi les quadrumanes, méconnaissant ainsi leur étroite affinité avec les autres genres du groupe anthropoïde.

pas, mais qui n'est pas assez grande cependant pour mériter d'être inscrite sur le nom de la famille. Je pense au contraire que c'est surtout par les caractères extérieurs et par la forme que la famille des anthropoïdes diffère de celle des hominiens. Frappé de cette différence, et obéissant peut-être aussi au désir de glorifier sa propre espèce, Duvernoy avait essayé de substituer au nom d'*anthropomorphes*, celui de *pseudo-anthropomorphes*, qui a l'inconvénient d'être trop long et d'être applicable à tous les singes, qui a surtout le défaut de nier une similitude parfaitement réelle, que Duvernoy lui-même ne pouvait méconnaître. Je suis loin d'accepter la dénomination étrange qu'il a proposée, mais il me semble, comme à lui, que le nom d'*anthropomorphe* donne une idée erronée, ou du moins exagérée, de la ressemblance morphologique de l'homme et des singes même les plus élevés. Voilà pourquoi j'ai donné la préférence au nom d'*anthropoïdes*, déjà employé par plusieurs auteurs, et en particulier par Gratiolet.

DIVISION DES PRIMATES EN CINQ FAMILLES.

Caractères.	Genres.
1re Famille. *Hominiens*.	
Attitude verticale. Marche bipède.	*Homo*, homme.
2e Famille. *Anthropoïdes*.	
Attitude oblique, rapprochée de la verticale. Bipèdes imparfaits; prenant habituellement dans la marche un point d'appui auxiliaire sur la face dorsale des doigts, et non sur la paume des mains. Torsion de l'humérus voisine de deux angles droits, comme chez l'homme. Point de queue. Structure organique extrêmement rapprochée de celle de l'homme. Habitent l'Afrique tropicale et les grandes îles de l'Archipel indien. Synonymie : *anthropomorphes*.	*Gorilla*, gorille. *Troglodytes*, chimpanzé. *Satyrus*, orang. *Hylobates*, gibbon.
3e Famille. *Pithéciens*.	
Attitude plus rapprochée de l'horizontale que de la verticale, ou tout à fait horizontale. Marche quadrupède, dans laquelle le membre antérieur appuie sur la paume de la main. Narines ouvertes au-dessous du nez (catharrhiniens). Trente-deux dents; formule dentaire comme chez l'homme. Torsion de l'humérus dépassant à peine un angle droit, comme chez les quadrupèdes. Une queue	*Semnopithecus*, semnopithèque. *Colobus*, colobe. *Cercopithecus*, cercopithèque ou guenon. *Macacus*, macaque.

Caractères.	Genres.
de longueur variable, non prenante (nulle chez le magot). Des abajoues. Sacs laryngers latéraux et ventriculaires. Callosités aux fesses. Habitent les contrées chaudes de l'ancien continent et de la Malaisie. Synonymie : *singes de l'ancien continent, singes catharrhiniens.*	*Inuus,* magot. *Cynocephalus,* cyno-céphale ou babouin.

4e Famille. *Cébiens.*

Attitude et marche comme chez les précédents. Narines ouvertes sur les côtés du nez, qui est aplati (platyrrhiniens). Trente-six dents, une molaire de plus que chez l'homme à chaque mâchoire (excepté chez les ouistitis). Queue habituellement longue et prenante. Point d'abajoues. Point de callosités aux fesses. Point de sacs laryngés ventriculaires. Quelquefois un sac laryngé unique, médian, et sous-épiglottique. Habitent le nouveau continent. Synonymie : *singes du nouveau continent* ou *d'Amérique, singes platyrrhiniens.*	*Mycetes* ou *stentor,* alouate. *Ateles,* atèle. *Eriodes,* ériode. *Lagotrix,* lagotriche. *Cebus,* sajou. *Callitrix,* sagouin. *Nyctipithecus,* nycti-pithèque. *Pithecia,* saki. *Saïmiri,* saïmiri. *Hapale* ou *iacchus,* ouistiti.

5e Famille. *Lémuriens.*

Attitude et marche quadrupèdes. Formule dentaire variable ; de trente à trente-six dents. Quatre incisives supérieures. Incisives inférieures dirigées en avant, au nombre de deux, quatre ou six. Molaires à cuspides pointues comme chez les insectivores. Narines terminales et sinueuses (strepsirrhiniens). Paroi externe de l'orbite incomplète. Museau pointu. Tous les ongles plats, excepté celui du gros orteil. Queue non prenante. Habitent presque tous Madagascar. Quelques-uns habitent l'Asie orientale ou l'archipel indien. Synonymie : *strepsirrhiniens, makis, faux singes.*	*Lemur,* maki. *Stenops,* loris. *Lichanotus,* indri. *Tarsius,* tarsier. *Galago* ou *Otolichnus,* galago. *Galeopithecus,* galéopithèque. *Semnocebus,* avahi.

§ 2. *Parallèle anatomique de l'homme et des singes. Système osseux.*

Entrons maintenant en matière et étudions les modifications que présentent les caractères anatomiques et zoologiques dans la série des primates, continuée jusqu'à l'homme. Je ne puis avoir l'intention de passer successivement tous ces caractères en revue, ce qui m'entraînerait beaucoup trop loin ; je choisirai de préférence les plus importants, sans négliger toutefois certains détails de moindre valeur qui se rattachent aux faits déjà invoqués dans cette discussion.

Les caractères que j'appelle *importants* sont ceux qui ont servi jusqu'ici à distinguer l'ordre des bimanes, parce qu'on les a considérés comme étant exclusivement propres à l'homme. Si l'homme se tient debout, s'il est à la fois bipède et bimane, ce n'est pas seulement parce qu'il a deux pieds et deux mains; toute l'économie de son squelette et de son système musculaire est en rapport avec ce mode d'existence. Le squelette surtout, dont les modifications sont solidaires du jeu des muscles, devra m'occuper en première ligne; je parlerai successivement du tronc et des membres.

Squelette du tronc.

A. Colonne vertébrale. — Le rachis des mammifères terrestres affecte deux types entièrement différents, dont l'un s'observe chez l'homme, qui marche debout, et l'autre chez les véritables quadrupèdes. Ce qui caractérise ces deux types, ce n'est pas tant la direction verticale ou horizontale du rachis, que l'ensemble des conditions anatomiques dont l'attitude du corps est la conséquence.

Le fait fondamental, essentiel, autour duquel tous les autres viennent se grouper, est le suivant. Dans la marche quadrupède, le point d'appui est pris alternativement en avant, au niveau des épaules, et en arrière, au niveau du bassin. Les parties qui s'appuient sur les membres thoraciques et qui se soulèvent avec eux constituent un *train antérieur* ou *thoracique;* celles qui s'appuient sur les membres pelviens constituent un *train postérieur* ou *abdominal.* Les muscles longs du rachis, qui s'étendent d'un train à l'autre, prennent tour à tour leur insertion fixe en avant et en arrière ; et la colonne vertébrale, décomposée en deux parties, dont l'une tient à l'épaule et l'autre au bassin, présente, dans ces deux régions, des caractères respectifs qui sont en rapport avec l'alternance des actions musculaires. Dans la marche bipède il en est tout autrement. Le point d'appui du corps est toujours fourni par les membres abdominaux ; le point d'insertion fixe des muscles est toujours du côté qui correspond au bassin ; il n'y a ni train thoracique ni train abdominal, et ce sont toujours les parties supérieures qui se meuvent sur les inférieures. Tel est le caractère distinctif le plus général entre la marche quadrupède et la marche bipède.

Chez l'homme, il n'existe d'équilibre stable et normal que dans l'attitude verticale ; le poids des viscères thoraciques et abdominaux, celui de la tête elle-même, tendent toujours, comme chez les quadrupèdes, à entraîner vers le sol la face sternale du corps; mais cette tendance est contre-balancée par la disposition du rachis et des muscles vertébraux. La tête étant articulée avec l'atlas par des condyles qui sont fort peu éloignés de son centre de gravité, il suffit d'une faible action musculaire pour la maintenir horizontale ; en outre, la colonne vertébrale présente *trois courbures alternatives*, qui ont pour résultat d'amener la ligne de gravité de la tête et du tronc au-dessus de la base de sustentation fournie par le bassin. Par la courbure supérieure ou cervicale, dont la convexité est tournée vers la face antérieure, ou mieux vers la face sternale du corps, le poids de la tête et du cou se trouve déjà porté en arrière. La courbure suivante, qui occupe toute la région dorsale, est dirigée en sens inverse, et tendrait à reporter en avant le centre de gravité, si la troisième courbure, qui correspond à la région lombaire, et dont la convexité est de nouveau dirigée en avant, ne redressait définitivement tout le système de la tête et du tronc. Somme toute, cependant, la ligne de gravité de ce système passe encore un peu en avant de la base de sustentation du bassin, et l'équilibre vertical ne peut être obtenu que par la contraction des muscles extenseurs de l'épine dorsale ; mais il se maintient sans fatigue, grâce à la disposition particulière de la partie antérieure de la capsule des articulations coxo-fémorales.

Dans ses mouvements d'ensemble, soit pendant la station, soit pendant la marche, la colonne vertébrale prend toujours son point fixe sur le bassin. En outre, dans les mouvements partiels qui s'effectuent entre les vertèbres, le point fixe est toujours fourni par la vertèbre la plus rapprochée du bassin. Il en résulte que l'action des muscles extenseurs de l'épine s'effectue toujours de haut en bas, c'est-à-dire de l'extrémité céphalique vers l'extrémité pelvienne du rachis. Toutes les apophyses épineuses des vertèbres sont donc sollicitées par la contraction des muscles à se diriger vers le bas de la colonne, et elles le sont d'autant plus que la partie correspondante de la colonne résiste davantage à l'action des extenseurs. Au cou, les vertèbres sont très-mobiles; la colonne cervicale présente en outre, du côté des muscles extenseurs, une courbure concave qui s'infléchit aisément ; ces muscles par conséquent rencontrent peu de résistance. La force qui s'applique sur les apophyses épineuses se transmettant aussitôt aux articulations vertébrales, ces apophyses, qui sont d'ailleurs assez courtes, ne s'inclinent que fort peu sur le corps de la vertèbre. Elles sont obliques néanmoins, mais le sont beaucoup moins que celles de la région dorsale. Ici, en effet, les muscles extenseurs agissent sur la convexité d'une courbure dont le redressement est rendu très-difficile par la résistance des arcs costaux et du sternum ; leur action, ne pouvant se transmettre que pour une très-faible part aux articulations vertébrales, qui sont trop peu mobiles, s'épuise presque tout entière sur les apophyses épineuses elles-mêmes ; celles-ci, ayant à supporter tout l'effort, s'infléchissent fortement en bas, s'allongent et s'imbriquent obliquement les unes sur les autres (voir plus loin, p. 17, fig. 1, A). Dans la région lombaire, enfin, reparaissent les deux conditions que nous a déjà présentées la région cervicale, savoir : la mobilité des articulations vertébrales et la disposition de la courbure, dont la concavité est tournée du côté des muscles extenseurs. Cela suffirait déjà pour diminuer considérablement l'obliquité des apophyses épineuses. Mais de plus celles-ci, larges, épaisses, carrées, donnent insertion, sur leurs deux faces et, par l'intermédiaire de l'aponévrose commune, sur leur sommet, à des muscles ascendants dont elles constituent le point le plus fixe, et qui dès lors tendent à les relever vers le haut pendant que les faisceaux des transversaires épineux tendent à les attirer en bas. De la combinaison de ces diverses conditions, il résulte que les apophyses épineuses de la région lombaire ne s'inclinent ni vers le haut ni vers le bas, qu'elles restent perpendiculaires à la direction de l'axe du rachis. Mais il suffirait que l'une de ces conditions fût changée pour que l'équilibre des forces qui s'appliquent sur les apophyses épineuses lombaires fût modifié, et pour que celles-ci fussent sollicitées à prendre une direction oblique. Par exemple, si la courbure de la colonne lombaire cessait d'être concave en arrière, si elle devenait concave en avant, comme dans la région dorsale, les apophyses épineuses ne resteraient plus droites, elles continueraient, comme celles du dos, à se diriger obliquement vers le bassin ; c'est ce qui a lieu chez la plupart des anthropoïdes. Ou encore, si les muscles extenseurs du rachis cessaient de prendre constamment leur point fixe sur le bassin, si, dans la mécanique de la marche, il arrivait que ce point fixe fût pris alternativement sur le bassin et sur l'épaule, les apophyses épineuses lombaires, attirées vers l'épaule au même titre que les apophyses épineuses dorsales, sont attirées vers le bassin, s'inclineraient en remontant vers la tête, comme les apophyses dorsales s'inclinent en descendant vers le sacrum. C'est ce que l'on observe chez les quadrupèdes, dont je vais maintenant m'occuper.

La colonne vertébrale des quadrupèdes présente, dans la région cervicale, une courbure dont l'étendue, la forme et la flexibilité varient beaucoup suivant la longueur du cou et suivant l'attitude de la tête, mais dont la convexité est toujours, comme chez l'homme, tournée du côté de la face sternale du corps. A cette première courbure succède, comme chez l'homme encore, une courbure concave qui commence à la base du cou et qui occupe toute la région dorsale ; mais, au lieu de s'infléchir de nouveau à la base du thorax pour faire place à une convexité, cette seconde courbure se prolonge sans interruption jusqu'au sacrum. Il n'y a donc que deux courbures au lieu de trois : l'une cervicale, comparable à la nôtre ; l'autre dorso-lombaire, formant un arc dont la concavité est tournée vers la face sternale du tronc, et dont les deux extrémités sont soutenues respectivement par les membres antérieurs et par les membres postérieurs. Le degré de courbure de cet arc dorso-lombaire est du reste fort variable. La concavité est quelquefois tellement faible, qu'elle est presque nulle ; mais, ce qu'il y a d'essentiel, c'est qu'elle ne devient jamais convexe et que le rachis, à partir de la base du cou, ne change plus de direction. Dans la marche, dans la course surtout, le quadrupède soulève alternativement son train de devant et son train de derrière, et chaque fois il tend à redresser la courbure dorso-lombaire, qui revient aussitôt après à sa forme primitive. Mais toutes les parties de la colonne ne prennent pas une part égale à ce mouvement. La portion thora-

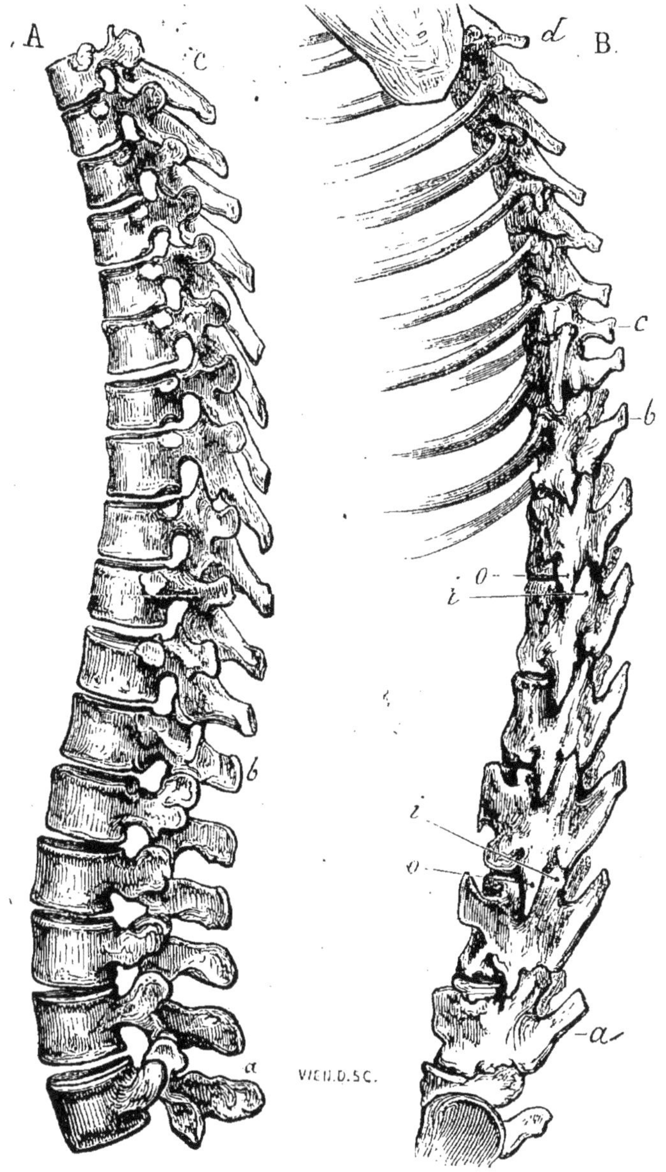

FIG. 1.

A, *profil de la colonne dorso-lombaire de l'homme.*

a, cinquième vertèbre lombaire.

b, douzième dorsale.

c, première dorsale.

B, *profil de la colonne dorso-lombaire du maki.*

a, sixième et dernière vertèbre lombaire.

b, treizième et dernière dorsale.

c, antépénultième dorsale, dont l'apophyse épineuse n'est pas déviée.

d, cinquième dorsale.

e, partie de l'omoplate.

dc, épines du train antérieur inclinées vers le bassin.

ac, épines du train postérieur en antéversion.

ii, apophyses articulaires des vertèbres du train postérieur.

oo, apophyses styloïdes descendantes des mêmes vertèbres.

cique, consolidée par les côtes, ne s'infléchit que fort peu ; la portion lombaire, munie d'articulations très-solides et renforcée par le système particulier des apophyses styloïdes, dont je parlerai tout à l'heure, ne s'infléchit guère plus. C'est à l'union de ces deux portions que s'effectuent presque tous les mouvements; je me trompe, car les deux ou trois dernières vertèbres dorsales, celles qui ne supportent que des côtes flottantes, qui, par conséquent, n'étant pas liées au sternum, ne sont nullement consolidées par leurs côtes et mériteraient d'être appelées les *fausses vertèbres dorsales*, les deux ou trois dernières vertèbres dorsales, dis-je, se rattachent au système des vertèbres lombaires, de sorte que le mouvement principal, le mouvement presque exclusif de la colonne dorso-lombaire, a lieu en réalité non pas entre la dernière dorsale et la première lombaire, mais entre la dernière vertèbre dorsale à côte fixe et la première fausse dorsale, c'est-à-dire, en général, entre l'antépénultième et la pénultième vertèbre du dos.

On constate aisément ce fait en examinant un quadrupède en marche; mais on le constate plus aisément encore sur le squelette, en étudiant la direction des apophyses épineuses des vertèbres. Cette direction, déterminée, comme on l'a vu plus haut, par les tractions des muscles épineux, présente dans la région du *train antérieur* et dans celle du *train postérieur* deux types essentiellement différents. Dans la première région, les apophyses épineuses se portent obliquement en arrière en s'inclinant vers l'extrémité caudale du tronc ; dans la seconde, elles remontent obliquement en avant en s'inclinant vers l'extrémité céphalique. (Voir fig. 1, B, et comparez avec la figure 3, p. 26.) En d'autres termes, ces deux séries d'apophyses épineuses se dirigent et convergent vers le centre de mouvements que je viens d'indiquer, c'est-à-dire vers le point du dos de l'animal qui correspond à la première fausse dorsale, dont l'apophyse épineuse, seule entre toutes, n'est inclinée dans aucun sens et reste perpendiculaire à l'axe du rachis. Dans les cas, assez rares, du reste, où cette dernière apophyse est oblique, c'est toujours vers la tête qu'elle incline, jamais vers le bassin.

La disposition particulière des apophyses épineuses des vertèbres du train postérieur est connue sous le nom d'*antroversion*.

Il serait préférable de l'appeler *antéroversion*, ou plus simplement *antéversion*. Galien, qui, au moment où il décrivit les vertèbres, n'avait sous les yeux que des squelettes de magots, admit que cette antéversion existait chez l'homme. Ce fut un des arguments qu'invoqua Vésale lorsqu'il démontra victorieusement que Galien n'avait disséqué que des singes (1). Vésale ajouta que l'antéversion des apophyses épineuses des vertèbres lombaires et des deux dernières dorsales n'existait pas seulement chez les singes, qu'elle se retrouvait chez les chiens, les lièvres et la plupart des autres quadrupèdes. Nous pouvons aujourd'hui sans hésitation la considérer comme un caractère décisif de la marche quadrupède (2).

Il est digne de remarque que le caractère de l'antéversion coïncide avec une diminution notable de l'obliquité des apophyses épineuses des vertèbres dorsales proprement dites. Et cela se conçoit aisément. Chez l'homme, toutes les forces qui produisent l'extension du rachis prennent constamment leur point fixe du côté du bassin ; elles exercent donc toute leur traction de haut en bas, et il en résulte que les apophyses épineuses dorsales sont très-longues, très-obliques, très-fortement imbriquées les unes sur les autres. Mais chez les quadrupèdes les forces extensives prennent leur point fixe du côté du bassin. Leur action se divise donc ; elle s'exerce par moitié d'arrière en avant sur les vertèbres lombaires, par moitié d'avant en arrière sur les vraies vertèbres dorsales. Elle est suffisante pour déterminer l'inclinaison des apophyses épineuses de toutes ces vertèbres, pour attirer vers la tête celles des lombaires, vers le bassin celles des dorsales ; mais, par cela même qu'elle est divisée et répartie sur toutes les vertèbres dorso-lombaires, elle ne produit sur chacune d'elles qu'une inclinaison modérée. Aussi

(1) Nous pouvons même en conclure, contrairement à l'opinion de Camper, que Galien ne connaissait pas l'orang, car les apophyses épineuses lombaires de cet animal, comme celles des autres anthropoïdes, loin d'être obliquement inclinées vers la tête, sont au contraire inclinées vers le sacrum.

(2) L'antéversion des apophyses épineuses du train postérieur n'existe pas chez tous les quadrupèdes ; elle fait défaut par exemple chez quelques pachydermes. Mais elle n'existe que chez les quadrupèdes ; et d'ailleurs, chez les quadrupèdes qui ne présentent pas ce caractère, on retrouve, sur les autres éléments des vertèbres lombaires, une antéversion qui révèle, à défaut de celle des apophyses épineuses, la séparation du train antérieur et du train postérieur.

remarque-t-on que, chez les quadrupèdes, les apophyses épineuses dorsales sont en général moins longues et toujours beaucoup moins obliques, beaucoup moins imbriquées que chez l'homme.

Le caractère de l'antéversion ne s'observe pas seulement sur les apophyses épineuses ; il n'est pas moins évident sur les apophyses transverses des vertèbres lombaires. On sait que ces apophyses sont les analogues des côtes, dont elles continuent la série ; c'est pourquoi on les désigne aussi sous le nom d'*apophyses costiformes*. Chez l'homme, leur longueur est modérée et à peu près uniforme ; chez les quadrupèdes, leur longueur, toujours médiocre et quelquefois minime sur la première lombaire, s'accroît progressivement sur les vertèbres suivantes, jusqu'à la dernière, où elle devient considérable. Mais c'est surtout par leur direction que les apophyses costiformes deviennent caractéristiques de la marche sur deux pieds ou sur quatre pieds.

Je rappelle encore une fois que la direction des apophyses des vertèbres est déterminée par l'action musculaire. Je l'ai déjà montré à l'occasion des apophyses épineuses. Nous en trouvons une nouvelle preuve sur les apophyses latérales, qui dans la région dorsale portent le nom de *côtes*, et dans la région lombaire celui d'*apophyses transverses* ou *costiformes*. La direction de ces apophyses latérales est tout à fait comparable à celle des apophyses épineuses correspondantes. Au dos, où les apophyses épineuses sont dirigées obliquement vers le bassin, les côtes sont obliques dans le même sens, car elles ne sont pas perpendiculaires à l'axe du rachis : elles s'en écartent sous un angle aigu dont le sommet est tourné vers la tête. Ce caractère est commun à tous les mammifères. C'est dans la région lombaire que se dessine la différence des bipèdes et des quadrupèdes. Chez l'homme, les apophyses latérales lombaires méritent réellement le nom d'*apophyses transverses*, car elles sont tout à fait transversales ; elles ne sont inclinées en aucun sens, et, comme les apophyses épineuses correspondantes, elles restent perpendiculaires à l'axe du rachis. (Voir figure 2, A.) Chez les quadrupèdes, au contraire, elles ne sont pas transversales ; elles se détachent obliquement de la colonne vertébrale sous un angle aigu dont le sommet est tourné vers le bassin ; elles sont donc en *antéversion* comme les apophyses épineuses de la même région. (Voir figure 2, B.) Ce caractère souffre quelques exceptions partielles. Ainsi, chez le cheval, chez le sanglier, l'antéversion des apophyses costiformes ne se montre que sur les deux dernières vertè-

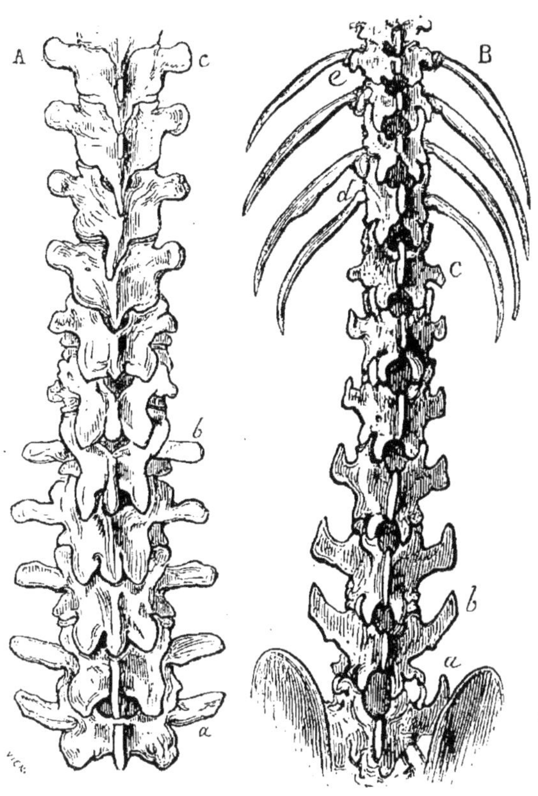

FIG. 2.

A, *face postérieure de la colonne dorso-lombaire de l'homme.*

a, apophyse transverse ou costiforme de la cinquième lombaire ; *b*, apophyse costiforme de la première lombaire. Toutes ces apophyses sont transversales, et de longueur à peu près égale ; *c*, septième dorsale.

B, *face supérieure de la colonne dorso-lombaire du macaque rhesus.*

a, septième et dernière lombaire, emprisonnée entre les os coxaux. Son apophyse costiforme est courte ; *b*, apophyse costiforme de la sixième lombaire ; *c*, de la première lombaire. Toutes les apophyses costiformes lombaires sont en antéversion, excepté la première ; elles décroissent de *b* en *c* ; *d*, *e*, les quatre dernières dorsales, dont les côtes sont fortement inclinées vers le bassin.

bres lombaires, celles des vertèbres précédentes étant transversales. Néanmoins on peut dire d'une manière très-générale que l'antéversion des apophyses costiformes est un caractère bien net de la marche quadrupède. Elle est due d'ailleurs aux mêmes causes que celle des apophyses épineuses, et elle a exactement la même signification.

On vient de voir que, dans la marche quadrupède, la colonne dorso-lombaire se divise en deux segments qui correspondent respectivement au train antérieur et au train postérieur. C'est à l'union de ces deux segments, c'est-à-dire en avant de la première fausse dorsale, qu'est situé le centre des mouvements du rachis. En ce point, la mobilité des articulations vertébrales est beaucoup plus grande que dans l'étendue même des deux segments. Ceux-ci, quoique composés de pièces multiples et mobiles les unes sur les autres, ne présentent dans leurs articulations intrinsèques que des mouvements fort restreints; ils se comportent donc comme deux leviers presque rigides placés bout à bout. De la sorte, les mouvements du rachis pendant la marche se trouvent presque entièrement concentrés en un seul point, et, grâce à ce mécanisme, la marche acquiert plus de solidité et plus de précision. Il s'agit maintenant d'étudier les conditions anatomiques qui assurent sur chacun des deux segments l'immobilité relative de leurs vertèbres. Pour le segment dorsal, c'est-à-dire pour le train antérieur, les arcs costaux, soutenus et reliés par le sternum, opposent un obstacle évident au mouvement partiel des vertèbres. C'est par un tout autre mécanisme que se trouve consolidé le segment postérieur. Ici, il n'y a plus de véritables côtes, car les côtes flottantes des fausses vertèbres dorsales ne fournissent aucun point d'appui; mais on trouve, sur les côtés des apophyses articulaires, un système particulier d'apophyses qui, chez la plupart des quadrupèdes, transforment en véritables mortaises les arthrodies vertébrales. Ces apophyses, dont il n'existe aucune trace chez l'homme (1), portent le nom d'*apophyses styloïdes*, tiré de leur forme la plus habituelle.

Il est superflu de rappeler que chez l'homme les surfaces cartilagineuses des apophyses articulaires des vertèbres lombaires

(1) Sur le squelette du nègre de mon laboratoire, on aperçoit en dehors de l'apophyse articulaire de la dernière dorsale et de la première lombaire un très léger tubercule, qui est certainement le vestige de l'apophyse styloïde, mais qui ne joue évidemment aucun rôle dans la mécanique du rachis.

sont comprises, de chaque côté, dans un plan antéro-postérieur, celles de la vertèbre supérieure regardant en dehors, celles de la vertèbre inférieure regardant en dedans, de telle sorte que les articulations sont verticales et que les deux apophyses articulaires de la vertèbre supérieure sont, suivant l'expression consacrée, *reçues* dans une espèce de mortaise formée par les deux apophyses articulaires de la vertèbre inférieure. Cette description est exactement applicable (sauf le changement de direction de l'axe du corps) aux vertèbres lombaires des quadrupèdes ; chez eux, comme chez nous, les apophyses articulaires de chaque vertèbre sont *reçues* entre les apophyses articulaires de la vertèbre suivante (1); mais de plus on voit, à droite et à gauche, se détacher de la base de l'apophyse articulaire inférieure de la vertèbre supérieure, parallèlement à l'axe du rachis, un prolongement osseux ou apophyse styloïde, qui vient se placer sur la face externe de l'apophyse articulaire de la vertèbre suivante. (Voir page 18, figure 1, B, *oo*.) L'apophyse articulaire supérieure de chaque vertèbre se trouve ainsi emboîtée dans une petite mortaise latérale, que limitent en dedans l'apophyse articulaire inférieure de la vertèbre précédente et en dehors son apophyse styloïde. Cette disposition accroît singulièrement la résistance des articulations des vertèbres lombaires. Tandis que chez l'homme il n'y a qu'une seule mortaise médiane, il y a chez la plupart des quadrupèdes trois mortaises : une médiane et deux latérales. Chez l'homme les apophyses articulaires inférieures de chaque vertèbre sont *reçues* dans la mortaise médiane de la vertèbre suivante ; cette condition de solidité se retrouve chez les quadrupèdes, mais, en outre, de chaque côté, les apophyses articulaires supérieures de chaque vertèbre sont *reçues* dans les mortaises styloïdiennes de la vertèbre précédente.

Quoique les apophyses styloïdes lombaires manquent chez quelques édentés, elles sont évidemment en rapport avec la marche quadrupède. Et ce qui prouve bien la réalité de la fonction que je viens de leur attribuer, c'est qu'elles se retrouvent non-seulement sur les vertèbres lombaires, mais encore sur les

(1) Cette règle souffre de très-rares exceptions. Par exemple, chez le *rhinocéros indien*, c'est au contraire la vertèbre postérieure qui est reçue dans la vertèbre antérieure.

fausses dorsales, c'est-à-dire sur toutes les vertèbres dont les apophyses épineuses sont en antéversion. Quant aux vraies vertèbres dorsales, elles en sont entièrement privées (1).

En résumé, et sans parler de plusieurs détails de moindre importance, les caractères distinctifs du rachis, considérés chez les bipèdes et chez les quadrupèdes, sont au nombre de cinq :

1° Le rachis des bipèdes présente deux changements de direction, l'un à la base du cou, l'autre à la base de la poitrine, et décrit par conséquent trois courbes alternatives correspondant aux trois régions cervicale, dorsale et lombaire ; celui des quadrupèdes ne change qu'une seule fois de direction, et ne décrit que deux courbes : l'une cervicale, l'autre dorso-lombaire ;

2° Les apophyses épineuses des *vraies vertèbres dorsales*, c'est-à-dire de toutes les vertèbres dorsales unies au sternum par leurs prolongements costaux, sont, dans les deux cas, obliquement inclinées vers le sacrum ; mais chez les bipèdes elles sont plus longues, beaucoup plus obliques et beaucoup plus imbriquées que chez les quadrupèdes ;

3° Chez les quadrupèdes, les apophyses épineuses des *fausses dorsales*, c'est-à-dire des vertèbres à côtes flottantes, et celles des vertèbres lombaires sont obliquement inclinées vers la tête, c'est-à-dire *en antéversion*. Cette antéversion fait entièrement défaut chez les bipèdes, où les apophyses épineuses des fausses

(1) Dans l'exposé qui précède, j'ai pris pour types les mammifères de l'ordre des carnassiers. Ce sont les quadrupèdes les plus voisins des primates (car les cheiroptères ne peuvent être considérés comme des quadrupèdes), et ce sont eux par conséquent qu'il convient le mieux de prendre comme termes de comparaison. Si l'on descend plus bas dans la série des mammifères, on trouve, parmi les édentés, parmi les quadrupèdes ongulés et surtout parmi les grands pachydermes à la lourde démarche, quelques exceptions partielles aux règles que j'ai formulées ; ainsi l'antéversion peut manquer tantôt sur les apophyses épineuses du train postérieur, tantôt sur les apophyses costiformes ; mais le train postérieur est toujours caractérisé par l'antéversion d'une au moins de ces deux séries d'apophyses. Le cas le plus anormal est celui du rhinocéros indien, qui ne présente l'antéversion ni sur les apophyses épineuses ni sur les apophyses costiformes, mais chez lequel le système des apophyses styloïdes descendantes est remplacé par une série d'apophyses ascendantes, de sorte que l'antéversion se retrouve ici précisément sur le seul élément vertébral qui, dans le train postérieur des carnassiers, ne soit pas antéversé. Au surplus, cette antéversion des apophyses styloïdes lombaires coïncide quelquefois avec l'antéversion des apophyses épineuses et des apophyses costiformes. C'est ce que l'on observe chez l'hippopotame et chez certains ruminants, tels que le chameau, le dromadaire, la girafe, l'alpaca, le cerf et l'élan.

dorsales sont inclinées dans le même sens que celles des vraies dorsales, quoique à un moindre degré, et où les apophyses épineuses lombaires ne présentent aucune inclinaison ;

4° Les apophyses costiformes des vertèbres lombaires des bipèdes ont une longueur uniforme et une direction *transversale*. Celles des quadrupèdes sont obliquement portées en *antéversion*, et de plus leur longueur n'est pas uniforme ; elle s'accroît progressivement de la première à la dernière ou à l'avant-dernière vertèbre lombaire ;

5° Enfin chez la plupart des quadrupèdes, et notamment chez tous les carnassiers, les vertèbres lombaires et les fausses dorsales sont consolidées dans leurs articulations par le système des apophyses styloïdes descendantes, qui fait entièrement défaut chez les animaux à marche bipède.

Examinons maintenant la colonne vertébrale sous ces cinq points de vue dans la série des primates. Chez les lémuriens, les cébiens et les pithéciens, nous trouvons qu'elle présente tous les caractères propres à la marche quadrupède. Je vous montre, à côté de plusieurs squelettes de carnassiers, ceux d'un maki (lémurien), d'un ouistiti, d'un atèle, d'un sajou (cébien), d'un magot (pithécien), et vous pouvez voir que sur tous ces squelettes la colonne dorso-lombaire est construite sur le même type : tous ont les apophyses épineuses des vraies dorsales modérément inclinées vers le sacrum ; tous ont les apophyses épineuses des fausses dorsales et des lombaires en antéversion ; tous ont les apophyses latérales des lombes aplaties en forme de côtes, croissant de la première à la dernière, et portées *en antéversion ;* tous présentent, par conséquent, à l'union des vraies et fausses dorsales, un centre de mouvement qui établit la séparation du train postérieur et du train antérieur ; sur tous enfin les vertèbres du train postérieur sont munies d'apophyses styloïdes descendantes très-manifestes.

Nous remarquerons cependant que ces divers caractères de la marche quadrupède ne sont pas également prononcés chez tous nos primates. Les makis, sous ce rapport, ne diffèrent pas sensiblement des carnassiers (voir p. 26, figure 3) ; les ouistitis aussi sont complétement quadrupèdes. Mais déjà chez les sajous (cébiens) l'antéversion des épines lombaires devient moins forte, l'apophyse transverse de la première lombaire est très-courte et transversale ; celles des vertèbres suivantes s'aplatissent, s'allongent et se portent en antéversion, mais elles sont bien moins obliques que chez les makis. Les atèles, qui occupent un rang plus élevé dans la série des singes américains, n'ont d'apophyses styloïdes que sur leurs deux premières lombaires ; les dernières en sont privées ; en revanche, les apophyses transverses sont transversales sur les premières lombaires et ne sont en antéver-

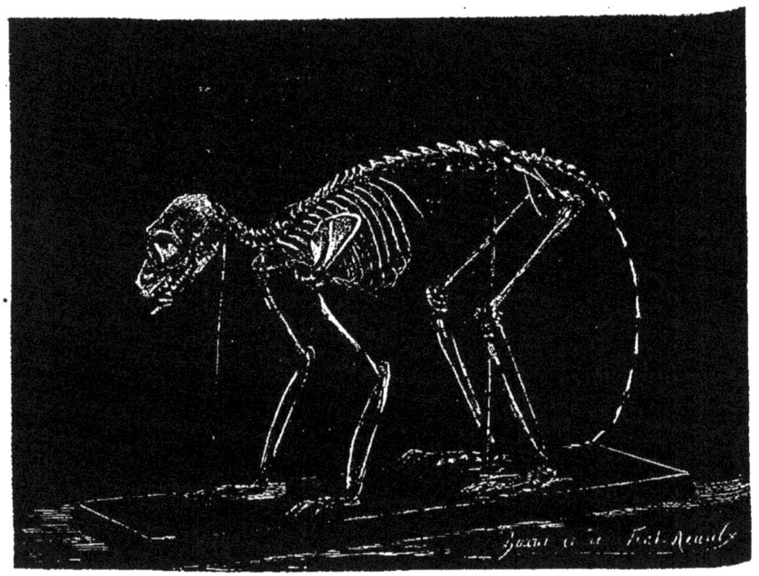

FIG. 3.
Squelette de maki *(héliogravure)*.

sion que sur les deux dernières. Chez les alouates, qui sont au-dessus des atèles, les trois dernières apophyses costiformes sont seules en antéversion ; les deux premières, beaucoup plus courtes, sont au contraire légèrement inclinées vers le bassin. Des modifications analogues s'observent dans la série des pithéciens. Le magot, qui a de grandes apophyses styloïdes et des épines lombaires en antéversion bien prononcée, ne présente l'antéversion des apophyses costiformes ni sur la première ni sur la seconde vertèbre lombaire, mais seulement sur les cinq dernières. Les caractères de la marche quadrupède s'atténuent encore chez les guenons, les macaques, et surtout chez les semnopithèques, qui occupent le premier rang dans la série des pithéciens. Ainsi chez le douc (*semnopithecus nemæus*) les apophyses épineuses des deux premières lombaires sont en antéversion, mais celles des quatre autres lombaires ne sont nullement inclinées. Quant aux apophyses costiformes, les deux premières sont à peu près transversales, les cinq autres sont antéversées ; mais, à l'exception des deux dernières, elles ne le sont que médiocrement ; elles sont d'ailleurs courtes et peu croissantes. Chez l'entelle

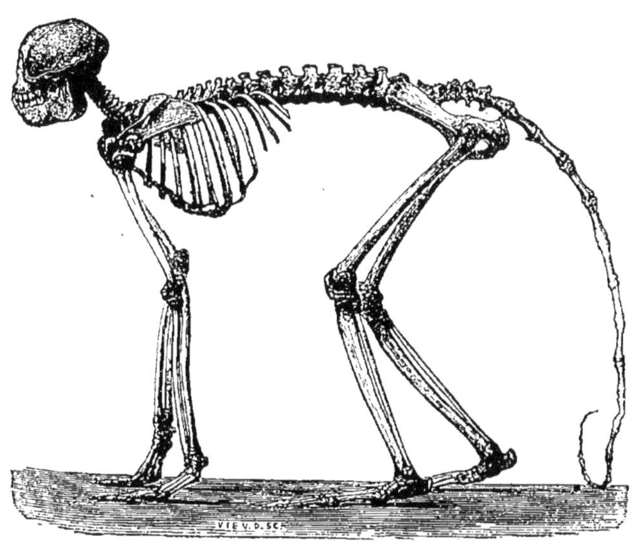

FIG. 4.

Squelette de l'entelle (*semnopithecus entellus*).

(*semnopithecus entellus*), l'antéversion des épines du train postérieur est bien manifeste sur la dernière dorsale et la première lombaire, faible sur la seconde lombaire, presque nulle sur la suivante, et tout à fait nulle sur les deux dernières. (Voir figure 4.) De même, les apophyses styloïdes sont bien formées, sur les deux dernières dorsales et la première lombaire ; plus faibles sur la seconde lombaire, elles ne forment plus sur la troisième que de toutes petites épines, et sur les deux dernières elles manquent entièrement. Plusieurs des caractères quadrupèdes sont donc manifestement atténués chez les semnopithèques. Mais aucun d'eux n'est effacé cependant, et l'examen de l'ensemble du rachis montre clairement que chez ces animaux les forces musculaires sont disposées de manière à agir séparément et alternativement sur le train antérieur et sur le train postérieur. On y trouve, en effet, entre l'antépénultième et la pénultième vertèbre dorsale, un centre de mouvement indiqué par l'antéversion des apophyses épineuses des deux dernières dorsales et des premières lombaires ; ce qui est le caractère le plus décisif de la séparation fonctionnelle des deux trains. Par conséquent, quoique les semnopithèques, qui sont les plus élevés des singes non anthropoïdes, présentent quelques traits de transition vers le type des bipèdes, le mécanisme de leur colonne vertébrale les rattache bien positivement au type des quadrupèdes.

Si maintenant nous passons aux anthropoïdes, la scène change brusquement. Tous les caractères propres à indiquer la séparation fonctionnelle du train de devant et du train de derrière ont complétement disparu. Les apophyses épineuses dorsales, par leur longueur, leur obliquité considérable et leur imbrication, se rapprochent du type humain bien plus que de celui des pithéciens et des autres singes : celles des fausses dorsales sont obliquement inclinées vers le bassin, comme chez l'homme ; et celles des lombaires n'ont pas la moindre tendance à l'antéversion ; loin de là, car souvent, comme je le montrerai tout à l'heure, elles sont plutôt inclinées vers le bassin.

Les apophyses costiformes des lombaires des anthropoïdes doivent être étudiées au point de vue de leur longueur relative et au point de vue de leur direction.

Sous le premier rapport, les gibbons seuls rappellent un peu la disposition en série croissante qui est propre aux quadrupèdes ; car chez eux la première apophyse costiforme est très-petite et notablement plus courte que la seconde ; mais celle-ci a la même longueur que les deux suivantes ; et quant à la cinquième, loin d'excéder les précédentes, elle est au contraire un peu moins longue qu'elles, ce qui tient seulement au rapprochement des crêtes iliaques : car chez le gibbon siamang (*hylobates syndactylus*), dont les crêtes iliaques sont moins rapprochées, la cin-

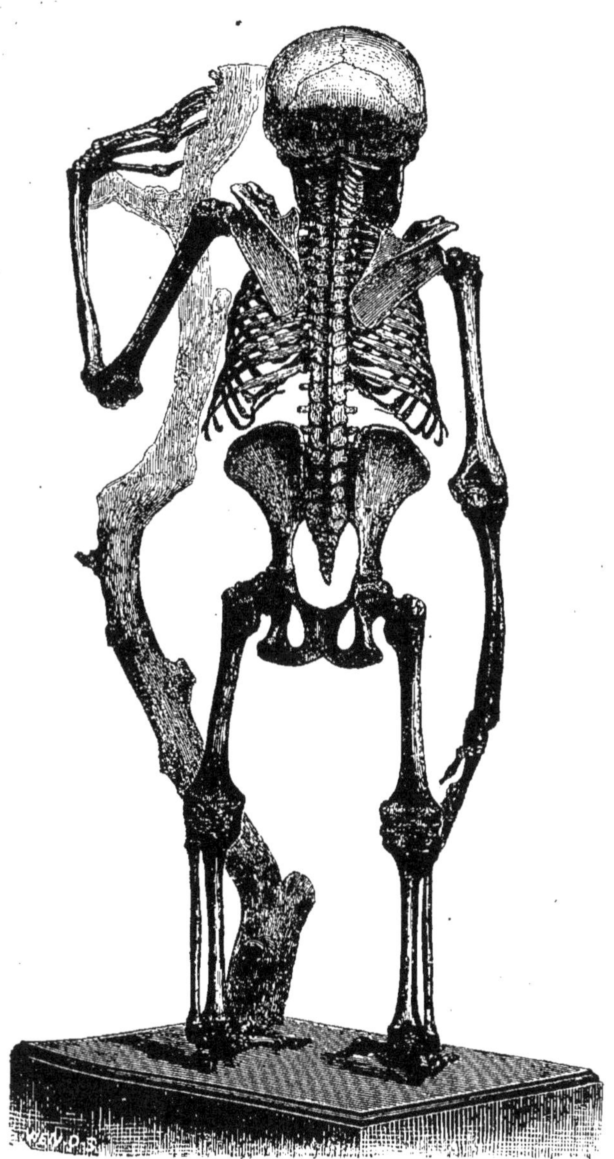

FIG. 5.
Squelette du jeune chimpanzé *(troglodytes niger)*, face dorsale. (Photographié d'après le squelette de mon laboratoire.)

quième apophyse costiforme, n'étant pas gênée dans son développement, a la même longueur que les trois précédentes. Tous les autres anthropoïdes, chimpanzé, orang et gorille, ont, comme l'homme, toutes leurs apophyses costiformes à peu près égales entre elles (1). (Voir figure 5.)

Sous le rapport de leur direction, les apophyses costiformes s'éloignent également du type des quadrupèdes. Le gibbon siamang est celui de tous les anthropoïdes qui, par ce caractère, se rapproche le plus de l'homme, car toutes ses apophyses costiformes sont tout à fait transversales. Chez les autres gibbons, les quatre premières sont transversales ; la cinquième seule est un peu antéversée, mais elle l'est par défaut d'espace : le rapprochement des crêtes iliaques, en l'empêchant de prendre toute sa longueur, l'a forcée de fuir vers le haut ; de là résulte une légère antéversion, qui ne peut être attribuée, comme celle qu'on observe chez les quadrupèdes, à la traction exercée par les muscles extenseurs du rachis. On voit de même, et pour la même cause, c'est-à-dire par défaut d'espace, paraître un léger degré d'antéversion sur la dernière apophyse costiforme des chimpanzés, des orangs et des gorilles ; mais les autres ne sont nullement antéversées ; en général même, celle de la première lombaire, loin d'être antéversée, est un peu inclinée vers le bassin.

Quelques mots maintenant sur les apophyses styloïdes vertébrales. Il n'en existe aucune trace ni chez le chimpanzé, ni chez l'orang, ni chez le gorille, ni chez le gibbon de Raffles (*hylobates Rafflesii*), ni chez le gibbon brun (*hylobates agilis*). Le gibbon siamang (*hylobates syndactylus*) présente sur les côtés des apophyses articulaires des deux dernières vertèbres dorsales une toute petite épine qu'on peut considérer comme le vestige d'une apophyse styloïde, et qui fait entièrement défaut sur les vertèbres lombaires. On trouve encore une apophyse styloïde sur la première lombaire d'un autre gibbon, dont le squelette non étiqueté se trouve dans la galerie du Muséum, et qui m'a paru être le wouwou (*hylobates leuciscus*). Voilà tout ; et s'il est vrai de dire que les apophyses styloïdes vertébrales ne disparaissent pas

(1) Sur le chimpanzé femelle du Muséum (*troglodytes niger*), il y a une apophyse costiforme plus longue que les autres ; mais c'est la première et non la dernière. Il est possible que cette disposition ne soit qu'une variété individuelle.

tout à coup lorsqu'on passe des pithéciens aux anthropoïdes, il faut ajouter qu'elles n'existent chez ces derniers qu'à un état tout à fait rudimentaire, et qu'elles sont absolument nulles dans trois genres sur quatre et dans plusieurs des espèces du quatrième.

Ainsi, sur les cinq caractères de la colonne dorso-lombaire des bipèdes, en voici déjà quatre que nous trouvons chez tous les anthropoïdes et que nous cherchons vainement chez tous les autres primates. Reste le cinquième caractère, celui de la courbure de la région lombaire. Ici nous voyons apparaître quelques divergences. Le seul anthropoïde dont le rachis présente exactement les trois courbures du type humain, est le gibbon siamang: la courbe dorsale est un peu moins concave que chez l'homme, et la courbe lombaire un peu moins convexe ; néanmoins ces deux courbures sont bien prononcées, et la seconde occupe, comme chez l'homme, toute l'étendue de la région lombaire. Chez le gibbon brun (*hylobates agilis*) même disposition, si ce n'est que les courbures sont moins fortes ; elles sont moins fortes encore chez le gibbon de Raffles, mais se succèdent toujours au même niveau, c'est-à-dire à la partie supérieure de la région lombaire. Somme toute, les courbures dorso-lombaires des gibbons rentrent tout à fait dans le type humain. Il n'en est plus de même chez le chimpanzé, où il existe bien, comme chez l'homme, une concavité dorsale et une convexité lombaire, mais où celle-ci n'occupe que les deux dernières vertèbres lombaires ; quant aux autres lombaires, elles forment une concavité légère qui se continue avec celle de la région dorsale. Chez l'orang, la concavité dorsale se prolonge plus bas encore, elle occupe toutes les vertèbres lombaires, à l'exception de la dernière. Chez le gorille enfin, elle paraît se prolonger jusqu'au sacrum comme chez les quadrupèdes. Toutefois, lorsqu'on examine la face antérieure du rachis au niveau des deux dernières vertèbres lombaires, on voit qu'elle n'est pas convexe sans doute, mais qu'elle n'est pas concave non plus ; elle est droite et se continue avec la courbe concave dorso-lombaire comme le manche d'une serpette se continue avec sa lame. Par cette disposition, par ce redressement terminal, le rachis du gorille tend à se rapprocher un peu du type humain ; mais il se rapproche davantage du type des quadrupèdes, puisque, de la base du cou à la base du sacrum, il ne change pas de direction.

Nous venons de voir le type des courbures du rachis de l'homme se dégrader peu à peu de l'homme au gibbon siamang, de celui-ci aux autres gibbons, puis des gibbons au chimpanzé, à l'orang et enfin au gorille. Il n'en faut pas conclure pour cela que ces derniers anthropoïdes soient plus près d'être des quadrupèdes que les gibbons; tout ce qu'on peut dire, c'est que, par la forme de leur colonne rachidienne, ils sont moins bien appropriés à l'équilibre vertical, que leur tronc est plus oblique, qu'il a plus de tendance à se porter en avant, et que les muscles extenseurs du rachis ont plus d'efforts à faire pour le ramener au-dessus du bassin; mais si l'action de ces muscles s'accroissait dans la même proportion, la compensation serait établie. C'est ce qui a lieu en effet, et nous en trouvons la preuve en étudiant la direction des apophyses épineuses lombaires; celles-ci, loin d'être en antéversion comme chez les quadrupèdes, sont au contraire obliquement inclinées vers le bassin et continuent ainsi sans interruption la série des apophyses épineuses dorsales, avec cette seule différence que leur obliquité va en diminuant à mesure qu'on approche du sacrum. Chez le gorille, chez le chimpanzé noir, toutes les apophyses épineuses lombaires sont obliques jusqu'à la dernière (voir la figure 6); chez l'orang, leur obliquité est moindre, mais elle est encore générale. Chez le tschégo (*troglodytes tschego*), l'obliquité diminue encore; elle n'est d'ailleurs manifeste que sur les deux premières lombaires, car les apophyses épineuses des deux dernières lombaires sont presque horizontales. Il est digne de remarque que ces deux dernières vertèbres sont précisément celles qui forment en avant une convexité. Ceci nous permet de penser que l'obliquité des épines lombaires chez les anthropoïdes est en quelque sorte la compensation, la correction de l'obstacle que l'absence de la convexité lombaire oppose à la station verticale. Et nous voyons en effet que, chez les gibbons, dont la colonne lombaire est convexe dans toute son étendue, toutes les apophyses épineuses lombaires sont, comme chez l'homme, perpendiculaires à l'axe du rachis.

Par l'obliquité descendante de leurs épines lombaires, les

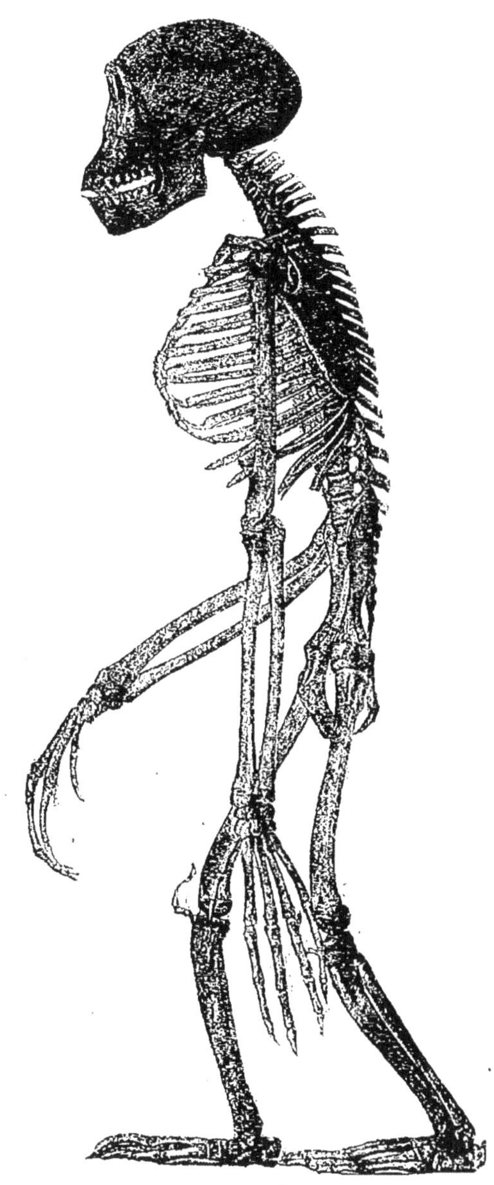

FIG. 6.

Squelette de chimpanzé *(troglodytes niger)* vu de profil. (Photogravure d'après la lithographie publiée par Vrolik.)

chimpanzés, les orangs et les gorilles semblent différer des quadrupèdes plus que l'homme lui-même. Ce n'est, on vient de le voir, qu'une apparence trompeuse qui disparaît devant l'interprétation physiologique. Cette obliquité est au contraire la conséquence de l'absence ou de l'insuffisance de la convexité lombaire, caractère qui s'oppose au parfait redressement du rachis, et qui, en reportant le centre de gravité en avant, rend la marche bipède difficile et pénible. Chez les quadrupèdes, jusques et y compris les singes pithéciens, l'absence de la convexité lombaire n'étant pas contre-balancée par un développement suffisant des muscles extenseurs du rachis, le train antérieur de l'animal, entraîné vers le sol, est obligé de prendre un point d'appui sur les membres thoraciques, et la conséquence de ce point d'appui antérieur est la constitution d'un centre de mouvement situé vers la base du thorax et révélé par l'antéversion des apophyses lombaires. Cette antéversion, ce centre de mouvement n'existent pas plus chez les anthropoïdes que chez l'homme ; la conformation imparfaite de leur colonne lombaire ne leur permet pas de se tenir aisément debout, de marcher sans effort sur leurs membres abdominaux ; ils prennent volontiers un point d'appui auxiliaire sur leurs membres thoraciques, et ceux-ci, étant d'ailleurs très-longs, peuvent atteindre le sol dès que le corps est un peu incliné en avant. Mais ce point d'appui antérieur ne supporte qu'une très-faible partie du poids d'un corps presque vertical, qui toujours, soit pendant la station, soit pendant la marche, repose principalement sur les membres abdominaux ; c'est un soutien utile à l'équilibre, ce n'est pas un point fixe alternant avec celui que fournissent les pieds. La colonne vertébrale, dans son mouvement d'ensemble, n'est pas brisée à la base du thorax et divisée en deux leviers comme chez les quadrupèdes : elle ne forme qu'un seul levier, qui prend son point d'appui sur le bassin, comme chez l'homme.

En résumé, par la constitution générale et les fonctions de la colonne vertébrale, les anthropoïdes se rattachent de très-près au type bipède et s'éloignent du type quadrupède presque autant que l'homme lui-même. Sous ce rapport, qui peut être considéré comme essentiel, ils diffèrent beaucoup moins de l'homme que des autres primates ; et pour que cette proposition soit vraie, il n'est pas nécessaire de descendre jusqu'aux lémuriens ou aux cébiens, il suffit d'arriver aux semnopithèques, dont le rachis est plus semblable à celui des makis qu'à celui des anthropoïdes.

J'ai cru devoir attacher une attention particulière aux caractères vertébraux, qui sont en rapport direct avec les fonctions de la station et de la marche. J'insisterai moins sur d'autres caractères plus connus, plus frappants peut-être, et dont je ne méconnais pas l'importance, mais qui n'ont pas à mes yeux autant de portée.

Le nombre des vertèbres des diverses régions présente dans la série des primates des différences assez étendues. Le tableau suivant en fait foi.

Formules vertébrales des principaux genres de primates.

GENRES.	CERVICALES.	DORSALES.	LOMBAIRES	DORSALES ET LOMBAIRES	SACRÉES	COCCYGIENNES ET CAUDALES.
HOMINIENS.						
Homme	7	12	5	17	5 ou 6	4 ou 5
ANTHROPOÏDES.						
Gorille	7	13	4	17	5	4
Chimpanzé	7	13	4	17	4 ou 5	5 ou 4
Orang	7	12	4	16	5	5
Gibbon	7	13	5	18	4	3 ou 4
PITHÉCIENS.						
Semnopithèque	7	12	7	19	3	25
Cercopithèque	7	12	7	19	3	pl. de 24
Macaque	7	12	7	19	3	17
Magot	7	12	7	19	3	3
Cynocéphale	7	13	6	19	2-3	31
CÉBIENS.						
Sajou	7	14	5-6	19-20	3	22
Atèle	7	14	5	19	3	29
Alouate	7	14	5	19	4	28
Ouistiti	7	13	6	19	3	28
Nyctipithèque	7	14	8	22	3	21
LÉMURIENS.						
Maki	7	13	6	19	2-3	28-29
Indri	7	12-13	9-8	21	4	10-11
Loris grêle	7	14-15	9	23-24	3	5-6
Loris tardigrade	7	16	8	24	3	7-8
Tarsier	7	13	6	19	3	29-30
Galéopithèque	7	13-14	7-6	20	3-5	18-19

La fixité du nombre des vertèbres cervicales ne saurait nous surprendre. A l'exception de l'aï ou paresseux (*bradypus tridactylus*), qui a neuf vertèbres cervicales, tous les mammifères en ont sept. Il n'y a, sous ce rapport, aucune différence entre l'homme et le kangouroo; mais les autres régions vertébrales présentent des différences notables.

Pour apprécier ces différences à leur juste valeur, on se souviendra qu'il n'est pas très-rare de rencontrer chez l'homme, soit d'un seul côté, soit des deux côtés, une treizième côte; on dit alors qu'il y a treize vertèbres dorsales; mais les squelettes qui présentent cette anomalie n'ayant que quatre vertèbres lombaires, l'anomalie est beaucoup moindre en réalité qu'en apparence. Elle se réduit à un détail ostéologique de peu d'importance: l'apophyse transverse ou costiforme de la première vertèbre lombaire est devenue libre comme une côte, et la région dorsale a gagné une vertèbre aux dépens de la région lombaire. Cette disposition est celle que l'on trouve à l'état normal chez le gorille et le chimpanzé. La différence entre l'homme et ces deux anthropoïdes est donc peu importante, elle n'excède pas l'étendue des variations qui peuvent se produire chez l'homme. Ce qui est essentiel à considérer, c'est le nombre total des vertèbres dorso-lombaires, plutôt que leur répartition entre les deux régions du thorax et des lombes. Sous ce rapport, le gorille et le chimpanzé se placent à côté de l'homme. L'orang, n'ayant que douze vertèbres costales, semble, au premier abord, plus rapproché de nous; mais en réalité il s'en éloigne davantage, puisqu'il lui manque une vertèbre lombaire et qu'il n'a en tout que seize vertèbres dorso-lombaires (1).

A mesure que l'on descend dans la série des primates, on voit s'accroître le nombre de ces vertèbres dorso-lombaires. Il y en a déjà dix-huit chez les gibbons; dix-neuf chez les pithéciens; chez les cébiens, où le nombre des côtes s'élève généralement à quatorze, celui des vertèbres dorso-lombaires atteint ordinairement le chiffre de dix-neuf, mais il s'élève jusqu'à vingt-deux chez les nyctipithèques. Chez les lémuriens enfin ce chiffre est encore dépassé et peut aller jusqu'à vingt-quatre (loris). Il est

(1) Camper a cependant vu à Londres un squelette d'orang sur lequel il y avait cinq vertèbres lombaires et dix-sept vertèbres dorso-lombaires comme chez l'homme.

évident que sous ce rapport il y a beaucoup moins de différence entre l'homme et les anthropoïdes qu'entre ceux-ci et les autres singes.

Le nombre des vertèbres sacrées atteint son maximum chez l'homme, où il y en a le plus ordinairement cinq, comme chez le gorille et l'orang. Ce nombre descend, chez les autres singes, à quatre, à trois et même à deux chez quelques makis. La force du sacrum s'atténue à mesure que son importance physiologique diminue. Chez les bipèdes, cet os, supportant tout le poids du corps, est large, épais et grand dans toutes ses parties ; chez les singes à marche quadrupède, il ne transmet plus aux os iliaques que le poids du train postérieur, et son volume décroît avec sa fonction. Ici encore nous voyons les anthropoïdes se séparer des quadrupèdes, prendre place à côté des bipèdes et différer de l'homme moins que des singes ordinaires.

Le nombre des vertèbres coccygiennes ne dépasse pas quatre ou cinq chez l'homme, dont le coccyx est entièrement enseveli sous la peau. L'homme, en d'autres termes, n'a pas de queue et diffère par là de la plupart des singes. Ce prolongement caudal, qui acquiert un si grand développement chez la plupart des cébiens et qui constitue pour eux un puissant organe de préhension, est en général moins long chez les pithéciens et cesse en outre chez eux d'être préhensile. Il devient même tout à fait nul chez le magot. Malgré cette dernière exception, on peut dire d'une manière très-générale que l'existence de la queue est un caractère commun aux pithéciens, aux cébiens, aux lémuriens, c'est-à-dire aux trois familles de primates à marche quadrupède, et on peut ajouter que ce caractère est un de ceux qui les distinguent le plus évidemment du type humain. Or tous les anthropoïdes, sans exception, sont privés de queue; leur coccyx est, comme chez l'homme, réduit à un très-petit nombre de pièces et entièrement caché sous la peau. Il n'y a sous ce rapport entre eux et l'homme aucune différence, tandis que d'eux aux singes proprement dits la différence est très-considérable.

Quelques mots maintenant sur les vertèbres cervicales. Leur apophyse épineuse, bifurquée chez l'homme, est simple chez les anthropoïdes comme chez les singes. On a pu dire par conséquent que la bifurcation de ces apophyses était un caractère humain. Cependant Isidore Geoffroy Saint-Hilaire a constaté qu'elles sont simples dans la race hottentote, et on sait en outre que chez le chimpanzé les apophyses épineuses des deuxième et troisième cervicales sont souvent bifurquées. Il y a donc là une sorte de transition qui atténue l'importance de ce caractère.

Chez les carnassiers, on voit se détacher du bord antérieur (ou plutôt inférieur) des apophyses transverses cervicales une lame osseuse, mince et large, qui forme de chaque côté des corps vertébraux une crête presque tranchante. Ce caractère se retrouve chez les lémuriens et chez la plupart des singes inférieurs. Il est encore très-prononcé chez le magot. Il fait entièrement défaut chez les anthropoïdes, qui, sous ce rapport, ne diffèrent nullement de l'homme et diffèrent beaucoup de la plupart des autres singes.

On sait que le corps des vertèbres cervicales de l'homme présente sur sa face supérieure une excavation assez profonde, connue sous le nom de *crochet*. Ce crochet se retrouve sur les anthropoïdes ; déjà faible chez les gibbons, il est presque nul chez les semnopithèques et tout à fait nul chez les singes moins élevés. Dans cette série décroissante, les anthropoïdes sont plus rapprochés de l'homme que des singes.

B. *Bassin.* — Il n'est pas nécessaire d'insister longtemps pour montrer l'étroite connexité qui existe entre la conformation du bassin et l'attitude ordinaire du corps, dans la station ou dans la marche. Chez les quadrupèdes, le bassin ne transmet aux membres inférieurs qu'une partie du poids du corps ; en outre, il ne supporte pas directement le poids des viscères abdominaux, qui sont suspendus au-dessous de la colonne vertébrale. Chez les bipèdes au contraire, le bassin supporte tout le poids de la tête, et en outre les viscères abdominaux, attirés par la pesanteur, reposent directement sur ses valves élargies. Il en résulte que le bassin des quadrupèdes est beaucoup plus développé en longueur qu'en largeur, tandis que celui des bipèdes est relativement beaucoup moins haut et s'étale davantage dans le sens transversal.

Chez les anthropoïdes cet organe est plus étroit et plus long que chez l'homme, mais il l'est moins que chez les singes inférieurs. Le caractère le plus significatif est celui qui est tiré de la conformation des fosses iliaques. On sait qu'il y a deux fosses iliaques : l'une interne, qui concourt à former la cavité abdominale ; l'autre externe, qui correspond à la région de la fesse. Ces deux fosses, séparées l'une de l'autre par une mince lame de tissu compacte, sont solidaires dans leur forme. Si l'une est convexe, l'autre est concave, et réciproquement.

Chez l'homme, les deux fosses iliaques internes, qui forment le *grand bassin*, s'écartent et se déploient sous forme de deux valves concaves qui supportent le poids des viscères abdominaux ; et par conséquent les fosses iliaques externes présentent une forme convexe.

Chez les quadrupèdes, y compris les lémuriens, les cébiens et les pithéciens, la fosse iliaque externe est au contraire concave, c'est-à-dire que la fosse iliaque interne est convexe.

La conformation des fosses iliaques est donc en rapport avec l'attitude verticale ou horizontale du corps, c'est-à-dire avec la marche bipède ou la marche quadrupède. La concavité des fosses iliaques externes est caractéristique de la marche quadrupède.

Étudions maintenant ce caractère important chez les anthropoïdes. Sur ce squelette de chimpanzé, et surtout sur cet os iliaque de gorille, vous voyez que la fosse iliaque externe est convexe ; il en est de même chez l'orang et chez le gibbon agile. Nous pouvons suivre sur les autres gibbons la dégradation de ce caractère : chez le gibbon siamang et le gibbon cendré, les fosses iliaques externes sont plates ; chez le gibbon albimanus, elles sont un peu concaves ; très-concaves chez le gibbon de Raffles, comme chez les pithéciens et les autres singes. Par conséquent, les trois premiers genres d'anthropoïdes présentent une conformation beaucoup plus voisine de celle des bipèdes que de celle des quadrupèdes ; et quoique à cet égard ils diffèrent notablement de l'homme, ils en diffèrent moins que des singes proprement dits.

C. *Sternum et thorax.* — La forme et la constitution du thorax sont étroitement liées à l'attitude générale du corps. Chez les quadrupèdes, les deux membres thoraciques, descendant vers le sol, sur les côtés du thorax et perpendiculairement à son axe longitudinal, s'opposent au développement transversal de la cage thoracique ; celle-ci a moins de largeur que de profondeur, c'est-à-dire que son diamètre transversal est moindre que la distance comprise entre le sternum et la colonne vertébrale. Chez les bipèdes, les proportions sont inverses : les membres thoraciques, pendant le long de la poitrine, ne peuvent ni la gêner ni la comprimer ; la cavité du thorax se développe dans le sens transversal plus que dans le sens antéro-postérieur. La conformation particulière du sternum est en rapport avec celle du thorax en général. Cet os, chez les quadrupèdes, est relativement plus étroit et plus épais que chez les bipèdes, où il est spongieux et de la nature des os plats.

Les trois dernières familles des primates, lémuriens, cébiens et pithéciens, ont le thorax conformé comme celui des quadrupèdes, c'est-à-dire aplati latéralement, et moins développé en largeur qu'en profondeur. Leur sternum, étroit et épais, présente plutôt, dans son ensemble, la forme d'un os long que celle d'un os plat ; il est compacte et ne renferme pas de tissu spongieux. Les anthropoïdes, au contraire, ont le thorax en général et le sternum en particulier conformés comme ceux des bipèdes. Certes, aucun d'eux ne présente exactement les proportions humaines ; mais leur poitrine diffère incomparablement moins de celle de l'homme que de celle des autres familles de primates.

Le nombre des pièces dont se compose le sternum mérite également notre attention. On sait que le sternum est considéré dans la philosophie anatomique comme formant, à l'extrémité antérieure des côtes, la répétition de la segmentation de la colonne vertébrale. De même que la colonne vertébrale se compose de pièces superposées désignées sous le nom de *vertèbres*, le sternum est constitué par la superposition d'un certain nombre de pièces, désignées par de Blainville sous le nom de *sternèbres*. Chez l'embryon, le nombre des sternèbres est presque toujours égal à celui des côtes dites *sternales*, c'est-à-dire des côtes dont les cartilages viennent s'insérer *directement* sur les bords du sternum. Ces côtes sont au nombre de sept, et il y a par conséquent sept sternèbres primitives, qui, chez la plupart des singes, restent distinctes non-seulement jusqu'à l'époque de la naissance, mais encore jusqu'à un âge avancé. Chez l'homme, l'ostéogénie du sternum permet de retrouver, dans la substance cartilagineuse où se développe cet os, une rangée simple ou double de points d'ossification qui représentent les sternèbres, mais qui affectent rarement une disposition régulière, et qui pour la plupart se fusionnent les uns avec les autres. Seule, la sternèbre supérieure, qui supporte la première côte, reste distincte, et constitue une pièce supérieure appelée *poignée* ou *manche du sternum*. Les six autres sternèbres se soudent avec une *seconde pièce* qu'on appelle le *corps du sternum*, et qui supporte les dernières côtes sternales. Le sternum humain se compose donc seulement de deux pièces distinctes ; une troisième pièce terminale, cartilagineuse, connue sous le nom d'*appendice xiphoïde*, complète l'appareil sternal.

Chez les anthropoïdes, le nombre des pièces définitives du sternum est toujours inférieur au nombre des sternèbres primitives, mais il est assez variable. La première pièce, le manche du sternum, est constante chez eux, comme d'ailleurs chez tous les mammifères pourvus de clavicules. Il en est de même de la pièce terminale, ou appendice xiphoïde. Ce qui varie, c'est le degré de fusion ou d'isolement des six dernières sternèbres. Le type humain ne s'observe que chez les gibbons ; leur sternum osseux ne se compose que de deux pièces que l'on peut appeler, comme chez l'homme, le *manche* et le *corps ;* en y ajoutant l'appendice xiphoïde cela fait trois pièces. Le nombre des pièces définitives s'accroît chez l'orang, le gorille et le chimpanzé. C'est seulement chez les pithéciens qu'il devient égal au nombre des sternèbres (1). C'est ce que montre le petit tableau suivant :

NOMBRE DE PIÈCES DU STERNUM.

	Manche du sternum.	Corps du sternum.	Appendice.	Total.
Homme.	1 pièce.	1 pièce	1	3
Gibbon	1 —	1 —	1	3
Orang.	1 —	3 —	1	5
Gorille mâle.	1 —	3 —	1	5
Gorille femelle du Muséum	1 —	4 —	1	6
Chimpanzé.	1 —	3 —	1	5
Magot.	1 —	6 —	1	8

(1) Galien a décrit le sternum humain comme composé de sept pièces, et c'est un des arguments que Vésale a fait valoir pour démontrer que cet anatomiste n'avait dis-

Par conséquent, sous le rapport du nombre des pièces qui composent le corps du sternum, il n'y a pas de différence entre l'homme et les gibbons, et il y a moins de différence entre l'homme et les gibbons d'une part, l'orang, le gorille et le chimpanzé d'autre part, qu'entre ceux-ci et le magot.

Je viens de passer en revue les différentes parties du squelette du tronc, en les considérant principalement sous le point de vue de leurs rapports avec les attitudes de la station et de la marche. Ces parties, étudiées dans les cinq familles de l'ordre des primates, nous ont montré dans la première famille, celle des hominiens, toutes les dispositions favorables à l'attitude verticale et à la marche bipède ; et dans les trois dernières familles, pithéciens, cébiens et lémuriens, toutes les dispositions propres à favoriser l'attitude horizontale et la marche quadrupède. Puis, entre ces deux termes extrêmes de la série des primates, nous avons trouvé dans la seconde famille, celle des anthropoïdes, des caractères que l'on peut dire intermédiaires, mais qui cependant sont toujours beaucoup plus rapprochés de ceux des bipèdes que de ceux des quadrupèdes. L'attitude des anthropoïdes n'est ni horizontale ni verticale : elle est oblique, mais bien plus voisine de la rectitude que de l'horizontalité. Les anthropoïdes sont des bipèdes imparfaits, mais ce sont des bipèdes. Cette conclusion ressortira bien mieux encore de l'étude des membres.

§ 3. *Parallèle anatomique des membres des primates. La main et le pied.*

Parlons donc maintenant des membres, et plus particulièrement de leurs extrémités. Cette question, très-importante en elle-même, l'est devenue surtout depuis que Blumenbach et Cuvier ont scindé l'ancien ordre des *primates* de Linnæus en deux

séqué que des singes. Le singe qui a servi aux descriptions de Galien, et que les anciens appelaient le *pithèque*, n'était autre chose que le magot. Camper a supposé que Galien avait pu connaître l'orang, et s'est demandé si le pithèque, singe sans queue, n'était pas un orang ; mais le sternum de l'orang n'a que quatre pièces, tandis que celui du magot en a sept. Le *pithèque* de Galien était donc le magot, qui, comme on sait, n'a point de queue ; et c'est à tort que quelques auteurs modernes ont appliqué à l'orang le nom de *pithèque* (*pithecus*), qui date d'une époque où l'on ne connaissait aucun de nos anthropoïdes. Ce nom m'a paru au contraire excellent pour désigner la famille des singes connus des anciens, c'est-à-dire les singes non anthropoïdes de l'ancien continent.

ordres, admis aujourd'hui par la plupart des zoologistes : les bimanes ou mammifères à deux mains, et les quadrumanes ou mammifères à quatre mains.

Il est clair qu'un caractère sur lequel on fait reposer la distinction de deux ordres zoologiques a besoin d'être déterminé par une définition. On est cependant bien loin de s'entendre sur ce que c'est qu'une main ou un pied. Pendant que les uns rangent les singes anthropoïdes parmi les bimanes, d'autres nous les présentent comme des types de quadrumanes. On ne discuterait pas sur des choses aussi faciles à constater, si la distinction de la main et du pied, telle qu'on l'a faite pour les besoins de la classification, reposait sur l'anatomie, si elle n'était pas quelque peu arbitraire, si ce n'était pas surtout une distinction de mots. Ce n'est pas autre chose en effet ; et qu'importent les mots qu'on emploie, pour celui qui connaît les objets qu'ils désignent ? Si l'extrémité qui termine le membre abdominal du gorille est semblable au pied de l'homme, si elle se compose des mêmes os, des mêmes muscles, si, par tous ses caractères anatomiques, elle diffère de l'extrémité qui termine les membres thoraciques, ce n'est pas avec un mot qu'on effacera cette analogie ou qu'on détruira cette dissemblance. Les personnes entièrement étrangères aux connaissances anatomiques peuvent s'y laisser tromper ; elles peuvent croire que les quatre extrémités des animaux appelés quadrumanes ont la structure de notre main ; que les quatre extrémités des animaux appelés quadrupèdes sont construites sur le type de notre pied. Mais ici, dans cette assemblée scientifique, personne ne prendra l'ombre pour la proie, le mot pour la chose.

Si l'on se plaçait au point de vue de l'anatomie pure, cette discussion n'aurait aucune raison d'être. Elle n'a pris naissance que parce qu'on a préféré le point de vue physiologique, et on ne l'a fait que parce que l'anatomie manquait d'élasticité et de complaisance, parce qu'elle ne se prêtait pas aux illusions dont on avait besoin pour établir l'ordre des quadrumanes.

L'anatomie, en effet, nous montre que, dans toute la série des mammifères terrestres, comme chez tous les vertébrés pourvus de quatre membres, le membre thoracique et le membre abdominal se composent l'un et l'autre de quatre segments principaux, qui présentent respectivement des analogies frappantes, mais qui présentent aussi, d'un membre à l'autre, des différences assez grandes pour que chacun de ces segments et chacun des os dont il se compose aient reçu des noms particuliers. Ceux-ci se maintiennent invariablement, pour chaque os, dans toute la série. Partout l'os du premier segment du membre thoracique s'appelle l'omoplate et celui du second l'humérus ; le radius et le cubitus forment le troisième segment, et le quatrième se compose de trois parties, nommées le carpe, le métacarpe et les phalanges métacarpiennes. — Le membre abdominal comprend, de la même manière, un premier segment formé par l'os coxal ; un second dont l'os est le fémur ; un troisième avec deux os, le péroné et le tibia ; un quatrième enfin dont les trois parties s'appellent le tarse, le métatarse, et les phalanges métatarsiennes. Voilà pour le squelette; et si les os qui le constituent portent, sur les deux paires de membres, des noms distincts, si, en les désignant ainsi, on a voulu les différencier, ce n'est pas, sans doute, pour arriver à confondre ensuite les segments qui leur correspondent. C'est pourquoi tous les anatomistes, tous les zoologistes ont distingué pour le premier segment l'épaule de la hanche, pour le second le bras de la cuisse, pour le troisième l'avant-bras de la jambe. C'est seulement pour le quatrième et dernier segment qu'ils ont hésité. La logique aurait voulu que le segment terminal du membre thoracique se distinguât aussi de celui du membre abdominal par un nom particulier; cela semblait nécessaire dans l'intérêt de la clarté. Mais il y avait dans le langage vulgaire des habitudes contre lesquelles on n'a pas osé réagir. Comment aurait-on refusé quatre pieds à des animaux désignés de tout temps sous le nom de *quadrupèdes?* En outre, quoique le nom de *quadrumanes* appliqué aux singes ne paraisse pas antérieur à Tyson (1699), c'était depuis longtemps une opinion généralement répandue que les singes ont quatre mains. Ces expressions, antérieures à l'anatomie comparée, se sont donc imposées à la langue scientifique. Il y a bien quelques auteurs qui ont essayé de faire prévaloir les droits de l'observation anatomique. Ainsi Vicq-d'Azyr, en décrivant les quadrupèdes, appelle *main* le segment terminal de leur membre thoracique et *pied* celui de leur membre abdominal. Il donne également le nom de *pied* à la main postérieure des singes, appelés par lui *pédimanes*. Isidore Geoffroy Saint-Hilaire, dans ses premiers travaux, a été plus catégorique encore. «Les membres, dit-il, sont toujours composés de quatre parties : l'épaule, le bras, l'avant-bras et la main pour l'antérieur; le bassin, la cuisse, la jambe et le pied pour le postérieur. » (*Dict. classique d'hist. nat.*, art. MAMMIFÈRES, t. X, p. 82, in-8°, 1826.) Enfin Hollard, l'un des élèves de Blainville, a également, dans son *Précis d'anatomie comparée* (1838, in-8°), désigné respectivement sous les noms de *main* et de *pied* le dernier segment des membres de tous les mammifères. Mais quelque rationnelles que soient ces dénominations, basées sur la détermination anatomique, je n'essayerai pas de les faire triompher. Aussi bien, je me propose d'étudier les faits et non de réformer le langage ; et puisqu'il est admis aujourd'hui que la physiologie doit intervenir dans la distinction de la main et du pied, je ne chercherai pas à l'en exclure : je chercherai seulement à me pénétrer de cette idée, que les phénomènes fonctionnels ne doivent être acceptés dans les classifications zoologiques que comme l'expression et la résultante des conditions anatomiques.

Après ces réserves faites, cherchons quelle peut être la distinction *physiologique* de la main et du pied.

Qu'est-ce qu'un pied? C'est une extrémité qui sert principalement à la station et à la marche.. Qu'est-ce qu'une main? C'est une extrémité qui sert principalement à la préhension et au toucher. J'insiste sur le toucher. On ne parle généralement que de la préhension, ce qui est une très-grave lacune, car il y a des pieds préhensiles dans plusieurs ordres de mammifères, d'oiseaux et de reptiles. Le pied de l'homme lui-même est un peu préhensile. Ce qui fait le caractère, je dirais presque la noblesse de la main, c'est qu'en prenant les objets elle les touche, les étudie, les fait connaître, d'où est venu cet antique paradoxe, que l'intelligence de l'homme procède de sa main.

Maintenant, une extrémité qui sert à la fois à la préhension et à la station est-elle un pied ou une main ? Je pense que si la préhension ne fait que concourir à la station, au mode particulier de locomotion de l'animal, l'extrémité ne cesse pas pour cela d'être un pied. Si, au contraire, la préhension est en rapport avec d'autres usages, si elle sert principalement à ramasser les objets, à porter les aliments à la bouche, à lancer des projectiles, à manier les corps, à les examiner, à les toucher, elle constitue alors un caractère de la main.

A ce titre, les singes, surtout les singes supérieurs, ont deux pieds et deux mains. Leurs quatre extrémités sont préhensiles, et, chose remarquable, leurs pieds ont généralement une force de préhension très-supérieure à celle de leurs mains; voilà pourquoi l'on dit souvent que les mains postérieures des quadrumanes sont plus parfaites que les antérieures. C'est une erreur. Plus fortes oui; plus parfaites, non. La plupart des quadrumanes sont arboricoles; pour grimper aux arbres, pour s'y maintenir, pour s'y fixer pendant que leurs véritables mains fonctionnent d'une autre manière, ils se servent principalement de leurs pieds préhensiles, dont la force se développe en proportion, et devient supérieure à celle des extrémités brachiales. Quant à ces dernières, elles servent aussi sans doute à la station et à la locomotion; mais l'animal pouvant, sans leur concours, se tenir quelquefois en équilibre, les emploie à d'autres usages. Je me suis plusieurs fois arrêté au Jardin des plantes devant l'immense cage vitrée où les singes, dans les beaux jours, prennent leurs ébats, et j'ai pu m'assurer que, pour manger, pour manier les objets, pour les étudier, pour faire des niches à leurs voisins, ils emploient surtout leurs extrémités antérieures, c'est-à-dire leurs mains. Et je montrerai tout à l'heure, par l'analyse des conditions anatomiques qui sont en rapport avec ces mouvements variés et compliqués, que la main des singes est un instrument beaucoup plus parfait que leur pied.

Mais auparavant il n'est pas inutile de rappeler de quelle manière on a jusqu'ici défini la main. Cuvier comprit le premier que cette définition était la base nécessaire de la distinction des bimanes et des quadrumanes, dont il faisait deux ordres séparés. « Ce qui constitue la main, dit-il, c'est la faculté d'opposer le pouce aux autres doigts pour saisir les plus petites choses. » Notez qu'il ne s'agit pas ici de la préhension pure et simple : Cuvier savait mieux que personne que beaucoup de carnassiers, de rongeurs, de marsupiaux, sans parler des oiseaux et des reptiles, peuvent saisir les objets avec leurs doigts, ou au moins avec leurs griffes, que bon nombre d'entre eux se servent même de cette faculté pour porter leurs aliments à leur bouche. Aussi ajouta-t-il que le caractère de la main était la faculté « de saisir les plus petites choses ». Il aurait peut-être fallu, pour compléter la définition, distinguer les choses « les plus petites » qui ne peuvent être saisies que par une main, des choses moins petites qui peuvent être saisies par un pied. Mais je ne pousserai pas jusque-là la curiosité.

Isidore Geoffroy Saint-Hilaire a élevé contre cette définition de Cuvier deux objections d'inégale force. Il a prouvé d'abord, par un grand nombre d'exemples, que le pied de l'homme, lorsqu'il n'est pas étouffé, immobilisé et atrophié par des chaussures étroites, peut devenir un instrument de préhension. Il a rappelé les rameurs chinois, les résiniers des Landes, les peintres privés de bras, etc., et il en a conclu que la définition de Cuvier ne pouvait servir à distinguer le pied de la main. Je suis convaincu effectivement qu'à la faveur d'une éducation convenable, tout homme pourrait parvenir à saisir avec son pied des objets même très-petits. L'argument serait donc valable si Cuvier n'avait parlé que de la préhension ; mais il y a joint un autre caractère : l'opposition du pouce ; et ici l'objection d'Isidore Geoffroy Saint-Hilaire est tout à fait en défaut. Il n'existe aucune preuve que jamais, dans aucune race, dans aucune condition d'éducation, l'homme ait pu rendre son gros orteil opposable. C'est en écartant et rapprochant transversalement le gros orteil, ou en le portant dans l'extension et dans la flexion, et non en le retournant de manière à l'appliquer sur la plante ou sur la pulpe des autres orteils, que l'homme transforme son pied en un instrument de préhension. J'ai eu l'occasion d'étudier ce mécanisme sur un bateleur nommé Ledgewood, que j'ai montré à la Société anatomique, et dont j'ai publié l'observation détaillée (*Bull. de la Soc. anat.*, 1852, t. XXVII, p. 275-294). Cet homme, né sans mains, et n'ayant qu'une seule jambe, exécutait avec son pied unique la plupart des actes que nous ne savons exécuter qu'avec la main. Il écrivait, dessinait, saisissait son rasoir, se rasait, ramassait une épingle, enfilait une aiguille, chargeait un pistolet et le tirait avec précision, etc. Il avait fini, à force d'exercice, par donner plus d'étendue aux mouvements normaux de ses deux premiers orteils ; il en tirait parti avec une adresse merveilleuse, pour suppléer aux mains dont il était privé ; et il pouvait ainsi « saisir les plus petites choses » ; mais les fonctions de son pied n'avaient subi aucune modification essentielle, et son gros orteil n'était pas devenu plus opposable qu'il ne l'est sur le pied d'un homme ordinaire. Je n'accorde donc aucune importance à la première objection d'Isidore Geoffroy Saint-Hilaire contre la définition de Cuvier.

Mais cette définition prête le flanc à une autre objection tout à fait décisive. Si la main est caractérisée par « la faculté d'opposer le pouce aux autres doigts », il est clair qu'il ne peut y avoir de main là où il n'y a pas de pouce. Or Isidore Geoffroy Saint-Hilaire n'a pas eu de peine à démontrer que, chez plusieurs espèces de singes, l'extrémité du membre thoracique ne possède qu'un pouce rudimentaire, tantôt réduit à un simple tubercule sans ongle, tantôt plus atrophié encore et entièrement enseveli sous les chairs. Tels sont les atèles et les ériodes, singes du nouveau continent. Chez les ouistitis, le pouce existe, mais il n'est pas opposable ; il ne possède que des mouvements d'adduction et d'abduction, qui sont même très-restreints. Dans la plupart des autres genres de singes américains, alouates, sajous, lagotriches, le pouce, quoique opposable, l'est fort peu, et Isidore Geoffroy Saint-Hilaire conclut en disant qu'on serait conduit, par la définition de Cuvier, à refuser le nom de *quadrumanes* à tous les primates du nouveau continent (*Hist. nat. gén. des règnes organiques*, t. II, p. 204 ; Paris, 1859, in-8°). J'ajoute que, sans descendre jusqu'à la famille des cébiens, il aurait pu citer parmi les singes de l'ancien monde l'exemple du genre colobe, voisin des semnopithèques ; chez tous les colobes, en effet, le pouce est rudimentaire ; il est même nul dans l'espèce que M. van Beneden a décrite sous le nom de *colobus verus*. Ce n'est donc pas le pouce qui constitue le caractère distinctif de la main.

Après avoir, par cette objection sans réplique, renversé la définition de Cuvier, Isidore Geoffroy a voulu à son tour définir la main, et il l'a fait dans les termes suivants : « La main est une extrémité pourvue de doigts allongés, profondément divisés, très-mobiles, très-flexibles, et par suite susceptibles de saisir (*loc. cit.*, p. 199). » De la sorte, il a pu continuer à dire que les singes sont quadrumanes, que l'homme seul est bimane. Mais il n'a pas vu que sa définition s'appliquait aussi bien aux pieds des perroquets et des caméléons, dont les orteils sont « longs, profondément divisés, très-mobiles, très-flexibles, et par suite susceptibles de saisir ». Voilà où peuvent conduire les classifications et les définitions basées sur la seule physiologie. En pareille matière, on ne peut, sans risquer de commettre les plus graves confusions, substituer les résultats fonctionnels aux faits anatomiques dont ils dépendent. Toutefois, comme il y a des rapports nécessaires entre le jeu des organes et leur constitution matérielle, j'essayerai de soumettre ce problème à une analyse plus complète, et de faire reposer sur une série de caractères anatomiques la distinction, jusqu'ici mieux sentie qu'exprimée, de ce qu'on appelle *une main* et de ce qu'on appelle *un pied*. Pour cela, je ne considérerai pas seulement les extrémités des membres, mais les membres tout entiers. Et je commencerai, contrairement au procédé ordinaire, par l'étude du pied; car le pied, d'après l'idée qui s'y rattache, est le type général, le type fondamental des extrémités des membres des animaux qu'on appelle aujourd'hui *mammifères*, mais qu'on a longtemps appelés *quadrupèdes*. La main n'est qu'un pied modifié et devenu ainsi apte à de nouvelles fonctions, et il est rationnel d'examiner le cas général avant le cas particulier. Cela nous permettra d'ailleurs de suivre plus aisément, dans la série des primates, les formes intermédiaires qui établissent la transition entre la main et le pied.

Le pied, avons-nous dit, est l'extrémité qui sert à la station et à la marche ; aussi donne-t-on le nom de *quadrupèdes* aux animaux qui marchent sur leurs quatre extrémités. Le pied type est donc celui qui est le mieux disposé pour supporter le poids du corps et pour lui donner une base solide en même temps que mobile. Mais la mobilité est en raison inverse de la solidité ; et s'il est nécessaire que le membre qui se termine par un pied puisse se mouvoir librement dans le sens de la marche, il est utile que ce membre ne puisse se prêter, dans les autres sens, qu'à des mouvements assez restreints. De là une première condition : l'articulation, supérieure, celle qui est située à la racine du membre, entre le premier et le second segment, exécute, d'avant en arrière et d'arrière en avant, des mouvements très-étendus ; mais l'adduction, l'abduction et la circumduction y sont au contraire assez limitées.

Au-dessous de cette première articulation, entre le deuxième et le troisième segment du membre, existe une seconde articulation, appelée tantôt *le coude* et tantôt *le genou*, qui ne nous fournit pas de caractère distinctif, car elle est toujours construite sur le type des ginglymes, qui ne se meuvent que dans un seul sens. Mais le troisième segment, qui porte le nom de *jambe* ou celui d'*avant-bras*, se compose de deux os parallèles dont les connexions réciproques sont très-variables. Lorsque ces deux os sont articulés en trochoïde, de manière à tourner l'un sur l'autre, le segment correspondant du membre et l'extrémité qui lui fait suite exécutent des mouvements de *pronation* et de *supination*. Lorsqu'ils sont fixés solidement l'un à l'autre, à plus forte raison lorsqu'ils sont plus ou moins fusionnés, comme chez les ruminants et les solipèdes, ces mouvements sont impossibles, et l'extrémité, ne pouvant tourner, acquiert pour la station et pour la marche une grande solidité. Voici donc un second caractère du pied considéré comme instrument de locomotion : l'absence des mouvements de pronation et de supination dans le troisième segment du membre.

Enfin il ne suffit pas que les articulations des trois premiers segments soient disposées de manière à assurer la solidité du point d'appui : il faut encore que ce point d'appui soit assez large pour fournir une base de sustentation suffisante. Si l'axe du segment terminal était sur le prolongement de l'axe du segment précédent, l'extrémité ne rencontrerait le sol que par la pointe de ses appendices digitaux. Or ce n'est pas par une ou plusieurs pointes, mais par des surfaces aplaties et plus ou moins larges que l'on peut prendre sur le sol un solide point d'appui. Il en résulte qu'une extrémité sur laquelle on marche ne peut pas rester dans la rectitude ; il faut qu'une ou plusieurs de ses articulations se fléchissent de telle sorte que l'axe de cette extrémité, ou du moins de la partie qui appuie sur le sol, devienne horizontal. Ce changement de direction s'effectue toujours par un mouvement de flexion en avant ; en d'autres termes, la face du pied qui devient *plantaire* est toujours celle qui fait suite à la face postérieure du membre. Le point où s'effectue ce changement de direction est fort variable ; c'est tantôt au niveau de l'articulation supérieure du tarse ou du carpe, tantôt plus bas dans les articulations des premières phalanges, tantôt dans les articulations médio-phalangiennes, et souvent enfin l'inflexion se partage entre ces diverses lignes articulaires. Il en résulte que la partie horizontale qui sert de point d'appui occupe quelquefois toute la longueur de la face plantaire (plantigrades), d'autres fois seulement la portion digitale (digitigrades); d'autres fois enfin la base est moins étendue encore et ne comprend que la face inférieure des phalanges unguéales (ungulogrades). La diversité de ces formes explique la difficulté que l'on a éprouvée lorsqu'on a voulu définir le pied ; mais, si on les compare attentivement, on reconnaît qu'elles ont toutes un caractère commun, savoir : le changement de direction du membre, qui de descendant devient horizontal. C'est là le troisième caractère du pied, son caractère intrinsèque, car les deux premiers se rapportent aux autres segments du membre.

En résumé, les conditions anatomiques qui concourent à assurer la fonction essentielle du pied sont au nombre de trois principales :

1° A la racine du membre, une articulation dont les mouvements s'effectuent surtout en avant et en arrière, c'est-à-dire dans le sens de la marche ;

2° Mouvements de pronation et de supination nuls, ou du moins fort peu étendus ;

3° Changement de direction du segment terminal, qui se fléchit en avant pour présenter au sol une face horizontale.

Ces trois caractères, je n'ai pas besoin de le dire, sont réunis dans le membre abdominal de l'homme ; mais ils se retrouvent en outre dans le membre abdominal de tous les mammifères complets. Partout l'articulation coxo-fémorale est disposée de manière à jouer principalement dans le sens antéro-postérieur. Partout, quel que soit le nombre des métatarsiens et des divisions digitales, l'axe du pied, ou du moins de sa partie antérieure, se détache de l'axe de la jambe pour se diriger en avant et devenir horizontal. Partout enfin, ou du moins presque partout, le tibia et le péroné sont unis de manière à rendre absolument impossibles les mouvements de pronation et de supination. Cette dernière règle souffre quelques exceptions, mais seulement chez certains cheiroptères et chez plusieurs didelphes ; et c'est bien le cas de dire que l'exception confirme la règle, car les pieds des chéiroptères sont plutôt des espèces de crampons que de véritables organes de locomotion ; et quant aux didelphes, ils n'auraient pas été qualifiés de *paradoxaux* si leur organisation ne différait par une multitude de caractères de celle des mammifères ordinaires. Quoi qu'il en soit, la jambe des prétendus quadrumanes est entièrement privée des mouvements de pronation et de supination, et tous les segments de leur membre abdominal, depuis la hanche jusqu'à la plante, sont construits et disposés de manière à réaliser toutes les conditions de la station sur les pieds.

Voyons maintenant quelles sont les modifications que subit la disposition générale du membre lorsque le pied devient une main. Pour cela, considérons le membre supérieur de l'homme, et cherchons en quoi il diffère du type que nous venons de déterminer.

Et d'abord l'articulation de l'épaule est très-mobile dans tous les sens. C'est la plus mobile de nos articulations. L'humérus peut par conséquent se porter dans toutes les directions. Le bras, séparé du tronc jusqu'à sa racine, exécute librement les mouvements d'abduction, de rotation et de circumduction. Ces phénomènes physiologiques sont dus sans doute en partie à la laxité de l'articulation, à la force et à la disposition des muscles ; mais ils sont en rapport surtout avec la direction des surfaces articulaires, et spécialement avec la direction de la tête de l'humérus. L'axe de cette tête n'est pas compris dans un plan antéro-postérieur, comme on le voit généralement chez les quadrupèdes, mais dans un plan transversal, condition extrêmement favorable au mouvement d'abduction. De même, la cavité glénoïde de l'omoplate n'est pas tournée en avant, mais en dehors. Il en résulte que le bras se détache entièrement du thorax, et l'indépendance de ce membre est rendue plus complète encore par la longueur de la clavicule, qui tient l'articulation de l'épaule écartée de la paroi thoracique.

Cette mobilité considérable, et dans toutes les directions, de l'articulation supérieure, constitue le premier caractère d'un membre qui se termine par une main.

Le second caractère s'observe à l'avant-bras, où le radius, articulé en trochoïde, exécute autour du cubitus des mouvements de pronation et de supination, dont l'amplitude atteint 180 degrés. De la sorte, la main, fixée au radius et tournant avec lui, peut diriger successivement chacune de ses faces en avant et en arrière, porter son bord externe en dedans, son bord interne en dehors.

Enfin, et c'est là le troisième caractère, l'axe de la main, dans l'attitude naturelle, est placé sur le prolongement de l'axe de l'avant-bras. La mobilité considérable des articulations du poignet permet sans doute à la main de se fléchir comme un pied, de manière à rendre la face palmaire horizontale et susceptible de s'appuyer sur le sol ; mais la main peut aussi se fléchir en sens inverse, dans une étendue presque égale ; et c'est ce qui la distingue entièrement du pied, car si le pied, dont l'attitude naturelle est la flexion en avant, peut se redresser plus ou moins, et même dans certaines espèces arriver jusqu'à l'extension en ligne droite, jamais du moins il ne dépasse cette limite, jamais il ne peut se retourner pour diriger vers le sol la face dorsale de ses orteils. La main, au contraire, lorsqu'elle sert de point d'appui, peut appliquer sur un plan horizontal la face dorsale de ses doigts, aussi bien que leur face palmaire. Mais, dans l'un et l'autre cas, elle s'éloigne de son attitude naturelle, qui est verticale : tandis que, lorsque le pied se redresse, il s'éloigne de son attitude naturelle, qui est horizontale.

Tels sont les trois principaux caractères qui distinguent un membre terminé par une main. Ce membre, comparé à celui qui se termine par un pied, présente une mobilité beaucoup plus grande, nécessairement acquise aux dépens de la fixité qu'exigent la station et la marche ; ce n'est donc plus qu'un instrument de locomotion accessoire et imparfait, et les animaux qui sont obligés de s'en servir à cet usage ne progressent qu'avec difficulté sur un plan horizontal ; mais chez l'homme, dont l'attitude est verticale et la marche bipède, l'excessive mobilité du membre thoracique n'a plus aucun inconvénient, et offre au contraire les plus précieux avantages. La main, détachée du sol et délivrée de la fonction grossière du pied, devient propre à une foule d'usages. Elle peut atteindre tous les points de la surface du corps, et constitue l'instrument par excellence du toucher, de la préhension et du travail. L'homme, étant le seul mammifère absolument bipède, est aussi le seul dont la main soit parfaite. C'est chez lui que l'on constate, entre la main et le pied, la différence la plus complète, et cette différence est si grande, que, si l'on ne considérait que lui seul, on pourrait se demander s'il est bien exact de dire que la main n'est qu'un pied modifié. Mais l'anatomie comparée permet de suivre pas à pas les transformations graduelles qui établissent la transition entre le type du pied et celui de la main.

Ces modifications ne s'observent que sur le membre thoracique. Certaines particularités de structure peuvent donner au pied de derrière une faculté de préhension qui simule plus ou moins les fonctions d'une main; mais elles sont exclusivement limitées à la région digitale. Au point de vue anatomique, elles sont très-légères, et j'ose dire que, par la constitution du membre qui le surmonte, par le nombre, la forme, les rapports des os qui le composent et des muscles qui le meuvent, le pied postérieur est toujours un véritable pied, aussi bien chez les prétendus quadrumanes que chez les quadrupèdes ordinaires et que chez l'homme lui-même. Ce pied, chez les singes inférieurs, se rapproche davantage de celui des carnassiers; chez les singes supérieurs, il se rapproche davantage du pied de l'homme; mais, entre le pied de l'homme et le pied postérieur des carnassiers, il n'y a pas de différence essentielle, et les formes intermédiaires que présente le pied postérieur des singes ne peuvent par conséquent pas être rattachées à un autre type.

C'est donc seulement sur le membre thoracique qu'il y a lieu d'étudier le passage du type du pied au type de la main.

A vrai dire, ce n'est guère que chez les mammifères ongulés (ruminants et pachydermes) que l'extrémité du membre thoracique réalise complétement les conditions du pied (1).

Chez tous les autres mammifères, monodelphes ou didelphes,

(1) Il ne saurait être question ici des cétacés, des amphibies, des chéiroptères, chez lesquels ce membre est avorté, ou adapté, par des modifications spéciales, à la fonction de la natation ou à celle du vol.

l'extrémité antérieure, alors même qu'elle sert principalement à la marche, est déjà modifiée de manière à pouvoir servir aussi à d'autres usages ; beaucoup d'animaux l'emploient à porter leurs aliments à la bouche, d'autres à saisir leur proie, à creuser leur terrier, à construire leur demeure, à jouer avec leurs petits, à combattre leurs ennemis. Cette multiplicité de fonctions est en rapport avec des dispositions anatomiques qui, le plus souvent, n'empêchent pas le membre antérieur d'être parfaitement approprié à la locomotion, mais qui lui donnent une plus grande mobilité, et qui établissent le premier degré du passage du pied à la main. Ainsi le pied antérieur est bien moins fléchi sur l'avant-bras, que le pied postérieur ne l'est sur la jambe. Il se redresse aussi plus aisément. A l'avant-bras, le radius et le cubitus sont mobiles l'un sur l'autre et se prêtent à de légers mouvements de pronation ou plutôt de supination, car la pronation est l'attitude naturelle du membre, c'est-à-dire que le premier doigt est toujours situé en dedans ; mais cette supination est très-limitée, de sorte que l'extrémité ne peut jamais se retourner entièrement, et que le premier doigt, celui qui représente notre pouce, ne peut venir se placer sur le prolongement du bord externe du membre. Enfin l'articulation scapulo-humérale, devenue plus mobile, exécute, à défaut d'une circumduction complète, des mouvements d'abduction d'une certaine étendue. Ces divers caractères ne se développent pas de front dans toute la série des mammifères, mais leur solidarité se dessine nettement dans l'ordre des primates, où nous allons maintenant les étudier.

Ce qui frappe tout d'abord chez les primates, c'est l'indépendance du membre thoracique. Le bras des carnassiers est encore presque confondu avec le tronc ; celui des primates s'en détache plus ou moins, et quelquefois presque autant que chez l'homme. L'extrémité du membre a subi une modification non moins importante. Chez les primates inférieurs, ce n'est déjà plus un pied : c'est plutôt une main qu'un pied; mais une main encore très-imparfaite, qui va se caractériser de plus en plus à mesure que nous considérerons des singes plus élevés.

Premier caractère. Direction de l'axe de la main. — Il n'est pas toujours facile d'apprécier sur les squelettes l'attitude naturelle de la main. Lorsque le squelette est disposé suivant l'attitude de la marche quadrupède, la main, étant appliquée sur un plan horizontal, est nécessairement toujours assez fortement fléchie sur l'avant-bras, quoiqu'elle le soit beaucoup moins que le pied ne l'est sur la jambe. C'est ce que vous pouvez voir sur les divers squelettes de maki, de sapajou, d'alouate, d'atèle et de magot que je vous présente (voy. plus haut p. 26, fig. 3, et p. 27, fig. 4, les squelettes du maki et du semnopithèque); et si

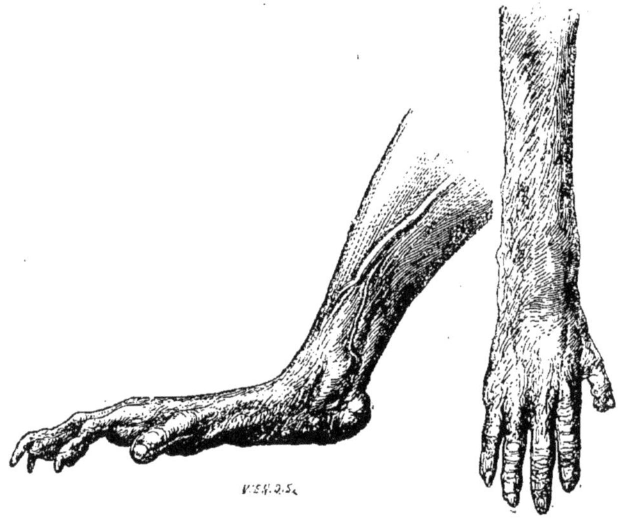

FIG. 7.
Moule de la main et du pied du cynocéphale sphinx. (Le pied a été moulé dans l'extension.)

l'on ne considérait de ces animaux que leurs squelettes desséchés dans l'attitude quadrupède, on méconnaîtrait certainement une grande partie de la différence qui existe entre leur main et leur pied. Pour apprécier cette différence, il faut l'étudier sur le vivant, ou du moins sur le cadavre frais. On voit alors que, dès que la main cesse de supporter le poids du corps, elle revient naturellement à la rectitude, tandis que le pied reste toujours fortement fléchi sur la jambe. Voici par exemple des moules qui ont été pris dans mon laboratoire sur le cadavre d'un sajou, d'un cynocéphale sphinx, d'une guenon mone et d'un jeune chimpanzé. En comparant respectivement la main de chaque animal à son pied (voy. fig. 7), on est obligé de reconnaître que ces deux extrémités sont essentiellement différentes, qu'elles appartiennent à deux types foncièrement distincts ; que l'une, le pied, s'applique tout naturellement sur le sol, vers lequel sa plante est dirigée, tandis que l'autre, la main, doit subir un fort mouvement de flexion en avant, pour pouvoir servir au même usage. Suivant que cette flexion en avant est plus ou moins facile, l'animal marche plus ou moins aisément à quatre membres. Certains lémuriens, certains singes d'Amérique, auxquels Isidore Geoffroy Saint-Hilaire donnait pour cela le nom de *géopithèques*, ou singes de terre, et, parmi les singes de l'ancien continent, les magots et les cynocéphales, courent sur le sol comme de vrais quadrupèdes. Mais la plupart des autres primates sont arboricoles et marchent péniblement sur la terre. Ici encore il y a des différences et des degrés. En remontant la série de bas en haut jusques et y compris les semnopithèques, qui sont les plus proches voisins du groupe des anthropoïdes, la main, lorsqu'elle sert à la marche, fonctionne à la manière d'un pied, c'est-à-dire qu'elle s'applique sur le sol par sa face palmaire, le carpe fléchi en avant et les doigts étendus.

Mais si nous passons aux anthropoïdes, ce mécanisme fait place à un mécanisme diamétralement opposé. La main, pour s'appuyer sur le sol, *ne se fléchit pas en avant, mais en arrière ;* les doigts ne s'étendent pas, ils se ferment au contraire, et ce n'est pas leur face *palmaire*, c'est leur face *dorsale* qui fournit le point d'appui. Les chimpanzés et les gorilles, dont le corps est peu oblique et dont les membres antérieurs n'ont à supporter qu'un poids relativement léger, ne posent sur la terre que la face dorsale de leurs secondes phalanges. Les orangs, plus obliques et plus lourds, ont besoin, pour assurer leur équilibre, d'une base antérieure plus solide ; ils fléchissent donc tout à fait leurs doigts et marchent sur le dos de leurs premières phalanges.

C'est là un fait capital et sur lequel on n'a peut-être pas assez insisté. La marche des anthropoïdes diffère de celle des autres singes bien plus que de celle de l'homme. Les singes ordinaires marchent comme des quadrupèdes, en s'appuyant sur deux pieds véritables et sur deux mains qui fonctionnent comme des pieds. Les anthropoïdes, au contraire, ne marchent que sur deux pieds ;

ainsi que je l'ai déjà dit, ce sont des bipèdes imparfaits, mais ce sont des bipèdes. La marche bipède proprement dite exige donc chez eux des efforts musculaires considérables qui ne peuvent durer longtemps, à moins qu'une éducation particulière, donnée par l'homme, n'ait développé chez eux la force et l'adresse des muscles spinaux et des fessiers ; ces bipèdes se trouvent donc dans une condition comparable à celle d'un homme infirme ou cassé par l'âge, qui a besoin de se soutenir sur un bâton. Ils ont recours à un artifice analogue. Grâce à l'inclinaison de leur corps, à la longueur de leurs membres thoraciques, ils peuvent atteindre le sol avec leurs mains ; mais ils sont tellement éloignés d'être quadrupèdes, leurs mains sont tellement peu aptes à agir comme des pieds, que c'est sur le dos de leurs doigts qu'ils prennent leur point d'appui auxiliaire, suivant un mécanisme dont on ne trouve aucun autre exemple dans toute la série des vertébrés. Ajoutons que le gorille sauvage, lorsqu'il a besoin de la liberté de ses bras, sait très-bien marcher et courir comme un bipède. Il se dresse sur ses pieds dans une attitude menaçante, se bat pendant quelques instants la poitrine avec ses bras, puis il prend sa course comme un homme et fond sur son ennemi avec une force irrésistible.

Les anthropoïdes sont donc beaucoup plus différents des quadrupèdes que des bipèdes ; sous ce rapport encore ils sont bien plus voisins de l'homme que des autres singes. Ceux-ci ont, comme les anthropoïdes, deux pieds et deux mains ; mais leurs mains participent encore, par leurs fonctions, de la nature du pied : ce sont des mains qu'on pourrait appeler *pédestres*, et l'on comprend très-bien que Vicq-d'Azyr, qui n'avait qu'une très-vague connaissance des anthropoïdes, ait désigné les singes sous le nom de *pédimanes*. Les anthropoïdes, au contraire, ont des mains qui ne sont que des mains, des mains dont la face palmaire ne devient jamais plantaire. Ils sont donc bimanes comme l'homme et bipèdes comme lui. Ce fait n'aurait jamais été mis en doute si, au lieu d'aborder la question avec l'idée préconçue d'isoler l'homme dans l'ordre des bimanes, on s'était borné à établir une comparaison entre ses membres et ceux des anthropoïdes. Je place sous vos yeux, à côté d'un squelette humain, celui d'un jeune chimpanzé et celui d'un vieux gorille.

Comparez leurs mains et voyez s'il s'y trouve quelque différence : la longueur relative du carpe, des métacarpiens et des phalanges peut varier ; mais ce sont exactement les mêmes os, les mêmes connexions, les mêmes rapports. Le carpe, qui, chez les autres singes et chez l'orang lui-même, diffère du nôtre par le nombre des os, est rigoureusement constitué chez les chimpanzés et les gorilles comme chez l'homme. On n'y trouve aucun vestige de cet *os intermédiaire* qui, dans la main des orangs, des gibbons et de plusieurs autres singes, sépare le scaphoïde et le semi-lunaire du trapézoïde et du grand os. Notez qu'il ne s'agit pas ici d'un de ces petits osselets surnuméraires périphériques, développés dans les ligaments ou les tendons, véritables sésamoïdes qui, comme notre pisiforme, restent à peu près étrangers au mécanisme de l'articulation du poignet. Il ne faut pas s'exagérer l'importance de ces os carpiens sésamoïdes ; on en trouve un, deux et même trois chez certains singes, différences bonnes à signaler sans doute, mais d'un ordre tout à fait secondaire. L'os intermédiaire est tout autre et constitue un caractère ostéologique d'une haute valeur. Il ne se rattache ni à la première ni à la seconde rangée du carpe ; il se place au centre même du carpe, formant à lui seul comme une troisième rangée, de sorte qu'entre le radius et le métacarpe il y a trois lignes articulaires au lieu de deux. Si cette disposition existait chez l'homme, et chez l'homme seul, nous ne manquerions pas de faire ressortir l'avantage qui en résulterait pour la mobilité et la perfection de notre main. Comme elle ne se trouve que chez les singes, je veux bien accorder que l'os intermédiaire constitue un caractère d'infériorité ; mais alors je ne puis me dissimuler que le chimpanzé et le gorille, qui en sont privés comme nous et dont le carpe est absolument pareil au nôtre, sont sous ce rapport plus rapprochés de nous que des orangs et des gibbons.

Et puisque nous venons de comparer les mains, jetons aussi un coup d'œil sur les pieds. Je place l'un près de l'autre le membre inférieur d'un homme et celui d'un gorille. Le gros orteil du gorille est plus écarté, parce que son métatarsien, au lieu de s'articuler directement sur la face antérieure du premier cunéiforme, s'articule un peu obliquement sur le côté interne. Voilà toute la différence, et elle est bien minime au point de vue anatomique. Mais tout le reste est exactement pareil. Essayez au contraire de comparer le pied du gorille soit à sa propre main, soit à la main de l'homme, et vous ne trouverez plus que des différences. Le pied du gorille est à sa main ce que notre pied est à notre main (voy. fig. 8), et, en vérité, il faut avoir l'œil et

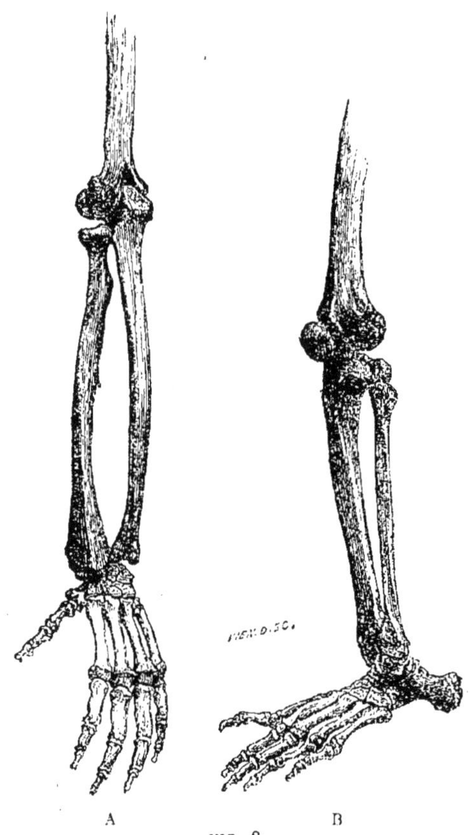

A B

FIG. 8.

Squelette de la main et du pied du gorille. A, la main ; B, le pied. (D'après une photographie.)

le cerveau obscurcis par une doctrine préconçue pour soutenir que ce pied n'est pas un pied. J'ose croire que si Blumenbach et Cuvier avaient connu le gorille, ils n'auraient pas institué l'ordre des quadrumanes ou qu'ils l'auraient appelé autrement, car il ne pouvait entrer dans leur pensée de classer le gorille dans l'ordre des bimanes, qu'ils avaient créé pour y placer l'homme tout seul.

Mais reprenons l'étude des modifications que présentent, dans la série des primates, les trois caractères anatomo-physiologiques de la main. Je viens d'étudier l'un de ces caractères, celui qu'on peut appeler *intrinsèque*, et qui se rapporte à la main elle-même, à la direction de son axe, à ses connexions avec l'avant-bras. Il me reste à parler de ses deux caractères extrinsèques, dont l'un est relatif à l'articulation tournante des os de l'avant-bras, et l'autre à l'articulation de l'épaule.

Second caractère. Pronation et supination. — Chez tous les singes, le radius, entraînant avec lui la main, exécute autour du cubitus des mouvements de pronation et de supination.

Dans la pronation, qui peut être considérée comme l'attitude naturelle, le pouce est situé en dedans des autres doigts. Le radius, externe supérieurement, vient se placer en descendant, au-devant du cubitus, qu'il croise obliquement vers le milieu de l'avant-bras, et lui devient interne à sa partie inférieure. Le mouvement de supination tend à faire cesser le croisement des deux os ; l'extrémité inférieure du radius, qui était interne, devient antérieure, puis externe ; le pouce se meut dans le même sens. Lorsque la supination est complète, le pouce est en dehors, le petit doigt en dedans ; le radius est externe dans toute sa longueur, les deux os de l'avant-bras sont à peu près parallèles, et la main, entièrement retournée, a exécuté un mouvement de rotation de 180 degrés.

La pronation, avons-nous dit, est l'attitude naturelle de la main ; cela n'est vrai toutefois que pour les singes vraiment quadrupèdes. Chez eux, la main est toujours en pronation pendant la marche. Le mouvement de supination ne se produit que lorsque l'animal emploie ses membres antérieurs à d'autres usages, et que pour cela il tourne les paumes de ses mains vers les objets qu'il veut saisir et manier. L'étendue des mouvements de supination donne donc en quelque sorte la mesure de la facilité avec laquelle il peut se servir de ses mains. Ce mouvement, chez les singes inférieurs, chez ceux du moins où j'ai pu l'étudier, ne dépasse pas 90 degrés. C'est la limite que j'ai constatée chez un cébus (nouveau continent) et chez un cynocéphale sphinx (ancien continent). Chez la mone (*cercopithecus mona*), il va à 100 degrés environ. Chez le chimpanzé, il n'irait qu'à 140 degrés, si je m'en rapportais aux observations que j'ai faites dans mon laboratoire sur deux jeunes sujets conservés dans le tafia. Mais un séjour de plusieurs années dans ce liquide a resserré et roidi toutes les articulations ; je suppose donc qu'à l'état frais le mouvement de supination ne devait pas être bien loin de 180 degrés, qu'il présente chez l'homme. Sur un gorille femelle que j'ai vu il y a huit ans dans le laboratoire de M. Auzoux et qui avait séjourné beaucoup moins longtemps dans le tafia, la supination m'a paru aller tout près de 180 degrés. Elle était de 180 degrés, comme chez l'homme, sur le chimpanzé disséqué par MM. Gratiolet et Alix. Il paraît enfin que la supination des gibbons va même un peu au-delà de cette limite. En résumé, la supination, qui n'est que d'un angle droit environ chez les singes inférieurs, s'élève à deux angles droits chez les anthropoïdes. Sous ce rapport, par conséquent, il n'y a pas de différence notable entre l'homme et les anthropoïdes, tandis qu'il y en a une très-grande entre ceux-ci et les autres singes.

Troisième caractère. Mouvements de l'épaule; direction de l'axe de la tête de l'humérus. — Les modifications du type de l'articulation de l'épaule, et plus spécialement de la tête de l'humérus, ne sont pas moins remarquables. Je ne puis exposer ici dans tous ses détails le grand fait sur lequel notre collègue M. Charles Martins a fait reposer tout le parallèle du membre thoracique et du membre abdominal, savoir: que le bras est une cuisse retournée. La ligne articulaire du coude est transversale comme celle du genou; mais, tandis que la flexion du genou se fait en arrière, celle du coude se fait en avant; la rotule et l'olécrane, qui sont des parties analogues, occupent deux situations opposées. Le coude est donc comparable à un genou dont la face antérieure serait devenue postérieure, par suite d'un mouvement de torsion d'un demi-cercle, ou de 180 degrés, autour de l'axe du bras. Ce fait s'observe chez tous les mammifères, à l'exception des chéiroptères, dont le bras ne présente, par rapport au fémur, qu'une torsion de 90 degrés, comme cela a lieu chez les oiseaux et les reptiles.

Mais où s'effectue, dans le membre thoracique, cette torsion de deux angles droits qui est commune à tous les mammifères, terrestres ou amphibies? Il y a deux types essentiellement différents, dont l'un s'observe chez les quadrupèdes et l'autre chez les bipèdes. Dans l'un et l'autre cas, une large gouttière obliquement étendue de la face antérieure du corps de l'humérus à sa face postérieure, et connue depuis longtemps sous le nom de *gouttière de torsion*, indique que le corps de cet os est réellement tordu ; tandis que celui du fémur ne présente rien de semblable. Mais, chez les quadrupèdes, cette torsion intrinsèque du corps de l'humérus n'est que d'un quart de cercle ou d'un angle droit; le reste de la torsion, qui est d'un second angle droit, s'effectue au-dessus de l'humérus, par suite de la position de l'omoplate, dont la cavité glénoïde regarde en bas et *en avant*, au lieu de regarder en bas et *en dehors*, comme la cavité cotyloïde de l'os iliaque. Chez les bipèdes, au contraire, la cavité glénoïde de l'omoplate regarde *en dehors* comme la cavité cotyloïde ; l'articulation de l'épaule ne prend donc aucune part (ou presque aucune part) à l'inversion du membre, laquelle s'effectue tout entière dans le corps de l'humérus. Pour constater cette différence, il suffit d'étudier sur l'humérus et le fémur la situation respective de la tête et des condyles. La tête du fémur, dans toute la série, est toujours placée sur le côté *interne* de l'os, et par conséquent au-dessus du condyle interne du genou. Si maintenant nous prenons l'humérus d'un quadrupède, d'un cheval, par exemple, nous trouvons que la tête de l'humérus est placée sur le prolongement de la face *postérieure* de cet os, et par conséquent au-dessus de la cavité olécranienne, qui occupe la face postérieure du coude. L'humérus du quadrupède peut donc être considéré comme un fémur dont le corps aurait subi une torsion d'un quart de cercle. Mais si nous répétons la même observation sur l'humérus de l'homme, nous trouvons un résultat tout différent. La tête de cet os n'est plus située sur le prolongement de sa face postérieure, elle est sur le prolongement de son bord *interne*, au-dessus de l'épitrochlée ou du condyle interne du coude ; il semble donc, au premier abord, que cet os ait conservé le type du fémur, dont la tête est également placée en dedans, et surplombe le condyle interne du genou. Mais, en y regardant de plus près, on reconnaît que cette similitude avec le fémur n'est qu'une trompeuse apparence, que le côté *interne* du coude, au-dessus duquel est placée la tête humérale, est l'analogue du côté *externe* du genou ; que la face antérieure ou rotulienne du genou est l'analogue de la face postérieure ou olécranienne du coude ; que par conséquent l'humérus humain est semblable à un fémur, dont le corps aurait subi une torsion d'un demi-cercle. Et l'on conçoit effectivement que, si un premier quart de cercle de torsion amène, comme chez les quadrupèdes, la face antérieure ou rotulienne du coude au-dessous de la tête humérale, un second quart de cercle de torsion doit, chez les bipèdes, l'amener en arrière et compléter l'inversion du membre.

M. Charles Martins, à qui l'on doit la découverte de ce fait important, l'a ramené à des termes plus simples en déterminant la direction de l'axe de la *tête* de l'humérus, c'est-à-dire de l'articulation de l'épaule, par rapport à l'axe, toujours transversal et sensiblement horizontal, de l'articulation du coude. Chez l'homme, le premier de ces axes, quoique toujours oblique par rapport à l'horizon, est compris dans un plan transversal, qui descend le long de l'axe du corps de l'humérus et va passer inférieurement par l'axe transversal du coude ; tandis que chez les quadrupèdes le plan qu'on fait passer par l'axe de la tête et par l'axe du corps de l'humérus est antéro-postérieur et coupe à angle droit l'axe transversal du coude.

Vous savez que l'année dernière M. Gegenbauer a pu, à l'aide de l'appareil dioptrique de Lucæ, soumettre à une détermination plus rigoureuse le caractère de la torsion de l'humérus. Plaçant l'humérus dans la direction verticale, il a pu projeter sur le plan horizontal l'axe de la tête humérale et l'axe transversal du coude. Il a reconnu ainsi que jamais chez l'homme les projections de ces deux axes ne coïncident parfaitement, qu'elles interceptent entre elles un angle très-obtus, un peu moindre que deux angles droits : l'ouverture de cet angle est en moyenne, chez l'homme d'Europe, de 168 degrés ; elle descend chez les nègres à 154 degrés en moyenne ; enfin elle est moindre d'environ 30 degrés chez le fœtus que chez l'adulte (*Bulletins de la Société d'anthropologie*, 21 mai 1868, 2e série, t. III, p. 320-327). Il n'est donc pas tout à fait exact de dire que l'inversion des membres antérieurs des bipèdes soit due exclusivement à la torsion de l'humérus ; elle est due pour une faible part à la direction de l'omoplate, dont la cavité glénoïde ne regarde pas tout à fait rigoureusement en dehors, mais regarde aussi un peu en avant. Il n'en reste pas moins certain, après cette légère rectification, que le degré de torsion de l'humérus constitue, entre les bipèdes et les quadrupèdes, une différence énorme, qui est en moyenne, chez les adultes, d'environ 75 degrés.

De cette différence anatomique découlent des différences fonctionnelles de la plus haute importance. La cavité glénoïde de l'omoplate n'est pas, comme la cavité cotyloïde qui reçoit le fémur, profonde et presque hémisphérique ; elle est au contraire fort peu excavée, presque plate. La tête de l'humérus appuie sur elle plutôt qu'elle n'y pénètre, et par conséquent l'articulation de l'épaule ne peut supporter le poids du corps qu'à une condition : c'est que la cavité glénoïde soit dirigée vers le sol. Si cette cavité était tournée en dehors, ce ne serait pas par la rencontre des surfaces osseuses, mais par la résistance insuffisante des ligaments que le poids de la partie antérieure du corps serait transmis à l'humérus, et celui-ci ne pourrait servir régulièrement à la marche. Chez les quadrupèdes, l'axe de la tête humérale étant oblique en haut et en arrière, la cavité glénoïde est dirigée en avant et *en bas*, et le poids du corps est transmis à l'humérus par des surfaces osseuses pressant directement l'une sur l'autre. Mais chez les bipèdes, l'axe de la tête humérale étant compris dans un plan *transversal*, ce n'est plus vers la face ventrale du corps que la cavité glénoïde est tournée, elle est verticale et elle regarde directement ou presque directement *en dehors ;* de sorte que, si l'on place l'animal dans l'attitude quadrupède, l'humérus devenu vertical et l'omoplate devenue horizontale ne se touchent que par des surfaces verticales, parallèles l'une à l'autre. Le poids du corps, au lieu de rapprocher ces surfaces, tend au contraire à les faire chevaucher et à produire une luxation en arrière. La résistance des ligaments met obstacle à cet accident, et le bipède peut, par conséquent, prendre au besoin l'attitude quadrupède ; mais c'est une attitude tout à fait anormale, qui ne peut être que passagère et qui manque entièrement de solidité. En revanche, lorsque le corps est redressé, l'humérus, détaché du tronc et n'appuyant sa tête tournée en dedans que sur une surface verticale tournée en dehors, peut rouler librement en tous sens et exécuter tous les mouvements de flexion en avant ou en arrière, d'abduction ou d'adduction, de rotation et de circumduction, mobilité admirable qui concourt puissamment à assurer la perfection des fonctions de la main. Voilà comment la direction de l'axe de la tête humérale, c'est-à-dire le degré de torsion de l'humérus, est, au point de vue ostéologique, le caractère décisif de la marche bipède ou de la marche quadrupède.

Au point de vue des actions musculaires, le degré de torsion de l'humérus est tout aussi effectif. Chez le bipède, où la torsion est de près de deux angles droits, la tête humérale est tournée en dedans et les tubérosités voisines (trochiter et trochin) sont tournées en dehors. Les muscles qui s'insèrent sur ces tubérosités et qui viennent des fosses de l'omoplate peuvent donc produire la rotation du bras; ils sont en outre abducteurs; enfin le V deltoïdien, situé au-dessous de ces tubérosités, sur la face *externe* de l'humérus, donne insertion à un muscle très-puissant, le deltoïde, qui produit avec une grande énergie le mouvement d'abduction et d'élévation du bras. Mais chez les quadrupèdes, où la torsion de l'humérus n'est que d'un seul angle droit, la tête humérale, au lieu d'être dirigée en dedans, est dirigée en arrière. Les tubérosités sur lesquelles s'insèrent nos muscles rotateurs sont placées en avant; ces muscles cessent donc presque entièrement de produire la rotation et l'abduction; ils agissent presque exclusivement dans le sens antéro-postérieur, et, par la même raison, le deltoïde perdrait en grande partie son efficacité comme abducteur du bras, quand même l'absence de l'un de ses faisceaux, la séparation des autres et le déplacement plus ou moins considérable de ses insertions supérieures ou inférieures ne changeraient pas davantage encore les fonctions de ce muscle, approprié au mouvement en avant et en arrière du bras dans la marche quadrupède.

Ce sont là des différences multiples qu'il serait peu raisonnable de considérer comme la conséquence du degré de torsion de l'humérus. Mais il nous suffit de savoir qu'elles sont liées avec cette torsion par des rapports constants. Dès lors, l'étude si compliquée des conditions anatomiques et physiologiques de la marche bipède ou quadrupède peut se ramener à la détermination d'un seul caractère anatomique, savoir : la direction de l'axe de la tête de l'humérus par rapport à l'axe transversal de l'articulation du coude. Lorsque ces deux axes, projetés sur le même plan horizontal, se coupent à angle droit, l'animal est quadrupède; lorsqu'ils se coupent sous un angle très-obtus, peu inférieur à deux angles droits, l'animal est bipède. Voyons maintenant ce que nous montre l'étude de ce caractère dans la série des singes.

Chez les lémuriens, chez plusieurs singes de l'ancien continent, tels que le ouistiti, l'angle qui mesure la torsion de l'humérus est un angle droit. Chez un sapajou, chez un atèle, cet angle, mesuré à l'aide de l'appareil de Lucæ, est compris entre 95 à 100 degrés. La petitesse des os de ces singes rend la détermination quelque peu incertaine; il est évident néanmoins que chez eux la torsion de l'humérus ne diffère pas sensiblement de celle que l'on observe chez les quadrupèdes ordinaires. L'humérus du magot de mon laboratoire est tordu de 105 degrés; c'est déjà un acheminement vers le type des bipèdes, quoique le magot soit au nombre des singes qui marchent habituellement sur leurs quatre membres. Je n'ai pu mesurer la torsion humérale des autres pithéciens, dont je ne possède pas encore les squelettes; mais il m'a paru que, chez les guenons et les macaques de la galerie du Muséum, l'angle de torsion n'était pas plus ouvert que celui du magot, et que chez les semnopithèques enfin il ne dépassait pas 110 degrés. Ainsi, des pithéciens les plus élevés aux singes les plus inférieurs et aux quadrupèdes proprement dits, la différence est peu considérable. Mais lorsqu'on passe au groupe des anthropoïdes, le type de l'humérus change tout à coup et rentre dans le type humain. Il y a plus de sept ans que notre collègue M. Charles Martins a communiqué à la Société d'anthropologie (*Bulletins* de 1861, t. II, p. 630) ce fait important, qui, depuis lors, a été confirmé par tous les observateurs (1). Vous pouvez vous assurer sur cet humérus de gorille, sur cet humérus de chimpanzé, que la tête humérale est tournée en dedans et surplombe l'épitrochlée, comme chez l'homme. Que

(1) Dans cette même communication, M. Ch. Martins a fait connaître à la Société un autre caractère fort remarquable du groupe anthropoïde. Chez les gorilles, les orangs, les chimpanzés et les gibbons, l'olécrane est plus large qu'épais; il est aplati d'avant en arrière comme chez l'homme, tandis que chez tous les autres mammifères il est aplati transversalement.

l'angle de torsion soit *en moyenne*, dans chaque espèce d'anthropoïdes, un peu moins ouvert que chez l'homme, c'est ce qui me paraît assez probable ; je crois volontiers qu'il doit être inférieur de quelques degrés, quoique sur le gorille que je vous présente il soit de 150 degrés, et plus ouvert par conséquent que chez certains hommes ; comme il y a, sous ce rapport, dans le genre humain des différences assez étendues, il y en a sans doute aussi chez les divers genres d'anthropoïdes ; mais ces différences sont légères eu égard à celles qui existent entre les anthropoïdes et les autres mammifères. Les anthropoïdes ont donc un humérus de bipède, tandis que les pithéciens, les cébiens, les lémuriens ont un humérus de quadrupède.

Permettez-moi maintenant de récapituler en quelques mots les résultats que fournit l'étude des trois principales conditions du membre thoracique dans la série des primates.

1° *Direction de l'axe de la main.* Chez les singes ordinaires, la main, lorsqu'elle sert à la station ou à la marche, repose sur le sol par sa face palmaire, les doigts étendus ; elle fonctionne donc alors à la manière d'un pied, et la marche est celle des quadrupèdes. Chez les anthropoïdes, la main ne s'appuie jamais sur le sol par sa face palmaire, mais seulement par la face *dorsale* de ses doigts plus ou moins fléchis. Ces animaux s'appuient plus ou moins sur leurs mains, mais ne marchent pas sur leurs mains, tandis qu'ils marchent sur leurs pieds, et leur marche est beaucoup plus semblable à celle des bipèdes qu'à celle des quadrupèdes ;

2° *Pronation et supination.* Le mouvement de pronation et de supination ne dépasse pas 90 degrés chez les singes inférieurs ; il acquiert une amplitude un peu plus grande chez les pithéciens ; c'est seulement chez les anthropoïdes qu'il atteint l'étendue de 180 degrés, comme chez l'homme.

3° *Direction de l'axe de la tête humérale.* La torsion intrinsèque de l'humérus chez les singes ordinaires n'est que d'un seul angle droit, comme chez les quadrupèdes ; chez les anthropoïdes elle approche de deux angles droits, comme chez l'homme.

Par conséquent, par tous les caractères essentiels de leurs membres thoraciques, les anthropoïdes sont très-voisins de l'homme, beaucoup plus voisins de lui qu'ils ne le sont non-seulement des singes inférieurs, mais encore des pithéciens eux-mêmes; et si l'on acceptait la distinction établie par Cuvier entre l'ordre des bimanes et celui des quadrumanes, si l'on admettait que les caractères tirés de l'étude des membres des primates fussent de valeur ordinale, ce n'est pas avec les singes ordinaires, ce serait avec l'homme que les anthropoïdes devraient être classés. Il y aurait donc un premier ordre comprenant l'homme et les anthropoïdes, un second ordre comprenant les pithéciens, les cébiens et les lémuriens: conséquence excessive devant laquelle Lesson et Bory de Saint-Vincent n'ont pas reculé, et qui constitue à mes yeux la réduction à l'absurde de la classification de Cuvier.

§ 4. *Appareil musculaire.*

Il existe une telle solidarité entre le système musculaire et le système osseux que je n'ai pu parler du squelette sans faire intervenir fréquemment des considérations empruntées à l'action des muscles. Je pourrai donc me dispenser de revenir sur les questions de dynamique générale qui se rapportent à la station et à la marche et je n'aurai à m'occuper que des questions particulières relatives à l'anatomie descriptive des muscles. Je ne le ferai que très-sommairement, et vous me permettrez de passer sous silence un très-grand nombre de détails pour ne signaler que les plus importants.

Le système musculaire des singes même les plus inférieurs est très-analogue à celui de l'homme; il y a un grand nombre de muscles qui ne varient pas sensiblement dans la série des primates, et la plupart des autres varient assez peu pour qu'on puisse aisément les reconnaître dans toutes les espèces. Il en est quelques-uns cependant qui ne se retrouvent pas chez l'homme; mais si, au lieu de considérer toute la série des primates, on ne considère que les anthropoïdes, on voit disparaître la plupart de ces différences et l'on arrive à se convaincre de plus en plus que les anthropoïdes sont beaucoup plus voisins de l'homme que des singes inférieurs.

Ici je ne pourrai plus, comme je l'ai fait pour le squelette, me baser exclusivement sur mes observations. J'ai disséqué deux chimpanzés noirs (*troglodytes niger*) et un papion (*cynocephalus sphinx*). C'est à cela que se borne mon expérience personnelle. Elle pourrait à la rigueur me suffire pour la thèse que je soutiens, car il est tout à fait évident que les muscles du chimpanzé sont beaucoup moins différents de ceux de l'homme que de ceux du cynocéphale, — quoique le cynocéphale, qui est un pithécien, soit encore bien éloigné de l'extrémité inférieure de la série des primates. Mais je me suis fait un devoir d'étudier les descriptions qui ont été publiées par d'autres auteurs sur la myologie des autres singes. Parmi les travaux que j'ai consultés avec le plus de profit, je citerai ceux de Daubenton et de Vicq-d'Azyr sur les singes non-anthropoïdes, de Camper sur l'orang, de Richard Owen, et de Duvernoy sur le gorille, enfin de MM. Gratiolet et Alix sur le *troglodytes Aubryi* (1). L'étude comparative de ces divers ouvrages ne laisse aucun doute sur ce double fait : différences nulles ou légères entre les muscles de l'homme et ceux des anthropoïdes ; différences plus grandes entre les muscles des anthropoïdes et des singes proprements dits.

J'ai dit que je ne voulais parler que de quelques groupes de muscles : je commencerai par ceux qui meuvent la tête.

Chez l'homme, le tête est presque en équilibre sur la colonne vertébrale, il ne faut qu'un faible effort musculaire pour l'empêcher de retomber en avant, et les muscles de la nuque n'ont qu'une puissance modérée.

Chez les quadrupèdes, ces muscles, insérés d'une manière beaucoup plus désavantageuse et appelés en outre à produire des effets plus puissants, ont un développement beaucoup plus grand et sont renforcés par des faisceaux que l'homme ne possède pas. Les singes non-anthropoïdes sont, sous ce rapport, semblables aux quadrupèdes. Ainsi, chez le cynocéphale, la partie cervicale du *trapèze* est très-développée. Au-dessous de ce muscle, le *rhomboïde*, au lieu de s'arrêter, comme chez l'homme, à l'apophyse épineuse de la sixième vertèbre cervicale, remonte tout le long du cou et va prendre insertion jusque sur la ligne courbe

(1) J'ai pu également, grâce à la complaisance de M. le docteur Auzoux, étudier les muscles du gorille sur le magnifique mannequin élastique qu'il a fait construire, en grandeur naturelle, suivant son ingénieux procédé. Je saisis cette occasion pour le remercier d'avoir bien voulu mettre à ma disposition sa belle série de tête de singes.

demi-circulaire de l'occipital, par un large faisceau qui constitue le *rhomboïde du cou*. Sous cette seconde couche, le *splénius* présente un développement considérable. Les faisceaux les plus externes qui, chez l'homme, s'insèrent sur les apophyses transverses des vertèbres cervicales supérieures et qu'on appelle le *splénius du cou*, font entièrement défaut; mais le splénius de la tête, beaucoup plus fort que chez l'homme, occupe toute la largeur de la nuque; son insertion occipitale, au lieu de se borner à la moitié externe de la ligne courbe supérieure, en occupe aussi la moitié interne jusqu'à la ligne médiane, de sorte que ce muscle recouvre entièrement le *grand complexus*. Il en résulte que la partie supérieure et interne du grand complexus, qui, chez l'homme, est immédiatement recouverte par le trapèze, en est séparée ici par deux couches musculaires, c'est-à-dire par le rhomboïde du cou et par le splénius. Aucune de ces dispositions n'existe chez le gorille et le chimpanzé, qui rentrent tout à fait dans le type humain. Leurs muscles cervicaux postérieurs sont relativement plus volumineux que ceux de l'homme, mais ils ont les mêmes insertions et les mêmes rapports. La seule différence que j'aie trouvée entre le chimpanzé et l'homme est relative à l'étendue du splénius de la tête, dont l'insertion occipitale occupe environ les deux tiers de la ligne courbe supérieure. Le grand complexus est donc un peu plus recouvert par le splénius; mais il reste toujours à la partie supérieure de la nuque, entre le splénius droit et le gauche, un intervalle triangulaire, au niveau duquel le trapèze est en contact immédiat avec le grand complexus. Le chimpanzé possède d'ailleurs comme nous le muscle splénius du cou.

J'ajouterai que, chez les cynocéphales, le muscle *peaucier* n'est pas limité, comme chez l'homme, à la partie antéro-latérale du cou; ce muscle, très-épais et très-large, embrasse toute la nuque, toute la partie supérieure du cou, et se prolonge jusque sur le dos et sur la partie latérale du thorax, tandis que le peaucier du chimpanzé n'est pas plus étendu que celui de l'homme, quoiqu'il soit un peu moins mince.

On trouve chez beaucoup de quadrupèdes, sur la partie latérale du cou, un muscle assez puissant qui s'étend de l'acromion à l'apophyse mastoïde et aux apophyses transverses des vertèbres cervicales supérieures. Ce muscle, nommé *acromio-basilaire* par Vicq-d'Azyr, ou *acromio-trachélien* par Cuvier, fait entièrement défaut chez le chimpanzé, comme chez l'homme ; mais il existe, et est même très-volumineux chez les cynocéphales, où il se rend directement de l'acromion à l'apophyse transverse de l'atlas. Il se retrouve également chez un grand nombre de singes non-anthropoïdes.

Les deux muscles *scalènes* du chimpanzé et du gorille sont tout à fait pareils à ceux de l'homme. Le *scalène postérieur*, en particulier, ne s'insère que sur les deux premières côtes. Mais chez les cynocéphales ce dernier muscle est beaucoup plus long et plus fort ; il s'insère par autant de digitations sur les cinq premières côtes, comme chez les carnassiers.

Chez les anthropoïdes, comme chez l'homme, le *grand dentelé* et l'*angulaire de l'omoplate* constituent deux muscles entièrement distincts : l'un se rend de l'angle de l'omoplate aux apophyses transverses des trois ou quatre premières vertèbres cervicales, l'autre s'étend du bord spinal de l'omoplate à la face externe des dix premières côtes, et, entre le bord inférieur du premier et le bord supérieur du second, existe un large intervalle triangulaire. Chez le cynocéphale cet intervalle n'existe pas ; il est comblé par un *muscle supplémentaire* qui s'insère sur les apophyses transverses des trois dernières vertèbres cervicales, et qui, par ses deux bords, se confond si bien avec les deux muscles en question, que tout cet appareil musculaire ne forme qu'un seul plan, qu'un seul muscle, dont les insertions scapulaires s'étendent sans interruption de l'angle à la pointe de l'omoplate, et dont les insertions vertébro-costales se font, par dix-sept digitations disposées en série, sur les apophyses transverses de toutes les vertèbres cervicales et sur les dix premières côtes, lesquelles continuent, comme on sait, dans la région dorsale, la série des apophyses transverses de la région cervicale.

En un mot, tout le système des muscles qui relient la tête, la colonne vertébrale, l'omoplate et le thorax, est exactement le même chez l'homme et les anthropoïdes (1), tandis qu'il présente chez les cynocéphales et chez la plupart des autres singes non

(1) Chez l'orang, toutefois, le rhomboïde prolonge en haut ses insertions jusqu'à l'occipital.

anthropoïdes des dispositions entièrement différentes, en rapport avec leur attitude horizontale et avec leur marche quadrupède.

Les muscles de la partie antérieure du tronc des anthropoïdes (chimpanzé et gorille) sont semblables à ceux de l'homme. Je signale en particulier le muscle *grand droit de l'abdomen*, qui s'arrête, comme chez nous, au cartilage de la cinquième côte, et qui présente cinq intersections aponévrotiques, trois sus-ombilicales et deux sous-ombilicales. Tout autre est le grand droit du cynocéphale. Ce muscle présente sept intersections, dont quatre sont sus-ombilicales, deux sous-ombilicales, la septième étant située au niveau même de l'ombilic. Ces intersections, dont on a beaucoup discuté l'usage et la raison d'être, doivent être considérées, au point de vue de la philosophie anatomique, comme la répétition et la continuation des coupures transversales du tronc, représentées en arrière par la série des vertèbres et en avant par les pièces du sternum ; et de même que nous avons vu diminuer chez les primates supérieurs le nombre des pièces osseuses du sternum, par suite de la fusion de certaines sternèbres, de même nous voyons le nombre des intersections aponévrotiques du grand droit de l'abdomen se réduire à cinq chez l'homme et les anthropoïdes, tandis qu'il s'élève à sept chez les cynocéphales. En outre, le muscle grand droit de ces derniers singes, au lieu de remonter seulement jusqu'à la cinquième côte, s'élève beaucoup plus haut. Sa partie supérieure passe au-dessous du grand et du petit pectoral et se termine en une longue et forte aponévrose, tendineuse, nacrée et triangulaire, qui s'insère sur toute la longueur du bord du sternum jusqu'au niveau de l'articulation de la première côte. Là, cette aponévrose, que j'appelle l'*aponévrose latérale du sternum*, se fixe sur le premier cartilage costal et reçoit l'insertion des fibres les plus internes du muscle sous-clavier. En outre, un gros muscle triangulaire, qui mérite le nom de *surcostal antérieur*, et qui naît du bord inférieur de la première côte, en dedans des scalènes, va s'insérer d'autre part sur le bord externe de l'aponévrose latérale du sternum. Tout cela diffère essentiellement de ce que l'on observe chez l'homme et les anthropoïdes, où le grand droit de l'abdomen s'arrête à la cinquième côte et où il n'y a aucun vestige ni de l'aponévrose latérale du sternum, ni du muscle surcostal antérieur.

Le muscle *grand pectoral* ne présente, chez les primates, que des variations peu importantes. En général il se compose de trois parties : l'une claviculaire, l'autre sternale, et la troisième chondro-costale. C'est du moins ce que disent les auteurs. J'ai lieu de croire toutefois que chez beaucoup de singes la partie chondro-costale n'existe pas. Il n'y en a en effet aucun vestige chez le cynocéphale, où ce muscle est séparé des cartilages costaux non-seulement par le petit pectoral, mais encore par le grand droit et l'aponévrose latérale du sternum. Chez les anthropoïdes, au contraire, la portion chondro-costale existe comme chez l'homme, à cela près que le nombre des cartilages sur lesquels elle s'insère n'est pas toujours exactement le même. Chez l'orang, en effet, elle descend jusqu'au cartilage de la dixième côte, jusqu'à celui de la huitième chez mon chimpanzé, et de la sixième seulement chez le gorille et chez l'homme. Ces différences sont insignifiantes, mais on n'en peut pas dire autant de l'absence de *toutes* les insertions chondro-costales, que j'ai constatée chez le cynocéphale. Quant au degré de fusion des trois parties du grand pectoral, il n'a aucune signification anatomique. Chez l'homme et le chimpanzé, on ne trouve qu'une ligne celluleuse à peine visible entre la portion claviculaire et la portion sternale. Chez le gorille et l'orang, ces deux faisceaux sont séparés dans le jeune âge par un interstice à peine plus large, mais qui s'élargit dans l'âge adulte pour donner passage à un prolongement du sac aérien. Il y a alors deux muscles bien distincts. La ligne de démarcation s'efface de nouveau chez le cynocéphale sphinx, comme j'ai pu m'en assurer, pour reparaître très-accentuée, au dire de Vrolik, chez le cynocéphale mandrill. Cela suffit pour démontrer le peu d'importance de ce caractère.

Le *petit pectoral*, au contraire, présente des variations assez graves. Je n'ai pas besoin de rappeler que chez l'homme il naît des troisième, quatrième et cinquième côtes, et va se terminer par un tendon aplati sur le bord antérieur de l'apophyse coracoïde, tout près de son sommet. Cette description s'applique encore au petit pectoral de l'orang et du gibbon (d'après Vrolik) ; mais déjà chez le *troglodytes Aubryi* le tendon de ce muscle cesse de s'insérer sur le sommet de l'apophyse coracoïde; il ne fait que s'y appuyer, puis se divise en deux languettes dont l'une va se fixer sur la base de cette apophyse, tandis que l'autre, contournant la partie supérieure de l'articulation de l'épaule, va s'insérer sur la grosse tubérosité de l'humérus. Chez le *troglodytes niger* (chimpanzé noir), je n'ai pas retrouvé l'insertion coracoïdienne; le tendon du petit pectoral ne se bifurque pas et va se fixer tout entier sur la grosse tubérosité de l'humérus. L'insertion externe de ce muscle chez le gorille est encore douteuse; elle se ferait suivant Duvernoy, sur l'apophyse coracoïde, et suivant M. Auzoux, sur le bord supérieur de la cavité glénoïde, comme on le voit chez le lion; puis chez tous les singes non-anthropoïdes, ou du moins chez la plupart d'entre eux, le petit pectoral ne s'insère plus que sur l'humérus. Voilà donc, dans la constitution de ce muscle, un premier caractère qui varie moins de l'homme à l'orang, au gibbon, et probablement au gorille, que de ceux-ci aux chimpanzés et aux singes inférieurs.

L'étude des insertions costales nous conduit aux mêmes conclusions. Chez les deux espèces de chimpanzés et chez l'orang, elles se font de la deuxième à la cinquième côte et ne constituent, comme chez l'homme, qu'un seul corps de muscle. Mais chez le gorille, au-dessous de ce premier corps charnu il y en a un second, qui naît de la sixième et de la septième côte, et qui est séparé du premier par un long interstice où passe l'une des divisions du prolongement axillaire du sac aérien. Cette disposition établit la transition entre le type de l'homme et celui des singes quadrupèdes qui possèdent un *troisième pectoral*. Chez le cynocéphale sphinx, ce troisième pectoral naît, vers le niveau des cinquième, sixième et septième côtes, de l'aponévrose antérieure du grand droit, avec lequel il entre-croise ses fibres, et va se terminer sur l'extrémité supérieure de l'humérus. Le petit pectoral proprement dit, entièrement distinct du précédent, naît du bord externe du sternum immédiatement au-dessous du grand pectoral, qui le recouvre. Ainsi, aucun des muscles pectoraux du cynocéphale, ni le grand, ni le petit, ni le troisième, ne prend ses insertions sur les côtes. C'est un type absolument différent de celui que l'on observe sur les anthropoïdes et sur l'homme.

Il serait fastidieux de passer maintenant en revue tous les

muscles des membres. Au bras, on doit signaler l'existence d'un faisceau musculaire appelé l'*accessoire du long dorsal*, inséré supérieurement sur le tendon de ce muscle, et fixé inférieurement sur l'épitrochlée. Ce muscle, commun à tous les anthropoïdes et à tous les singes, manque entièrement chez l'homme. Voilà enfin un caractère anatomique par lequel les anthropoïdes se confondent avec les autres singes en s'éloignant manifestement de l'homme ; mais d'ailleurs la plupart des muscles des membres se ressemblent beaucoup dans toute la série des primates (1). Ce qui diffère suivant les groupes, c'est quelquefois l'étendue de l'insertion de tel ou tel muscle, sa forme, son volume relatif ou le degré d'indépendance de ses faisceaux. Mais ces différences, qui ont parfois une certaine importance physiologique, constituent rarement de véritables caractères anatomiques.

Ainsi, on a dit que les anthropoïdes avaient de plus que l'homme un muscle *long abducteur du gros orteil* ; mais ce prétendu muscle supplémentaire n'est qu'un faisceau du *jambier antérieur ;* chez l'homme, le tendon du jambier antérieur se divise, comme on sait, en deux parties, dont l'une s'insère sur le premier cunéiforme, et l'autre sur le premier métatarsien ; la division n'occupe que la partie inférieure du tendon ; chez les singes, la division remonte jusque sur le corps charnu du muscle, et le faisceau métatarsien acquiert ainsi une indépendance qui lui permet de mouvoir isolément cet os, avec l'orteil correspondant ; différence importante au point de vue physiologique, mais tout à fait secondaire au point de vue anatomique.

De même, on a dit que les anthropoïdes avaient un *court extenseur du gros orteil*, dont il n'est pas question dans l'anatomie humaine, et qu'en outre leur muscle *pédieux* n'avait que trois tendons au lieu de quatre. Mais cette double différence équivaut simplement à l'identité. Le premier faisceau du pédieux, déjà bien distinct des trois autres chez l'homme, l'est davantage encore chez le singe, et on s'est plu à lui donner un nom particulier ; il en est résulté qu'on n'a plus laissé au pédieux que ses trois tendons externes, qui d'ailleurs vont se rendre, comme chez

(1) Je ne parle pas des lémuriens, dont je ne connais pas suffisamment la myologie.

l'homme, aux deuxième, troisième et quatrième orteils. C'est une différence purement nominale, qui n'empêche pas le pédieux des singes d'être l'image fidèle de celui de l'homme, dont il reproduit exactement la répartition bizarre. C'est, en effet, une chose digne de remarque que ce muscle, seul entre tous ceux du membre supérieur et du membre inférieur, soit commun aux quatre premiers appendices digitaux et reste entièrement étranger au cinquième. Il y a là une irrégularité qui contraste avec tout l'ensemble de la constitution anatomique des mains et des pieds. Or cette irrégularité, cette bizarrerie de la structure de l'homme, nous la retrouvons intégralement chez les singes, tant est grande l'analogie de structure qui existe entre nous et nos voisins zoologiques !

Cette analogie toutefois n'exclut par les différences, que nous devons maintenant signaler, et qui sont relatives aux muscles moteurs des doigts et des orteils.

Parmi les muscles courts de la main, les *interosseux*, les *lombricaux*, sont les mêmes chez l'homme et les singes; les *muscles de l'éminence thénar* et de *l'éminence hypothénar* du gorille et du chimpanzé sont bien distincts comme chez l'homme; mais chez l'orang ils tendent déjà à se fusionner un peu, et cette fusion se manifeste de plus en plus chez les singes proprement dits; quelquefois même la démarcation des muscles se trouve presque entièrement effacée.

Ce sont les muscles longs des doigts qui présentent seuls des différences notables.

Le *fléchisseur propre du pouce*, muscle si puissant chez l'homme, paraît au premier abord faire entièrement défaut chez les anthropoïdes; mais, en réalité, il n'est qu'atrophié et que fusionné avec le faisceau du fléchisseur profond des doigts qui se rend à l'index. Chez le gorille, un tendon grêle se détache du bord externe du tendon volumineux que le commun fléchisseur envoie à ce dernier doigt, et va se rendre au pouce, où il remplace pour l'anatomiste, mais non pour le physiologiste, le fléchisseur propre de ce doigt. Chez le chimpanzé, ce tendon est plus grêle encore. Chez l'orang et les gibbons, il fait tout à fait défaut; ce n'est plus le fléchisseur commun, mais un des muscles thénar, l'*adducteur du pouce*, qui fournit ce petit tendon fléchisseur. Au point de vue de la fonction, cette disposition est plus efficace que celle qui existe chez le gorille et le chimpanzé; mais au point de vue de la constitution anatomique, le fléchisseur du pouce de ces deux derniers singes diffère moins de celui de l'homme que de celui de l'orang et des gibbons.

Du côté des extenseurs, aucune différence entre la main de l'homme, celle du gorille et celle des chimpanzés. On a dit que le chimpanzé noir n'avait pas d'*extenseur propre de l'index*, et on en a conclu que cet animal était privé de l'un des caractères les plus nobles de la main de l'homme, celui qui fait de l'indicateur un doigt indépendant, et qui lui a valu son nom. Il faut croire que si l'extenseur propre de l'index manquait sur le chimpanzé disséqué par Vrolik (1), c'était un fait anormal et purement individuel, car ce muscle existe et est parfaitement développé, à droite comme à gauche, sur les deux chimpanzés que je conserve dans mon laboratoire. Mais chez l'orang, les pithéciens, probablement chez tous les primates, comme d'ailleurs chez les carnassiers, nous trouvons une disposition qui diffère entièrement du type observé chez l'homme, le gorille et les chimpanzés. Au lieu d'un *extenseur propre de l'index* et d'un *extenseur propre du cinquième doigt*, l'orang et les singes ordinaires ont un seul muscle à quatre tendons, qui étend les quatre derniers doigts, en sus de l'extenseur commun que nous possédons comme eux. Il en résulte pour eux l'avantage d'avoir, à chacun de ces doigts, deux tendons extenseurs, tandis que chez nous le troisième et le quatrième doigt n'ont qu'un seul tendon extenseur; mais cet avantage n'est qu'apparent; l'index et l'auriculaire y perdent la facilité de se détacher des autres doigts, parce qu'ils sont associés au troisième et au quatrième par la communauté de leurs muscles. La main est privée des mouvements partiels et délicats qui en font à la fois un merveilleux outil et un organe d'expression. C'est là, de l'homme aux singes ordinaires, une différence considérable; mais le chimpanzé et le gorille se séparent ici des autres primates pour se rattacher exactement au type humain.

(1) Je dois même dire que Vrolik a vu seulement le corps de l'extenseur propre fusionné avec celui de l'extenseur commun, car ce dernier muscle fournissait deux tendons extenseurs à l'index.

On pourrait s'attendre à trouver entre le pied de l'homme et celui des singes de grandes différences anatomiques, si l'on prenait au pied de la lettre les épithètes un peu risquées de *bimanes et de quadrumanes*. Ne semble-t-il pas en effet que cette fonction de l'opposition du gros orteil, qui donne tant de facilité aux singes pour saisir les objets avec leur pied, doive exiger une constitution anatomique analogue à celle de notre main ? Et cependant le pied des singes ne ressemble ni à notre main, ni à leur propre main, et ne diffère de notre pied que par des particularités tout à fait secondaires. Les mouvements spéciaux de leur prétendu pouce ne sont pas produits par des muscles spéciaux, mais par des muscles à peine différents de ceux que nous possédons nous-mêmes. Déjà M. Giraldès, qui pourtant apprécie les choses tout autrement que moi, a bien voulu nous dire que le mouvement d'opposition du gros orteil des singes est produit principalement par *le muscle long péronier latéral*; or ce muscle, chez eux, s'insère exactement comme chez nous, sur l'extrémité postérieure du premier métatarsien. L'articulation cunéo-métatarsienne des singes étant un peu latérale, et étant en outre beaucoup plus mobile que la nôtre, le muscle long péronier latéral, au lieu de transmettre son action à tout l'avant-pied, ne met en mouvement que le gros orteil. Le résultat physiologique est considérable, mais au point de vue anatomique la différence est nulle.

J'ai déjà dit que le faisceau musculaire décrit chez les singes sous le nom de *long abducteur du gros orteil* n'est qu'une division de notre jambier antérieur. L'*abducteur transverse du gros orteil*, volumineux chez les singes, n'est que rudimentaire chez l'homme ; mais ce n'est qu'une différence anatomique de peu d'importance.

Du côté des *extenseurs des orteils*, similitude complète. Du côté des *fléchisseurs des orteils*, on constate quelques différences. Par exemple, le long fléchisseur du gros orteil du gorille et du chimpanzé envoie des tendons au troisième et au quatrième orteil ; le court fléchisseur commun n'en fournit qu'au deuxième et au troisième orteil, les tendons correspondants de ces deux orteils étant fournis par les muscles longs, etc. Somme toute, chacun des quatre derniers orteils reçoit, comme chez l'homme, deux tendons fléchisseurs ; seulement les origines supérieures de ces tendons et les connexions réciproques de leurs corps charnus offrent moins de régularité que sur le pied de l'homme ; et il en résulte que les mouvements ont moins d'indépendance et moins de précision, quoiqu'ils aient beaucoup plus de force et d'étendue. Ces différences de l'homme au chimpanzé et au gorille sont donc légères.

Mais chez l'orang le long fléchisseur du gros orteil fait défaut ; voilà une différence beaucoup plus grave. Et si nous descendons aux pithéciens, nous trouvons que chez bon nombre d'entre eux le gros orteil, au lieu de recevoir un seul tendon fléchisseur, en reçoit deux, l'un perforant, l'autre perforé, comme les quatre derniers orteils.

En résumé, l'étude des muscles confirme pleinement le résultat fourni par l'étude du squelette. Elle prouve que l'homme diffère beaucoup moins des anthropoïdes (surtout du gorille et du chimpanzé) que ceux-ci ne diffèrent des pithéciens et des autres singes.

§ 5. *Appareil cutané et organes des sens.*

Les caractères dont je vais maintenant m'occuper sont tellement nombreux, que, pour beaucoup d'entre eux, je serai obligé de me borner à une indication très-sommaire. Quelques-uns, comme on va le voir, ont une grande importance ; mais la plupart sont moins significatifs que ceux qui concernent les os et les muscles.

La répartition du *système pileux* est la même chez tous les primates, c'est-à-dire que toute la surface cutanée, à l'exception de la paume des mains et de la plante des pieds, donne implantation à des poils, même chez les individus les plus glabres ; mais le degré de développement de ces poils est bien moindre chez l'homme que chez les singes. Sous ce rapport il y a beaucoup moins de différences entre les diverses espèces de singes qu'entre les singes et les hommes les plus velus ; mais le peu d'importance de ce caractère ressort de l'étude qu'on en peut faire dans la série des races humaines. On sait en effet qu'à l'exception des Aïnos, les races dont le système pileux est très-développé appartiennent aux termes les plus élevés de la série, tandis que les hommes des races inférieures ont le tronc et les membres presque entièrement glabres. Ce caractère a donc peu de signification, puisqu'il tendrait à rapprocher les singes des races humaines supérieures plus que des inférieures. Je n'ignore pas que Blumenbach en a fait le premier des caractères secondaires de l'ordre des bimanes — *homo nudus et inermis* — et je reconnais qu'au point de vue de la morphologie extérieure, il est un de ceux qui permettent de déterminer le plus aisément le genre *homme*; mais au point de vue anatomique il se réduit à si peu de chose, qu'il est impossible de lui attribuer une valeur ordinale.

La plupart des singes viennent au monde tout velus; toutefois les makis sont presque nus au moment de la naissance, les ouistitis nouveau-nés le sont tout à fait; leur poil ne pousse qu'au bout de trois à quatre semaines (R. Owen).

J'ai dit qu'à l'exception des régions palmaires et plantaires, la peau des singes était entièrement couverte de poils. Cette règle souffre toutefois une exception chez les pithéciens, qui ont la peau des fesses nue et calleuse. Ces *callosités fessières* constituent un caractère assez important, parce qu'elles sont en rapport avec l'attitude de l'animal. Elles font défaut chez les anthropoïdes comme chez l'homme; elles existent chez tous les pithéciens et disparaissent de nouveau chez les cébiens et les lémuriens. Les cébiens à queue prenante ont une callosité plus ou moins étendue, qui occupe la concavité de leur queue. Ainsi, aucune différence entre l'homme et les anthropoïdes; différences notables des anthropoïdes aux pithéciens et de ceux-ci aux cébiens : tel est le résultat de l'étude des callosités.

Sous le rapport des *ongles*, identité parfaite de l'homme et des anthropoïdes, à l'exception de l'orang. Ce dernier, par une singularité vraiment curieuse, n'a pas d'ongle au gros orteil; mais ses quatre autres orteils et ses cinq doigts ont des ongles tout à fait pareils à ceux des autres anthropoïdes et de l'homme, c'est-à-dire larges et plats, assez minces, et n'ayant aucune tendance à se replier et à se recourber en forme de griffes. De la sorte, l'extrémité des doigts et des orteils peut s'appliquer sans obstacle à la surface des corps. Cette disposition des ongles se retrouve encore chez les pithéciens supérieurs, tels que les semnopithèques. Mais déjà les cynocéphales ont les quatre derniers orteils munis d'ongles étroits, allongés, repliés transversalement, recourbés dans le sens de la longueur et semblables à des griffes (voy. plus haut, p. 56, fig. 7). Chez les ouistitis et chez plusieurs autres genres de cébiens, groupés par Etienne Geoffroy Saint-Hilaire sous le nom d'*arctopithèques*, tous les ongles des mains et des pieds sont munis de véritables griffes, à l'exception du gros orteil, qui a l'ongle plat, comme chez l'homme. Les lémuriens, au contraire, et c'est là un des caractères les plus singuliers de cette famille, ont une griffe au gros orteil; mais tous leurs autres appendices digitaux, à la main comme au pied, ont des ongles plats. Il y a donc sous ce rapport, parmi les singes, des différences très-considérables, tandis qu'il n'y en a aucune entre l'homme et la plupart des anthropoïdes.

L'*organe du toucher* a été étudié avec tant de soin par M. Alix, que j'aurai peu de chose à en dire. Vous connaissez les belles planches sur lesquelles notre savant collègue a représenté avec une précision si minutieuse la disposition des lignes papillaires de la main et du pied. De l'étude de ce travail, il résulte que les lignes papillaires des anthropoïdes diffèrent un peu de celles de l'homme, mais qu'elles diffèrent beaucoup plus de celles des autres singes.

M. Alix a insisté sur un autre caractère qui mérite d'être discuté : je veux parler de la disposition des plis de flexion de la paume de la main. Chez l'homme, on observe deux plis distincts, à peu près transversaux ; l'un interne, situé au-dessus des trois derniers doigts, partant du bord cubital de la paume et allant se terminer obliquement vers le second espace interdigital, entre l'index et le médius ; l'autre externe, partant du bord externe de la paume, au niveau de l'extrémité inférieure du second métacarpien, et allant se terminer, au-dessus du précédent, vers le centre de la région palmaire. Le premier de ces plis est produit par la flexion des trois derniers doigts ; le second est produit par le mouvement d'opposition du pouce ; lorsque la main se ferme, un petit pli transversal long d'environ 1 centimètre et demi se produit entre ces deux plis principaux, et l'on voit alors une ligne de flexion qui s'étend du bord externe au bord interne de la paume ; mais cette ligne n'est pas continue ; elle est formée par la réunion du pli externe, du pli interne et du petit pli intermédiaire, et il suffit pour s'en assurer d'ouvrir la main à demi.

M. Alix pense que cette disposition est exclusivement propre à l'homme, qu'elle constitue un caractère humain, et que, chez tous les singes, sans exception, la ligne de flexion, unique et transversale, s'étend sans interruption du bord interne au bord externe de la main. Il attache à ce caractère une certaine importance, parce que la fusion des deux plis transverses en un seul lui paraît en rapport avec l'imperfection du mouvement d'opposition du pouce. Je dois faire à cet égard quelques réserves. Je connais une dame fort distinguée chez laquelle le pli de flexion de la main est unique et continu, quoique l'opposition du pouce soit parfaite ; M. Hamy a constaté la même disposition sur un étudiant en médecine. Ce caractère n'a donc pas toute l'importance que lui attribue M. Alix ; je reconnais pourtant qu'il a une valeur réelle. Voici par exemple des plâtres moulés sur des mains de cercopithèque, de cynocéphale, de sajou ; vous pouvez voir que la disposition du pli palmaire correspond exactement à la description de M. Alix, et il me paraît fort probable que tous les pithéciens et tous les cébiens sont dans le même cas. Quant au chimpanzé, je ne nie pas l'exactitude des observations qu'a pu faire M. Alix ; il a bien vu ce qu'il a décrit ; mais j'ai lieu de croire du moins que cet animal a quelquefois le double pli palmaire de l'homme. Si je n'ose pas l'affirmer, c'est parce que les mains de chimpanzé dont je vous présente le moule ont séjourné plusieurs années dans le tafia et ont subi un racornissement qui a pu déformer les plis : il est digne de remarque toutefois que la forme de ces plis est la même sur la main droite et sur la main gauche ; elle est d'ailleurs assez semblable au type que l'on observe chez l'homme pour qu'il soit difficile de l'attribuer à une cause toute fortuite. Je pense donc, jusqu'à plus ample informé, que le caractère considéré comme humain par M. Alix existe quelquefois chez le chimpanzé comme il manque quelquefois chez l'homme, qu'il n'a par conséquent que peu de valeur (1).

(1) Pendant que ce travail était à l'impression, deux chimpanzés vivants ont pu

Je ne dirai que quelques mots des *corpuscules de Pacini* (1), qui viennent d'être étudiés avec le plus grand soin dans mon laboratoire par un de mes anciens internes, M. Nepveu. Cet habile micrographe a dessiné et décrit les corpuscules de Pacini chez l'homme, le chimpanzé, la guenon, le cynocéphale et le sajou. Il vous soumettra bientôt sur ce sujet un mémoire dont je dois lui laisser la primeur ; je me bornerai donc à vous en formuler la conclusion générale, savoir : que tous les caractères de volume, de forme, de structure, de vascularité que l'on observe chez l'homme se retrouvent presque sans changement chez le chimpanzé, qu'ils se modifient et s'altèrent de plus en plus du chimpanzé à la guenon, de celle-ci au cynocéphale et au sajou, et que, somme toute, les différences qui existent sous ce rapport entre les singes inférieurs sont beaucoup plus grandes que celles qui existent entre l'homme et le chimpanzé.

L'*appareil de la vision* ne présente de variations que chez les primates les plus inférieurs. Les cébiens et les pithéciens, aussi bien que les anthropoïdes, ont le globe de l'œil, les muscles de l'œil et les cavités orbitaires disposés exactement comme chez l'homme. Mais plusieurs lémuriens, tels que les loris (*stenops gracilis*), ont au fond de l'œil un tapis presque aussi chatoyant que celui des chats. Chez ces mêmes loris et chez quelques autres lémuriens, une expansion musculaire se détache de l'origine des muscles droits de l'œil, longe le nerf optique, et va s'insérer sur la sclérotique un peu en avant de l'extrémité de ce nerf ; c'est l'analogue du *muscle choanoïde*, que l'on trouve chez la plupart des quadrupèdes, et dont il n'existe aucune trace dans les quatre premières familles des primates. La cavité orbitaire des

être étudiés au Jardin d'acclimatation. L'un, connu sous le nom de *Toto*, avait le double pli palmaire de l'homme ; M. Alix l'a reconnu lui-même. L'autre, appelé *Zambo*, avait au contraire le pli unique des singes. La présence ou l'absence du pli palmaire unique me paraît dépendre, chez le chimpanzé comme chez l'homme, de la conformation du squelette, et surtout de la longueur relative du second métacarpien, plutôt que du degré de perfection du mouvement d'opposition du pouce.

(1) Les corpuscules de Pacini sont de petits corps situés sur le trajet des filets nerveux de la face palmaire ou plantaire de la main et des doigts, du pied et des orteils. Ils sont bien visibles à l'œil nu, mais on ne peut en étudier les connexions et la structure qu'à l'aide du microscope. On a cru à tort que ces corpuscules étaient l'organe propre et exclusif du toucher, mais il n'est pas douteux qu'ils ne jouent un rôle important dans la fonction tactile.

lémuriens ne diffère pas moins de celle des autres primates. On sait que chez les carnassiers l'os malaire n'a aucune connexion avec l'os frontal, dont il est séparé par un large intervalle, de sorte que l'orbite n'a pas de paroi externe et communique directement avec la fosse zygomatique. Chez l'homme, au contraire, ainsi que chez tous les autres primates, jusqu'aux lémuriens, la paroi externe de l'orbite est complétement fermée ; mais les lémuriens présentent une disposition qui établit évidemment le passage entre ce type supérieur et celui des carnassiers. Chez eux, toute la partie postérieure ou sphénoïdale de la paroi orbitaire externe fait défaut ; cette paroi n'est représentée que par une mince colonne osseuse, qui, tout en avant, s'étend de l'os malaire à l'os frontal, et qui complète l'anneau de l'ouverture orbitaire ; mais derrière cet anneau l'orbite communique largement avec la fosse zygomatique. Sous ces divers rapports, il n'y a aucune différence entre l'homme et les singes supérieurs, tandis qu'il y a des différences considérables entre ceux-ci et les lémuriens.

J'en dirai autant de la direction des axes orbitaires, qui, chez plusieurs lémuriens, sont presque aussi divergents que chez les carnassiers, tandis que tous les autres primates ont les yeux tournés directement en avant. D'une manière générale, les yeux des singes sont plus rapprochés que ceux de l'homme ; leur cloison interorbitaire est relativement plus mince, différence plutôt morphologique qu'anatomique ; mais cette différence acquiert chez les sagouins (genre *callithrix*, de la famille des cébiens) la valeur d'un caractère vraiment anatomique ; chez eux, en effet, la partie supérieure des fosses nasales est entièrement effacée ; les deux parois internes des orbites et la cloison des fosses nasales sont fusionnées en une cloison unique très-mince, et cette cloison n'est même plus osseuse chez les saïmiris, où elle est formée d'une simple membrane fibreuse.

A l'occasion de l'*appareil de l'olfaction*, je parlerai successivement de la forme du nez et de la constitution anatomique du squelette des fosses nasales.

Il est incontestable que le nez de l'homme est en général beaucoup plus saillant que celui des autres primates, et je m'explique ainsi comment notre collègue M. Rochet, préoccupé surtout de la forme extérieure, a pu demander si le gorille avait vraiment un nez. Mais je lui ferai remarquer que l'on trouve chez tous les singes les éléments : peau, muscles, cartilages, muqueuses, qui rentrent dans la structure du nez humain ; et que même, chez le gorille et le chimpanzé, les petits faisceaux musculaires qui aboutissent à cet organe sont disposés exactement comme chez l'homme. — M. Rochet sans doute ne le nie pas ; mais cette ressemblance anatomique le frappe moins que la dissemblance morphologique. Je lui rappellerai donc que la saillie du nez s'efface presque complétement chez certains hommes, et qu'entre le nez aquilin des sémites et le nez écrasé et épaté de certains nègres, il y a plus de différence morphologique qu'entre ce nez épaté et celui du gorille. Gardons-nous d'ailleurs d'être trop fiers de ce caractère distinctif, en songeant que le nez le plus saillant ne s'observe pas chez l'homme, mais chez le semnopithèque nasique, qui diffère ainsi des autres singes beaucoup plus que de l'homme lui-même.

La position des narines est une conséquence de la forme du nez. Les narines des anthropoïdes et des pithéciens s'ouvrent, comme celles de l'homme, au-dessous du nez. Jusqu'ici point de différence ; mais les cébiens ont le nez plus aplati et leurs narines s'ouvrent sur les côtés, différence assez importante pour avoir servi de caractéristique aux singes de cette famille, désignés par Geoffroy Saint-Hilaire sous le nom bien connu de *plathyrrhiniens*.

Les os propres du nez sont au nombre de deux chez tous les singes comme chez l'homme, mais ils ont plus ou moins de tendance à se fusionner en un seul. Chez l'homme blanc, ils restent distincts jusqu'à un âge assez avancé ; ils se soudent beaucoup plus tôt chez les Hottentots, où leur réunion est quelquefois complète dès l'âge de vingt à vingt-cinq ans. La soudure est beaucoup plus précoce encore chez les anthropoïdes ; ainsi elle est achevée sur ce jeune chimpanzé âgé d'environ deux ans. D'après les observations que j'ai recueillies l'année dernière au British Museum, sur la collection Du Chaillu, la soudure des os du nez est plus prompte chez le gorille que chez le chimpanzé ; et, d'une manière très-générale, on peut dire que les anthropoïdes, comme les pithéciens, diffèrent de l'homme par la fusion très-prématurée de leur suture nasale. Les singes d'Amérique, au contraire, sont sous ce rapport tout à fait semblables à l'homme. Voici plusieurs têtes d'alouate, d'atèle, de sajou, de ouistiti, sur lesquelles les os du nez sont entièrement distincts, quoique l'éruption des dents permanentes soit partout achevée, et quoique l'état des sutures crâniennes de l'alouate indique un âge assez avancé. Ici, ce ne sont pas les singes les plus élevés qui se rapprochent de l'homme ; il n'en est pas moins important de constater que la différence est nulle entre l'homme et les cébiens, tandis qu'elle est très-considérable entre ceux-ci et les singes du nouveau continent.

M. Alix attache beaucoup d'importance à l'*épine nasale*, sur laquelle vient s'insérer inférieurement la cloison du nez, et dont le degré de développement n'est peut-être pas sans rapport avec la forme de cet organe. L'homme seul, suivant notre collègue, aurait une épine nasale, et ce petit détail anatomique acquiert ainsi à ses yeux la valeur d'un caractère humain. Mais M. Hamy vous a montré qu'il y a ici une double illusion, puisque, d'une part, l'épine nasale devient imperceptible chez certains nègres très-prognathes, et que, d'une autre part, on en trouve le vestige chez le gorille et le chimpanzé. Je n'y insiste pas davantage, et je vous renvoie pour plus ample informé au mémoire intéressant que M. Hamy vous a communiqué dans une précédente séance (*Bull. de la Soc. d'anthropologie*, 1869, p. 13).

Je n'aurais rien à dire de l'*appareil de l'audition* s'il ne me paraissait pas nécessaire de répondre à une autre assertion de M. Alix. Notre collègue pense que l'homme seul a le pavillon de l'oreille parfaitement arrondi et complétement bordé par le repli de l'hélix, tandis que chez les singes le bord supérieur et le bord postérieur de l'oreille formeraient un angle, une sorte de pointe, au niveau de laquelle la bordure de l'hélix serait plus ou moins interrompue.

Je reconnais que cette dernière disposition se rencontre effectivement dans certaines espèces de singes, mais j'ai eu l'occasion de l'observer aussi chez quelques individus de notre race. Et d'une autre part vous pouvez vous assurer, en examinant les deux moules que je vous présente, que l'oreille du chimpanzé et celle du gorille sont aussi arrondies et aussi complétement bordées que celle de M. Alix lui-même.

Pour en finir avec les organes des sens, je dirai quelques mots de la *langue* chez l'homme et chez les anthropoïdes.

Par la forme de cet organe, les anthropoïdes diffèrent peu de l'homme, tandis qu'ils diffèrent beaucoup des cébiens, dont la langue est longue, déliée et pointue ; mais la plupart des lémuriens s'en distinguent bien plus encore par une sorte de plaque fibreuse allongée et aplatie, souvent bifide, qui occupe la face inférieure de la portion libre de la langue, et sur laquelle le frein lingual, tantôt simple, tantôt double, vient s'insérer. On trouve même chez quelques-uns d'entre eux un rudiment de ce corps fibreux et vermiforme, qui est connu chez le chien sous le nom de *lytte*.

La conclusion qui découle de l'ensemble de ces faits relatifs aux appareils sensoriaux externes, c'est qu'il n'y a que fort peu de différences entre l'homme et certains singes, tandis que des différences très-considérables existent dans la série des singes.

§ 6. *La dentition et l'os intermaxillaire.*

Le mémoire que M. Magitot vous a communiqué pendant le cours de cette discussion me dispense d'exposer dans ses détails l'anatomie comparée du *système dentaire* de l'homme et des primates. Il y a ici un grand fait qui domine tous les autres, c'est que les anthropoïdes et les pithéciens ont, pour leurs deux dentitions, le même nombre de dents et la même formule dentaire que l'homme, tandis que les cébiens ont quatre dents prémolaires de plus, soit 24 dents de lait au lieu de 20, et 36 dents permanentes au lieu de 32, différence qui constitue un caractère zoologique d'une haute importance et qui pourrait justifier à elle seule la répartition des cébiens dans une famille spéciale (1). Si

(1) Seuls, parmi les cébiens, les ouistitis (genre *jacchus*) ont 32 dents comme les singes de l'ancien monde ; mais leur formule dentaire n'en est pas moins très-différente de celle de ces derniers. Au lieu d'avoir de chaque côté des deux mâchoires 2 prémolaires et 3 grosses molaires, ils ont 3 prémolaires et 2 grosses molaires. Ils sont privés de la troisième grosse molaire ou dent de sagesse, et c'est par là seulement qu'ils diffèrent des autres cébiens, qui ont à la fois 3 prémolaires comme les ouistitis et 3 grosses molaires comme les singes de l'ancien continent.

cette différence existait entre nous et les anthropoïdes, si la formule dentaire de l'homme n'appartenait qu'à lui seul, ce serait là, certes, un argument que les partisans de l'ordre des bimanes trouveraient décisif. Obligés de reconnaître que, sous ce rapport, l'homme est exactement pareil à un grand nombre de singes, ils se rabattent du moins sur le caractère, plutôt physiologique qu'anatomique, de l'évolution dentaire. La canine permanente de l'homme pousse avant la dent de sagesse; chez les singes, au contraire, l'éruption de la dent de sagesse précède celle de la canine. Voilà la différence, et l'ordre des bimanes se trouve ainsi distingué de celui des quadrumanes par un caractère nettement formulé. Avouons cependant que ce caractère est trop léger pour qu'on puisse lui donner une valeur ordinale. Quoi donc? Lorsqu'il s'agit de comparer les singes de l'Amérique avec les singes de l'ancien continent, on trouve avec raison que la différence de leurs formules dentaires, c'est-à-dire l'*existence* ou l'*absence* de certaines dents, ne suffit pas pour constituer un caractère de valeur ordinale; puis, lorsqu'on approche de l'homme, qu'on le compare aux anthropoïdes et aux pithéciens, on estime qu'une légère différence dans l'ordre d'éruption des dents l'emporte sur l'identité des formules dentaires, d'un caractère qui serait bon tout au plus pour distinguer deux genres, on essaye de faire le trait distinctif de deux ordres, et l'on se place dans l'ordre supérieur parce qu'on a fait ses canines avant ses dents de sagesse! C'est se contenter de bien peu; mais ce peu même, il faut y renoncer. Déjà, il y a trois ans, dans la discussion sur le règne humain, M. Pruner-Bey a reconnu que sur le *dryopithecus Fontanæ*, sorte de gibbon fossile découvert à Saint-Gaudens par M. Lartet, l'éruption de la canine avait précédé celle de la dernière molaire. Or ce fait est loin d'être exceptionnel; il se retrouve, ainsi que M. Magitot nous l'a démontré, dans le genre chimpanzé parmi les anthropoïdes, et, parmi les singes d'Amérique, dans le genre sajou (*cebus*). Je puis confirmer l'exactitude de ce dernier renseignement, ayant vu depuis quelques semaines deux nouvelles têtes de sajous sur lesquelles l'éruption de la canine est terminée, quoique celle de la dent de sagesse ne soit pas commencée. Voici maintenant une tête de *macaque rhesus*, que M. Auzoux a bien voulu me prêter, et sur laquelle vous pouvez voir la canine permanente entièrement sortie, sans que rien fasse prévoir encore l'éruption de la dent de sagesse. De deux choses l'une par conséquent : ou bien l'ordre d'éruption des dents ne constitue, comme je le pense, qu'un caractère de peu de valeur, et alors il n'y a plus lieu de le faire figurer dans notre discussion ; ou bien on continuera à accorder de l'importance à ce caractère, et alors il faudra reconnaître qu'il y a moins de différence entre l'homme et certains singes qu'entre ceux-ci et les autres singes.

Cette proposition devient de plus en plus évidente si l'on descend aux lémuriens, dernière famille des primates. Ici l'on voit de genre à genre varier continuellement les formules dentaires, manquer certaines dents de l'une ou l'autre mâchoire, et apparaître des types qui établissent des transitions vers l'ordre des rongeurs ou vers l'ordre des insectivores. Dans beaucoup de genres, les molaires sont hérissées de pointes, exactement semblables à celles qui caractérisent les molaires des insectivores, disposition qui contraste avec la forme arrondie des cuspides chez les autres primates.

L'étude des systèmes dentaires m'amène naturellement à parler de l'*os intermaxillaire* ou *os incisif*, qui supporte les dents incisives supérieures. Que cet os existe chez l'homme, comme chez les autres mammifères, c'est un point que je considère comme acquis à la science et qu'il serait superflu sans doute de discuter ici. Il serait temps d'y revenir si quelqu'un élevait des doutes à ce sujet. Jusque-là, il serait de mauvais goût de prêter à mes adversaires une opinion qu'ils n'ont pas manifestée. Il y a deux choses à considérer dans l'os intermaxillaire : ses connexions et l'époque de sa soudure.

En général, l'os intermaxillaire des singes supporte un prolongement, une sorte d'apophyse montante, qui borde l'ouverture antérieure des narines et remonte jusqu'à l'os nasal, avec lequel elle s'articule. L'apophyse montante du maxillaire supérieur se trouve ainsi séparée de l'ouverture des narines par l'apophyse montante de l'os intermaxillaire ; en d'autres termes, la suture maxillaire, c'est-à-dire la suture comprise entre l'os intermaxillaire et l'os maxillaire supérieur, ne va pas aboutir à la narine, mais au bord externe de l'os nasal ; et s'il arrivait qu'un arrêt de développement maintînt cette suture béante, comme cela a lieu chez l'homme dans les cas de bec-de-lièvre compliqué, la fissure osseuse irait se terminer, non pas dans la narine, mais vers le coin de l'œil. Chez l'homme, au contraire, la suture maxillaire, beaucoup plus courte, aboutit directement à la partie inférieure de la narine, et de la sorte l'os intermaxillaire paraît n'avoir aucune connexion avec l'os nasal. On peut formuler cette différence en disant que l'os intermaxillaire des singes possède une *apophyse montante* qui paraît manquer chez l'homme.

C'est là sans doute une différence, mais elle est assez faible ; et d'ailleurs la disposition que l'on observe chez l'homme se retrouve dans quelques espèces de singes. M. Hamy l'a signalée chez les atèles, qui occupent le premier rang dans la série des singes américains. Elle paraît constante dans l'espèce *ateles paniscus*, à laquelle se rapporte la tête que je vous présente. Il y a d'autres espèces où elle n'existe qu'exceptionnellement. Par exemple, je l'ai constatée sur une tête de jeune orang déposée, sous le numéro 5080 A, dans le musée du Collége des chirurgiens de Londres, quoique sur plusieurs autres têtes de jeunes orangs, que j'ai étudiées dans le même musée, l'os intermaxillaire remonte jusqu'à l'os nasal. Disons donc que, sous le rapport des connexions *apparentes* de l'intermaxillaire, l'homme diffère de la plupart des singes, mais ressemble pourtant à quelques-uns d'entre eux.

Il y a plus, M. le docteur Hamy a consigné dans sa thèse inaugurale (1) une observation qui, si elle est confirmée par les recherches ultérieures, atténuera singulièrement la différence, déjà légère, que nous venons de constater entre le type de l'homme et le type le plus ordinaire des singes. Sur des embryons humains de deux mois et demi, notre collègue a vu une petite lame osseuse dépendant de l'os intermaxillaire, et constituant une véritable *apophyse montante*, se prolonger sur le bord de la narine et arriver jusqu'au contact de l'os nasal. Cet état, exactement pareil à celui qui persiste en général chez les singes, n'a chez l'homme qu'une très-courte durée. L'apophyse montante de l'intermaxillaire cesse bientôt d'être apparente à

(1) E. Hamy, *l'Os intermaxillaire de l'homme à l'état normal et à l'état pathologique*. Paris, 1868, in-4°.

l'extérieur; dès le commencement du troisième mois, elle est masquée par l'apophyse montante du maxillaire, laquelle, en se développant, s'élargit, passe au-devant d'elle, la recouvre entièrement, la déborde, et vient constituer le bord de l'ouverture des narines; après quoi, ces deux apophyses superposées se fusionnent en une seule lame, qui paraît appartenir seulement à l'os maxillaire, mais qui en réalité provient à la fois du maxillaire et de l'intermaxillaire. Si cette description est exacte, l'intermaxillaire de l'homme est en connexion avec l'os nasal, comme celui des singes; sa lame montante est seulement plus grêle et plus étroite. Il est fort probable que l'on doit expliquer de la même manière la disposition de l'os intermaxillaire chez les atèles et chez quelques individus du genre orang; et ce qui dépose en faveur de cette opinion, c'est la forme intermédiaire que j'ai constatée au British Museum sur plusieurs têtes de jeunes gorilles de la collection Du Chaillu, et en particulier sur la tête d'une jeune femelle qui n'est pas encore cataloguée, et qui porte déjà quatre numéros provisoires : 61, 7, 27, 8. La première dentition est terminée, la seconde n'est pas commencée. Du corps de l'intermaxillaire se détache une apophyse montante très-grêle, dont l'extrémité supérieure aboutit à l'os nasal, et dont la partie moyenne, rétrécie au point d'être presque filiforme, disparaît un instant derrière l'apophyse montante du maxillaire; de sorte que l'ouverture de la narine se trouve bordée en haut par l'intermaxillaire, au milieu par le maxillaire, et en bas encore par l'intermaxillaire. J'ajoute que, sur toutes les autres têtes de gorilles de la même collection, l'apophyse montante de l'intermaxillaire, alors même qu'elle n'est nullement masquée par celle du maxillaire, est toujours extrêmement grêle à sa partie moyenne. Cette atrophie d'une partie de l'apophyse montante de l'intermaxillaire établit évidemment un passage entre la disposition que l'on observe chez l'homme et les atèles, où l'atrophie est plus générale, et celle qui existe chez les autres primates.

C'est donc seulement par l'époque de sa soudure que l'intermaxillaire de l'homme diffère réellement de celui des singes. Sur la face antérieure de l'os, la soudure est tellement précoce, qu'elle est, en général, achevée vers la fin de la douzième semaine de la vie intra-utérine. Du côté de la face inférieure ou palatine, elle est plus tardive, et souvent même il en persiste des traces pendant toute la vie ; du côté de la face nasale, enfin, elle reste généralement ouverte jusqu'à l'époque de la naissance ; mais, somme toute, on peut dire que l'intermaxillaire de l'homme n'existe à l'état d'os indépendant que pendant une courte période de la vie embryonnaire, tandis que, chez la plupart des singes, il reste isolé aussi longtemps que les autres os de la face. Gardons-nous de croire toutefois que cette règle soit absolue ; car ici, comme dans l'étude de la plupart des autres caractères, nous trouvons chez les singes supérieurs une transition vers le type humain. Déjà chez les semnopithèques et les gibbons la soudure de l'intermaxillaire s'effectue quelquefois avant la fin de la seconde dentition. J'ai lieu de croire que l'os intermaxillaire du gorille ne se soude jamais avant la deuxième dentition. Mais chez l'orang la soudure est plus précoce ; il résulte des observations que j'ai faites dans le musée du Collége des chirurgiens de Londres, qu'elle s'effectue après l'éruption des dernières dents de lait, vers l'époque où sort la première molaire, ce qui correspondrait, chez l'homme, à l'âge de six ans environ. (Voir le jeune orang, n° 5039, de ce musée. La première grosse molaire vient de sortir, la deuxième est encore incluse et toutes les dents de lait sont encore en place. Néanmoins la suture maxillaire est aux trois quarts effacée.) Chez le chimpanzé, enfin, l'os intermaxillaire se fusionne beaucoup plus tôt encore ; la soudure était déjà achevée sur les plus jeunes sujets que l'on ait pu étudier jusqu'ici. Il y a dans la galerie du Muséum une tête de chimpanzé sur laquelle l'intermaxillaire et le maxillaire sont entièrement fusionnés, quoique aucune dent ne soit encore sortie de ses alvéoles, et que le sujet ne paraisse pas avoir plus de deux ou trois mois (1); et la soudure est tellement complète, qu'elle a évidemment précédé la naissance. C'est tout ce que l'on peut dire aujourd'hui ; car il a été impossible jusqu'ici de se procurer des embryons de chimpanzé ; on ne sait donc pas à quelle époque commence à se souder l'intermaxillaire

(1) Cette pièce a été décrite et figurée par Em. Rousseau et par Duvernoy. Voy. Duvernoy, *Premier Mémoire sur les caractères anatomiques des grands singes pseudo-anthropomorphes*. Paris, 1855, gr. in-4°, p. 11 et pl. V, fig. 7.

de cet anthropoïde ; mais ce qui est certain, c'est que si, sous ce rapport, il diffère de l'homme, comme je le crois volontiers, il n'en diffère que fort peu, tandis qu'il diffère presque autant que l'homme lui-même des autres anthropoïdes, et à plus forte raison des autres primates.

§ 7. *Appareil digestif.*

La cavité buccale des anthropoïdes, des cébiens et des lémuriens est disposée comme celle de l'homme. On n'y trouve point ces sacs latéraux qui sont connus sous le nom d'*abat-joues*, et qui constituent l'un des principaux caractères de la famille des pithéciens (1). Ceux-ci diffèrent donc des autres singes, lesquels ne diffèrent pas de l'homme.

Chez la plupart des singes, comme chez l'homme, les deux conduits excréteurs des *glandes sous-maxillaires*, ou conduits de Warthon, viennent s'ouvrir isolément sur les côtés du frein de la langue. Mais chez les *stenops* (loris), d'après les dissections de Schrœder van der Kolk et Vrolik, ils s'unissent en Y pour former un seul conduit médian qui va aboutir à la muqueuse buccale, non sur le plancher de la bouche, mais sur la base de la langue, au-dessous de l'hyoïde et en arrière du V lingual. Je ne cache pas que cette description m'étonne un peu, attendu que, dans tout le reste de la série des mammifères, la glande sous-maxillaire verse sa salive sous la langue ; toutefois il faut y regarder à deux fois avant de mettre en doute un fait constaté par deux anatomistes aussi habiles. S'il est vrai que les deux conduits de Warthon des loris aillent s'ouvrir à la base de la langue, c'est là un caractère qui différencie singulièrement ces lémuriens des autres primates.

L'*estomac* des primates est en général simple, c'est-à-dire à une seule loge comme celui de l'homme ; seuls les semnopithèques et les colobes, qui forment un petit groupe très-naturel en tête de la famille des pithéciens, ont des estomacs, sinon multiples, du moins multiloculaires. M. Owen, dans son *Anatomy*

(1) Les semnopithèques se distinguent à cet égard des autres pithéciens : quelques-uns n'ont pas d'abat-joues, d'autres n'ont que des abat-joues tout à fait rudimentaires.

of Vertebrates, ouvrage excellent, auquel j'ai emprunté un grand nombre de faits, a représenté l'estomac du *semnopithecus entellus* (1); entre la portion cardiaque, qui est dilatée en forme de poche, et la portion pylorique, qui est longue, étroite et recourbée, la partie moyenne de l'estomac communique avec une douzaine de grandes poches, sortes de réservoirs où s'emmagasinent les aliments et où se déposent quelquefois, comme dans les estomacs des ruminants, des concrétions connues sous le nom de *bézoards*. Les autres espèces du genre semnopithèque et celles du genre colobe ont l'estomac un peu moins compliqué, mais très-compliqué encore, et ce groupe diffère ainsi de tous les autres primates par un caractère organique infiniment plus grave qu'aucun de ceux qui distinguent l'homme des anthropoïdes.

La partie du tube digestif qui porte le nom de *cæcum* présente dans la série des mammifères des formes et des dispositions très-diverses, qu'il serait superflu de décrire ici. Situé à l'union de l'intestin grêle et du gros intestin, ce renflement intestinal est toujours placé à droite, comme le côlon ascendant, avec lequel il se continue.

Souvent, il est vrai, il est assez mobile pour pouvoir se déplacer et flotter dans le ventre, et souvent encore il n'a aucune connexion avec la fosse iliaque; mais toujours du moins sa membrane péritonéale le relie plus ou moins directement à la partie latérale *droite* du squelette. Chez les quadrupèdes, le cæcum, obéissant à la pesanteur, se détache du squelette et retombe comme l'intestin grêle sur la paroi abdominale, entraînant avec lui un repli du péritoine qui lui forme un mésentère connu sous le nom de *mésocæcum*. Mais chez l'homme ce n'est pas la paroi abdominale, c'est la fosse iliaque interne qui supporte le poids du cæcum; c'est une conséquence de l'attitude verticale du corps, et le cœcum, appuyé sur une surface immobile, et non plus, comme dans l'autre cas, sur la surface mobile de la paroi abdominale, acquiert beaucoup plus de fixité. Le péritoine, au lieu de l'entourer complétement et de lui fournir un mésocæcum, ne tapisse que sa face antérieure, et, se portant de là sur les

(1) Vol. III, p. 432. Londres, 1869, in-8°.

côtés de la fosse iliaque droite, il l'y attache solidement (1). Sous ce rapport, les anthropoïdes ne diffèrent pas de l'homme; leur cæcum, privé de mésentère, est fixé sur la fosse iliaque droite; mais celui des pithéciens et de tous les autres primates est mobile et entièrement tapissé par le péritoine, qui lui forme un mésocæcum, comme on le voit chez les quadrupèdes.

On sait que le cæcum de l'homme supporte un petit prolongement qui a été désigné sous le nom *d'appendice vermiculaire*, parce qu'on l'a comparé à un ver lombric, ou sous le nom *d'appendice iléo-cæcal*, parce qu'il s'insère sur le côté interne ou gauche du cæcum, un peu au-dessous de la valvule iléo-cæcale. Comme cet appendice n'existe pas chez les singes ordinaires, pithéciens ou cébiens, on a pu, à une certaine époque, supposer qu'il appartenait exclusivement à l'homme. Mais on sait aujourd'hui qu'il se retrouve chez tous les anthropoïdes. Celui du gorille et celui du chimpanzé sont même plus longs que celui de l'homme; chez les gibbons, il est, au contraire, plus court. Il n'a plus que 35 millimètres de longueur chez le gibbon varié, mais il est encore parfaitement distinct du cæcum, dans lequel il s'ouvre par un orifice étroit. L'orang est celui des anthropoïdes dont l'appendice cæcal diffère le plus du type que l'on observe chez l'homme (ou du moins chez l'homme adulte); car, au lieu de s'ouvrir brusquement dans le cæcum par un orifice rétréci, cet appendice s'implante sur le cæcum par une extrémité évasée en forme d'entonnoir, de sorte que la ligne de démarcation reste quelque peu indécise. C'est l'exagération de la disposition que présente le fœtus humain, et c'est en outre la transition à la forme que revêt le cæcum de la guenon callitriche (*cercopithecus sabæus*) et probablement de quelques autres pithéciens. Chez ce cercopithèque, la partie inférieure du cæcum est surmontée d'une bosselure à large base, que l'on peut

(1) Cette disposition n'est pas constante; le cæcum de l'homme est quelquefois pourvu d'un mésocæcum et assez mobile pour pouvoir entrer dans la composition des hernies, même des hernies du côté gauche. Mais ce n'est qu'une anomalie reproduisant, comme tant d'autres, un état qui est normal chez d'autres animaux. D'ailleurs le mésocæcum de l'homme, lorsqu'il existe, s'insère toujours sur la fosse iliaque, tandis que chez certains pithéciens, chez les cercopithèques par exemple, le mésocæcum n'est qu'une dépendance du mésocôlon ascendant et du mésentère, lesquels ne forment qu'un seul repli inséré seulement sur le côté droit de la colonne vertébrale, immédiatement au-dessous du rein.

considérer comme le premier rudiment d'un appendice cæcal. Quoi qu'il en soit, la plupart des pithéciens, tous les cébiens et beaucoup de lémuriens n'ont ni appendice ni rudiment d'appendice; c'est seulement chez les lémuriens les plus inférieurs, tels que les loris (*stenops*), que l'on voit reparaître l'appendice cæcal, sous la forme d'un rétrécissement cylindrique et terminal, dont la membrane muqueuse se continue d'ailleurs directement, sans rétrécissement ni valvule, avec la muqueuse du cæcum proprement dit. Par ce caractère, l'appendice cæcal des loris diffère considérablement de celui de l'homme; ce n'est en réalité qu'une partie du cæcum, tandis que l'appendice cæcal de l'homme et des anthropoïdes constitue un organe distinct.

En résumé, si l'on considère le cæcum, d'une part sous le rapport de ses connexions et de sa mobilité, d'une autre part sous le rapport de son appendice, on trouve que cet organe, dans la série des primates, se présente sous deux types bien différents : le premier est commun à l'homme et aux anthropoïdes, et ne se rencontre que chez eux ; dans les trois autres familles de primates on n'observe plus que le second type.

Le *foie* de l'homme, comme on sait, est divisé en deux lobes principaux par le sillon de la veine ombilicale, qui d'ailleurs pénètre peu profondément dans sa substance, et qui ne produit sur son bord antérieur qu'une légère échancrure. D'autres sillons plus courts et moins profonds, visibles seulement, comme le précédent, sur la face inférieure, ont permis aux anatomistes d'établir dans le lobe droit la démarcation de deux petits lobules, connus sous les noms d'*éminences portes antérieure et postérieure* (cette dernière s'appelle encore le *lobule de Spigel*) ; mais en réalité le foie humain ne se compose que de deux lobes, l'un droit, l'autre gauche, et encore faut-il ajouter que ces deux lobes sont très-peu séparés, qu'ils sont en continuité parfaite du côté de leur face convexe, et que le sillon qui les limite sur la face opposée n'occupe pas même le tiers de l'épaisseur de la glande. Tout autre est le type du foie chez les singes ordinaires. De nombreuses et profondes incisures, occupant la face convexe comme la face concave de cet organe, le divisent et le subdivisent en lobes multiples, inégaux, irréguliers, distincts jusqu'à leur base, et souvent même ne communiquant les uns avec les autres que par leurs vaisseaux et leur conduit. Voici, par exemple, le foie d'un cynocéphale ; vous pouvez voir qu'il est presque aussi compliqué que celui d'un chien ou d'un lapin. Quel est maintenant celui de ces types que nous trouvons chez les anthropoïdes ? C'est le premier type, le type humain. Sur le gorille de M. Auzoux, le lobe droit est, il est vrai, subdivisé en deux grands lobes par une échancrure, d'ailleurs peu profonde. Mais le foie des orangs et des gibbons est aussi simple que celui de l'homme ; celui du chimpanzé est même plus simple encore, car le lobule de Spigel y est plus petit et le sillon de la veine cave inférieure s'y réduit à une simple dépression. Ici encore, les anthropoïdes diffèrent beaucoup des trois dernières familles des primates et ne diffèrent pas sensiblement de l'homme.

Je ne dirai qu'un mot de la *vésicule biliaire*. Elle existe constamment chez tous les primates, à l'exception des ouistitis, qui en sont privés, comme les cerfs, les chevaux, les éléphants, etc. Voilà donc un genre de primates qui diffère de tous les autres par un caractère important ; mais ce genre unique n'est pas le genre homme, c'est le genre ouistiti.

Les replis du péritoine connus sous le nom d'*épiploons* et de *mésentères* n'auraient qu'une faible importance, si l'on ne considérait que leur constitution anatomique et leurs fonctions ; mais les embryologistes qui ont étudié le mode de formation de ces replis savent que leur disposition si compliquée et leurs connexions en apparence si bizarres sont la conséquence des changements de position que subissent les viscères abdominaux pendant l'évolution embryonnaire. Les différences qu'ils peuvent présenter chez les divers animaux acquièrent par là une valeur extrinsèque qui mérite notre attention.

Les faits que je me propose de signaler ont été jusqu'ici presque entièrement négligés par les anatomistes, qui se sont le plus souvent bornés à indiquer la longueur du grand épiploon, caractère insignifiant, au lieu d'en déterminer les connexions.

Cette étude, j'ose le dire, est encore tout entière à faire ; si j'indique ici les résultats de mes premières recherches, c'est surtout pour appeler l'attention des observateurs sur ce sujet ; je puis néanmoins annoncer dès aujourd'hui que la disposition des mésentères et des épiploons présente de grandes variétés dans la série des primates.

Le grand épiploon s'insère toujours sur le bord convexe ou grande courbure de l'estomac, et, à ce niveau, il se compose constamment de deux feuillets séreux, faisant suite respectivement au péritoine qui tapisse les deux faces de l'estomac. Chez l'homme, ces deux feuillets, bientôt fusionnés en un seul, descendent jusqu'au pubis, derrière la paroi abdominale, puis, se réfléchissant brusquement, remontent au-devant des intestins grêles et vont s'insérer en haut sur le bord convexe du côlon transverse, dans toute sa longueur. Comme ce bord du côlon transverse est situé immédiatement au-dessous du bord convexe de l'estomac, la plus grande partie du grand épiploon est comprise entre le niveau du côlon transverse et le niveau du pubis, et, dans toute cette étendue, ce repli, qui flotte au-devant des intestins grêles comme un tablier, et dont les deux bords latéraux sont libres, se compose de *quatre feuillets séreux*, deux antérieurs descendant de l'estomac, deux postérieurs montant vers le côlon. Entre les deux feuillets antérieurs et les deux postérieurs est comprise une cavité, qui se continue en haut avec l'arrière-cavité du péritoine et qu'on appelle la *cavité du grand épiploon*.

Chez la guenon mone (*cercopithecus mona*) et chez le papion (*cynocephalus sphinx*), le grand épiploon ne se compose que de deux feuillets ; il ne s'insère pas sur le côlon transverse, il ne renferme aucune cavité. De l'extrémité pylorique de la grande courbure de l'estomac de la mone part un repli péritonéal très-court et assez fort, qui va s'insérer d'autre part sur la convexité de l'angle droit du côlon ; ce repli n'est autre chose que l'extrémité droite du bord supérieur du grand épiploon, dont le bord droit est d'ailleurs libre et flottant dans toute sa longueur (1). Chez le papion, l'extrémité droite du grand épiploon s'insère également sur l'angle droit du côlon, mais de plus cette inser-

(1) Sur le sujet que j'ai disséqué, le bord *gauche* du grand épiploon prenait, vers le milieu de sa largeur, dans une étendue de plus de 2 centimètres, une insertion solide sur la partie latérale gauche de la paroi abdominale. Quoique rien n'indiquât l'existence d'une ancienne maladie du péritoine, je me suis demandé si cette adhérence n'était pas pathologique. C'est ce que nous apprendrons peut-être des dissections ultérieures.

tion se prolonge sur toute la longueur du bord antéro-interne du côlon ascendant, jusqu'à la valvule iléo-cæcale, de sorte que le bord droit du grand épiploon n'est pas flottant, mais fixé sur le côlon ascendant. Malgré cette différence, l'épiploon du papion et celui de la mone ont entre eux les plus grandes analogies; ils ont cela de commun qu'ils ne se composent que de deux feuillets, et qu'ils ne s'attachent pas au côlon transverse. Il est probable que le même caractère se retrouve chez d'autres pithéciens; il existe à coup sûr chez le magot, car Vicq-d'Azyr a constaté que chez le *pithèque* (qui est notre magot) le grand épiploon s'insère sur une partie du côlon ascendant, mais ne s'insère pas sur le côlon transverse (1).

Quelle est maintenant la disposition du grand épiploon chez les anthropoïdes? Camper dit que « le péritoine et l'épiploon de l'orang sont à peu près comme chez l'homme (2) »; je n'ai aucune raison d'en douter, mais il est possible que Camper ait méconnu des différences sur lesquelles son attention n'était pas appelée; à la même époque, on disait aussi que l'épiploon des guenons et des cynocéphales n'avait rien de particulier, et Vicq-d'Azyr le répétait, d'après Daubenton, dans l'ouvrage même où il consignait ses observations sur l'épiploon du magot. Je n'ai pas de renseignements sur le péritoine des gibbons. M. Auzoux a bien voulu me prêter la masse intestinale desséchée d'un jeune gorille; mais la pièce est tellement altérée, que je n'ose en rien conclure. Le grand épiploon est resté attaché à l'estomac et l'on n'aperçoit pas sur le côlon transverse les traces de l'insertion que ce repli aurait pu y prendre; mais à droite on voit un repli assez fort, qui s'étend de l'extrémité pylorique de l'estomac à l'angle droit du côlon; d'après cela, je suppose, sans oser l'affirmer, que l'épiploon du gorille est semblable à celui de la mone, qu'il se compose seulement des deux feuillets stomacaux. Reste donc seulement le chimpanzé. Tyson avait déjà dit en 1699 que l'épiploon de cet animal avait les mêmes insertions que celui de l'homme; cela ne serait peut-être pas suffisant, parce qu'à cette époque on était loin de connaître exactement la disposition des épiploons de l'homme. Mais j'ai pu m'assurer, sur mon jeune

(1) Vicq-d'Azyr, *Système anatomique des quadrupèdes*. Paris, 1792. In-4°, p. 37.
(2) Camper, *Œuvres d'histoire naturelle*. Paris, 1803. In-8°, t. I, p. 97.

chimpanzé, que l'assertion de Tyson est à peu près exacte. L'épiploon du chimpanzé diffère cependant un peu de celui de l'homme par son insertion sur la partie supérieure du côlon ascendant; cette insertion est beaucoup moins étendue que chez le papion et un peu plus que chez la mone; il y a donc là un tout petit caractère par lequel le chimpanzé se rapproche des pithéciens; mais sous tous les autres rapports son grand épiploon ressemble entièrement à celui de l'homme; il s'insère sur tout le bord antérieur du côlon transverse; il se compose de quatre feuillets et il est creux. Il est digne de remarque que ce type se retrouve chez certains cébiens ou du moins chez le sajou brun (*cebus apella*), le seul singe de cette famille dont j'aie pu jusqu'ici étudier le péritoine. Il n'y a point lieu d'ailleurs de s'en étonner, car nous verrons plus d'une fois des caractères communs à l'homme et aux anthropoïdes disparaître chez les pithéciens et reparaître dans les genres supérieurs de la famille des cébiens. Nous pouvons dire par conséquent que l'épiploon établit entre les singes de grandes différences, et établit au contraire une analogie complète entre certains singes et l'homme.

L'étude de la disposition du *mésentère* pourrait nous conduire aux mêmes couclusions; je ne crois pas cependant devoir donner ici des détails descriptifs qui pourraient paraître minutieux. Je me bornerai à dire que, chez tous les pithéciens et cébiens que j'ai examinés, le côlon tout entier est flottant dans le ventre, à l'exception de l'angle droit du côlon, qui est fixé par un repli péritonéal solide et assez court au-devant de la veine cave, entre le rein droit et la colonne vertébrale (1). Il y a donc chez ces animaux un mésocôlon descendant, ordinairement très-ample, qui se continue en haut avec le mésocôlon transverse; et un mésocôlon ascendant, non moins ample, qui se confond en un seul et vaste repli avec le mésentère proprement dit, et qui est divisé par l'artère mésentérique supérieure en deux moitiés : l'une droite, aboutissant au côlon ascendant; l'autre gauche, aboutissant à l'intestin grêle. Chez l'homme, au contraire, le côlon ascendant et le côlon descendant n'ont pas de mésentère et sont fixés dans les deux régions iléo-lombaires par le péri-

(1) Quelquefois l'angle gauche du côlon est en outre fixé par un autre repli, qui s'attache entre le rein gauche et la colonne vertébrale.

toine, qui ne tapisse pas leur face postérieure ; et lorsque par exception le péritoine, plus lâche, forme sous le côlon ascendant un repli mésentérique, celui-ci reste complétement distinct du mésentère proprement dit. Or ici encore le chimpanzé, le gorille, l'orang se séparent des pithéciens et se confondent avec l'homme ; leur côlon ascendant et la partie supérieure de leur cæcum sont fixés par le péritoine, à droite de la colonne vertébrale, au-devant de la veine cave inférieure, et alors même que le péritoine, un peu plus lâche, leur constitue un petit repli mésentérique, celui-ci, comme le mésocôlon éventuel de l'homme, n'a absolument rien de commun avec l'intestin grêle.

En résumé, les replis péritonéaux qui s'attachent aux différentes parties du tube digestif ne varient pas sensiblement de l'homme aux anthropoïdes ou du moins à quelques-uns d'entre eux, et diffèrent au contraire beaucoup des anthropoïdes aux pithéciens. Cette étude est encore incomplète, mais les résultats qu'elle a fournis jusqu'ici suffisent pleinement pour notre thèse.

§ 8. *Génération.*

La forme du *pénis* présente, dans la série des primates, des différences très-considérables ; il est certain que sous ce rapport la conformation de l'homme est spéciale (1), mais celle du chimpanzé, celle du gorille sont peut-être plus spéciales encore. Ainsi le gland du chimpanzé, beaucoup plus étroit que le corps du pénis, est en même temps très-long et presque effilé, tandis que celui du gorille, très-volumineux, très-large, très-court, s'étale comme le chapeau de certains champignons à l'extrémité d'un corps caverneux conique. La connaissance de ces faits permet de considérer comme fort improbables les histoires que racontent les nègres sur les prétendues amours des femmes avec les chimpanzés et les gorilles. Mais on ne peut arguer de là pour établir entre l'homme et les anthropoïdes une différence ordinale, puisque sous ce rapport la conformation humaine est intermédiaire entre celle du gorille et celle du chimpanzé, qu'en

(1) Il n'existe chez l'homme aucune trace de l'ossicule qui, chez les singes adultes, occupe une partie de la cloison du corps caverneux, et qui n'est que cartilagineux chez les jeunes. La cloison du corps caverneux de l'homme est seulement fibreuse.

d'autres termes il diffère deux fois moins de chacun d'eux qu'ils ne diffèrent entre eux. L'orang est celui des anthropoïdes qui s'éloigne ici le moins du type humain, car il possède un gland qui est cylindrique, il est vrai, au lieu d'être conoïde, mais dont la largeur est égale à celle du corps du pénis, et dont la longueur relative n'est pas plus grande que chez l'homme. Ce gland est, en outre, au dire de Duvernoy, entouré à sa base d'un petit prépuce arrêté par un petit frein qu'on ne retrouve dans aucun genre de singes (1). Enfin, l'urèthre de l'orang se termine en arrière par un renflement analogue à notre bulbe, tandis qu'on trouve à peine au même niveau une légère dilatation dans l'urèthre du gorille. Par ces divers caractères, le pénis de l'orang ressemble à celui de l'homme beaucoup plus qu'à celui des autres anthropoïdes. Ajoutons que dans le genre sagouin (*callithrix*, famille des cébiens) le gland est arrondi et conoïde comme chez l'homme.

Le *clitoris* de la plupart des primates ne diffère de celui de la femme que par son volume quelquefois assez considérable (2). Mais on trouve chez les loris (*stenops*, famille des lémuriens) une disposition toute spéciale. Leur clitoris, long et gros, presque égal en volume à la verge du mâle, est traversé par l'urèthre, comme le pénis des autres primates, de sorte que le méat urinaire vient s'ouvrir à l'extrémité de cet organe. C'est là une différence dont on ne peut méconnaître la valeur ; mais ce n'est pas entre l'homme et les singes qu'elle existe : c'est entre les loris et les autres singes.

On sait que la plupart des carnassiers ont de quatre à huit mamelles, placées pour la plupart sous le ventre, tandis que l'homme et la plupart des primates n'ont que deux mamelles, attachées à la poitrine. Cette différence n'est pas insignifiante, elle est en rapport avec le nombre des petits de chaque portée ;

(1) Camper et plusieurs autres auteurs ont nié l'existence du frein chez l'orang; mais Duvernoy ne parle que de l'espèce connue sous le nom d'*orang de Wurmb*, et Camper ne parlait certainement pas de cette espèce, dont il ne connaissait que le squelette (voir Camper, *Œuvres d'hist. nat.*, 1803, t. I, p. 64-65, en note).

(2) Chez les *atèles* et les *cébus*, le clitoris, qui est très long, renferme dans son épaisseur, d'après Leuckart, un ossicule renflé à son extrémité antérieure et analogue à l'ossicule du pénis des singes en général. Le même auteur a trouvé le clitoris bifide chez le *cercopithecus sabœus*.

la diminution du nombre des mamelles est en général le signe d'une moindre fécondité. Or, plusieurs lémuriens ont cela de commun avec les carnassiers, qu'ils ont plus de deux mamelles. Ainsi les loris, les tarsiers, les microcèbes ont quatre mamelles : deux pectorales et deux inguinales. Chez les *otolichnus*, chez quelques espèces de makis, telles que le mococo ou maki à queue de chat (*lemur catta*), il y a encore quatre mamelles, mais toutes les quatre sont pectorales. Les autres lémuriens, les cébiens, les pithéciens, les anthropoïdes n'ont plus que deux mamelles pectorales ; en cela ils ne diffèrent point de l'homme, tandis qu'ils diffèrent beaucoup des primates à quatre mamelles.

L'écoulement menstruel des femelles paraît manquer chez tous les singes d'Amérique ; mais il existe, sinon chez tous les pithéciens, du moins dans beaucoup d'espèces de cette famille. Quant aux anthropoïdes, la question est restée douteuse jusqu'ici, parce qu'on n'a pas eu l'occasion d'étudier en captivité des femelles adultes ; mais il est bien probable que ce caractère physiologique ne leur fait pas défaut. Quoi qu'il en soit, il nous suffit de savoir que, dans certaines espèces de singes, l'ovulation périodique s'accompagne, comme chez la femme, d'un écoulement de sang et que d'autres espèces ne présentent pas ce phénomène.

La question de la menstruation touche de près à celle du rut et de la saison des amours. On répète souvent que ce qui distingue l'homme de la brute, c'est de faire l'amour en tout temps. Voici pourtant, à ce propos, ce qu'Erxleben a dit des singes : « Les singes n'ont point d'époque ni de saison déterminée pour leurs amours ; les mâles et les femelles se recherchent en tout temps, même pendant toute la période de la gestation (1). » Il est probable qu'Erxleben ne parlait que des singes observés en captivité ; j'ai cru néanmoins pouvoir rappeler en passant que l'homme trouve des imitateurs parmi les brutes.

La constitution des ovules, les phénomènes de la fécondation et les premières phases du développement, jusqu'à l'apparition de l'embryon, ne présentent dans la série entière des mammifères monodelphes que des différences presque insignifiantes.

(1) Vicq-d'Azyr, *Système anatomique des quadrupèdes*. Paris, 1792. In-4°, p. 263.

Je n'aurai donc pas à m'en occuper. Il est évident que cette étude ne permet d'établir aucune distinction entre les diverses familles de primates. Mais les phénomènes de la gestation et l'évolution de certaines parties des membranes fœtales présentent parmi les primates des différences assez importantes, qu'il me paraît utile de signaler. Ici, nous ne pourrons que bien rarement parler des anthropoïdes, puisque ces animaux ne reproduisent pas en captivité; le peu que l'on en connaît a été observé sur quelques femelles tuées pendant la durée de la gestation. Quant aux singes des trois dernières familles, ils se reproduisent quelquefois dans les ménageries, et l'on possède sur plusieurs de leurs espèces des renseignements positifs.

La naissance de deux jumeaux est exceptionnelle dans le genre humain, et celle de plus de deux jumeaux, infiniment plus rare encore, peut être considérée comme une anomalie, puisque le plus souvent les enfants ne sont pas viables. En fait, la règle générale est que la femme, à chaque époque menstruelle, n'amène qu'un seul œuf à maturité, et qu'elle ne conçoit par conséquent qu'un seul enfant à la fois.

Chez les pithéciens, la règle est à peu près la même; mais les portées de deux petits sont moins rares chez les cébiens, où l'on signale spécialement la fécondité du genre ouistiti. Les portées des ouistitis sont habituellement de deux petits, et les portées de trois sont moins rares chez eux que les naissances gémellaires dans l'espèce humaine. Les makis et plusieurs autres genres de lémuriens sont dans le même cas que les ouistitis, c'est-à-dire que leurs portées sont quelquefois d'un seul petit, ordinairement de deux, et souvent de trois. — Notez que ces portées triples ne sont nullement anormales, que les petits sont vivants et viables, que la mère est en état de les nourrir tous les trois, et que même, dans plusieurs espèces de cette famille, elle a quatre mamelles au lieu de deux. Ainsi, grande analogie, sinon parité parfaite, entre l'homme et les singes supérieurs, et différence très-notable entre ceux-ci et les primates inférieurs, tel est le résultat de l'étude de la fécondité.

La durée de la gestation des anthropoïdes est inconnue; tout permet de croire qu'elle n'est pas loin de neuf mois. Elle n'est que de sept mois chez les macaques maimon et rhésus (d'après

Frédéric Cuvier), de cinq mois seulement dans le genre *cebus*; elle n'est que de trois mois chez les ouistitis. On a constaté au Jardin des plantes qu'une femelle de *lemur albifrons* avait mis bas au bout de trois mois et demi. — Ici, par conséquent, la différence est moindre entre le genre homme et le genre macaque qu'entre celui-ci et les primates inférieurs.

J'ai dû citer ces faits physiologiques, mais je me hâte de dire qu'ils n'ont, au point de vue zoologique, qu'une importance secondaire. Il n'en est pas de même de ceux qui concernent la constitution anatomique et la forme du placenta. Je n'ai pas besoin de rappeler que le placenta, source de la nutrition du fœtus, est une émanation, une transformation de l'allantoïde. Or, les caractères tirés de l'évolution et de la disposition de l'allantoïde ont une telle valeur, que plusieurs zoologistes, à l'exemple de M. de Baer, ont cru pouvoir en faire la base de la distinction des ordres des mammifères ; et s'il fallait prouver que ce n'est point là une vue de l'esprit, je n'aurais qu'à citer la classification de M. Milne-Edwards, où les faits relatifs à l'anatomie de l'allantoïde jouent le rôle de caractères de premier ordre. L'autorité d'un zoologiste aussi éminent me dispense d'insister plus longtemps sur la portée des caractères tirés de l'étude du placenta.

Tous les primates font partie du groupe désigné par M. Milne-Edwards sous le nom de *micrallantoïdés*, c'est-à-dire que leur allantoïde ne prend que peu d'accroissement et que leur appareil placentaire n'occupe qu'une partie relativement assez restreinte de la surface interne de la matrice. Mais, si ce caractère est commun à tous les primates, la forme et la disposition du placenta présentent chez eux des différences assez notables, dont les réflexions précédentes ont fait ressortir l'importance.

Le placenta humain est formé d'un seul disque, et le cordon ombilical qui en émerge ne renferme que trois vaisseaux, savoir : deux artères ombilicales et une veine ombilicale unique.

Chez les pithéciens, chez tous ceux du moins dont la génération est connue, le placenta se compose, comme celui de certains rongeurs, de deux disques distincts, disposés en face l'un de l'autre sur les deux côtés de la cavité utérine. Il n'y a toutefois qu'un seul cordon, contenant, comme celui du fœtus humain, deux artères et une veine ombilicale. Ce cordon s'implante exclusivement sur l'un des placentas ; la communication avec le second placenta est établie, non par un cordon, mais par des artères et des veines qui serpentent sous les membranes et vont se rendre sur le premier placenta, à la base du cordon. Chez les macaques, les cercopithèques, les deux placentas sont à peu près égaux. Chez les semnopithèques, celui des deux placentas qui ne supporte pas le cordon est plus petit que l'autre ; il est comme atrophié, et cette atrophie, constatée dans le premier genre des pithéciens, peut être considérée comme une tendance à la simplicité qui caractérise le placenta humain.

Un autre type se manifeste chez les cébiens ; il a été étudié dans les genres alouate, cebus, callithrix, nocthora et ouistiti, et il est probablement commun à tous les singes d'Amérique. Le placenta de ces animaux, comme celui de l'homme, est formé d'un seul disque ; mais le cordon qui en émane renferme quatre vaisseaux au lieu de trois, savoir : deux artères ombilicales semblables aux nôtres et *deux* veines ombilicales, qui ne s'unissent que dans le ventre du fœtus, au niveau du foie. Par la simplicité du placenta, ce type se rapproche du type humain, mais il en diffère essentiellement par l'existence de deux veines ombilicales, caractère dont on ne peut méconnaître l'importance.

Ainsi, l'appareil placentaire des pithéciens et celui des cébiens sont très-différents l'un de l'autre, et très-différents aussi de celui de l'homme. Quel est maintenant, des trois types qui viennent d'être décrits, celui qui existe chez les anthropoïdes ? On ne possède aucun renseignement sur le placenta des orangs et des gorilles ; on n'a pu étudier cet organe que sur une femelle de chimpanzé et sur une femelle de gibbon dont l'espèce n'est pas indiquée. Le placenta du gibbon était double. Les deux disques qui le formaient étaient-ils inégaux comme chez les semnopithèques ? M. Owen, à qui j'emprunte ce fait, n'a pas donné de détails (1). Quant au placenta du chimpanzé, il était simple, discoïde, n'émettait qu'une seule veine ombilicale, et rentrait par conséquent complétement dans le type humain.

Je signale, avant de passer à un autre sujet, un fait curieux relatif à l'embryogénie des ouistitis : chez ces animaux, la vésicule ombilicale, au lieu de s'atrophier et de disparaître, comme

(1) R. Owen, *the Anatomy of Vertebrates*, vol. III, p. 746. Lond., 1869. In-8°.

chez l'homme, dès les premiers temps de la vie intra-utérine, persiste jusqu'à la naissance, ainsi qu'on le voit chez les rongeurs. Cette observation est due à Rudolphi, dont le nom est une garantie d'exactitude. Tous les autres primates dont on a pu étudier le développement n'ont qu'une vésicule ombilicale très-passagère, et, sous ce rapport, ne diffèrent pas de l'homme, tandis qu'ils diffèrent considérablement des ouistitis.

§ 9. *Appareil de la circulation.*

Le *cœur* ne présente, dans la série des primates, et même dans les ordres supérieurs de la classe des mammifères, que des différences peu significatives, relatives à sa forme et à son volume plutôt qu'à sa structure et à la disposition de ses cavités; mais la situation de cet organe, sa direction et ses rapports varient d'une manière très-notable, suivant que l'attitude du corps, dans la station et dans la marche, est horizontale ou verticale.

Chez les quadrupèdes, le cœur a une direction longitudinale; c'est-à-dire que son grand axe est parallèle à l'axe du thorax. Le péricarde, sac séro-fibreux qui l'entoure et dans lequel il se meut, repose sur le sternum et sur les articulations sterno-costales ; il y est fixé par de solides adhérences et n'est pas attaché au diaphragme, dont le sépare, comme on le verra plus loin, un prolongement du poumon. C'est la conséquence de l'attitude horizontale du corps : le cœur, plus lourd que le poumon, est entraîné par la pesanteur vers la paroi inférieure de la poitrine, et cette paroi inférieure est constituée non par le diaphragme, mais par le sternum et les cartilages costaux.

Chez l'homme, dont l'attitude est verticale, la direction et les rapports du péricarde et du cœur sont tout autres. C'est le diaphragme qui forme la paroi inférieure de la cavité thoracique, c'est lui qui supporte le poids du cœur ; mais le cœur, par là même, ne peut conserver sa direction longitudinale : sa pointe ne trouverait sur la voûte convexe et mobile du diaphragme qu'un appui insuffisant et qu'un équilibre instable ; il se couche donc obliquement sur le diaphragme, auquel il répond ainsi par une grande surface, et il en résulte que le péricarde, libre de toute adhérence avec le sternum, contracte des adhérences très-étendues avec la face supérieure du diaphragme.

Comme conséquence nécessaire de cette première différence, la portion thoracique de la *veine cave inférieure* présente chez les vrais quadrupèdes une longueur presque égale à celle du cœur, tandis que chez l'homme, type des bipèdes, l'oreillette droite du cœur, où se rend ce vaisseau, touche presque le diaphragme, de sorte que la veine cave inférieure thoracique n'a que quelques millimètres de longueur.

Étudions maintenant ces divers caractères dans la série des primates. Chez les lémuriens, l'axe du cœur n'est que légèrement oblique, le péricarde n'adhère au diaphragme que dans une très-petite étendue, et la veine cave inférieure thoracique est longue. Chez les cébiens et les pithéciens, le cœur est plus oblique, la veine cave thoracique plus courte et le péricarde de plus en plus adhérent au diaphragme ; l'adhérence cependant n'est pas assez étendue pour empêcher le poumon de s'interposer encore un peu entre le diaphragme et le cœur. Le type des quadrupèdes est donc déjà atténué, mais il persiste encore, et c'est seulement chez les anthropoïdes qu'il fera place au type humain.

Je n'ai pas de détails assez précis sur la disposition de l'appareil cardiaque des gibbons et des orangs pour oser affirmer que leur cœur soit aussi oblique et leur veine cave inférieure aussi courte que chez l'homme ; mais pour le gorille et le chimpanzé les faits sont positifs et décisifs. Par l'étendue des adhérences du péricarde avec le diaphragme, par l'obliquité du cœur, par la brièveté de la veine cave inférieure thoracique, ces animaux s'écartent tout à fait de la constitution des quadrupèdes et ont exactement celle des bipèdes. Et vous me permettrez d'attacher à ces caractères plus d'importance qu'à des faits anatomiques ordinaires. Il serait déjà intéressant, sans aucun doute, de savoir que l'appareil central de la circulation des anthropoïdes diffère de celui des singes pithéciens et ressemble à celui de l'homme. Ce détail d'anatomie descriptive mériterait bien d'être mis en évidence dans un parallèle entre les divers groupes de primates ; mais ce qui lui donne une très-haute signification, c'est l'ensemble des conditions organiques auxquelles il se rattache, c'est la solidarité que l'anatomie comparée des quadrupèdes et des bipèdes établit entre la position du cœur et l'attitude habituelle du tronc. Ce n'est pas seulement par la disposition et la direction des membres qu'un animal est bipède ou quadrupède, mais par son économie tout entière. Il n'est pas nécessaire d'étudier les os et les muscles, il suffit d'examiner la situation des viscères et leurs connexions pour se convaincre que le tronc des anthropoïdes est presque aussi vertical que celui de l'homme, tandis que celui des autres singes est plus ou moins rapproché de la direction horizontale. C'est ce que nous a déjà montré l'étude de certains viscères abdominaux, c'est ce que vient de nous montrer encore celle du cœur, et c'est ce que celle du poumon confirmera bientôt.

Mais je n'en ai pas encore fini avec les organes de la circulation. La grosse artère qui part du ventricule gauche du cœur et qui envoie le sang à tous les organes, émet, immédiatement après sa naissance, les artères nourricières du cœur lui-même, puis se dirige d'abord vers la tête ; mais bientôt elle se recourbe à gauche comme une crosse pour se diriger vers l'extrémité caudale du tronc. La *crosse de l'aorte*, tel est le nom de cette partie importante de l'appareil circulatoire, est donc toujours située dans la poitrine, entre la base du cœur et la base du cou ; et de sa convexité, toujours tournée du côté de la tête de l'animal, naissent constamment les troncs artériels de la tête, du cou et des deux membranes thoraciques.

Ces artères ont des connexions variables avec la crosse de l'aorte, mais elles sont toujours au nombre de quatre, savoir : deux *artères sous-clavières* (1), l'une droite et l'autre gauche, destinées respectivement aux deux membres thoraciques, et deux *artères carotides*, l'une droite, l'autre gauche, destinées respectivement aux deux moitiés de la tête. Comme la crosse de l'aorte chemine de droite à gauche, l'ordre régulier d'émergence de ces quatre troncs est le suivant : 1° sous-clavière droite ; 2° carotide droite ; 3° carotide gauche ; 4° sous-clavière gauche.

(1) Je désigne ces vaisseaux sous le nom qu'ils portent dans l'anatomie humaine, tout en reconnaissant que ce nom est très-défectueux en anatomie comparée, puisque beaucoup d'animaux n'ont pas de clavicule et n'ont par conséquent pas de région sous-clavière.

Cet ordre ne peut être interverti que par des anomalies dont je puis me dispenser de parler ici.

Si la crosse de l'aorte, plus longue et plus large, s'étendait jusqu'à la base du cou, elle passerait successivement devant les quatre régions vers lesquelles ces quatre troncs se dirigent, et ceux-ci pourraient émerger directement et isolément de l'aorte elle-même. Mais il n'en est point ainsi ; c'est dans l'intérieur de la poitrine que se fait la courbure, toujours courte et rapide, de l'aorte, de sorte que, d'une part, l'espace sur lequel peuvent naître nos quatre troncs artériels est très-restreint, et que, d'une autre part, ces vaisseaux, obligés, pour gagner la base du cou, de passer à travers l'ouverture supérieure (ou antérieure) de la poitrine, ne peuvent diverger que fort peu dans la partie intrathoracique de leur trajet. Or, c'est un fait connu en anatomie et facile à comprendre pour ceux qui ont suivi sur l'embryon le développement des vaisseaux, que deux artères dont les origines sont très-voisines et dont les directions sont peu divergentes tendent à se fusionner en un tronc commun. C'est pourquoi l'on ne voit jamais, à l'état normal, les quatre troncs artériels de la tête et des membres thoraciques naître séparément de la crosse aortique. La convexité de cette crosse serait à la rigueur assez longue pour donner place à leurs quatre insertions, mais ces vaisseaux auraient des origines trop rapprochées et des directions trop peu divergentes pour rester entièrement isolés les uns des autres.

Il se produit donc toujours, au niveau de leur origine, une fusion, générale ou partielle, qui réduit tantôt à trois, tantôt à deux, tantôt à un seulement le nombre des troncs insérés sur la crosse de l'aorte. Ces diverses dispositions dépendent à la fois de la distance comprise entre la base du cou et la crosse de l'aorte — c'est-à-dire de la longueur du trajet intrathoracique des troncs artériels — et de la largeur de l'ouverture qui fait communiquer le cou avec la poitrine. Si cette ouverture est étroite, et si en même temps la crosse aortique en est éloignée, la divergence des troncs artériels est au minimum, leur fusion est au maximum, et la crosse de l'aorte n'émet qu'*un seul tronc* très-volumineux, qui, parvenu à la base du cou, se divise pour fournir nos quatre artères. Dans les conditions opposées, la divergence est au maximum, la fusion au minimum, et nos quatre artères naissent de l'aorte par *trois troncs* différents. Enfin, dans les conditions intermédiaires, les troncs d'origine sont au nombre de *deux*.

PRINCIPAUX TYPES DES TRONCS QUI NAISSENT DE LA CROSSE DE L'AORTE.

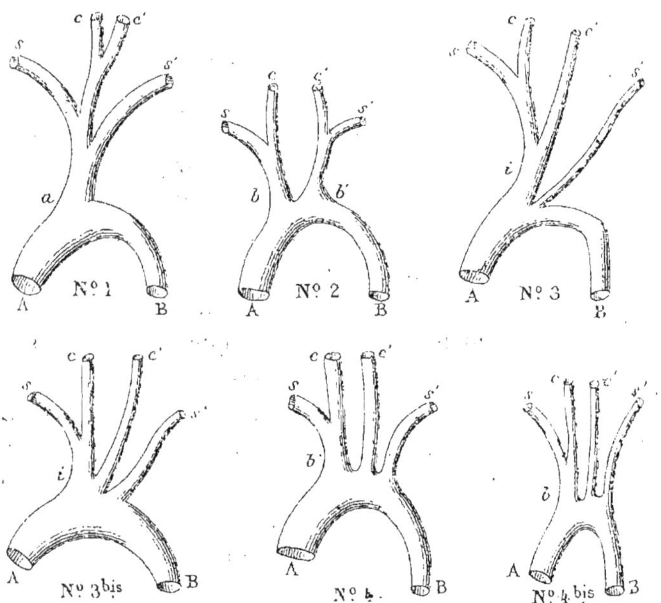

FIG. 9.

A, bout cardiaque de l'aorte. B, aorte descendante ou postérieure. *s*, sous-clavière droite. *c*, carotide droite. *c'*, carotide gauche. *s'*, sous-clavière gauche.
N° 1. *Premier type*, cheval. *a*, l'aorte antérieure.
N° 2. *Second type*, hérisson. *b*, *b'*, les deux troncs brachio-céphaliques (Owen).
N° 3. *Troisième type*, lion. *i*, le tronc innominé (Barkow).
N° 3 *bis*. Orang, *satyrus pantonychius* de Barkow.
N° 4. *Quatrième type*, homme. *b*, tronc brachio-céphalique.
N° 4 *bis*. Jeune chimpanzé (Barkow).

Si l'on considère maintenant que la courbure de la crosse de l'aorte est toujours située à gauche, qu'elle est par conséquent plus éloignée de la moitié droite de la base du cou que de la gauche, on comprendra que les deux artères du côté droit doivent avoir plus de tendance à se fusionner que les deux autres. Aussi remarque-t-on que celles-ci naissent quelquefois isolément de l'aorte, tandis que celles-là sont toujours fusionnées à leur origine en un tronc qui peut d'ailleurs fournir, en outre, l'artère carotide gauche.

Le but de ces remarques générales est de montrer que la disposition variable des vaisseaux de la crosse aortique n'est pas une simple bizarrerie anatomique, mais qu'elle est la conséquence et l'expression de différences morphologiques d'un ordre plus général, et qu'elle a par conséquent une grande importance.

Cela posé, les formes que présente dans la série des mammifères l'origine des quatre grandes artères de la tête et des membres thoraciques peuvent se ramener à quatre types principaux. (Voir fig. 9.)

Premier type. La crosse aortique ne donne naissance qu'à un seul tronc très-volumineux, qu'on appelle l'*aorte antérieure*, et qui, parvenu vers la base du cou, se subdivise pour fournir nos quatre artères (1).

Formule : $4+0=4$. Exemple : les solipèdes.

Deuxième type. La crosse aortique donne naissance à deux troncs égaux et à peu près symétriques, appelés le *tronc brachio-céphalique droit* et le *tronc brachio-céphalique gauche*. Chacun d'eux en se bifurquant fournit la sous-clavière et la carotide du côté correspondant.

Formules : $2+2=4$ ou $sc+s'c'=4$. Exemple : les chéiroptères, les insectivores.

Troisième type. La crosse aortique donne naissance à deux troncs inégaux. Le premier, par ordre d'origine, est le plus volumineux ; c'est le *tronc innominé* (2) ; il fournit la sous-clavière droite et les deux carotides ; le second, beaucoup plus petit, constitue la sous-clavière gauche.

Formule : $3+1=4$ ou $scc'+s'=4$. Exemple : les carnassiers.

Quatrième type. La crosse aortique donne naissance à trois

(1) Dans les formules qui suivent, s désigne la sous-clavière droite, s' la gauche, c la carotide droite et c' la gauche.

(2) Le nom de *tronc innominé*, qui veut dire *sans nom*, s'emploie quelquefois en anatomie humaine pour désigner le *tronc brachio-céphalique* ; c'est simplement ridicule, puisque ce vaisseau a un nom parfaitement clair et connu de tout le monde. Le nom de *tronc innominé* doit donc être réservé pour désigner, en anatomie comparée, le tronc commun des deux carotides et de la sous-clavière droite. On pourrait sans doute, en combinant plus ou moins agréablement les noms de ces trois artères, construire un nom applicable au tronc commun d'où elles émanent ; mais il serait d'une longueur démesurée et on a préféré avec raison celui de *tronc innominé*.

troncs qui sont successivement : le *tronc brachio céphalique*, bientôt subdivisé en sous-clavière droite et carotide droite ; puis la carotide gauche et enfin la sous-clavière gauche.

Formule : 2+1+1=4 ou $sc+c'+s'=4$. Exemple : l'homme.

Qu'allons-nous constater maintenant dans la série des primates? Tous les lémuriens, tous les cébiens, tous les pithéciens se rattachent complétement au troisième type, c'est-à-dire que leur crosse aortique ne fournit, comme celle des carnassiers, que deux artères, savoir : un tronc innominé trifide et une sous-clavière gauche isolée (3 + 1 = 4). Le même type se retrouve encore dans le genre gibbon, de la famille des anthropoïdes. Mais déjà chez l'orang il s'atténue et tend à se rapprocher du type humain. Le tronc innominé continue, il est vrai, à fournir la carotide gauche ; mais celle-ci en naît si bas, que son insertion se fait presque sur l'aorte ; de sorte que la partie du tronc innominé qui est commune aux trois vaisseaux a à peine 2 ou 3 millimètres de longueur, après quoi le tronc innominé continue son trajet jusqu'à la base du cou, où il se bifurque en sous-clavière droite et carotide droite. Il suffirait donc que l'origine de la carotide gauche fût déplacée de 2 ou 3 millimètres pour que le type humain fût réalisé. C'est ce qui a lieu chez le gorille et le chimpanzé. Ces deux animaux présentent exactement la même disposition que l'homme, avec lequel ils forment un premier groupe ; les autres primates constituent un autre groupe entièrement différent, et l'orang établit la transition entre les deux groupes.

Le reste du système artériel a beaucoup moins d'importance que la crosse de l'aorte. On ne peut pas dire que les vaisseaux de second et de troisième ordre soient exactement les mêmes chez tous les primates ; mais les différences qu'ils présentent sont peu significatives et laissent toujours persister un type commun. Seuls dans l'ordre des primates, où ils occupent l'un des derniers rangs, sinon le dernier, les loris (*stenops*) ont le système vasculaire constitué suivant un autre type. Leur artère humérale et leur artère iléo-fémorale sont remplacées par des plexus artériels formés d'un grand nombre de petites artères, comme on le voit chez les bradypes, les fourmiliers, les tatous et dans l'ordre des monotrèmes. Il est clair que les loris diffèrent infiniment plus, à cet égard, des autres primates, que ceux-ci ne peuvent différer entre eux.

Je mentionne en terminant le passage de l'artère humérale des makis et de quelques autres lémuriens à travers un canal osseux creusé dans l'humérus, au côté interne du coude. Ce caractère, qu'on retrouve chez quelques carnassiers, a peu de valeur; toutefois je n'ai pas dû le passer sous silence, puisqu'il fait défaut chez les singes supérieurs comme chez l'homme.

§ 10. *Appareil de la respiration et de la voix.*

A. *Poumon.* Chez la plupart des mammifères, des sillons plus ou moins profonds divisent chaque *poumon* en un certain nombre de lobes grands ou petits. Le nombre des lobes varie d'un à trois dans le poumon gauche, de deux à cinq dans le poumon droit. Celui-ci, plus volumineux, a en général un, deux ou même trois lobes de plus que l'autre. Il est vrai que, parmi ces lobes supplémentaires, je compte le *lobe azygos*, qui est quelquefois assez petit pour n'être plus qu'un lobule, et sur lequel je vais bientôt revenir.

L'étude du nombre des lobes pulmonaires n'a que peu d'intérêt pour nous; ce caractère est sans valeur zoologique, car il présente souvent, dans le même ordre, les variations les plus étendues; ainsi, pour ne parler que des primates, l'orang a les deux poumons entiers, c'est-à-dire composés chacun d'un seul et unique lobe, tandis que chez tous les autres primates on trouve au moins deux lobes dans le poumon gauche, et au moins trois dans le droit. Dans les trois familles des pithéciens, des cébiens et des lémuriens, le poumon droit est formé de quatre lobes, et le gauche de trois; c'est une règle à laquelle jusqu'ici je ne connais pas d'exception. On sait que chez l'homme il y a trois lobes à droite et deux à gauche; la même disposition se retrouve chez le chimpanzé et le gorille. Ces différences sont bonnes à signaler; elles n'ont toutefois qu'une valeur secondaire, parce qu'elles sont relatives à un fait d'anatomie descriptive pure et simple.

Mais parmi les lobes pulmonaires il en est un, le *lobe azy-*

gos, appelé aussi *lobus impar*, qui, par le rôle qu'il joue dans la statique générale du thorax, acquiert une importance bien supérieure à celle des autres lobes. Je pense en effet que l'étude de ce lobe, de son volume, de ses rapports, constitue l'un des éléments les plus intéressants du parallèle des bipèdes et des quadrupèdes.

Le lobe azygos fait toujours partie du poumon droit. Il est profondément situé à la partie interne de la base de ce poumon, entre la bronche droite, la colonne vertébrale, le péricarde et le diaphragme, sur lequel il s'applique. J'ai dit plus haut, en parlant de la situation du cœur, que le péricarde des quadrupèdes repose sur le sternum et n'adhère que peu ou point au diaphragme. Il reste ainsi, entre le péricarde et le diaphragme, un intervalle plus ou moins grand ; c'est cet intervalle qui est rempli par le lobe azygos. La présence du lobe azygos est donc la conséquence et l'indice de l'attitude horizontale du tronc. Aussi ce lobe manque-t-il entièrement chez l'homme, dont l'attitude est verticale, tandis qu'il existe dans toute la série des mammifères, depuis les marsupiaux jusqu'aux carnassiers (1). Etudions-le maintenant chez les primates.

Les lémuriens, les cébiens ont un lobe azygos bien développé. Celui des pithéciens est déjà plus petit. Je l'ai trouvé relativement moins gros chez les guenons (*cercopithecus*) que chez les cynocéphales ; on pouvait s'y attendre, puisque les cynocéphales, par tous leurs autres caractères, sont bien plus rapprochés que les guenons du type des vrais quadrupèdes. Je n'ai pas de renseignements sur le volume relatif du lobe azygos des semnopithèques, qui sont les premiers des pithéciens. Mais chez les gibbons, qui sont les derniers des anthropoïdes, le lobe azygos est presque nul ; ce n'est plus qu'un tout petit lobule, peu distinct du lobe inférieur du poumon droit, dont il paraît n'être qu'un prolongement. Au-dessus des gibbons, il n'y a plus de trace du lobe azygos, ni chez l'orang, dont le poumon, comme

(1) Il n'y a d'exception que pour les cétacés, dont l'appareil respiratoire et circulatoire diffère à beaucoup d'égards de celui des mammifères ordinaires. Leur sternum étant très-court et leur diaphragme très-oblique, c'est sur le diaphragme que repose le cœur et qu'adhère le péricarde. Il ne reste donc pas de vide entre le diaphragme et le cœur.

je l'ai dit plus haut, n'est pas divisé ; ni chez le gorille et le chimpanzé, dont l'appareil pulmonaire est exactement semblable au nôtre ; ni enfin chez l'homme lui-même. Nous trouvons donc le type des bipèdes chez les premiers anthropoïdes, et ceux-ci diffèrent des autres primates par un caractère qui distingue manifestement l'attitude bipède de l'attitude quadrupède.

B. *Larynx.* Si l'on n'étudiait que les parties essentielles de l'organe de la voix, les cartilages du larynx, ses muscles, ses cordes vocales, on ne trouverait entre l'homme et les autres primates aucune différence sérieuse. Mais des caractères distinctifs plus manifestes résultent du développement de certaines poches accessoires qui sont connues sous le nom de *sacs laryngers*, et dont on a singulièrement exagéré l'importance.

Chez le gorille et l'orang, on trouve dans la région du cou de grandes poches pleines d'air, qui communiquent avec le larynx, qui se déploient au milieu des muscles, soulèvent les aponévroses et la peau, et dont les prolongements multiples s'étendent jusque dans l'aisselle. Des sacs analogues, mais moins volumineux, se retrouvent chez le chimpanzé, et les partisans de l'ordre des bimanes ont beaucoup insisté sur ce caractère, qui semble, au premier abord, établir une grande différence entre l'homme et les trois genres les plus élevés de l'ordre des quadrumanes.

Mais on aurait dû réfléchir que la plupart des gibbons, quelques pithéciens, la plupart des cébiens, presque tous les lémuriens n'ont pas de sacs laryngers ; de sorte que, si l'homme diffère par là de certains genres de singes, il ne diffère nullement des autres, et qu'en d'autres termes les gorilles, orangs et chimpanzés se distinguent de la majorité des singes tout autant que de l'homme lui-même. Cela seul pourrait suffire pour montrer le peu d'importance de ce caractère. L'étude des sacs laryngers mérite cependant de figurer dans le parallèle de l'homme et des autres primates ; elle va nous révéler, à la place des faits purement *morphologiques* dont on s'est trop préoccupé, des faits *anatomiques* beaucoup plus intéressants et beaucoup plus significatifs.

Les sacs laryngers ne sont pas des organes spéciaux. Ce sont de simples diverticules de la membrane muqueuse du larynx, de véritables hernies, qui s'effectuent en certains points, à la faveur d'une disposition anatomique préalable, mais qui n'existent pas au moment de la naissance, qui le plus souvent ne commencent à se former qu'après l'éruption des premières dents, ou même plus tard encore, et qui croissent ensuite, sous l'influence des efforts, non-seulement jusqu'à l'âge adulte, mais encore jusqu'à la vieillesse. Ces sacs, toutes choses égales d'ailleurs, sont bien plus grands chez les mâles que chez les femelles, où ils ne sont quelquefois que rudimentaires. Ce qu'il importe d'étudier, ce n'est donc pas le volume que les sacs laryngers peuvent atteindre, ni les formes multiples qu'ils peuvent revêtir en s'accroissant, mais la condition anatomique qui en permet la formation. C'est ainsi que, dans l'étude des hernies de l'intestin, on s'occupe moins des dimensions et de la forme du sac que de l'ouverture à travers laquelle il sort de la cavité abdominale. Cherchons donc à déterminer les points où s'effectue la communication des sacs laryngers avec la cavité du larynx. Ces points étant toujours rigoureusement les mêmes dans chaque espèce, la description des sacs laryngers pourra nous fournir des caractères réellement anatomiques.

Duvernoy a cru pouvoir ramener les sacs laryngers des primates à deux types : les *sacs ventriculaires* et les *sacs sous-épiglottiques*, et je reconnais que presque tous les sacs laryngers rentrent dans cette division. Il convient toutefois d'y joindre les *sacs sous-cricoïdiens* et les *sacs crico-thyroïdiens*.

Le sac sous-cricoïdien ne s'observe que chez le coaïta (*ateles paniscus*, famille des cébiens). C'est une sorte d'ampoule formée par la dilatation de la partie supérieure de la trachée. L'air expiré s'y accumule avant de traverser la glotte pour produire la voix.

C'est encore au-dessous de la glotte que s'ouvre le sac crico-thyroïdien, dont l'existence n'a été constatée que dans deux espèces de la famille des cébiens : l'*eriodes arachnoides* et le *hapale rosalia*, connu sous le nom vulgaire de *marikina*. Ce sac, unique, médian et toujours petit, communique avec le larynx par une ouverture située entre le cartilage thyroïde et le cartilage cricoïde. Chez les autres singes que l'on a étudiés jusqu'ici, on n'a trouvé en ce point aucune dépression, aucun vestige du sac crico-thyroïdien.

Dans les deux types qui précèdent, l'air qui distend les sacs laryngés n'a pas encore traversé la glotte, c'est-à-dire l'intervalle compris entre les cordes vocales inférieures, dont la vibration produit la voix. L'air qui s'échappe de ces réservoirs concourt donc à la production des sons vocaux. Dans les deux autres types, au contraire, l'ouverture des sacs laryngers étant *au-dessus* de la glotte, l'air qui y pénètre a déjà agi sur les cordes vocales; ces sacs par conséquent peuvent, comme les fosses nasales, modifier la résonnance des sons, mais ne peuvent en rien participer à leur production. C'est là, au point de vue physiologique, comme au point de vue anatomique, une différence considérable, incomparablement plus grande que celle qui existe entre l'homme et les premiers anthropoïdes.

Les sacs sous-épiglottiques constituent encore un type fort bien caractérisé. Ils s'ouvrent, comme les précédents, sur la ligne médiane antérieure, mais au-dessus du cartilage thyroïde, entre ce cartilage et l'os hyoïde, au niveau ou un peu au-dessous de la base de l'épiglotte. Il n'y a qu'une seule ouverture et par conséquent un seul sac; si ce sac paraît quelquefois double, c'est parce qu'il se déploie en deux poches latérales, qui ne communiquent ensemble qu'à une petite distance de leur ouverture commune dans le larynx. Seul, le gibbon siamang (*hylobates syndactylus*) a deux sacs sous-épiglottiques parfaitement distincts, mais ces deux sacs s'ouvrent sous l'épiglotte par deux ouvertures très-rapprochées, que sépare seulement une mince cloison médiane.

Le sac sous-épiglottique existe dans une espèce de la famille des lémuriens (*lemur mongoz*), dans un très-petit nombre d'espèces de la famille des cébiens, et spécialement chez l'alouate ou singe hurleur (*stentor seniculus*); puis, comme on vient de le voir, chez le gibbon siamang, de la famille des anthropoïdes. Mais c'est surtout dans la famille des pithéciens que l'on rencontre cet organe; on l'y a trouvé dans presque toutes les espèces, à l'exception peut-être de trois (1); il constitue donc l'un des ca-

(1) Cuvier a vu manquer ce sac chez l'hamadryas (*cynocephalus hamadryas*), chez le macaque bonnet-chinois (*macacus sinicus*) et chez la guenon mone (*cercopithecus mona*); mais c'est peut-être parce qu'il a disséqué des femelles ou des sujets trop jeunes, chez lesquels le sac sous épiglottique n'était pas encore développé.

ractères de cette famille. Rien ne varie d'ailleurs comme son volume ; tantôt ce n'est qu'un petit diverticule, logé dans une dépression profonde du corps de l'os hyoïde ; tantôt c'est une grande poche à lobes multiples, qui peut, comme chez le mandrill (*cynocephalus mormon*) et le nasique (*semnopithecus nasalis*), s'étendre jusqu'à la base du cou, se prolonger jusque sous les muscles trapèzes, et parvenir jusque dans l'aisselle. C'est ce sac qui, chez le singe hurleur, tapisse la vaste cavité creusée dans l'os hyoïde, et qui donne à la voix un retentissement si puissant. Mais ces différences de volume et de rapports n'ont qu'une valeur secondaire ; le type anatomique reste le même ; il est caractérisé par l'existence d'une ouverture médiane située sous l'épiglotte, et les animaux qui possèdent cette ouverture diffèrent par un caractère important de ceux qui, comme l'homme, la plupart des anthropoïdes, des cébiens et des lémuriens, n'en présentent aucune trace.

Le quatrième et dernier type des sacs laryngers est celui des *sacs ventriculaires*. C'est par la présence, ou plutôt par le développement de ces sacs que les orangs, les chimpanzés et les gorilles se distinguent de l'homme et de tous les autres primates. Et cependant cette différence, au point de vue de l'anatomie comparée, n'a aucune valeur.

Chez tous les primates, sans en excepter ceux qui ont des sacs laryngers des trois premiers types, il y a de chaque côté du larynx, entre les cordes vocales supérieures et les cordes vocales inférieures, une dépression plus ou moins profonde, connue sous le nom de *ventricule du larynx*. Au fond du ventricule existe presque toujours un prolongement ou *arrière-cavité*, qui, chez l'homme, a la forme d'un bonnet phrygien, et dont le sommet se prolonge, en dehors de la corde vocale supérieure, le long du bord supérieur du cartilage thyroïde, jusque sur les côtés de l'épiglotte, n'étant plus séparé de la surface extérieure du larynx que par une mince membrane fibreuse. La muqueuse du larynx tapisse toute cette arrière-cavité, dont la profondeur peut atteindre et même dépasser 12 millimètres. Ajoutez-y par la pensée quelques millimètres de plus, et la muqueuse laryngienne, soulevant, sous forme de hernie, la membrane thyro-hyoïdienne, viendra former, sur le devant du larynx, deux petites saillies latérales. C'est à peu près dans cet état que j'ai trouvé les choses, chez un jeune chimpanzé dont la première dentition était entièrement terminée. La petite hernie de la muqueuse avait à gauche le volume d'un pois ; à droite, le prolongement ventriculaire était plus petit encore et ne traversait même pas la membrane thyro-hyoïdienne. Chez les sujets plus âgés, les deux poches s'accroissent ; elles deviennent énormes chez l'orang et le gorille. Elles s'adossent l'une à l'autre et se fusionnent sur la ligne médiane ; elles poussent, dans plusieurs directions, des prolongements qui se logent sous la mâchoire, sous les muscles sterno-mastoïdiens, sous les trapèzes, passent au-devant de la clavicule, au-dessous de la clavicule, gagnent l'aisselle, et séparent même les faisceaux des muscles pectoraux ; mais toutes ces complications ne sont que des formes secondaires, dérivées d'un même type par voie de protrusion, et n'ont aucune importance anatomique. Le seul point essentiel, c'est le mode d'implantation des sacs sur les ventricules du larynx, leur double cavité, leur origine *double* et *latérale* (1). Ce sont des organes pairs, tandis que les sacs sous-épiglottiques sont des organes impairs, et, en dépit des apparences extérieures, les trois genres d'anthropoïdes chez lesquels ces sacs se développent ne diffèrent de tous les autres genres de primates, et de l'homme en particulier, par aucun caractère anatomique.

Telle est la conclusion à laquelle nous conduit l'étude approfondie des sacs laryngers. Ce n'est pas entre l'homme et les autres primates que ces sacs établissent une différence de structure, puisque les cavités ventriculaires du larynx se retrouvent chez tous ces animaux. Mais il y a en outre chez certains singes des sacs médians, sous-épiglottiques, crico-thyroïdiens ou sous-cricoïdiens, qui différencient ces espèces des autres beaucoup plus que celles-ci ne diffèrent de l'homme.

Quant à ceux qui, sans vouloir pénétrer dans les détails de l'analyse anatomique, s'attacheraient exclusivement à l'apparence, et persisteraient à ranger l'absence des sacs laryngés au

(1) Il arrive fréquemment que l'un des sacs laryngers ventriculaires est beaucoup plus petit que l'autre, et quelquefois même l'un d'eux reste rudimentaire ; l'autre alors, en se développant, s'étale des deux côtés de la ligne médiane. Mais alors même qu'un seul sac se développe, il est toujours latéral et ventriculaire.

nombre des caractères distinctifs de l'ordre des bimanes, il suffirait de leur rappeler que toutes les espèces de gibbons, excepté le siamang, sont sous ce rapport exactement semblables à l'homme, que la plupart des cébiens et des lémuriens sont dans le même cas, qu'il y a par conséquent, parmi les singes, des différences qui n'existent pas entre l'homme et beaucoup d'entre eux.

§ 11. *Le cerveau.*

S'il est un organe où l'on puisse s'attendre à trouver des différences essentielles, radicales entre l'homme et les autres primates, c'est certainement le cerveau, organe de l'intelligence. — Et au premier abord, le développement tout à fait hors ligne de la masse encéphalique de l'homme semble réaliser cet espoir. En laissant de côté les cerveaux des idiots et des microcéphales, on trouve encore que le plus petit cerveau d'homme, que le plus petit cerveau de femme l'emporte dans la proportion de 3 à 2 sur celui des plus grands anthropoïdes (1). Mais ce qui, pour l'anatomiste, caractérise les organes, ce n'est pas leur volume ou leur

(1) On ne possède pas jusqu'ici de données certaines sur le poids du cerveau des grands anthropoïdes adultes (gorilles, chimpanzés et orangs). Les jeunes seuls peuvent être pris vivants ; les jeunes gorilles captifs meurent toujours très-promptement; les chimpanzés et les orangs, au contraire, s'apprivoisent aisément, et quelques-uns, amenés en Europe, ont pu y vivre plusieurs années, mais tous sont morts avant d'avoir achevé leur croissance. On a pu étudier quelques cerveaux d'adultes apportés en Europe dans l'alcool, mais on sait que l'action de ce liquide diminue considérablement le poids et le volume du cerveau. C'est donc par voie indirecte, d'après les rapports que l'on suppose exister entre la capacité du crâne et le poids de l'encéphale, qu'on a évalué approximativement la masse cérébrale des grands anthropoïdes adultes. Le gorille est celui de ces animaux qui paraît avoir le plus de capacité crânienne; M. Huxley estime que le poids de son cerveau peut aller jusqu'à environ 20 onces, ce qui donne, en mesures françaises, environ 567 grammes. Un crâne de gorille savagii, qui appartenait à M. Verreaux et que j'ai cubé avec M. Alix, avait une capacité de 550 centimètres cubes; et si l'on tient compte du poids spécifique d'une part, de la place occupée par la dure-mère d'une autre part, on est autorisé à penser que ce crâne devait contenir un encéphale de 540 grammes environ. Chez l'homme *adulte et sain d'esprit*, le poids du cerveau peut s'élever au-delà de 1 800 grammes (le cerveau de Cuvier pesait 1 829 grammes), mais il peut descendre jusqu'à 1 159 ; chez un homme de soixante-douze ans, exempt de démence sénile et de maladie cérébrale, je l'ai vu réduit à 1 024 grammes, et ce n'est probablement pas la limite inférieure. Dans le sexe féminin, le maximum est bien moins élevé, et le minimum de poids compatible avec une intelligence saine a pu descendre jusqu'à

puissance, c'est leur structure, et le célèbre anatomiste anglais Richard Owen l'a bien compris. Pour lui, l'homme ne constitue pas seulement un ordre particulier de la classe des mammifères, il y forme à lui seul une sous-classe, celle des *archencéphales*, élevée au-dessus de tous les autres groupes zoologiques par la prédominance extraordinaire de l'appareil encéphalique. L'auteur de cette doctrine n'a certes pas négligé de faire ressortir la supériorité du volume de l'encéphale humain, mais il connaissait trop bien les principes de la classification zoologique pour faire de ce fait la base de son argumentation. Il savait mieux que personne qu'une division comme celle qu'il proposait ne pouvait reposer que sur des caractères de l'ordre anatomique ; c'est donc à l'anatomie qu'il a demandé la confirmation de sa doctrine.

Mais les résultats de ses recherches ne lui ont révélé que des différences bien minimes entre le cerveau de l'homme et celui des anthropoïdes, et les trois caractères qui l'ont le plus frappé, ceux qui lui ont paru décisifs, n'auraient vraiment, quand même ils seraient exacts, qu'une valeur tout à fait insuffisante.

Ces trois caractères sont les suivants : 1° le ventricule latéral du cerveau humain, au moment de se réfléchir pour former la

975 grammes dans l'âge adulte (quarante-huit ans) et jusqu'à 907 grammes dans la vieillesse (soixante-treize ans). Ces pesées ont été faites sur des individus de race européenne; mais on sait que dans les races inférieures la capacité du crâne est notablement moindre que dans les races d'Europe ; elle est déjà réduite de près de 12 pour 100 chez les nègres d'Afrique, et les mesures publiées par M. Meigs établissent une différence de 24 pour 100 entre la capacité moyenne des crânes des Anglo-Américains et celle des Australiens et des Boschimen (voir mon *Mém. sur le volume et la forme du cerveau* dans *Bull. de la Soc. d'anthrop.*, 1861, t. II, p. 185-186). Si, d'après ces données, on faisait subir aux minima de 975 et de 907 grammes obtenus dans les races d'Europe une réduction de 15 pour 100 seulement, on arriverait bien au-dessous de 800 grammes. Mais il n'est pas probable que les écarts que peut présenter sans maladie le poids de l'encéphale soient aussi grands dans les races inférieures que dans les races supérieures. Un cerveau de femme boschimane, étudié en Angleterre par M. Marshall, ne pesait que 30,75 onces anglaises avoir-du-poids, ce qui fait seulement 872 grammes (R. Owen, *the Anatomy of Vertebrates*, vol. III, p. 144). Admettons que ce soit là le minimum du poids cérébral compatible avec l'intégrité des fonctions intellectuelles des êtres humains, et nous trouverons que, le poids du cerveau de la femme boschimane étant représenté par 100, celui du gorille pourra s'élever à environ 64. C'est à peu près une différence de 3 à 2. On remarquera que j'ai eu soin de ne pas faire entrer en ligne de compte les idiots et microcéphales, dont le cerveau, ainsi que l'a démontré Vogt dans son *Mémoire sur les microcéphales*, peut rester, même jusqu'à l'âge adulte, plus petit que celui d'un *jeune* chimpanzé.

corne inférieure ou moyenne envoie en arrière un prolongement connu sous le nom de *corne postérieure*, ou encore de *cavité digitale* ou *ancyroïde;* 2° dans cette cavité ancyroïde existe une petite saillie longitudinale, conoïde, qui en forme la paroi inférieure et qu'on appelle *petit hippocampe* ou *ergot de Morand;* 3° la partie de l'hémisphère cérébral dans laquelle se prolonge la corne postérieure du ventricule forme, en arrière du lobe pariétal ou moyen, un *troisième lobe* ou *lobe occipital.*

L'homme seul, d'après le professeur Owen, posséderait ces trois caractères et se distinguerait par là de tout le reste de la série des mammifères et spécialement des singes.

Mais je ferai d'abord une première remarque relativement au lobe occipital. Si l'on désigne sous ce nom la partie de l'hémisphère qui se place sous l'écaille occipitale ou, ce qui revient à peu près au même, celle qui est située en arrière de la scissure plus ou moins transversale, appelée par Gratiolet la *scissure perpendiculaire*, alors il faudra dire que tous les primates, sans exception, ont un lobe occipital. Ce n'est pas ainsi que le professeur Owen a voulu caractériser le lobe occipital. Pour lui, ce lobe est la partie du cerveau qui recouvre ou déborde la partie postérieure du cervelet, et dans laquelle se prolonge la corne postérieure du ventricule. Si la corne manque, le lobe occipital n'existe pas. Le troisième des caractères indiqués plus haut se confond donc déjà avec le premier.

Et j'en puis dire autant du second, car le petit hippocampe n'est pas dans le cerveau un organe spécial; ce n'est qu'une circonvolution retournée dans la cavité ancyroïde. Lorsque cette cavité existe, sa paroi supérieure, protégée par le corps calleux, conserve sa forme concave; mais sa paroi inférieure, que rien ne consolide, est soulevée par la substance de la circonvolution subjacente; cette paroi devient donc convexe, et la circonvolution rentrante qui la soulève constitue le petit hippocampe; c'est de la même manière, au surplus, que se forme, dans la corne inférieure ou moyenne du ventricule, la saillie plus forte appelée le *grand hippocampe.*

Le petit hippocampe n'est donc qu'une conséquence de l'existence de la cavité ancyroïde, et ce second caractère, comme le troisième, se confond avec le premier, de sorte qu'en réalité la thèse du célèbre professeur de Londres se réduit à ces termes fort simples : il y a dans le cerveau de l'homme une cavité ancyroïde qui ne se retrouve sur aucun autre animal.

Ce serait, il faut en convenir, un caractère anatomique d'une bien faible importance, une base bien fragile, eu égard au poids de l'édifice qu'elle doit soutenir; on comprendrait à la rigueur qu'un organe cérébral supplémentaire, dont les fonctions seraient déterminées et reconnues pour être de premier ordre, pût suffire à caractériser un groupe, dans une classification qui reposerait sur la structure de l'encéphale. Mais une cavité n'est pas un organe; et alors même qu'on ne connaîtrait pas le mode de formation du petit hippocampe et qu'on considérerait ce pli minuscule comme un organe spécial et propre à l'homme, comment pourrait-on donner une valeur plus qu'ordinale à la plus humble, la plus petite et la plus insignifiante des circonvolutions cérébrales?

Au surplus, ce n'est pas dans ces termes que la question doit être aujourd'hui posée. L'existence de la cavité ancyroïde et du petit hippocampe a été constatée dans le cerveau du chimpanzé et de l'orang. Les recherches de MM. Schrœder van der Kolk et Vrolik, les pièces qu'ils ont présentées à l'Académie des sciences d'Amsterdam, et les dissections ultérieures faites par MM. Rolleston, Flower, Marshall, Turner, etc., ont levé tous les doutes. Et quelles que soient mon estime pour le caractère et mon admiration pour les travaux du grand anatomiste Richard Owen, je crois être autorisé à dire que les caractères anatomiques qu'il a invoqués à l'appui de la distinction de la sous-classe des archencéphales sont illusoires.

C'était aussi l'opinion de Gratiolet, dont les travaux *sur les plis cérébraux de l'homme et des primates* ont jeté tant de jour sur cette partie importante de l'anatomie comparée. C'est aujourd'hui surtout que nous devons déplorer la perte de ce collègue éminent, dont la parole aurait eu tant d'autorité dans la discussion actuelle. Nul n'a proclamé avec plus de conviction et d'éloquence que lui la supériorité de la nature humaine; il était de ceux qui croient l'homme appelé à des destinées supérieures, et l'ensemble de ses opinions philosophiques et religieuses devait le disposer, plus que tout autre, à ne négliger aucun des caractères qui peuvent établir une différence anatomique entre le cerveau humain et les cerveaux simiens. Mais ce qui dominait en lui, c'était la bonne foi scientifique, et lorsqu'un pareil homme, après quinze ans de recherches assidues, a été conduit à reconnaître que notre cerveau ne renferme aucun organe de plus que celui des anthropoïdes, qu'il n'en diffère que par des détails plutôt morphologiques qu'anatomiques, relatifs à la richesse des circonvolutions et non à leur nombre ou à leurs connexions, il m'est bien permis de dire que son témoignage a ici une portée décisive.

Il est surperflu sans doute de vous rappeler un fait sur lequel j'ai déjà eu l'occasion d'attirer votre attention, il y a sept ans, dans cette discussion sur le cerveau à laquelle Gratiolet prit une part si éclatante. La masse énorme et compliquée des circonvolutions cérébrales de l'homme, si variable en apparence d'individu à individu, si variable même — toujours en apparence — sur les deux moitiés d'un même cerveau, se compose cependant toujours des mêmes plis fondamentaux, unis par les mêmes connexions et séparés par les mêmes sillons. Le défaut de fixité, le défaut de symétrie ne concernent que les plis secondaires, les tortuosités, les méandres plus ou moins irréguliers que décrivent en s'allongeant et en se refoulant l'une l'autre les circonvolutions primaires; mais celles-ci sont invariables, elles sont classées, étiquetées, numérotées, et ce sont seulement les arrêts de développement ou les maladies intra-utérines qui peuvent en altérer le nombre. Eh bien ! ces circonvolutions primaires, ces parties essentielles, communes et seules communes à tous les cerveaux humains, se retrouvent, sans aucune exception, sur les cerveaux de l'orang et du chimpanzé. Le cerveau du gorille est encore trop mal connu pour qu'on puisse en parler avec assurance, mais on en sait cependant assez pour pouvoir dire qu'il est notablement inférieur à celui des deux anthropoïdes que je viens de nommer. Celui des gibbons se simplifie davantage; la dégradation s'accentue de plus en plus chez les pithéciens, et cependant on y retrouve encore la plupart de nos circonvolutions fondamentales. C'est dans la famille des cébiens qu'on voit ces circonvolutions s'atténuer, s'effacer et disparaître; dans les genres supérieurs de la famille, elles sont aussi bien formées que chez les pithéciens, elles le sont même mieux que chez les pithéciens inférieurs ; mais déjà chez les sagouins *callitrix* elles sont aussi rudimentaires et aussi rares que chez les fœtus humains de quatre à cinq mois, et chez les ouistitis enfin la surface des hémisphères, entièrement lisse, ne montre plus d'autre sillon qu'une courte vallée représentant la scissure de Sylvius.

Nous trouvons ainsi dans cette seule famille des cébiens, entre les ouistitis et les sagouins, entre les sagouins et les atèles, des différences infiniment plus grandes que celles qui peuvent exister entre les anthropoïdes et l'homme. Mais que dirons-nous donc si, au lieu de comparer les ouistitis et les sagouins à leurs voisins de la même famille, nous les comparons aux anthropoïdes? Entre le cerveau lisse des ouistitis et les cerveaux merveilleusement compliqués des chimpanzés et des orangs, il y a un abîme, tandis qu'il n'y a que de légères nuances distinctives entre ces derniers cerveaux et celui de l'homme. Ce n'est pas une mince objection contre les classifications qui reposent sur l'anatomie du cerveau ; car il est bien évident que, si les caractères cérébraux avaient une valeur ordinale ou seulement familiale, il serait de toute impossibilité de maintenir dans le même ordre, et à plus forte raison dans la même famille, les ouistitis, les sagouins et les atèles, qui forment pourtant une famille très-naturelle ; il ne serait pas moins impossible de maintenir dans le même ordre les cébiens, les pithéciens et les anthropoïdes, qui forment pourtant un ordre très-naturel, sans parler de l'homme, dont je ne puis invoquer ici l'exemple, puisque c'est cet exemple même que je discute.

Les faits qui précèdent prouvent clairement que des espèces très-différentes par leur constitution cérébrale peuvent appartenir au même ordre zoologique ; mais gardons-nous d'en conclure que les caractères fournis par l'étude du cerveau ne soient d'aucun poids dans les classifications. Si, au lieu de considérer un ordre tout entier, on considère les groupes partiels dont il se compose, on trouve, au contraire, que ces caractères ont une grande valeur, car ils établissent d'étroites analogies entre les espèces d'un même genre et entre les genres voisins les uns des autres. En d'autres termes, la similitude des cerveaux prouve le voisinage des espèces ou des genres, et lorsque les cerveaux de deux animaux sont très-semblables, lorsqu'ils ne diffèrent que par des caractères tout à fait secondaires, on est autorisé à en conclure non-seulement que ces deux animaux appartiennent au même ordre, mais encore qu'ils y occupent des places très-rapprochées.

De ce fait que toutes les parties essentielles, toutes les circonvolutions primaires, sont les mêmes chez l'homme et chez l'orang — que je cite ici de préférence parce que, par l'organisation cérébrale, il est notre plus proche voisin — il nous est déjà permis de déduire la conséquence que l'homme et l'orang doivent être rattachés au même ordre zoologique. Mais il n'y a pas à considérer seulement l'existence ou l'absence des parties constituantes du cerveau; il faut tenir compte aussi de leur développement relatif, d'où résulte la *forme* générale de l'organe. Il est donc intéressant d'étudier maintenant quelques caractères morphologiques, sinon dans toute la série des primates, ce qui serait beaucoup trop long, du moins dans les trois familles supérieures de la série; et, pour que ce parallèle soit plus facile, je comparerai d'abord le cerveau de la famille humaine avec celui de la famille des pithéciens, me réservant de revenir ensuite sur le groupe intermédiaire des anthropoïdes.

Ce qui distingue le cerveau de l'homme, même dans les races les plus inférieures, c'est le grand développement des circonvolutions de la région frontale. Cette région se développe à la fois dans le sens transversal et dans le sens vertical; il en résulte que le lobe frontal est à la fois très-large et très-épais, notamment dans sa partie antérieure, qui repose sur les orbites, et qu'il se termine en avant par un contour arrondi. Toujours néanmoins le cerveau est moins large en avant qu'en arrière, de sorte que lorsqu'on examine du haut en bas cet organe, son contour extérieur présente la forme d'un ovale dont le petit bout est dirigé en avant.

Chez les pithéciens, par exemple chez les cynocéphales, l'extrémité frontale du cerveau est moins large et moins épaisse. Par suite de l'étroitesse de la partie qui recouvre les orbites, les deux côtés de la courbe antérieure s'aplatissent légèrement, et dès lors la partie antérieure du cerveau, plus allongée relativement que chez l'homme, tend à se terminer en pointe.

Cette pointe se retrouve, plus ou moins accentuée, chez tous les pithéciens et même chez les semnopithèques. Elle s'atténue notablement chez les gibbons; mais elle ne se retrouve plus chez l'orang, le chimpanzé et le gorille, dont le cerveau, terminé en avant par une courbe ovalaire, présente exactement la forme humaine (1). Dans ces trois genres supérieurs du groupe anthropoïde, le développement des lobes frontaux est moindre sans doute que chez l'homme sain, mais il est égal ou même supérieur à celui que l'on observe dans certains cas de microcéphalie. En tout cas, ce premier caractère morphologique place les anthropoïdes plus près de l'homme que des pithéciens.

Un second caractère plus évident encore du cerveau humain, c'est la grande complication des plis circonvolutionnaires; quelques-uns se dédoublent, d'autres décrivent des courbes flexueuses; les sillons qui les séparent sont profonds, anfractueux, et la surface réelle des hémisphères est ainsi rendue très-considérable, eu égard à l'étendue de leur surface apparente. Telle est la complication qui résulte de ce plissement excessif, qu'il est extrêmement difficile de démêler, au milieu de tant de méandres, les limites réelles des circonvolutions, de distinguer les plis primaires, communs à tous les hommes, des plis secondaires, qui varient d'individu à individu, et qui, sur le même cerveau, varient de droite à gauche. Les anatomistes les plus sagaces y ont longtemps échoué, et l'on n'aurait pu sortir de ce désordre apparent sans le secours de l'anatomie comparée. Tout autre est le cerveau des pithéciens; des sillons peu profonds, peu flexueux, quelquefois presque rectilignes, dessinent nettement les limites des circonvolutions primaires, dont les connexions et les rapports ne sont plus masqués par de nombreuses circonvolutions secondaires, et le plissement qui en résulte n'accroît que fort peu l'étendue de la surface réelle des hémisphères. Entre ce type si simple et le type si compliqué du cerveau humain, la différence est vraiment excessive; elle frappe au premier abord l'œil le plus inexpérimenté.

Le type des circonvolutions simples se maintient dans toute la série des pithéciens; il n'est pas encore modifié sensiblement chez les semnopithèques, et il ne l'est guère plus chez les gib-

(1) La forme générale du cerveau du gorille est parfaitement connue ; elle a été déterminée à l'aide des moules intracrâniens.

bons. C'est donc presque sans transition (1) qu'en arrivant au chimpanzé et à l'orang, nous voyons apparaître le type supérieur. Par la complication de leur cerveau, la profondeur de leurs sillons, le nombre des circonvolutions secondaires, l'étendue relative de leur surface, ces deux anthropoïdes se séparent tout à fait des pithéciens, et ils se rapprochent tellement de l'homme, qu'il faut l'œil exercé d'un anatomiste pour distinguer leurs cerveaux des cerveaux humains, sur des dessins ramenés à la même grandeur, — surtout si l'on prend pour terme de comparaison des cerveaux de nègres ou de Hottentots, qui sont plus simples que ceux des blancs (2). (Voir plus loin p. 136, fig. 10.) Hâtons-nous d'ajouter qu'il y a entre les circonvolutions de l'orang et celles du chimpanzé, entre celles de chacun d'eux et celles de l'homme, des différences assez nombreuses ; mais ces différences sont relatives à des caractères tout à fait secondaires, à l'exception peut-être d'une seule, qui concerne les *plis de passage*, décrits avec tant de sagacité par Gratiolet.

Mais, avant de parler des plis de passage, je dois m'occuper d'abord des lobes occipitaux, dans lesquels ils se rendent.

Les lobes occipitaux existent chez tous les primates dont le cerveau est plus ou moins plissé, et en particulier chez tous les pithéciens. Ils recouvrent toujours complétement le cervelet, ainsi que l'a fort bien démontré le professeur William Turner, d'Edimbourg (3). Leur limite est nettement déterminée, de chaque côté, sur la convexité des hémisphères, par un sillon qui part de la grande scissure médiane du cerveau, qui de là se di-

(1) Cette transition sera probablement fournie par le gorille. Le peu que l'on connaît du cerveau de cet animal nous le montre comme plus compliqué que celui du gibbon, mais bien moins compliqué que celui de l'orang et du chimpanzé.

(2) La figure du cerveau de chimpanzé, publiée en 1849 par Schrœder van der Kolk et Vrolik, et reproduite depuis dans un grand nombre d'ouvrages, s'écarte considérablement de la forme du cerveau humain, attendu que l'extrémité postérieure des hémisphères laisse à découvert une grande partie de la face supérieure du cervelet ; mais c'est une illusion d'optique, résultant de la position vicieuse qu'avaient prise les parties, déformées par leur séjour dans l'alcool. Dans leur mémoire de 1861 *sur l'Encéphale de l'orang outang* (*Acad. des sciences d'Amsterdam*, t. XIII, p. 8), ces deux auteurs ont loyalement reconnu l'exactitude de la critique que Gratiolet leur a adressée à ce sujet.

(3) W. Turner, *on the Anatomical Relations of the Surfaces of the Tentorium to the Cerebrum and Cerebellum in Man and the lower Mammals*, dans *Proceedings of the Royal Society of Edinburgh*. March 3d, 1862.

rige transversalement en dehors, et que Gratiolet a désigné sous le nom de *scissure perpendiculaire*.

Ces lobes occipitaux sont très-grands chez les pithéciens, beaucoup plus grands, proportion gardée, que chez l'homme. Ils atteignent leur volume maximum chez les cynocéphales ; ils sont déjà moindres chez les macaques et les guenons, et surtout chez les semnopithèques. On les voit décroître encore chez les gibbons et les chimpanzés, puis chez les orangs et enfin chez l'homme, où ils descendent à leur minimum. Ce premier point n'est pas sans intérêt ; mais ce qu'il y a de plus important, c'est que la complication de leur surface est généralement en raison inverse de leur volume. Cette surface, chez les cynocéphales, les macaques, les guenons, est presque entièrement lisse. C'est à peine si de légères et courtes dépressions linéaires témoignent d'une très-faible tendance à la production des circonvolutions occipitales ; à vrai dire, ces circonvolutions n'existent pas encore, et l'absence totale de véritables plis en arrière de la scissure perpendiculaire contraste d'une manière remarquable avec le plissement et les ondulations multiples que présente la surface des hémisphères en avant de cette scissure. On ne dirait pas que ces deux régions appartiennent au même organe, on croirait plutôt qu'il s'agit de deux organes juxtaposés et séparés par la scissure. C'est ce contraste que Gratiolet a exprimé en disant que les lobes occipitaux semblaient appliqués comme une *calotte* derrière les lobes pariétaux des hémisphères.

Chez les semnopithèques, ou du moins dans plusieurs espèces de ce premier genre de la famille des pithéciens, le contraste est déjà moins frappant ; la calotte présente une ou deux longues et profondes incisures qui dessinent des circonvolutions. Chez les gibbons, la complication des lobes occipitaux s'accroît encore. Enfin, chez les orangs et les chimpanzés, les circonvolutions de la convexité de ces lobes ne sont pas bien loin d'être aussi compliquées que chez l'homme, ce qui contribue beaucoup à donner à leurs cerveaux l'apparence du cerveau humain. Plus encore que les lobes antérieurs, les lobes postérieurs rapprochent, d'une part, les anthropoïdes de l'homme et montrent, d'une autre part, toute la distance qui les sépare des pithéciens.

J'arrive maintenant aux plis de passage, qui jouent un si grand rôle dans la morphologie de la partie postérieure des hémisphères. Placé en arrière du lobe pariétal et du lobe temporo-sphénoïdal, le lobe occipital en est séparé, comme on l'a vu plus haut, par la scissure perpendiculaire ; il est néanmoins mis en continuité avec eux par quatre plis qui sont les prolongements de quelques-unes des circonvolutions pariétales et temporales ; ce sont ces plis, ces traits d'union, que Gratiolet a nommés les *plis de passage*. On en compte quatre : deux supérieurs, qui viennent du lobe pariétal ; deux inférieurs ou externes, qui viennent du lobe temporal.

Les plis de passage peuvent être superficiels ou profonds. Ceux qui sont profonds, c'est-à-dire ceux qui n'arrivent pas jusqu'au niveau de la surface de l'hémisphère, n'interrompent pas la continuité de la scissure perpendiculaire ; et pour les apercevoir, il faut écarter les bords de cette scissure. Ceux qui sont superficiels, au contraire, interrompent la scissure, qui reprend aussitôt après ; mais on conçoit que, lorsque tous les plis de passage sont superficiels et volumineux, lorsqu'ils sont en outre flexueux, comme cela a lieu chez l'homme, la scissure perpendiculaire puisse être presque entièrement masquée.

Les deux plis de passage temporaux, ou externes, ou inférieurs, sont constants et sont toujours superficiels. Chez tous les pithéciens et même chez les gibbons ils sont minces et peu flexueux ; il en résulte que la partie externe de la suture perpendiculaire est très-apparente ; mais elle l'est moins chez le chimpanzé et surtout chez l'orang, parce que les plis en question sont plus épais ; et elle l'est moins encore chez l'homme. Au surplus, ces variations des plis de passage temporaux ont peu de valeur.

Les plis de passage pariétaux ont beaucoup plus d'importance. Ils sont désignés sous les noms de *premier* et de *second* pli de passage. Le premier, qui manque dans certaines espèces, est situé sur le bord interne de l'hémisphère, au contact de la grande faux du cerveau ; le second, qui est constant, se trouve plus en dehors, vers le milieu de la largeur de la face convexe de l'hémisphère.

Chez l'homme, ces deux plis sont grands, superficiels, et masquent presque entièrement la scissure perpendiculaire, de sorte qu'il faut une certaine attention pour découvrir, du côté de la surface convexe de l'hémisphère, la ligne de démarcation du lobe pariétal et du lobe occipital.

Chez l'orang, les deux plis existent encore, mais le premier seul est superficiel ; le second, l'externe, est caché au fond de la scissure perpendiculaire, qui devient ainsi bien apparente (1). Chez le chimpanzé, il n'y a, suivant Gratiolet, qu'un seul pli ; l'interne manque entièrement et l'externe est caché au fond de la scissure, de sorte que celle-ci sépare de la manière la plus évidente le lobe occipital du lôbe pariétal.

Le type de l'orang se retrouve chez les gibbons et les semnopithèques, celui du chimpanzé chez les macaques et les cynocéphales. Il y a enfin un quatrième type, celui des guenons, qui possèdent les deux plis de passage, mais chez lesquelles ces deux plis sont cachés l'un et l'autre au fond de la scissure.

Tels sont les résultats des longues et intéressantes recherches de Gratiolet. A force de persévérance et de sagacité, cet observateur éminent a enfin découvert un caractère morphologique qui différencie le cerveau de l'homme de celui des anthropoïdes et des pithéciens. Plusieurs anthropoïdes, plusieurs pithéciens ont, comme l'homme, deux plis de passage ; en outre, chez plusieurs d'entre eux, le premier pli est superficiel, comme chez l'homme ; mais l'homme seul a un second pli de passage superficiel.

Gratiolet attachait d'autant plus d'importance à ce caractère distinctif du cerveau de l'homme, qu'il n'en avait pas trouvé d'autre. Mais ne voit-on pas que les plis de passage établissent autant et même plus de différence entre l'orang et le chimpanzé qu'entre l'orang et l'homme ? Puis il est bien permis de se demander quelle est la valeur anatomique de ces différences. La présence ou l'absence d'un pli est, je le reconnais, un fait digne d'attention ; mais la position plus ou moins superficielle de ce pli n'est qu'un phénomène secondaire, si ses connexions et sa structure restent les mêmes ; c'est quelque chose de plus qu'un pur accident de forme; c'est la conséquence du volume et de la longueur du pli, qui, mince et court, reste caché au fond de la scissure perpendiculaire, qui, épais et long, tient plus de place et

(1) J'ai trouvé plusieurs fois cette même disposition chez l'homme, et plus particulièrement chez la femme, mais d'un seul côté seulement. J'ai lieu de croire que cette anomalie n'est pas extrêmement rare.

apparaît à la surface de l'hémisphère; et je ne prétends pas que ces différences de volume soient insignifiantes. Qu'elles servent à différencier des espèces ou des genres, rien de mieux, mais il est impossible de leur accorder une valeur ordinale; car alors il faudrait créer deux ordres distincts pour l'orang et pour le chimpanzé, un troisième pour les guenons.

Voici d'ailleurs une remarque qui, je l'espère, vous paraîtra décisive : l'homme n'est pas le seul animal dont les deux plis occipito-pariétaux soient l'un et l'autre superficiels : ils le sont également chez les atèles, de la famille des cébiens. Cela ne diminue nullement l'intérêt des recherches de Gratiolet sur les plis de passage; car les atèles occupent l'un des rangs les plus élevés dans la série des singes d'Amérique ; de sorte que, dans cette série, comme dans celle des primates de l'ancien monde, le grand développement des plis de passage constitue un caractère de supériorité, ou, si l'on veut, de perfectionnement. C'est à ce titre, et non comme éléments de classification zoologique, que les plis de passage méritent notre attention. Et nous comprenons ainsi que les caractères de ces plis puissent présenter des variations dans la même espèce et, plus encore, dans les deux moitiés d'un même cerveau.

C'est ce que l'on a constaté en particulier chez le chimpanzé. Sur les pièces que Gratiolet avait eues à sa disposition, le premier pli de passage manquait tout à fait; mais les professeurs Rolleston, Marshall et Turner ont depuis lors trouvé ce pli sur d'autres cerveaux de chimpanzés. Il existait tantôt à droite, tantôt à gauche; jamais, il est vrai, on ne l'a vu jusqu'ici des deux côtés à la fois, mais il est bien probable que cette coïncidence se présentera tôt ou tard, car le premier pli de passage du chimpanzé n'est pas une anomalie rare ; on ne peut même pas dire que ce soit une anomalie, et M. Turner, après avoir réuni dans un mémoire spécial sur les plis de passage du chimpanzé tous les faits antérieurs à 1865, a pu s'exprimer ainsi (1) : « J'ai lieu de croire que le premier pli de passage, dans un hémisphère au moins, existait dans la majorité des cerveaux de chimpanzés qui

(1) Turner, *Notes on the Bridging Convolutions in the Brain of the Chimpanzee. Proceeding of the Roy. Soc. of Edinburgh*, 1865-1866). Tirage à part, p. 8 et 9.

ont été décrits ou figurés jusqu'à ce jour (1). » Le Muséum possède un beau moule de cerveau de chimpanzé, déposé sous le numéro 465 dans la galerie d'anatomie comparée. Ce moule a été fait au Muséum sur le cerveau d'un jeune mâle mort à la Ménagerie il y a quelques années, après la publication de l'ouvrage de Gratiolet. En voici la photographie de grandeur naturelle, et vous pouvez voir qu'il y a dans l'hémisphère gauche un premier pli de passage très-évident (voy. la figure 11, p. 137, 1, 1, 1).

Un autre fait non moins important, c'est que sur l'un des cerveaux de chimpanzés que M. Turner a étudiés, *le second pli de l'hémisphère droit était superficiel*, comme chez l'homme (2). Le premier pli manquait de ce côté ; à droite, au contraire, le premier pli existait, mais le second était caché au fond de la scissure.

Vous pouvez voir la même disposition identiquement répétée sur le moule du Muséum (voy. même numéro, 2, 2) ; la ressemblance est si parfaite, que l'on pourrait croire qu'il s'agit du même animal, si l'on ne savait que l'un a été disséqué à Edimbourg et l'autre à Paris, et si d'ailleurs le dessin publié par M. Turner ne différait notablement de notre photographie par un grand nombre d'autres détails.

Ainsi les deux caractères humains des plis de passage se retrouvent sur le cerveau de ces deux chimpanzés, à cela près que l'un existe seulement à gauche, l'autre seulement à droite. Cela diminue singulièrement la distance que Gratiolet a établie entre le cerveau de l'homme et celui des anthropoïdes.

Les faits qui précèdent montrent que les cerveaux de chimpanzés sont loin d'être toujours symétriques. Ce défaut de symétrie constitue certainement l'un des traits principaux du cerveau humain. Chez les pithéciens, dont les circonvolutions sont simples, les deux hémisphères sont toujours très-semblables l'un à l'autre, tandis que chez l'homme les plis secondaires, très-variables d'un côté à l'autre, rendent l'organe toujours plus ou moins asymétrique. Les cerveaux d'orangs et de chimpanzés, tous ceux du moins dont j'ai pu voir les dessins ou les moules, présen-

(1) Je possède actuellement le cerveau d'un jeune chimpanzé mâle, mort au Jardin zoologique d'acclimatation. On y voit, sur l'hémisphère *droit*, un premier pli de passage, petit, il est vrai, mais cependant très-évident (note ajoutée en 1869 pendant l'impression).

(2) *Loc. cit.*, p. 5, fig. 1, lettre *a*.

tent dans leurs plis secondaires une asymétrie qui le cède à peine à celle des cerveaux humains.

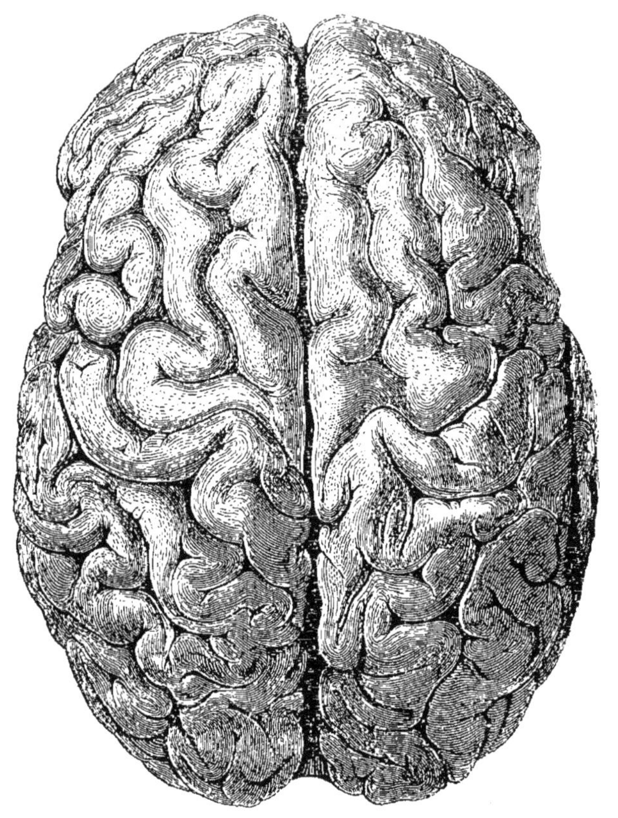

FIG. 10.

Cerveau de la Vénus hottentote. Réduction photographique du dessin de grandeur naturelle publié par Gratiolet. La réduction a été faite de manière à ramener ce cerveau à la longueur de celle du chimpanzé ci-contre. La longueur réelle est de 164 millimètres sur l'hémisphère gauche ; elle est réduite à 103. De même, la largeur est réduite de 125 à 77.

L'asymétrie des plis ou circonvolutions secondaires constitue à mes yeux un caractère de supériorité. J'ai pu m'assurer qu'elle est plus grande dans les cerveaux des blancs que dans ceux des nègres ; chez les idiots microcéphales, le cerveau, en se simplifiant, retourne à la symétrie. Je pourrais montrer que ce fait est parfaitement conforme à ce que nous savons de la physiologie des circonvolutions cérébrales. Il me suffit ici de constater que les circonvolutions deviennent de moins en moins symétriques, à mesure que l'on s'élève dans la série des primates, et que sous

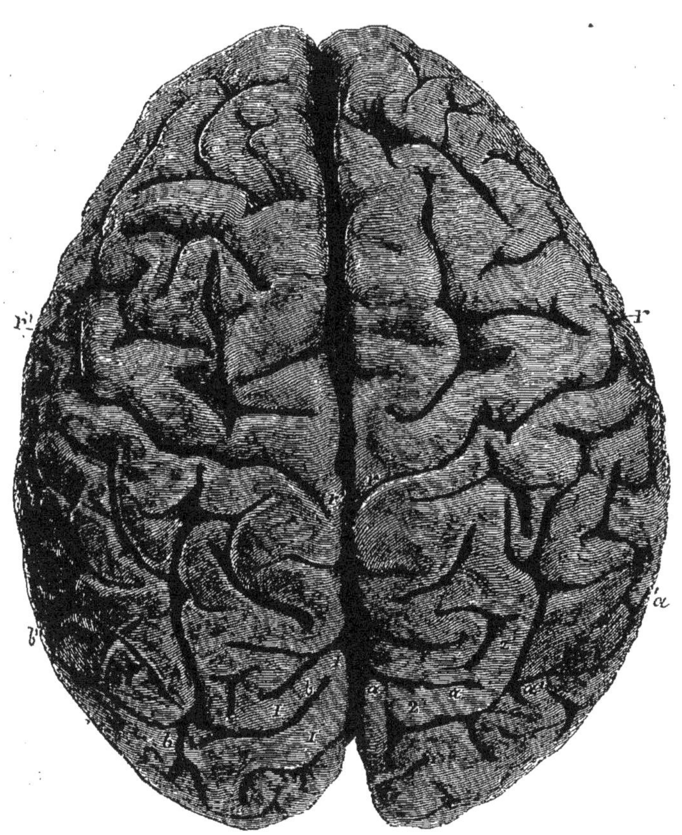

FIG. 11.

Cerveau d'un jeune chimpanzé mâle mort à la ménagerie du Muséum d'histoire naturelle. Photographie de grandeur naturelle d'après un moule déposé dans la galerie d'anatomie comparée sous le numéro 465.

Ce cerveau est le plus compliqué des cerveaux de chimpanzé qui ont été décrits et figurés jusqu'ici.

rr, sillon de Rolando de l'hémisphère droit; *r'r'*, le gauche; *aaa'a'*, scissure perpendiculaire de l'hémisphère droit, interrompue par le second pli de passage, 2, 2, qui, de ce côté, est superficiel.

bbb', scissure perpendiculaire de l'hémisphère gauche ; elle n'est pas interrompue, le second pli de passage étant profond. 1, 1, 1, premier pli de passage de l'hémisphère gauche, très-apparent. Ce pli manque du côté droit.

ce rapport les anthropoïdes ressemblent beaucoup plus à l'homme qu'aux pithéciens.

Le lobule de l'*insula*, qu'on aperçoit en écartant les bords de la scissure de Sylvius, et qui occupe le centre de chaque hémisphère (d'où est venu le nom de *lobule central*, employé de préférence par quelques auteurs), présente chez l'homme cinq plis radiés en forme d'éventail et séparés par des sillons profonds. Comme ce lobule est lisse chez tous les pithéciens ainsi que chez les cébiens, on a pu croire à une certaine époque que le plissement de l'insula était un caractère propre à l'homme, et l'on insistait sur l'importance de ce caractère, qui était grave en effet, puisque le lobule central, qui surmonte le corps strié, est en quelque sorte la clef de voûte de tout l'édifice des circonvolutions cérébrales ; mais lorsqu'on a étudié les cerveaux des anthropoïdes, il a fallu reconnaître que la surface de l'*insula* de l'orang et du chimpanzé est soulevée par cinq plis radiés en éventail, exactement comme chez l'homme. Ici encore nous voyons les primates se diviser en deux groupes, dont le premier comprend l'homme, l'orang et le chimpanzé, et dont l'autre embrasse tout le reste de la série, à l'exception peut-être du gorille, sur lequel ce caractère n'a pu être étudié jusqu'ici.

On trouve chez l'homme, à la base de l'encéphale, en arrière du chiasma des nerfs optiques, sous le plancher du troisième ventricule, deux petits tubercules arrondis dont les fonctions sont tout à fait inconnues et que l'on nomme les *tubercules mamillaires*. Ces tubercules ne se retrouvant pas chez les pithéciens, on a pu croire encore qu'ils n'existaient que chez l'homme. Il n'y avait pas lieu sans doute de tenir beaucoup à une supériorité insignifiante ; mais cette supériorité, si c'en est une, n'appartient pas à l'homme seul. Et, d'abord, il n'est pas exact de dire que les tubercules mamillaires manquent entièrement chez tous les pithéciens : j'ai trouvé chez la mone (*cercopithecus mona*), en arrière du chiasma, un tout petit tubercule médian et indivis qui est évidemment le rudiment de nos tubercules mamillaires. Chez les gibbons, ainsi que vous pouvez le voir sur cette photographie, le tubercule mamillaire est encore médian et indivis, mais il est assez volumineux, et une petite dépression médiane indique déjà une tendance à la séparation de cette masse unique en deux tubercules distincts. Enfin, chez le chimpanzé et l'orang, les deux tubercules mamillaires sont isolés et globuleux comme chez l'homme lui-même. Voilà encore une dernière illusion à laquelle nous sommes obligés de renoncer.

Je viens de passer en revue tous les caractères anatomiques ou morphologiques à l'aide desquels on a cherché à séparer le type du cerveau humain de celui du cerveau des autres primates; vous avez pu voir que ces caractères différentiels sont tantôt tout à fait illusoires et tantôt tellement faibles qu'ils ne laissent entre l'homme et les anthropoïdes qu'un intervalle très-étroit, tandis qu'ils établissent au contraire une distance considérable et parfois excessive entre les anthropoïdes supérieurs et la plupart des genres de pithéciens ou de cébiens. L'immense supériorité de l'intelligence de l'homme dépend du volume, de la puissance et non de la structure anatomique de son cerveau, et jamais il ne fut plus évident qu'au point de vue zoologique, qui seul nous occupe ici, l'homme diffère moins de certains singes que ceux-ci ne diffèrent de certains autres singes.

§ 12. *Résumé et conclusion.*

Me voici parvenu, messieurs, à la fin de ma tâche, et je ne saurais trop vous remercier d'avoir bien voulu m'accorder si longtemps votre attention. De cet exposé, trop long peut-être et pourtant bien incomplet encore, il résulte, je pense, qu'il n'existe entre l'homme et les autres primates aucun caractère distinctif de la valeur de ceux sur lesquels repose la séparation des ordres zoologiques. Quel que soit le système anatomique, l'appareil ou l'organe que nous ayons examiné, soit que nous ayons considéré la forme ou les connexions, ou la structure, toujours nous avons trouvé à côté de l'homme un certain nombre de singes plus semblables à lui qu'aux autres singes, et par conséquent il serait contraire à tous les principes de la classification de l'exclure de cet ordre de primates, auquel il se rattache si manifestement par l'ensemble comme par les détails de son organisation.

Certes, je ne nie pas qu'il y ait entre l'homme et ses plus proches voisins des caractères distinctifs d'une grande importance; ces caractères, plutôt morphologiques qu'organiques, me paraissent de la nature de ceux qui servent à établir dans les ordres zoologiques la séparation des *familles*. Dois-je maintenant les réunir ici, et, après avoir prouvé qu'ils sont inférieurs aux caractères dits *ordinaux*, dois-je, dans une nouvelle argumentation, prouver qu'ils sont supérieurs aux caractères simplement *génériques?* Ce serait, je l'espère, tout à fait superflu, puisque personne ici n'a entrepris de réunir l'homme et les anthropoïdes dans une seule et même famille.

Je conclurai donc en disant, avec Godman, Charles Bonaparte, Dugès et Isidore Geoffroy Saint-Hilaire, que l'homme constitue moins qu'un ordre et plus qu'un genre, qu'il forme à lui seul une famille, la première familledе l'ordre des primates.

Dans l'étude des nombreux caractères que j'ai successivement passés en revue, vous avez pu voir presque toujours chaque appareil, chaque organe suivre dans la série des primates une sorte d'évolution dont le premier terme s'observe en général chez les lémuriens inférieurs, et dont le dernier terme se trouve en général dans l'organisme humain ; mais vous avez pu voir en même temps que cette gradation d'espèce en espèce et de genre en genre est loin d'être la même pour tous les caractères. C'est donc en vain que l'on chercherait à établir parmi les primates cette série unique, continue, ininterrompue, qui fut autrefois le rêve de plusieurs naturalistes illustres, mais qu'on ne trouve nulle part dans la nature. D'une manière générale, toutefois, la hiérarchie des familles de l'ordre des primates ne peut être méconnue, et vous me permettrez sans doute de considérer ces familles comme d'autant plus élevées qu'elles se rapprochent davantage, par l'ensemble de leurs caractères, du type de l'homme. La famille inférieure est celle des lémuriens, qu'on a souvent appelés les *faux singes ;* au-dessus d'elle se place évidemment la famille dès cébiens ; plus haut encore celle des pithéciens, puis celle des anthropoïdes, que précède immédiatement la famille humaine.

Chercherai-je maintenant quel est, parmi les anthropoïdes, le genre qui aura l'honneur d'être le premier de la famille et de s'intituler le plus proche voisin de l'homme? C'est ici surtout que se manifeste cette irrégularité de l'évolution des caractères que je signalais tout à l'heure. Naguère, lorsqu'on découvrit le gorille, on crut un instant reconnaître en lui le véritable chef de la famille anthropoïde. On attachait alors une importance prédominante aux caractères des extrémités des membres; c'était tout naturel, puisque c'était par là que l'on distinguait l'ordre des bimanes de celui des quadrumanes. Or, il est tout à fait certain que, par la conformation de ses membres, le gorille approche de l'homme plus que tout autre animal. Mais si l'on considère les caractères cérébraux, dont l'importance est au moins égale, on voit l'orang s'élever bien au-dessus du gorille; — puis, si l'on tient compte à la fois de la constitution des membres et de celle de l'encéphale, on trouve que le chimpanzé, dans les deux cas, occupe la seconde place, mais une place à peine inférieure à la première et très-supérieure à la troisième, et l'on est en droit de se demander si la réunion de ces deux avantages relatifs ne lui donnerait pas, en moyenne, la supériorité sur l'orang aussi bien que sur le gorille. Il n'est pas jusqu'aux gibbons qui ne puissent, à certains égards, réclamer la primauté, car la disposition de la colonne vertébrale et la constitution du sternum sont plus voisines du type humain chez le gibbon siamang (*hylobates syndactylus*) que chez aucun autre anthropoïde. Somme toute, l'orang, le chimpanzé, le gorille, sont certainement au-dessus des gibbons; on peut les considérer comme constituant à eux trois une subdivision supérieure de la famille des anthropoïdes, mais je ne crois pas que l'on soit autorisé jusqu'ici à établir une hiérarchie entre eux.

J'aborde enfin une dernière qnestion : les cinq familles qui composent l'ordre des primates sont-elles également espacées dans cet ordre? Les caractères qui les distinguent les unes des autres ont-ils une valeur à peu près équivalente? Non certainement. Si l'on ne considère que l'ensemble de la structure anatomique, il faut reconnaître que la famille des lémuriens est bien plus éloignée de la famille des cébiens, qui l'avoisine le plus, que ne le sont respectivement, dans leur progression ascendante, les quatre familles supérieures. C'est là, entre les cébiens et les lémuriens, qu'existe dans la série des primates l'interruption la plus accentuée. Des cébiens aux pithéciens, la distance anatomique, quoique moindre, est encore considérable, tandis que des pithéciens aux anthropoïdes et des anthropoïdes à l'homme les transitions sont moins brusques. Mais si, aux considérations de l'anatomie pure, on joint celles de la physiologie, on trouve au contraire — abstraction faite de toute préoccupation métaphysique — que le plus plus grand intervalle est au haut et non au bas de la série, entre la seconde famille et la première, entre les anthropoïdes et l'homme.

Je sais combien il importe de surveiller et de maintenir dans de justes limites l'intervention de la physiologie au milieu des faits de l'anatomie comparée. C'est dans les organes eux-mêmes et non dans l'étude de leurs fonctions que doivent être cherchés les caractères zoologiques. Il est clair toutefois que l'importance de ces caractères se mesure à l'importance des phénomènes physiologiques qui en découlent. Or on ne saurait méconnaître la différence qui existe entre un organe qui a atteint son plus haut degré de perfection et celui qui n'y est pas encore entièrement parvenu.

Une modification même légère peut réaliser un changement physiologique considérable et entraîner des conséquences de la plus haute gravité. L'étude de la colonne vertébrale, de ses muscles, de son équilibre, celles des os et des muscles des membres, celles des organes thoraciques et abdominaux, nous ont prouvé que les anthropoïdes sont incomparablement plus rapprochés du type des bipèdes que de celui des quadrupèdes; mais les conditions d'un équilibre parfait et d'une marche libre, facile, habituelle sur leurs deux pieds ne sont pas encore complétement réalisées chez eux, et ils restent attachés à un mode d'existence qui ne diffère pas beaucoup de celui des autres primates.

Maintenant, aux conditions anatomiques qui sont déjà réunies en eux, ajoutez le peu qui leur manque pour devenir tout à fait droits, pour être en parfait équilibre sur leurs deux pieds, sans fatigue musculaire bien notable, et vous verrez aussitôt s'agrandir presque indéfiniment les horizons de la vie. L'homme, car c'est de lui que je parle à présent, pourra déployer et utiliser partout ses forces. Il ne sera plus confiné dans la forêt, il pourra parcourir la savane, traverser les steppes, habiter à son choix la plaine ou la montagne, et devenir le conquérant de la planète entière. Sa main, détachée du sol, ne sera plus qu'un merveilleux instrument de travail, instrument actif à l'aide duquel il pourra se créer des instruments passifs, fabriquer et manier des outils, des armes offensives et défensives. Capable de courir partout, il pourra poursuivre et atteindre une proie vivante et ajouter à son régime végétal une nourriture animale.

C'est ainsi qu'un perfectionnement organique léger en soi peut amener des conséquences fonctionnelles diverses, nombreuses, profondes. Ce défaut de proportion entre le changement anatomique et le changement physiologique se manifeste dans le développement de l'individu au moment où un organe achève son évolution, et dans la série zoologique au moment où un organe atteint, non pas la perfection absolue, que personne ne saurait définir, mais une perfection relative, par rapport à une fonction déterminée.

Voilà pourquoi, dans le parallèle de l'homme et des anthropoïdes, la comparaison des organes ne montre que des différences légères, tandis que la comparaison des fonctions en révèle de beaucoup plus grandes. Et voilà pourquoi je trace entre ces deux premières familles de l'ordre des primates une démarcation plus profonde qu'entre les familles suivantes. L'anatomie morte n'autoriserait pas cette conclusion, mais l'anatomie vivante nous permet de dire, sans vain orgueil, que la famille humaine s'élève, par son organisation, à une grande distance au-dessus de celle qui en approche le plus.

Un collègue illustre que nous regrettons toujours, et aujourd'hui plus que jamais, exposant un jour les analogies et les différences de l'homme et des singes, termina son éloquente leçon par ces paroles entraînantes :

« Oui, dit-il, par sa forme, par sa structure, par l'ensemble de ses dispositions organiques, l'homme est un singe ; mais par son intelligence, par les créations de sa pensée, l'homme est un dieu ! »

Je ne suis pas assez versé dans la métaphysique, messieurs, pour discuter les caractères auxquels on pourrait reconnaître dans un Lacenaire la nature d'un dieu ; mais sur le premier point je répondrai résolûment : Non, l'homme n'est pas un singe, car il s'élève au-dessus du singe de toute la distance qui sépare l'ébauche du type achevé. Et, considérant froidement l'antithèse qu'un mouvement oratoire fit jaillir de la bouche plutôt que de la pensée de notre regretté collègue, je dirai à mon tour :

> Ni si haut, ni si bas : l'homme n'a mérité
> Ni cet excès d'honneur ni cette indignité.

La zoologie, en lui assignant une place dans ses cadres, constate sa prééminence ; il est le premier des primates, le premier des premiers. Cela peut bien suffire à son ambition et à sa gloire.

SUR

LE TRANSFORMISME

(*Bulletins de la Société d'anthropologie*, 2e série, t. V, p. 168-239, 7 avril 1870.

I. REMARQUES GÉNÉRALES.

Lorsque j'ai pris la parole, l'année dernière, dans la discussion sur l'ordre des primates, j'ai écarté à dessein toutes les questions relatives au transformisme. Il me paraissait nécessaire de commencer par constater les faits. Mais en même temps j'ai pris l'engagement de discuter à son tour la grande hypothèse qui a illustré le nom de Darwin. C'est ce que je viens faire aujourd'hui.

Cette seconde partie du grave débat qui s'agite devant vous est bien autrement épineuse que la première. Alors qu'il s'agissait seulement de déterminer la place que doit occuper le genre homme dans la classification zoologique, vous avez pu voir combien il est difficile, même à l'anatomiste qui se base sur l'observation matérielle et positive, d'oublier qu'il est lui-même en cause et de conserver toute sa liberté d'esprit. Je disais à cette occasion que j'aurais voulu voir ce sujet traité par un être intelligent comme l'homme, mais étranger à notre planète, et juge impartial d'une question où son amour-propre et son intérêt ne seraient pas engagés. C'est aujourd'hui surtout que nous aurions besoin d'un pareil juge. Car c'est en vain que nous chercherions à nous désintéresser du débat et à étudier la doctrine transformiste, abstraction faite de ses applications au groupe spécial dont nous faisons partie. L'idée que nous adoptons sur l'origine des autres espèces touche de trop près à celle que nous nous faisons de notre propre origine, pour que nous puissions étudier le transformisme chez les mollusques sans songer à nous-mêmes; et comment pourrions-nous comprimer nos sentiments, nos aspirations, nos idées préconçues, et acquérir cette sérénité philosophique si nécessaire pour interpréter les grands phénomènes de la nature, lorsque nous craignons de perdre l'auréole de noblesse dont il nous est si doux d'entourer notre berceau ?

Quant à moi, je le déclare tout d'abord, cette crainte ne m'obsède pas. Je ne suis pas de ceux qui méprisent les parvenus. Je trouve plus de gloire à monter qu'à descendre, et si j'admettais l'intervention des impressions sentimentales dans les sciences, je dirais, comme M. Claparède, que j'aimerais mieux être un singe perfectionné qu'un Adam dégénéré. Oui, s'il m'était démontré que mes humbles ancêtres furent des animaux inclinés vers la terre, des herbivores arboricoles, frères ou cousins de ceux qui furent les ancêtres des singes, loin de rougir pour mon espèce de cette généalogie et de cette parenté, je serais fier de l'évolution qu'elle a accomplie, de l'ascension continue qui l'a conduite au premier rang, des triomphes successifs qui l'ont rendue si supérieure à toutes les autres. Je me réjouirais en songeant que mes descendants, poursuivant indéfiniment l'œuvre splendide du progrès, pourraient s'élever au-dessus de moi autant que je m'élève au-dessus des singes, et réaliser enfin cette promesse du serpent de la Genèse : *Eritis sicut deos !* Ce que j'aimerais à rêver pour l'humanité future, d'autres, sans doute, se plaisent à l'accorder à l'humanité naissante; mais la science n'est pas faite pour obéir à nos goûts ni pour flatter notre orgueil, et il ne serait pas plus fâcheux de l'incliner devant un système théologique que de la mettre au service de la doctrine philosophique qui est en lutte avec ce système.

M. Dally, dans sa dernière improvisation, a habilement invoqué l'exemple de plusieurs savants qui professent à la fois le christianisme et le transformisme. Je ne sais s'il a eu l'intention de les en louer ; mais je serais surpris que la conciliation de ces deux doctrines lui parût possible et logique. L'une place tous les phénomènes, actuels ou passés, sous la volonté toute-puissante d'un dieu personnel, d'un dieu vivant, qui a tout créé, tout organisé, qui surveille tout, qui fait tout, qui a établi des lois, mais qui peut les suspendre, qui maîtrise la nature et qui dispense à son gré, parmi les individus comme parmi les espèces, la force et la faiblesse, la mort et la vie. Le transformisme, au contraire, se rattache à la doctrine générale des savants et des philosophes qui, ne voyant dans l'univers que des lois éternelles et immuables, nient l'intervention, même exceptionnelle, de toute action surnaturelle. Ce qu'ont fait dans l'empire inorganique les astronomes, les physiciens et les chimistes, ce qu'ont fait dans la biologie les physiologistes organiciens, le transformisme s'efforce de le faire à son tour dans l'histoire naturelle. Montrer que l'évolution des formes organiques, l'apparition des espèces, leur extension, leur extinction, leur succession, leur répartition sont des phénomènes ordinaires, c'est-à-dire nécessaires et régis par des lois qui ne laissent aucune place à un pouvoir supérieur, tel est le but, ou du moins telle est la conséquence de cette hypothèse, dont la hardiesse étonne ou indigne même beaucoup d'esprits attachés aux croyances les plus répandues, mais qui, par là même, attire aisément à elle les esprits impatients de se soustraire au joug des dogmes.

II. LE TRANSFORMISME AVANT DARWIN.

Le transformisme ne date pas d'hier; mais je ne saurais lui accorder l'antiquité vénérable que mon spirituel collègue M. Dally voudrait lui attribuer. Les métamorphoses bizarres auxquelles croyaient les anciens étaient pour eux des choses surnaturelles; elles ne méritent pas plus de figurer ici que la fable d'Aristée dans l'histoire des générations spontanées, et je trouve que c'est faire peu d'honneur au transformisme que de le placer sous le patronage d'Ovide.

L'hypothèse transformiste ne pouvait surgir avant que l'on eût classé les espèces, déterminé leurs caractères, étudié leurs affinités et leur distribution sériaire. L'histoire naturelle ainsi conçue est une science moderne. Les classifications réellement méthodiques ne datent que du dernier siècle ; ce fut alors seulement que les savants purent embrasser d'un coup d'œil toute la nature et s'élever à la conception de ce que nous appelons aujourd'hui *la série organique*. Avant eux, sans doute, on avait soupçonné les rapports et l'enchaînement des groupes ; le célèbre adage *Natura non facit saltum* était depuis longtemps formulé ; mais cette formule, vague à force d'être générale, et plutôt instinctive que scientifique, n'avait pas encore été soumise au contrôle de l'observation.

La forme sous laquelle on se représenta d'abord la répartition des espèces et des genres fut celle d'une chaîne dont les anneaux se tenaient sans interruption, ou de deux échelles, l'une végétale, l'autre animale, dont les pieds se confondaient dans la classe intermédiaire des zoophytes, et dont les branches divergentes conduisaient, de degrés en degrés, jusqu'aux types les plus élevés des deux règnes. Cette image était frappante, mais inexacte. On sait aujourd'hui que, si les grands groupes connus sous les noms d'*embranchements* et de *classes* présentent une gradation réelle, les groupes moins généraux, ordres, familles, genres ou espèces, ne peuvent être disposés en série continue, et représentent plutôt les rameaux et les ramuscules des branches latérales d'un arbre. C'est Lamarck, je pense, qui, dans sa *Philosophie zoologique*, a le premier nettement formulé cette idée (en 1809) : « Les espèces, dit-il, présentent une diversité si considérable et si singulièrement ordonnée, qu'au lieu de les pouvoir ranger, *comme les masses*, en une série unique, simple et linéaire, sous la forme d'une échelle régulièrement graduée, ces mêmes espèces forment souvent autour, des masses dont elles font partie, des ramifications latérales, dont les extrémités offrent des points véritablement isolés (1). » J'ai cru devoir citer ce passage, parce que, dans une discussion précédente, l'idée de comparer la répartition des espèces à celle des rameaux d'un arbre ayant été attribuée à Darwin, quelques-uns de nos collègues en réclamèrent la priorité pour de Blainville ; il m'a donc paru utile de rappeler que de Blainville a été précédé par Lamarck.

La nature des rapports de continuité que l'on établit entre les

(1) Lamarck, *Philosophie zoologique*, 2e édition. Paris, 1830, in-8°, p. 109. La première édition est de 1809. Les *masses* dont il est ici question ont été définies à la page 107, où il est dit : « Cette *échelle* (organique) n'offre de degrés saisissables que dans les masses principales de la série générale et non dans les espèces ni même dans les genres. » Il est permis d'en conclure que l'auteur admettait une gradation continue dans les familles ou au moins dans les ordres, mais on sait aujourd'hui qu'un certain nombre d'ordres sont situés en dehors de la série linéaire.

divers termes de la série organique est certainement de la plus haute importance ; mais ce qui est plus important encore, c'est cette notion générale que les formes innombrables des êtres organisés ne sont pas réparties dans la nature d'une manière capricieuse et confuse, qu'elles sont soumises à une ordination régulière, qu'elles sont par conséquent réglées par des lois. Il semble qu'une pareille notion ne pouvait se répandre dans l'histoire naturelle sans entraîner aussitôt les esprits à la recherche de ces lois. Il n'en fut rien cependant, et le dix-huitième siècle s'écoula tout entier sans qu'on parût se douter que la solution de ce problème scientifique ne relevait que de la science. Chaque système philosophique ou théologique admit sans difficulté l'existence de la chaîne des êtres, de l'échelle des êtres, et crut même y trouver sa propre confirmation. Les uns voyaient dans cet ordre admirable un effet direct de la volonté du Créateur ; d'autres invoquaient l'harmonie préétablie, ou l'action intelligente de la nature, qu'ils ne confondaient pas avec le pouvoir créateur ; et ceux enfin qui attribuaient toute chose à la fatalité, disaient que, toutes les combinaisons possibles s'étant réalisées, les effets des conditions favorables à la production des organismes devaient être gradués et nuancés comme ces conditions elles-mêmes. On n'avait pas encore compris que la science naturelle n'est pas faite pour s'adapter à la philosophie et pour s'incliner devant elle, mais pour l'éclairer et la dominer. Puis, il faut bien le dire, cette science était alors trop incomplète, trop imparfaite, pour être en mesure de s'affranchir du joug de la métaphysique ; la géologie était dans l'enfance, la planète n'avait pas de chronologie, la paléontologie n'existait pas. On n'avait aucune idée de la lente succession des espèces ; on admettait bien que le déluge universel en avait pu détruire quelques-unes, mais, à vrai dire, on n'avait classé que les formes actuelles, et l'on ne soupçonnait pas que l'étude des espèces éteintes allait bientôt permettre de reconstituer les anciennes populations du globe, d'agrandir, de compléter les cadres, et d'envisager sous un jour nouveau les rapports des termes innombrables qui composent la série organique.

Ce fut donc seulement au commencement de ce siècle que les naturalistes purent se hasarder à poser dans la science le problème immense des origines de la vie, de son développement et de sa répartition sur le globe. Jusqu'alors le principe de fixité de l'espèce n'avait pas été, comme on l'a vu depuis, érigé en dogme. Il était généralement accepté, mais on n'y attachait pas beaucoup de prix; et c'était ainsi qu'on avait vu Buffon l'admettre ou le rejeter tour à tour suivant les inspirations du moment, le proclamer solennellement lorsqu'il voulait dépeindre la majesté de la nature, et le rejeter dédaigneusement lorsqu'il voulait prouver que les classifications et les méthodes sont nécessairement arbitraires, illusoires et nuisibles aux progrès de l'histoire naturelle. Ce même Buffon avait pu, sans provoquer le moindre scandale, émettre la pensée que toutes les espèces groupées dans une même famille semblent être sorties d'une souche commune. Le mot *famille* n'avait pas pour lui la même acception que pour nous; ses familles différaient peu de nos genres. Il est clair néanmoins que l'hypothèse du transformisme était contenue en germe dans cette remarque de Buffon; mais elle n'aspirait pas encore à expliquer l'évolution des formes de la vie et la disposition sériaire des êtres, elle ne menaçait aucune doctrine philosophique, et elle avait pu se produire sans faire ombrage à personne.

Il en fut autrement lorsque Lamarck, d'abord en 1801, puis en 1809, s'élevant tout à coup à une conception plus générale et planant à une hauteur d'où les étroites limites de nos espèces, de nos genres, de nos ordres n'apparaissaient plus que comme des nuances presque insensibles, nia résolûment la fixité des types organiques et proclama le changement continu et indéfini comme une loi de la nature. A la doctrine de l'harmonie préétablie et des causes finales, il substitua celle de l'évolution progressive des êtres et expliqua ainsi un grand nombre de faits de la plus haute importance : l'adaptation des espèces à leur milieu, la complication croissante des organismes qui se sont développés d'époque en époque, l'existence des organes inutiles et des rudiments d'organes, des animaux incomplets, des espèces dites *anomales*, ou même paradoxales, — enfin la formation, l'évolution et la disposition de la série organique.

Il y a, dans la doctrine de Lamarck, deux choses distinctes et séparables, savoir : le principe général du transformisme, et la théorie à l'aide de laquelle il essaya d'expliquer la transformation des espèces.

Le principe, comme on vient de le voir, avait été entrevu avant lui, mais il n'avait pas été généralisé, il n'avait pas servi de base à une conception *scientifique* (1) de la nature. Il est juste de donner à ce principe le nom de celui qui l'a promulgué ; je l'appellerai donc le *principe de Lamarck;* principe hypothétique d'ailleurs, comme le sont souvent, dans les sciences, les propositions générales sous lesquelles on s'efforce de coordonner les faits, et qui prennent le nom de *lois* lorsqu'elles sont démontrées.

La gloire de Lamarck serait peut-être plus grande à nos yeux s'il se fût borné à formuler son principe et s'il n'y eût pas joint des explications hypothétiques, qui devaient plus tard donner prise à la critique et compromettre jusqu'au principe lui-même. Mais peut-être aussi n'eût-il fait aucune impression sur les esprits de son temps, généralement imbus de la doctrine de la permanence des espèces, qui d'ailleurs avait pour elle toutes les apparences. L'observation usuelle montre, en effet, que les caractères des êtres se transmettent par la génération, et, pour s'inscrire contre les conséquences probables de ce fait, il paraissait nécessaire de signaler les causes capables de contre-balancer ou de modifier l'influence de la loi d'hérédité. A ce prix seulement la nouvelle doctrine pouvait conquérir des suffrages. Lamarck ne se contenta donc pas d'énoncer son principe ; il voulut en donner la théorie, et pour cela il chercha à découvrir le mode d'action des agents naturels qui peuvent opérer la transformation des espèces.

Les causes qu'il invoqua pouvaient aisément se ramener à une seule formule, savoir : que la constitution des êtres est sujette à changer avec les conditions de la vie. C'est ce qu'on appelle aujourd'hui l'*influence modificatrice des milieux*, en prenant le mot de *milieux* dans son acception la plus étendue. Lamarck ne connaissait pas cette expression ; au lieu de l'influence des mi-

(1) Je souligne le mot *scientifique*, parce que le système de Robinet, d'ailleurs essentiellement différent de celui de Lamarck, était purement métaphysique. Quant à celui de Telliamed (de Maillet), ce n'était qu'un rêve ridicule, si même ce n'était pas un simple jeu d'esprit.

lieux, il invoquait l'*empire des circonstances*, ce qui revenait absolument au même; mais, parmi ces circonstances, il distinguait tout spécialement celles qui dépendent de l'animal lui-même, de sa volonté, de ses besoins, de ses *habitudes*.

L'influence des circonstances, exprimée en formule générale, donnait peu de prise à la discussion ; elle faisait tout entrevoir, tout espérer, mais elle n'expliquait rien et ne laissait rien affirmer. L'influence des habitudes, au contraire, se prêtait aux explications particulières, et plus d'une fois l'auteur montra avec quelque probabilité comment l'apparition de circonstances propres à faire naître de nouveaux besoins, ou à rendre certaines fonctions moins nécessaires, pouvait favoriser le développement ou l'atrophie de divers organes. Mais il se laissa le plus souvent aller à exagérer cette influence, et la plupart des exemples qui servirent à sa démonstration ne pouvaient supporter la discussion. Ainsi, il supposait que les membranes interdigitales des vertébrés aquatiques s'étaient formées par suite des efforts qu'avaient faits ces animaux en écartant les doigts pour nager, — ou encore que la girafe, en élevant continuellement la tête pour brouter sur les arbres, avait allongé ses vertèbres cervicales, etc. Cette partie de son argumentation donnait beau jeu à ses adversaires, et l'on ne tarda pas à le voir.

Une pareille doctrine, qui renouvelait entièrement les bases de la philosophie naturelle, ne pouvait se produire sans soulever aussitôt une vive opposition ; mais ce qui rendit cette opposition plus énergique encore, ce fut le chapitre singulièrement hardi où Lamarck, poussant jusqu'au bout les conséquences du transformisme, osa décrire les changements graduels qui avaient pu amener la transformation des singes en hommes. Ce n'était plus seulement l'histoire naturelle qui se trouvait ainsi mise en cause, c'étaient tous les systèmes philosophiques ou théologiques, toutes les traditions, toutes les croyances. Aussi l'émotion fut-elle grande hors de la science aussi bien que dans la science. Mais je n'ai à parler ici que du côté scientifique de la question.

Les naturalistes, les physiologistes n'eurent pas de peine à découvrir le point faible de la doctrine de Lamarck. Les nombreux exemples qu'il avait cités pour établir l'influence de l'habitude, cette « seconde nature », furent facilement réfutés. On ne prit pas garde que cette influence n'était qu'un cas particulier de l'influence plus générale « des circonstances », et que Lamarck, vaincu sur un point, pouvait à la rigueur avoir raison sur les autres. Comme on avait attaqué et renversé l'une des explications qu'il avait proposées, on crut avoir ruiné du coup le principe même du transformisme. Mais ce principe n'était pas si bien détruit qu'il ne pût un jour reparaître, et la science orthodoxe, un instant menacée, éprouva le besoin de s'abriter derrière un rempart solide.

Ce rempart, ce fut le dogme de l'immutabilité absolue et de l'invariabilité des espèces. On admit que chaque espèce, une fois établie par un acte spécial et instantané du pouvoir créateur, ne pouvait subir aucune altération, ni sous l'influence des milieux ni sous celle des croisements. Les êtres hybrides furent déclarés inféconds, et, alors même qu'ils se reproduisaient entre eux, on leur refusait du moins la fécondité continue. La nature, disait-on, avait établi entre les espèces des murs infranchissables. Elle leur avait assigné des caractères tellement fixes, que plutôt que de leur permettre de se modifier, de se plier aux conditions changeantes de la planète, elle préférait les détruire et les remplacer par d'autres espèces. *Sint ut sunt aut non sint*. La doctrine des révolutions du globe, formulée dans le célèbre livre de Cuvier, vint cimenter ce système. Chaque révolution avait été signalée par la destruction subite des espèces anciennes et par la création non moins subite des espèces nouvelles.

Tout cela n'était point nouveau. Il y avait longtemps que la majorité des naturalistes croyaient à la permanence des espèces; mais on pouvait la rejeter sans rompre avec la science classique, tandis que désormais cette notion fut placée, comme un dogme fondamental, à la base de l'histoire naturelle.

Bientôt cependant une voix puissante s'éleva contre la doctrine de la fixité de l'espèce. Ce fut celle d'Etienne Geoffroy Saint-Hilaire, qui, à partir de 1828, se rallia au principe de Lamarck et qui, deux ans après, dans sa mémorable discussion avec Cuvier, soutint dans l'Académie des sciences la mutabilité des types.

L'illustre auteur de la *Philosophie anatomique* trouvait dans le transformisme, dans l'évolution des espèces, l'explication du grand fait qu'il avait mis en lumière : l'unité de composition organique, — et celle de cet autre fait non moins frappant : que les phases transitoires du développement embryonnaire d'un animal reproduisent souvent des états qui sont permanents chez des animaux placés plus bas dans la série. L'étude de certaines anomalies que l'on peut appeler *régressives*, et qui font reparaître dans un organisme supérieur des dispositions qui sont normales dans des organismes moins élevés, le confirma dans cette idée. Enfin, et surtout, son esprit, affranchi de toute pression extra-scientifique, se refusait à admettre ces destructions soudaines et ces créations successives qu'invoquait l'auteur du *Discours sur les révolutions du globe ;* et il n'hésita pas à déclarer que les espèces actuelles provenaient directement, par une évolution lente et continue, par une série ininterrompue de générations et de transformations, de celles dont on retrouve les débris dans les couches paléontologiques.

C'était bien toujours le principe de Lamarck ; mais, des deux séries de causes naturelles que Lamarck avait fait intervenir pour expliquer la transformation des espèces, Geoffroy n'accepta que la plus générale : l'influence du monde ambiant ou du milieu. Quant à l'influence qu'un animal exercerait sur ses caractères spécifiques, par l'action de sa volonté, par ses habitudes, il la rejeta résolûment. D'ailleurs, en invoquant, dans son acception la plus étendue, l'influence des milieux, il se garda bien de descendre dans l'explication des faits particuliers. En restant ainsi dans le vague, il rendit sa théorie insaisissable ; mais s'il échappait à la réfutation directe, il se privait en même temps de l'appui des preuves directes. A son puissant adversaire, qui lui demandait des faits, des observations positives, il ne pouvait opposer que des raisons générales, celle-ci par exemple, que, les conditions du monde ambiant ayant subi graduellement des modifications profondes, pendant l'évolution de la planète, il était tout à fait impossible que les espèces seules fussent restées immuables au milieu du changement universel ; mais Cuvier avait par avance répondu à cet argument en attribuant les révolutions du globe et le renouvellement des faunes et des flores à l'intervention intermittente de la puissance créatrice. Dans ce débat grandiose, qui rendit l'Europe attentive pendant toute une année, on trouvait toujours, au fond de chaque question, la lutte de deux doctrines, de deux philosophies, dont l'une ne reconnaissait dans le cours des choses que l'action des causes naturelles, tandis que l'autre tenait en réserve, pour résoudre les dernières difficultés, l'action d'un pouvoir surnaturel.

Les esprits se partagèrent entre ces deux philosophies rivales; mais la majorité des suffrages se prononça pour l'école de Cuvier. La doctrine de la permanence des espèces devint une opinion classique, j'oserais dire orthodoxe. Elle fut comme la base de l'enseignement officiel de l'histoire naturelle. Jamais cependant elle n'obtint l'assentiment universel. Pour être réduit à l'état d'hérésie, le transformisme n'était pas mort. On vit encore de loin en loin quelques savants revenir au principe de la variabilité des espèces. Les uns y furent ramenés par l'étude de la géologie et de la paléontologie; tels furent M. d'Omalius d'Halloy (1831 et 1846), et plus tard MM. Keyserling (1853) et Schaaffhausen (1853). C'est qu'en effet la théorie qui attribuait les modifications successives du globe terrestre à des révolutions violentes et instantanées perdait chaque jour du terrain; à sa place se développait la théorie, maintenant triomphante, des changements graduels produits par l'action naturelle des causes qui agissent encore aujourd'hui; dès lors il devenait de plus en plus probable que les espèces de l'époque actuelle descendaient de celles des époques antérieures. Le transformisme recruta d'autres adhérents parmi les botanistes; il n'y a pas lieu de s'en étonner, car c'est un fait bien connu que les espèces végétales sont en général moins nettement séparées les unes des autres que les espèces animales; les nuances intermédiaires sont plus graduées, les lignes de démarcation plus confuses, si bien que la délimitation des variétés, des espèces et des genres est souvent tout à fait arbitraire. La transformation des espèces végétales, déjà admise en 1822 par le révérend W. Herbert, fut acceptée de nouveau en 1831 par M. P. Matthew, en 1836 par Rafinesque et en 1852 par M. Naudin (1). Enfin, quoique la

(1) Naudin, *Considérations philosophiques sur l'espèce et la variété* (dans la *Revue horticole*, 1852), mémoire très-remarquable, où se trouve déjà signalé, sous une forme, il est vrai, peu précise encore, le phénomène de la sélection naturelle.

très-grande majorité des zoologistes fussent restés fidèles à la doctrine de la permanence, l'un d'eux, le célèbre Richard Owen, l'auteur de la théorie de l'archétype, admit résolûment le principe du transformisme.

Pendant ce temps, les partisans de la fixité des espèces se trouvaient aux prises avec une question où ils couraient la chance de devenir à leur tour hérétiques. L'application de leur doctrine à l'anthropologie conduisait tout droit au polygénisme. C'est ce qu'on avait déjà senti au dix-huitième siècle, et le besoin de montrer que tous les hommes descendent d'un seul couple fut certainement au nombre des causes qui ramenèrent plus d'une fois Buffon vers l'hypothèse transformiste. C'est qu'en effet, si l'on accorde à l'influence des milieux une efficacité suffisante pour transformer le nègre en blanc, ou le blanc en nègre, il semble difficile de lui refuser le pouvoir de produire, dans les autres groupes naturels, les différences spécifiques, car combien n'y a-t-il pas d'espèces classiques, animales ou végétales, qui ne diffèrent pas plus, ou même qui ne diffèrent pas autant que le Germain et le nègre, le Patagon et le Lapon, le Hottentot, le Polynésien et l'Australien? Ceux donc qui considèrent l'espèce comme inflexible sont par là même enclins à assigner à l'humanité plusieurs origines distinctes, et cette idée devait surtout paraître probable à l'époque où Cuvier s'efforçait de prouver que l'apparition de l'homme sur la terre était toute récente, qu'il ne s'était écoulé par conséquent qu'un très-petit nombre de siècles entre l'époque de cette apparition et celle où la distinction complète du type dit *caucasique* et du type nègre avait été nettement et fidèlement établie, par la peinture et la sculpture, sur les vieux monuments de l'Egypte. Si quelques centaines d'années avaient suffi pour produire une pareille divergence de caractères, c'en était fait de la fixité de l'espèce ; et réciproquement, si l'espèce était reconnue inflexible, c'en était fait de l'unité du genre humain.

A l'époque où Cuvier fit triompher la doctrine de la fixité, la majorité des naturalistes, en France du moins, étaient polygénistes. Cuvier, en diplomate prudent, était resté sur la réserve; il n'avait rien écrit qui fût ouvertement contraire au monogénisme, mais il n'avait rien écrit non plus qui lui fût favorable, et ce silence a bien sa signification de la part d'un homme qui aimait tant à chercher dans la science la confirmation des traditions bibliques.

Le polygénisme avait donc puisé une nouvelle force dans la doctrine de la permanence des espèces ; mais, étant contraire aux croyances générales, il ne pouvait manquer de soulever de nombreuses résistances. Le transformisme de Lamarck, naguère si menaçant par ses conséquences subversives, était déjà presque oublié ; il ne retentissait plus dans le passé que comme un écho lointain ; on ne le craignait plus ; tout ce qui en restait, c'était l'explication ridicule de la membrane interdigitale des grenouilles et des vertèbres cervicales de la girafe. Le danger actuel, c'était le polygénisme ; et s'il fallait, pour le repousser, invoquer des arguments transformistes, on pouvait le faire, on le croyait du moins, sans compromettre la science classique.

Ce fut ainsi que les monogénistes préparèrent, à leur insu, la voie du darwinisme. Ils montrèrent l'homme cosmopolite aux prises avec les climats les plus divers, et subissant, en quelques générations, des modifications profondes sous l'influence des milieux : passant rapidement du blanc au jaune, au noir ou au rouge ; devenant, sous le soleil d'Afrique, prognathe, lippu et laineux ; tournant au blond sur les bords de la Baltique ; descendant presque à la taille des nains sous le ciel de la Laponie, s'élevant presque à celle des géants dans le pays des Patagons ; et tout cela en un petit nombre de siècles, car on continuait à refuser à l'humanité plus de six mille ans d'existence.

Puis, comme les polygénistes élevaient contre ce système des objections multiples, et qu'il n'était pas facile de leur opposer des preuves directes (puisque l'observation des faits semblait établir la permanence des types humains plutôt que leur variabilité), on groupa, à l'appui du monogénisme, un faisceau de preuves indirectes, tirées de l'analogie ; et, pour montrer la possibilité de l'unité primordiale de l'espèce humaine, pour faire comprendre comment l'influence des milieux n'était pas incapable de produire, dans une espèce humaine primitive, des divergences de caractères équivalentes à celles qui existent entre les races d'hommes, on invoqua d'abord l'exemple des animaux domestiques, puis celui des plantes cultivées, et enfin celui de certaines espèces sauvages.

Mais c'était une pente glissante, qui devait insensiblement amener les esprits à concevoir des doutes sur le principe de la permanence des espèces. Pourrait-on s'arrêter à temps sur ce plan incliné? et allait-on se trouver contraint d'opter entre l'hérésie du transformisme et celle du polygénisme? Isidore Geoffroy Saint-Hilaire essaya de conjurer ce danger, et, à cet effet, il émit sa théorie de la *variabilité limitée de l'espèce*, théorie qu'il s'efforça d'abriter derrière l'autorité de son père, mais en vain, car Étienne Geoffroy n'avait imposé aucune limite à la transformation des espèces.

Quelle était, pour Isidore Geoffroy, l'étendue des oscillations que l'influence des milieux pouvait imprimer aux caractères organiques? Etait-ce celle que peut révéler l'observation directe des faits pendant une période déterminée? Non, car la divergence des caractères dans le genre humain s'étend bien au-delà de cette limite expérimentale. Etait-ce celle que l'induction permet de concevoir en multipliant par la durée illimitée du temps les changements constatés pendant la courte période accessible à l'observation directe? Pas davantage, car alors il eût été impossible d'assigner un minimum au produit de deux facteurs, dont l'un ne pouvait être nul, tandis que l'autre pouvait s'accroître indéfiniment. Et si la limite cherchée par Isidore Geoffroy ne pouvait être déterminée ni par l'observation ni par l'induction, elle devait donc être arbitraire. Elle l'était, en effet, et je suis convaincu que l'auteur, à son insu, concédait au transformisme ce qui était rigoureusement nécessaire pour sauver le monogénisme. Il laissait varier l'espèce, en général, jusqu'à la limite où s'étendaient les variétés des races humaines. Au delà, l'espèce ne changeait plus.

Telle fut, en abrégé, pendant la période comprise entre Cuvier et Darwin, la marche incertaine de la philosophie naturelle, obligée de louvoyer entre deux écueils. Une question incidente, celle des origines de l'homme, avait fait perdre de vue le grand objectif de Lamarck : l'explication de la série. D'innombrables faits découverts dans l'intervalle avaient permis aux naturalistes de compléter cette série, de la déployer dans son majestueux ensemble. On en déterminait plus exactement les contours, on en distribuait plus correctement les branches et les rameaux, on la constatait comme un fait, mais on ne l'expliquait pas. On jugeait, avec raison, que les connaissances humaines n'étaient pas encore assez développées, que l'esprit humain n'était pas encore assez mûr pour que le moment fût venu de constituer, avec la rigueur qu'exige la science, la vaste synthèse de la nature. Mais celui qui, dans l'état des choses, allait tenter cette entreprise hardie méritait-il d'être taxé d'imprudence? Un pareil jugement est bien loin de ma pensée. Je suis de ceux qui pensent que Charles Darwin n'a pas découvert les véritables agents de l'évolution organique ; mais je ne suis pas de ceux qui méconnaissent la grandeur de son œuvre, et si jamais cette synthèse du monde organisé, qui nous échappe encore, se réalise dans la science positive, une grande partie de cette glorieuse conquête devra être attribuée à ceux qui, comme Lamarck et Darwin, en auront préparé les voies.

III. RÉSUMÉ DE LA DOCTRINE DE DARWIN.

La doctrine de la sélection naturelle fut conçue par Charles Darwin dès 1844, pendant qu'il rédigeait les observations recueillies dans ses voyages ; mais il se borna alors à en entretenir quelques amis, et ce fut seulement quinze ans plus tard qu'il la publia dans son mémorable ouvrage intitulé : *De l'origine des espèces par sélection naturelle* (1).

Darwin admet, comme Lamarck, le principe de l'évolution lente et de la transformation des espèces sous l'influence des agents naturels. Pour lui, comme pour Lamarck, la cause immé-

(1) Ch. Darwin, *On the Origin of Species by Natural Selection*. Londres, novembre 1859, un volume in-8°. Il est juste de dire que M. Wallace, pendant son séjour dans l'archipel malais, avait conçu un système de transformisme très-semblable à celui de Darwin, et qu'un mémoire de ce savant fut présenté par les soins de Darwin lui-même à la Société linnéenne de Londres, en 1858. Ce fut à cette occasion que sir Charles Lyell et M. Hooker, qui connaissaient depuis longtemps les anciens manuscrits de Darwin, engagèrent ce dernier à en publier immédiatement quelques extraits, qui parurent en même temps que le mémoire de Wallace dans le *Journal de la Société linnéenne*.

diate de cette transformation des espèces est la transmission héréditaire des modifications individuelles, modifications d'abord légères, mais qui, en s'accumulant et s'aggravant de génération en génération, peuvent s'accroître indéfiniment.

Sur ces deux principes fondamentaux du transformisme, il est d'accord avec son illustre prédécesseur ; mais il se sépare entièrement de lui lorsqu'il cherche l'origine des modifications individuelles que l'hérédité confirme et amplifie.

Parmi les voies et moyens de la transformation naturelle, Lamarck avait placé en première ligne l'influence des habitudes. Que le changement des conditions extérieures de la vie puisse modifier les habitudes d'un animal, et réagir par là sur tel ou tel de ses organes, c'est ce que l'on ne saurait nier; mais ce qui est plus contestable, c'est que ces modifications, survenues pendant la vie de l'individu, et surajoutées accidentellement à son organisation originelle, puissent se transmettre par hérédité.

C'est au contraire un fait tout à fait certain que les variations originelles, dépendant des oscillations que tout organe peut subir en plus ou en moins pendant sa formation et son développement, font partie intégrante de l'organisation de l'individu, et que, lorsqu'elles sont compatibles avec la vie et avec la fécondité, elles peuvent être héréditaires.

Et il n'est pas moins certain que jamais un individu ne ressemble complétement à ses parents, qu'il en diffère toujours par un certain nombre de particularités qui constituent, pour les caractères de chaque organe, une divergence plus ou moins étendue.

Ce sont ces variations individuelles, ces divergences spontanées, et par conséquent susceptibles de se transmettre à la lignée, qui sont, suivant Darwin, le point de départ de toutes les transformations.

Les lois de la reproduction faisant naître plusieurs individus d'un seul, la population animale et végétale de la terre s'accroîtrait indéfiniment, si l'espace et les subsistances étaient sans limites; une seule espèce pourrait même, si rien ne contrariait son expansion, accaparer, au détriment de toutes les autres, toute la substance organisable du globe. De là cette loi fatale de la lutte des êtres vivants; lutte entre les espèces, qui se disputent la place et la nourriture ; lutte entre les individus, qui réclament une part du lot commun de leur espèce ; lutte universelle et éternelle, où le plus faible doit succomber. Cette grande loi, depuis longtemps reconnue par les philosophes et les naturalistes, et impitoyablement constatée dans les sociétés humaines par l'économiste Malthus, Charles Darwin l'a reprise à son tour, l'a étudiée jusque dans ses moindres détails, l'a suivie pas à pas dans toutes les parties du monde organisé, et l'a retrouvée avec une admirable sagacité au fond d'un grand nombre de phénomènes jusqu'alors méconnus. Personne avant lui ne l'avait formulée avec autant de précision ; aucun œil avant le sien n'en avait saisi tout l'ensemble ; aucun esprit n'en avait compris toute la portée. Il est donc juste de l'appeler *la loi de Darwin*.

Darwin l'a énergiquement caractérisée en la nommant *le combat pour l'existence* (*struggle for life*). Son savant traducteur, aujourd'hui notre collègue, Mme Clémence Royer, l'a désignée sous le nom très-significatif, mais peut-être un peu moins général, de *concurrence vitale*. D'autres encore l'ont appelée *la bataille de la vie* ou *la lutte pour la vie*.

Plaçant cette loi inflexible en présence des conditions que crée, dans chaque espèce, la loi des variations individuelles, Darwin en a fait découler le phénomène de la *sélection naturelle*. De même que, dans les expériences de sélection artificielle, les éleveurs font reproduire une race par des individus que telle ou telle qualité a désignés à leur choix ; de même, dans le cours naturel des choses, les individus doués de certaines qualités natives ont plus de chances que les autres d'échapper aux causes de destruction, d'arriver à l'âge de la fécondité et de reproduire leur espèce. La concurrence vitale réalise donc dans les espèces une sélection naturelle qui tend à éliminer, à chaque génération, les êtres les moins bien adaptés à leur milieu. C'est là un fait incontestable.

Darwin ajoute que, parmi les variations organiques qu'un individu apporte en naissant, et qui le distinguent de ses semblables, il en est qui peuvent constituer en sa faveur un avantage dans le combat pour l'existence ; qu'alors la sélection naturelle s'effectue au profit de cet individu, et que la loi d'hérédité tend à doter du même avantage quelques-uns de ses descendants. Ce qui n'était d'abord qu'une simple variation organique peut donc, au bout d'un certain nombre de générations, constituer un caractère distinctif plus ou moins fixe. De là naissent d'abord, dans une espèce, des variétés plus ou moins divergentes; puis à la longue, la divergence s'accroissant, ces variétés peuvent devenir des espèces, ces espèces des genres, puis des familles, des ordres et même des classes. Pour amener ce résultat, la concurrence vitale et la sélection naturelle ne demandent que du temps, et la durée des périodes qui se sont succédé depuis l'apparition de la vie sur le globe est si immense, que ce n'est pas ce facteur qui peut faire défaut à la doctrine de Darwin.

La concurrence vitale est une loi; la sélection qui en résulte est un fait; la production des variations individuelles est un autre fait; enfin la transmission éventuelle de ces variations pendant une ou plusieurs générations est une des conséquences possibles des lois de l'hérédité. Et c'est parce que le chef de la nouvelle école a placé à la base de son système des faits certains et des lois positives, qu'il a fait une si vive impression sur les esprits.

Mais ce qui n'est ni un fait ni une loi, ce qui n'est plus qu'une hypothèse, c'est l'écart indéfini que la sélection naturelle ferait subir aux caractères anatomiques et morphologiques; c'est la persistance et l'aggravation des variations que l'hérédité immédiate peut maintenir sur quelques individus pendant quelques générations, mais que les lois de l'hérédité générale tendent à ramener au type antérieur; c'est la disparition des nuances graduelles, aboutissant à la constitution d'espèces souvent séparées par des caractères très-importants. Toute l'argumentation de Darwin a eu pour but de montrer que c'étaient là des conséquences *possibles* des causes qu'il considère comme les agents du transformisme; et c'est merveille de voir avec quelle sagacité il a prévenu les objections, avec quel talent il y a répondu, avec quelle profonde science il a groupé les innombrables matériaux de sa démonstration indirecte. Mais il ne suffit pas de considérer la possibilité d'une explication; ce que la logique exige, c'est la preuve directe, qui seule en établit la réalité; or cette preuve directe fait défaut jusqu'ici à la doctrine de Darwin.

Quoi qu'il en soit, le transformisme, au sortir des mains de

Darwin, avait sa théorie, une théorie assez compliquée sans doute, mais d'ailleurs facile à comprendre, admirablement coordonnée, expliquant avec bonheur plusieurs des grands phénomènes du monde organisé, pouvant même rendre compte d'un assez grand nombre de faits moins généraux, et paraissant dès lors embrasser toute la nature. C'était plus qu'il n'en fallait pour rallier de nombreux suffrages. A l'hypothèse trop fragile de Lamarck, qui avait cherché presque exclusivement dans l'individu lui-même les causes de l'évolution organique, aux assertions trop vagues d'Etienne Geoffroy, qui n'invoquait que les influences extérieures, et qui, ne précisant rien, pouvait difficilement transmettre ses convictions, succédait une théorie mixte, où l'on voyait intervenir à la fois l'individu et son milieu, et où les faits s'enchaînaient de la manière la plus séduisante. Les raisons générales, de l'ordre philosophique, qui avaient conduit Lamarck et Etienne Geoffroy au principe du transformisme avaient conservé toute leur valeur ; les progrès des connaissances leur avaient même donné plus de force, et cependant peu de personnes se ralliaient à ce principe, parce qu'il n'était pas accompagné d'un système de raisonnements et d'explications propre à frapper les esprits ; mais le jour où le transformisme, fécondé par l'imagination puissante de Darwin, se manifesta sous la forme d'une doctrine régulière, il obtint un succès rapide, qui n'a fait que grandir jusqu'à ce jour.

Bientôt le transformisme darwinien fut débordé à son tour. Darwin ne fait pas découler d'une seule souche primitive tous les êtres organisés. Il admet pour le règne animal quatre ou cinq origines distinctes, correspondant à peu près aux divisions zoologiques connues sous le nom d'*embranchements* (1), et il en admet un nombre « égal ou moindre » pour le règne végétal. Il ne considère pas comme « incroyable » (*it does not seem incredible*) que ces diverses souches des deux règnes organiques aient pu descendre d'un seul prototype, d'une seule forme primitive, intermédiaire aux animaux et aux plantes ; mais cette vue, ajoute-t-il, ne pourrait être établie que par l'analogie, qui est

(1) Darwin parle de classes et non d'embranchements ; mais ce qu'il appelle *une classe* correspond évidemment à ce que nous nommons *un embranchement*. Ainsi, il dit « la classe des vertébrés, celle des articulés, etc. »

souvent un guide trompeur (1). Par là, il reconnaît nettement que sa théorie de la sélection naturelle ne lui a pas paru capable d'expliquer la transformation complète des caractères fondamentaux qui séparent profondément les types des grands embranchements de la série. En d'autres termes, rien ne lui prouve que la sélection naturelle ait un pouvoir sans limites ; et sa doctrine, qui rattache le monde organisé à un petit nombre de souches distinctes, peut être désignée sous le nom de *transformisme oligogénique*.

Mais là où Darwin lui-même a hésité, d'autres ont osé marcher en avant, et, suivant jusqu'au bout la voie qu'il avait tracée, ils n'ont pas désespéré de ramener, par la sélection naturelle, toutes les souches darwiniennes à un ancêtre commun. C'est surtout en Allemagne que s'est développé ce transformisme unitaire, que j'appellerai *monogénique*. D'un proto-organisme simple, d'un être nommé *monade* par les uns, *protiste* ou *protozoon* par les autres, et constitué par une seule cellule, ou, moins encore, par un élément équivalent à peine à un noyau ou à un nucléole, seraient nées toutes les formes connues des deux règnes organiques.

Ces deux doctrines, la monogénie et l'oligogénie, se partagent aujourd'hui les suffrages des transformistes ; ce sont, comme je l'ai dit ailleurs, les deux premiers degrés du transformisme ; mais il est permis de concevoir un troisième degré, qui mériterait le nom de *transformisme polygénique*, et dont la conception paraît remonter jusqu'à Buffon. C'est lui qui a dit en parlant des quadrupèdes : « Les deux cents espèces dont nous avons donné l'histoire peuvent se réduire à un assez petit nombre de familles, ou souches principales, dont il n'est pas impossible que toutes les autres soient issues (2). » Peu importe que Buffon, à d'autres occasions, ait dit le contraire, et peu importe qu'il attribue l'origine du petit nombre de souches dont il parle à un acte spécial de création. En écrivant la phrase qui précède, il a émis une idée qui mérite l'attention des transformistes modernes. Si l'on suppose que l'apparition des êtres vivants ait été l'effet d'une cause surnaturelle, on peut éprouver le désir de restreindre au

(1) Darwin, *On the Origin of Species*, third edit. Lond., 1861, in-12, p. 518-519.
(2) *Histoire naturelle*, 1766, t. XIV, p. 358.

minimum, dans le temps et dans l'espace, l'intervention de cette cause, et de réduire le fait miraculeux à la création d'un seul être, ancêtre commun de tous les autres. Mais si l'on admet, au contraire, conformément à l'opinion de la plupart des transformistes, que l'organisation et la vie aient pris naissance sous l'action des lois naturelles, il n'y a plus aucune raison pour limiter à un moment donné et à un point donné cette évolution spontanée de la matière. Déjà Mme Royer a émis la pensée que la première poussée organique donna la vie à une innombrable quantité de germes, répandus sur toute la surface du globe, d'abord tous semblables entre eux, mais ensuite diversifiés par des évolutions distinctes. De la sorte, l'unité de la forme originelle n'impliquerait pas nécessairement l'idée de descendance et de parenté. Mais si les lois naturelles ont pu amener l'organisation de la matière, à la faveur de certaines conditions encore indéterminées, il est difficile de concevoir que ces conditions se soient partout réalisées *simultanément*, de l'équateur au pôle, à une époque où, depuis longtemps déjà, la répartition de la chaleur et de l'humidité avait cessé d'être uniforme. Il paraîtra bien plus probable que les foyers d'organisation se soient produits sur des points très-différents et à des époques très-différentes ; et comme les conditions qui s'y trouvaient réunies ne pouvaient être identiques, les êtres qui y paraissaient ne pouvaient l'être davantage. Supposera-t-on, par exemple, que des organismes formés directement par l'agencement des matières minérales, lorsque la vie apparaissait pour la première fois dans un certain milieu, aient pu être exactement semblables à ceux qui seraient nés au sein d'une matière organique, déjà soumise, par son passage à travers les corps vivants, à une longue élaboration ? La notion fondamentale du transformisme actuel, savoir : que les êtres vivants sont des produits naturels, me paraît donc conduire logiquement à l'idée des origines multiples, multiples dans le temps, multiples dans l'espace, multiples aussi dans leurs formes primordiales, c'est-à-dire à un transformisme polygénique. Pour ma part, en laissant de côté l'explication darwinienne par la sélection naturelle, et en déclarant que le mode d'apparition des êtres et les procédés de transformation des espèces ne sont pas encore connus, c'est vers le transformisme polygénique que j'inclinerais bien plutôt que vers la monogénie ou l'oligogénie, car les objections que soulève dans mon esprit la doctrine darwinienne ne seraient plus valables si l'on attribuait aux êtres organisés un nombre encore indéterminé, mais considérable, d'origines distinctes, et si l'on cessait de considérer l'analogie de structure comme la preuve suffisante d'une filiation commune.

IV. DISCUSSION DE LA PERMANENCE DES ESPÈCES.

Je viens d'exposer très-sommairement l'histoire du transformisme. Ce résumé m'a paru utile pour montrer que le principe général de cette doctrine est indépendant des théories particulières à l'aide desquelles on l'a appliquée à l'explication des phénomènes de la nature ; mais il eût été superflu de m'arrêter plus longtemps sur les détails de ces théories, bien connues de ceux qui m'écoutent.

Le moment est venu maintenant de passer à la discussion des principes et à l'examen des faits.

La première question à examiner est celle de la *permanence des espèces*. C'est la question centrale autour de laquelle se groupent toutes les autres.

Je n'ai pas attendu la publication du livre de Darwin pour me prononcer énergiquement contre la doctrine classique de la fixité et de l'inaltérabilité des espèces. J'ai publié en 1858 un long mémoire sur l'hybridité, où je me suis efforcé de démontrer, dès les premières pages, que cette doctrine n'était plus à la hauteur de la science ; et ce n'est pas le besoin d'y chercher un refuge contre le darwinisme qui m'y fera revenir aujourd'hui. Mais les arguments que j'invoquais alors étaient relatifs à une question qui n'est que secondaire dans la discussion actuelle. Je ne puis donc pas craindre que mon esprit soit lié par ce précédent, et c'est, je l'espère, en toute liberté, en toute impartialité, que je vais aborder ce grave problème.

On peut invoquer pour ou contre la permanence des espèces deux ordres d'arguments, les uns tirés de l'observation des faits, les autres fournis par l'induction et le raisonnement. Les faits d'observation peuvent être, à leur tour, groupés sous deux chefs, suivant qu'ils concernent les espèces actuelles ou les espèces paléontologiques..

1° *Arguments tirés de l'observation des espèces actuelles.* — Les faits actuels semblent tout d'abord déposer en faveur de la fixité des espèces. Nous vivons si peu, que ce qui change moins que nous nous paraît permanent; lorsque nous ajoutons à nos observations celles de nos devanciers, nos renseignements peuvent quelquefois remonter à quelques milliers d'années ; mais qu'est-ce qu'une aussi courte période lorsqu'il s'agit d'apprécier des modifications dont la production peut exiger le concours de plusieurs milliers de siècles ?

Toutes les espèces dont les auteurs de l'antiquité nous ont laissé une description suffisante sont telles aujourd'hui qu'elles étaient alors. Celles qui sont représentées sur les monuments de l'Égypte n'ont pas changé davantage, et si l'on élevait des doutes sur la fidélité de ces images, les nombreuses momies d'animaux trouvées dans les hypogées fourniraient des témoignages d'une authenticité irrécusable. On sait quel parti Cuvier tirait pour sa doctrine de la parfaite similitude qu'il avait constatée entre les animaux de l'Égypte ancienne et ceux de l'Égypte moderne.

L'argument de Cuvier perd toutefois une grande partie de sa valeur aux yeux des transformistes qui considèrent les changements des espèces comme la conséquence des changements de milieux. Tout permet de croire, en effet, que les milieux sont restés les mêmes, dans l'immuable Égypte, depuis l'époque pharaonique. L'objection est plus embarrassante peut-être pour l'école de Darwin, car la concurrence vitale et la sélection naturelle fonctionnent toujours, alors même que le milieu ne change pas ; mais les darwiniens peuvent répondre cependant que la période sur laquelle porte la comparaison n'a pas eu une durée suffisante.

L'exemple des animaux et des plantes domestiques, tant invoqué par les transformistes (comme par les anthropologistes monogénistes), ne prouve absolument rien. D'une part, en effet, les conditions auxquelles l'homme soumet les espèces qu'il modifie ne se retrouvent pas dans la nature, et, d'une autre part, on ne sait pas encore jusqu'où peuvent s'étendre les effets de la sélection artificielle. Les partisans de la fixité de l'espèce estiment que les limites de ces modifications sont celles de l'espèce elle-même. Leurs adversaires répondent que beaucoup d'espèces classiques diffèrent moins entre elles que tel chien de tel autre. Mais ce qui est parfaitement certain, c'est que la sélection artificielle, quelque efficace qu'elle soit, n'a jamais produit de divergences allant au-delà de celles qui caractérisent les genres. Elle laisse toujours persister un type organique parfaitement déterminé. Certes, on n'a pas le droit d'en conclure que des changements plus profonds ne puissent pas se produire dans la grande officine de la nature, mais on ne peut pas davantage arguer de la réalité de ces variations limitées pour établir la réalité des variations illimitées.

Que va nous apprendre maintenant l'observation des espèces sauvages ? La plupart des zoologistes admettent que les animaux en état de liberté varient beaucoup moins que les animaux domestiques ; je pense, en effet, que si les faits zoologiques actuels pouvaient être séparés des faits paléontologiques, ils tendraient à établir la permanence de l'espèce plutôt que sa variabilité.

Mais la botanique conduirait plutôt à une autre conclusion. Les animaux doués de la faculté de se mouvoir volontairement peuvent se soustraire jusqu'à un certain point par l'émigration, ou même par un léger déplacement, à l'influence d'un milieu devenu plus ou moins nuisible. Les plantes, au contraire, sont fixées au sol ; quelques-unes de leurs semences peuvent de proche en proche se disséminer au loin par une sorte de migration ; mais la plupart de ces semences se développent sur place, dans l'habitacle de la plante mère, et y subissent l'action des influences locales. Il est donc facile de comprendre pourquoi les agents naturels ont plus de prise sur les végétaux que sur les animaux.

J'ai déjà eu l'occasion de dire que le transformisme, même avant Darwin, comptait parmi les botanistes des partisans très-autorisés. C'est qu'en effet des faits très-nombreux tendent à établir la variabilité des espèces végétales. On en a cité de très-importants que je pourrais reproduire ; mais je préfère vous soumettre quelques observations qui me sont personnelles et qui ont fait une certaine impression sur mon esprit.

Je suis allé plusieurs fois passer les vacances au bord de la mer avec ma jeune famille ; je n'ai pas été surpris d'y trouver un grand nombre de végétaux différents de ceux que j'avais étudiés dans mes herborisations rurales. Mais ce qui m'a frappé, c'est que beaucoup de ces espèces du littoral étaient très-semblables, par les caractères fondamentaux de la fleur et du fruit, à d'autres espèces que je connaissais déjà, et que d'ailleurs je retrouvais presque toujours, dans le voisinage, à peu de distance de la mer. Souvent la différence ne portait que sur la taille ou le port de la plante, ou sur la consistance des feuilles. Cela suffit, sans doute, pour constituer, dans les flores, des distinctions d'espèces. Mais j'ai remarqué que ces différences étaient habituellement en rapport avec l'habitacle de l'espèce maritime ; que, par exemple, les plantes des sables avaient acquis des feuilles dures et épineuses, tandis que celles des falaises et des terres salées avaient au contraire acquis des feuilles charnues. Il m'a donc paru assez probable que bon nombre de ces espèces du littoral descendaient des espèces analogues de la pleine terre, et que par conséquent le changement de milieu avait produit des différences considérées par les botanistes comme spécifiques.

Je reconnais que ces observations manquent de rigueur, puisque je n'ai pas eu l'occasion de découvrir les formes intermédiaires établissant la transition entre les espèces similaires. Mais voici un fait plus significatif que j'ai étudié à Saint-Jean-de-Luz, sur le bord du golfe de Gascogne, au mois d'octobre 1867.

Le port de Saint-Jean-de-Luz se compose de plusieurs bassins creusés de main d'homme et alimentés par une petite rivière appelée *la Nivelle ;* il ne communique avec la mer que par un étroit goulet. Le plus élevé de ces bassins, situé au-dessus du pont du chemin de fer, sur la rive gauche de la Nivelle, est complétement à sec à la marée basse. Le flux le submerge entièrement, et l'eau qui le remplit alors est presque aussi salée que celle de la mer. J'estime qu'à chaque marée il reste cinq heures sous l'eau et sept heures à découvert. Il est creusé dans la terre végétale, et son fond est tout couvert de plantes rabougries, couchées, qui, à un très-petit nombre d'exceptions près, appartiennent toutes à la même espèce.

Je vous présente quelques échantillons de cette espèce. C'est une plante de la grande famille des composées, dont les capitules jaunes sont exclusivement formés de fleurons tubuleux, tous fertiles, tous hermaphrodites et tous semblables. Elle se rattache donc au groupe des plantes que Tournefort appelait *flosculeuses*, c'est-à-dire à la première des trois grandes tribus de la famille des composées.

Lorsque pour la première fois j'essayai de déterminer cette espèce avec le secours de mes flores, je la cherchai naturellement dans cette première tribu ; mais j'échouai complétement. Je ne la trouvai pas davantage dans la seconde tribu, où, comme on sait, la plupart des espèces sont radiées, mais où quelques espèces cependant n'ont que des fleurons tubuleux. Sur ces entrefaites, je reçus la visite de M. Le Bœuf, savant pharmacien de Bayonne, et j'espérais qu'il me tirerait d'embarras. Mais il ne connaissait pas cette plante. Il en emporta avec lui quelques échantillons qu'il montra à divers botanistes de Bayonne ; et il me répondit quelques jours après que décidément cette espèce n'était pas décrite dans les flores. J'avais donc renoncé à résoudre la difficulté, lorsqu'un jour, remontant en bateau le cours de la Nivelle, je pus étudier tout à mon aise les modifications graduelles que subissait cette plante à mesure qu'elle vivait dans une eau moins salée. Je vis d'abord son port se modifier, ses tiges grandir et se redresser, ses capitules devenir moins nombreux et plus grands, ses feuilles, d'abord charnues, s'amincir et s'élargir. Bientôt, au milieu d'un corymbe formé de capitules jaunes et flosculeux, j'aperçus un capitule qui portait sur un de ses bords un petit fleuron ligulé, de couleur violette. Ce petit fleuron ligulé faisait faire tout à coup un grand pas à la question : il prouvait qu'il s'agissait d'une espèce à fleurs radiées, que l'action de l'eau de mer avait modifiée et défigurée. D'autres capitules munis de deux ou trois fleurons ligulés ne tardèrent pas à paraître, puis il en vint d'autres dont la couronne était complète, et enfin il arriva un moment où il n'y eut plus que des fleurs radiées. Dès lors, je n'eus pas besoin de la flore pour reconnaître que cette plante singulière était une espèce du genre *aster* ; mais quelle espèce ? La flore ne put me l'apprendre.

Cette plante, très-abondante sur les deux rives de la Nivelle, acquiert une taille de près de 3 mètres vers la limite de l'eau salée; sa hauteur diminue ensuite dans la région où le flux se fait encore sentir, mais où l'eau salée ne remonte plus; à 6 kilomètres de la mer, vers le village d'Ascain, le flux est devenu presque insensible. Là, notre aster, baignant toujours ses pieds dans l'eau, n'a plus guère que 40 à 50 centimètres de haut et ne se rencontre plus que de loin en loin. Il n'est plus influencé par la mer, et cependant il diffère encore notablement de tous les asters décrits dans les flores. Par les caractères de la fleur, il se rapproche beaucoup de l'*aster tripolium*, mais il n'a ni le même port ni les mêmes feuilles, et la fleur elle-même se distingue de celle de l'*aster tripolium* des auteurs classiques par la grande longueur de ses fleurons ligulés, qui dépassent beaucoup les aigrettes, et par la disposition des folioles de l'involucre, qui sont aiguës, comme dans l'*aster pyrenæus* et réfléchies au sommet comme dans l'*aster amellus*.

Après avoir constaté ces caractères, je pus croire que je venais de découvrir une nouvelle espèce d'aster, une espèce fluviatile, qui, en descendant vers la mer, s'était peu à peu transformée.

Mais quelques jours après je dus reconnaître que ce n'était nullement une espèce nouvelle, que c'était simplement une variété d'*aster tripolium*, devenue fluviatile. A 1 kilomètre environ au nord de l'embouchure de la Nivelle, au pied du coteau sablonneux qui s'étend du cimetière à l'établissement des bains de mer, à 150 mètres du rivage, je visitai un petit îlot de verdure, sorte d'oasis microscopique groupée autour d'une très-faible source qui se perd aussitôt dans le sable; et là, au milieu des grands joncs d'eau douce, je trouvai une vingtaine de pieds d'un aster qui me parut tout d'abord être l'*aster tripolium*. C'était l'*aster tripolium* en effet, mais une variété particulière, qui différait du type décrit dans les flores, précisément par les deux caractères déjà constatés sur la variété fluviatile, c'est-à-dire par la longueur exagérée des fleurons ligulés et par la disposition particulière des folioles de l'involucre.

Ce lieu, si limité, est le seul où j'aie trouvé l'*aster tripolium* terrestre dans mes promenades aux environs de Saint-Jean-de-Luz. Mais cela suffit sans doute pour rendre très-probable que l'aster fluviatile du haut de la rivière est dérivé de l'*aster tripo-*

lium terrestre, comme l'aster maritime des bassins de Saint-Jean-de-Luz est dérivé de l'aster fluviatile.

Maintenant, quelle est la gravité des modifications de caractères qui ont amené cette transformation? Vous allez voir qu'elle est considérable. Je place sous vos yeux sept échantillons, recueillis sur les divers points que j'ai indiqués. La dessiccation, en faisant disparaître le caractère des feuilles charnues, a considérablement diminué le contraste, mais il est encore bien frappant.

Voici d'abord l'aster terrestre, avec sa racine grêle, annuelle ou bisannuelle, sans feuilles radicales, avec sa grande tige droite couverte de feuilles lancéolées, assez grandes et légèrement dentelées, avec son corymbe non rameux, muni de feuilles plus petites et de bractéoles foliacées, et supportant d'un à quinze capitules grands et beaux, qu'entoure une large couronne de demi-fleurons violets.

Puis voici l'aster des bassins salés, entièrement submergé sous une eau très-salée pendant le tiers environ de chaque journée, vivant à l'air le reste du temps, mais enfonçant d'ailleurs ses racines dans la terre végétale. C'est une plante à souche ligneuse et vivace, dont la tige couchée, tortueuse et sans feuilles, se décompose presque aussitôt en un corymbe très-rameux, très-irrégulier, qui supporte quelques feuilles charnues, longues de 2 à 4 centimètres, larges au plus de 3 millimètres, et terminées en pointe émoussée. Les capitules, très-nombreux (j'en ai compté plus de cent sur certaines tiges), sont petits, jaunes, et tous flosculeux, c'est-à-dire sans demi-fleurons.

Jamais on ne soupçonnerait la parenté de ces deux plantes si l'on n'étudiait les formes intermédiaires que je place sous vos yeux.

La variété d'eau douce, très-semblable à l'aster terrestre, a cependant des feuilles caulinaires plus rares, des corymbes très-peu feuillés, déjà un peu rameux, des capitules moins grands et plus nombreux.

Celle qui vit dans l'eau demi-douce n'a plus sur ses tiges, qui sont très-longues (de 1 à 2 mètres), que de rares feuilles presque linéaires; mais de sa souche, qui paraît déjà vivace, naît une sorte de couronne de belles feuilles radicales lancéolées, longues de 25 à 30 centimètres, larges de 3 à 4 centimètres, les unes tout à fait entières, les autres présentant de loin en loin une légère dentelure sur leurs bords.

L'échantillon suivant, recueilli dans une eau un peu plus salée, est entièrement privé de feuilles caulinaires et n'a plus que des feuilles radicales. Déjà beaucoup de ses capitules n'ont plus qu'une couronne incomplète de fleurons ligulés.

Les deux derniers échantillons proviennent d'une eau plus salée encore, et d'une rive qui reste à découvert une partie du jour. Ici les feuilles radicales ont disparu; toutes les feuilles de la tige et du corymbe sont presque linéaires et commencent à devenir charnues. Le corymbe est rameux; la tige est encore dressée, mais courte; et les capitules enfin n'ont plus qu'une couronne incomplète, quelques-uns même sont entièrement découronnés.

Ces transitions, graduées comme les conditions mêmes dont elles sont la conséquence, expliquent la parenté de l'aster terrestre et de celui des bassins salés. Il ne faut rien moins qu'une preuve aussi palpable pour que l'on se décide à admettre une transformation qui a entièrement bouleversé les caractères des tiges, des feuilles, de l'inflorescence, qui surtout a fait passer des capitules radiés à l'état de capitules flosculeux. Or les premiers de ces caractères ont une valeur au moins spécifique, et le dernier a une valeur au moins générique.

Je signale encore un fait curieux : c'est l'apparition des feuilles radicales dans les variétés intermédiaires, tandis que cette espèce de feuilles n'existe ni sur l'aster terrestre ni sur celui des bassins salés. Il n'est pas nécessaire de rappeler que le caractère des feuilles radicales a, pour les botanistes, une valeur spécifique. Ici, nous le voyons se produire sur une espèce en voie de transformation et disparaître lorsque la transformation est plus avancée.

Cet exemple m'a paru de nature à démontrer que les espèces végétales libres peuvent varier sous l'influence des changements de milieux, et que leurs modifications peuvent s'étendre même au-delà des bornes ordinairement assignées aux genres. Cela dépasse sans doute ce qui a été directement observé chez les animaux; mais on remarquera cependant que les limites de la famille ont été respectées, et l'on n'oubliera pas surtout que les plantes, privées de la faculté de se mouvoir et de reculer devant les conditions ennemies, sont sujettes, bien plus que les animaux, à subir l'influence des milieux.

Avant de quitter l'étude des faits actuels, je signalerai en passant les arguments tirés des phénomènes d'hybridité. Des êtres appartenant à des espèces et même à des genres différents peuvent s'unir et se féconder. Ces croisements réussissent d'autant mieux en général que les espèces sont plus voisines ; ils deviennent de plus en plus difficiles à mesure que la distance s'accroît, et, au-delà d'une limite qui n'est jamais bien étendue, ils sont tout à fait infructueux. Peu importe que les hybrides soient plus ou moins parfaits, qu'ils soient doués ou non de la fécondité continue ; ce sont là des distinctions qui peuvent avoir leur importance dans la discussion du monogénisme humain, mais qui ici sont tout à fait sans valeur. Dès le moment que la fécondation est possible entre deux espèces, le produit, quel qu'il soit, témoigne de leur analogie organique, de la similitude de leurs ovules et de leur liqueur fécondante. Le transformisme, il faut bien le reconnaître, fournit une explication très-satisfaisante de ces faits remarquables. Mais ne peut-on pas les interpréter autrement? Les partisans du transformisme paraissent croire que l'hybridité d'espèce, étant relative à un caractère physiologique, constitue en leur faveur un argument spécial, un argument différent de ceux qui reposent sur les caractères de forme ou de structure. Je ne puis me ranger à cet avis. Les propriétés physiologiques sont la conséquence des conditions anatomiques, et les analogies révélées par l'étude de l'hybridité ne sont en réalité que des analogies organiques. Elles ont donc la même signification, ni plus ni moins, que les caractères de l'organisation proprement dite. Il ne faut pas se figurer que, parce qu'elles concernent l'appareil de la génération, elles impliquent plus particulièrement l'idée de parenté : elles ne sont qu'une conséquence du grand fait de la distribution sériaire des êtres, et elles n'ajoutent rien au degré de probabilité des inductions que l'on peut tirer de ce fait général en faveur du transformisme.

En résumé, l'étude des faits actuels permet de mettre en doute la permanence absolue des espèces admises par les zoologistes et surtout par les botanistes; mais le sens du mot *espèce* n'est peut-être pas assez bien défini pour qu'on puisse tirer des faits zoologiques une conclusion formellement contraire au principe de la permanence; et quand, au lieu des groupes souvent arbitraires qu'on distingue sous le nom d'*espèces*, on considère les caractères généraux qui constituent en quelque sorte les types de ces groupes, on ne trouve pas dans l'observation directe la preuve que les causes naturelles puissent aller jusqu'à modifier profondément ces caractères. En ce sens, je dirai que, si les faits actuels ne sont pas conformes à l'idée que l'on se fait habituellement de la permanence des espèces, ils ne sont pas pour cela incompatibles avec l'idée de la permanence des *types*. Voyons maintenant ce que diront les faits paléontologiques.

2° *Arguments tirés de la paléontologie.* — Le transformisme a recruté beaucoup d'adeptes parmi les paléontologistes. C'est qu'en effet, lorsqu'on compare entre eux les êtres des diverses époques depuis l'origine de la vie, lorsqu'on assiste ainsi à la complication croissante des organismes, à la divergence progressive des groupes, lorsqu'on voit un type, rare et à peine ébauché à une certaine période, se développer dans les périodes suivantes sous des formes multiples et de plus en plus parfaites, on ne peut se défendre de l'idée que les règnes organiques ont subi une évolution continue, et cette idée se confirme de plus en plus lorsqu'on établit un rapprochement entre les êtres, très-analogues entre eux, qui peuvent être considérés comme ayant été, d'époque en époque, les représentants successifs d'un même groupe naturel.

Les découvertes nombreuses qui ont été faites depuis Cuvier ont répondu victorieusement aux objections qu'il pouvait élever contre l'argumentation d'Etienne Geoffroy. Les formes intermédiaires, qui faisaient alors si souvent défaut et dont l'absence paraissait creuser un large hiatus entre les espèces actuelles et les espèces paléontologiques correspondantes, ont été trouvées, et trouvées précisément dans les couches des époques intermédiaires.

L'un des exemples les plus frappants est celui que nous présente, dans l'ordre des pachydermes, la famille des équidés. Cette famille, qui ne renferme plus maintenant qu'un seul genre, est tellement isolée dans la faune actuelle, que plusieurs zoologistes en ont fait un ordre à part, désigné depuis longtemps sous le nom de *solipèdes*. Toutefois Cuvier ne jugea pas que le caractère de la monodactylie fût suffisant pour l'emporter sur les analogies qui existent entre les solipèdes et les autres ongulés non ruminants, et comme d'ailleurs il trouvait, sur les côtés des métatarsiens et des métacarpiens des chevaux, deux petites aiguilles osseuses qui ne pouvaient être que les vestiges du squelette de deux doigts latéraux, il se décida à réunir les solipèdes à l'ordre des pachydermes. Il ne montra pas moins de perspicacité lorsqu'il eût à classer le genre fossile des *palæotherium*, qu'il avait découvert dans les terrains tertiaires, et qu'il avait reconstitué avec un si merveilleux talent. Ce fut encore parmi les pachydermes qu'il rangea ce genre d'animaux tridactyles, sans méconnaître toutefois la distance considérable qui existait entre le *palæotherium* et les autres pachydermes connus de son temps. L'illustre adversaire d'Etienne Geoffroy se tenait, certes, aux antipodes du transformisme; mais il connaissait la série, et le *palæotherium* lui semblait tellement éloigné des formes actuelles, qu'il ne put se défendre d'émettre ce vœu prophétique: « Entre le *palæotherium* et les espèces d'aujourd'hui, on devrait découvrir quelques formes intermédiaires. »

Ce vœu est aujourd'hui pleinement réalisé. Les formes intermédiaires ont été découvertes dans les terrains tertiaires, et elles rattachent les *palæotherium* précisément à cette famille des solipèdes que Cuvier lui-même avait retirée de son isolement pour la réunir à l'ordre des pachydermes.

Entre le genre *equus* et le genre *palæotherium* se place d'abord le genre *hipparion*, dont la ressemblance avec les chevaux est évidente; puis vient le genre *anchitherium*, à l'aide duquel on remonte aisément des *hipparion* aux *palæotherium*.

Tous les genres de cette série ont fait leur apparition pendant l'époque tertiaire, mais il ne faut pas en conclure qu'ils aient tous été contemporains; car la durée de l'époque tertiaire a été immense. J'ai à peine besoin de rappeler que les terrains tertiaires se divisent en trois groupes, désignés sous les noms d'*éocène*, *miocène* et *pliocène*, et que la stratigraphie paléontologique a établi dans ces trois groupes des subdivisions correspondant à autant de périodes. Ainsi les terrains éocènes se rapportent à trois couches appelées *éocène inférieur*, *moyen* et *supérieur ;* de même les terrains miocènes se divisent en *inférieur* et *supérieur*, et les terrains pliocènes se divisent en *pliocène inférieur* ou *ancien*, et *pliocène supérieur* ou *nouveau*.

Aucune espèce connue ne représente jusqu'ici dans le premier éocène, ou éocène inférieur, la série zoologique qui s'étend du *palæotherium* au cheval. Les espèces du genre *palæotherium* ne commencent que dans l'éocène moyen et finissent avec le miocène inférieur. Le genre *anchitherium* apparaît pour la première fois dans le miocène inférieur et ne va que jusqu'au miocène supérieur ; le genre *hipparion*, moins ancien que le précédent, commence dans le miocène supérieur et finit (en Europe du moins) dans l'ancien pliocène. Le genre *equus*, enfin, remontant jusqu'à l'ancien pliocène (1), se continue dans le pliocène nouveau, puis il survit seul aux temps tertiaires, traverse la période quaternaire, et quelques-unes de ses espèces se perpétuent jusqu'à l'époque actuelle.

L'ordre de succession de ces genres est donc le suivant : *palæotherium*, *anchitherium*, *hipparion*, *equus*.

Cela posé, les nombreuses espèces du genre *palæotherium* ont les membres courts, ramassés, et terminés par un pied à trois doigts ongulés et inégaux. Le doigt qui supporte le sabot médian est le plus long et le plus large ; mais les deux latéraux sont encore volumineux et s'appuient fortement sur le sol. Dans le genre *anchitherium*, les membres sont déjà plus allongés. Le doigt médian devient plus fort et plus long. Les deux doigts latéraux sont réduits dans toutes leurs dimensions, mais ils sont encore assez longs pour reposer sur le sol ; ils sont complets, mobiles et utiles. Dans le genre *hipparion*, les muscles s'allongent encore, le doigt médian continue à se développer en longueur et en largeur ; mais les deux doigts latéraux atrophiés, réduits à deux phalanges, se terminent en deux petits sabots rudimentaires qui ne touchent jamais le sol et qui n'ont aucune utilité. Quoique l'animal, muni de trois doigts à chaque pied, puisse encore à la

(1) Le genre *equus* existait déjà en Asie à l'époque miocène avec les hipparions. En Europe, ce genre est très-rare dans l'ancien pliocène et ne se développe réellement que dans le nouveau pliocène.

rigueur être considéré comme tridactyle, en réalité cependant ce n'est déjà plus qu'un solipède, puisque chacun de ses pieds ne s'appuie que sur un seul doigt. Dans le genre *equus* enfin on n'aperçoit à l'extérieur qu'un seul sabot, qu'un seul doigt; les deux doigts latéraux sont complétement effacés; on n'en retrouve ni les muscles ni les phalanges; mais on découvre cependant, sur les côtés de l'os du métatarse (ou du métacarpe), deux petites aiguilles osseuses soudées avec cet os et moins longues que lui; ce sont les derniers vestiges des doigts latéraux des prédécesseurs du genre cheval.

M. Richard Owen, qui a insisté plus que personne sur cette modification graduelle des pieds, a signalé un caractère d'évolution non moins significatif. Les *palæotherium* ont une première prémolaire permanente, moins grosse que les vraies molaires, mais présentant comme elles les replis intérieurs de l'émail, servant comme elles à la mastication, et s'usant comme elles à mesure que l'animal avance en âge. Chez les *anchitherium*, cette dent conserve tous ses caractères, mais elle est moins volumineuse; elle est plus petite encore, mais toujours compliquée, fonctionnelle et persistante, chez les *hipparion*. Chez les *equus*, enfin, ce n'est plus qu'une dent rudimentaire, simple, c'est-à-dire sans replis intérieurs d'émail, et tellement petite qu'elle ne peut servir à aucun usage. Elle n'appartient qu'à la première dentition, elle tombe très-promptement et n'est pas remplacée.

Ces modifications graduelles de certains organes, que l'on voit se développer ou s'atrophier de genre en genre suivant l'ordre chronologique, trouvent dans le transformisme une explication tout à fait satisfaisante. La paléontologie fournit un grand nombre de faits analogues, et l'on conçoit comment l'étude de cette science a conduit beaucoup d'auteurs à faire dériver les espèces actuelles de celles des périodes géologiques antérieures. Avouons cependant que ces faits n'établissent en faveur de l'idée de descendance directe ou de parenté collatérale qu'une présomption et non une preuve. Ils prouvent seulement le développement sériaire des caractères, sans qu'on puisse dire si les espèces de chaque groupe ont dû leur origine à une seule évolution ou à plusieurs évolutions parallèles, mais distinctes et indépendantes, ou à toute autre cause encore inconnue. La paléontologie, en complétant la série, en déterminant la succession chronologique des termes qui la composent, fournit donc à la doctrine transformiste un argument très-sérieux, mais cet argument n'est pas péremptoire et ne constitue pas une démonstration.

Puisque l'observation des faits passés ne peut pas plus que celle des faits actuels nous conduire à une conclusion rigoureuse, voyons si l'induction et le raisonnement philosophique dissiperont notre incertitude.

V. ARGUMENTS DE L'ORDRE PHILOSOPHIQUE.

Ce qui fait, par excellence, la force du transformisme, c'est la faiblesse, je dirai même l'impuissance scientifique de la doctrine avec laquelle il est en lutte.

Si les espèces sont permanentes, si les distinctions spécifiques n'ont pas été la conséquence de l'action des lois naturelles, leur origine doit être attribuée à un fait surnaturel, à l'intervention directe du pouvoir créateur. C'est bien ainsi que les théologiens de tous les temps et la plupart des philosophes et des naturalistes ont expliqué l'apparition des êtres. Dieu a créé les espèces par un acte de sa volonté; il les a réparties à son gré; il les a disposées suivant l'ordre qu'il a choisi, et la série existe parce qu'il l'a faite ainsi. Il y a là matière à contemplation et à admiration, mais non à explication.

Cette doctrine, ou, si l'on préfère, cette croyance, née invinciblement du besoin de tout réduire en système, qui caractérise si généralement l'esprit de l'homme dès l'aurore même de toute civilisation, se trouve aujourd'hui en présence des faits que la science a constatés.

La science ne nous a rien appris encore sur la première origine des choses; si haut et si loin qu'elle nous conduise, elle nous amène toujours devant l'inconnu. Là où les faits nous abandonnent, l'hypothèse nous soutient encore quelque temps; puis il arrive un moment où les lois que nous connaissons ne peuvent plus rien expliquer. Ce moment où notre esprit reconnaît son impuissance et où nous ne voyons plus que des ténèbres, c'est, pour les uns, celui où la vie apparut sur le globe; pour d'autres, plus hardis, c'est celui où la matière cosmique commença à se séparer et à se condenser ; et alors, pendant que les douteurs déclarent le cas irréductible et reviennent sur leurs pas pour rentrer dans le domaine des faits accessibles à l'étude, ceux qui ne peuvent se résoudre à l'incertitude, ceux qui ne peuvent s'arrêter devant un effet sans en indiquer la cause, invoquent, à défaut d'une cause naturelle une cause surnaturelle, à défaut d'une loi un acte de création.

Sous ce rapport, beaucoup de transformistes ne diffèrent de leurs adversaires que par des nuances relatives au temps où ils font intervenir le miracle, et au degré d'influence qu'ils lui accordent. Ni Lamarck, ni Richard Owen, ni Darwin n'ont exclu de leur doctrine la volonté créatrice. Mais, admettant le fait primordial de l'organisation des germes, de l'insufflation de la vie dans la matière et de l'institution des lois qui la régissent, ils ne voient plus, dans l'histoire ultérieure des êtres, que l'application naturelle de ces lois immuables. Là commence pour eux la science, c'est-à-dire la détermination de faits enchaînés par des rapports nécessaires, au milieu desquels il ne reste plus aucune place pour des agents surnaturels.

Rejeter le fait miraculeux jusqu'à l'origine première des choses, et se mouvoir ensuite sans obstacle au milieu d'une nature affranchie de toute perturbation anormale, c'est ce que firent longtemps aussi les partisans de la formation des espèces par voie de création. On croyait alors que toutes les espèces avaient apparu sinon à la fois et d'un seul coup de baguette, du moins dans un court espace de temps, et que, la période de création une fois close, aucune forme nouvelle n'avait pu se produire.

La découverte des fossiles et l'impossibilité de rattacher ces formes éteintes aux formes actuelles ne prouvaient rien contre cette doctrine, car on concevait très-bien que les conditions extérieures eussent pu faire périr certaines espèces ; quant aux espèces vivantes, on admettait qu'elles dataient de cette époque inconnue qu'on appelait *l'époque de la création*.

Mais la question changea de face lorsque les progrès de la paléontologie eurent permis de constater que toutes les espèces des plus anciennes époques ont entièrement disparu, que d'autres leur ont succédé, et que celles qui vivent aujourd'hui sont relativement beaucoup plus récentes.

Le géologue, le paléontologiste, qui, après avoir étudié aussi complétement que possible la flore et la faune des terrains primaires, étudiaient à leur tour les fossiles des terrains secondaires, puis ceux des terrains tertiaires et enfin des terrains quaternaires, se croyaient chaque fois transportés, pour ainsi dire, dans un monde nouveau. Il leur semblait que des changements successifs si profonds, si complets et (on le croyait du moins) si brusques n'avaient pu être produits que par des révolutions générales et soudaines, par des cataclysmes universels plus ou moins comparables au déluge de la Genèse.

La vie, subitement anéantie par ces révolutions, avait reparu ensuite sur le globe régénéré ; mais quelle cause autre que la volonté du Créateur avait pu suspendre ainsi le cours naturel des choses en dépeuplant tout à coup la planète pour la repeupler aussitôt d'êtres tout différents?

Cette conclusion s'imposait nécessairement à l'esprit ; on ne pouvait concilier autrement la doctrine de la permanence des espèces avec les faits géologiques.

La science, qui pose, comme but suprême de ses recherches, la découverte des causes naturelles, et qui n'aurait aucune raison d'être si les phénomènes qu'elle se propose d'étudier flottaient au gré du hasard ou du miracle, la science, dis-je, se trouvait donc obligée de sacrifier son principe le plus fondamental, d'admettre que les lois de la nature n'étaient pas éternelles ou inviolables, qu'elles avaient été par intervalles suspendues et remplacées par l'acte d'un pouvoir suprême. Mais elle n'était pas désarmée pour cela : le fait miraculeux ne lui apparaissait que de loin en loin : à chaque révolution du globe, le maître de l'univers, *Deus ex machinâ*, manifestait sa volonté ; puis, jusqu'à la révolution suivante, les choses reprenaient leur cours naturel, leur marche régulière, et se prêtaient à l'étude scientifique.

Cette idée fut acceptée avec empressement par les théologiens, qui comptaient déjà les révolutions du globe, et les faisaient coïncider avec les six jours de la Genèse, devenus autant d'époques d'une durée illimitée ; mais une première difficulté se présenta lorsqu'on eut reconnu que beaucoup d'espèces ont traversé deux ou plusieurs périodes géologiques. Quelle que soit la couche que l'on considère dans l'écorce de la terre, on y trouve toujours un grand nombre d'êtres parfaitement caractérisés qui existent aussi dans celle qui précède ou dans celle qui suit, ou dans l'une et l'autre à la fois. Jamais, par conséquent, la vie ne s'est éteinte sur le globe, et cela suffirait déjà pour établir d'assez fortes présomptions contre l'hypothèse des révolutions subites, générales et surnaturelles. En tout cas, pour concilier ce fait avec cette hypothèse, il faudrait supposer que l'auteur des révolutions a fait un choix parmi les espèces, et qu'en exterminant les unes il a bien voulu conserver les autres pour cette fois, se réservant de les détruire à leur tour dans les révolutions suivantes. Autant un pareil résultat serait facile à concevoir si on l'attribuait à l'action aveugle des lois de la nature, autant il paraît incompréhensible lorsqu'on l'attribue à l'action personnelle d'une volonté souveraine, dont la justice et la bonté doivent égaler la puissance. On peut répondre toutefois que ce sont là des mystères métaphysiques au-dessus de notre intelligence. Je veux bien le reconnaître ; mais l'observation des faits reste encore à la portée de nos forces.

Or la science marchait toujours, et, à mesure qu'elle grandissait, elle rendait de plus en plus inadmissible l'hypothèse des révolutions du globe. Une étude plus approfondie des fossiles a contraint les savants à diviser et à subdiviser en un grand nombre de couches les grands groupes de terrains qu'on avait d'abord reconnus, et le mode de superposition de ces couches, le mode de succession des époques qu'elles représentent, ont permis de constater qu'il n'y a pas eu de cataclysmes généraux, que les changements géologiques ont été graduels, que les causes qui les ont produits agissent encore aujourd'hui, et que ce que l'on attribuait il y a cinquante ans à des révolutions subites a été l'effet d'une évolution lente, insensible et ininterrompue, qui dure encore et qui durera indéfiniment. Les espèces paléontologiques, après une durée extrêmement variable, se sont éteintes peu à peu et, en quelque sorte, une à une. Celles qui ont pris leur place, et qui ont continuellement renouvelé la faune et la flore, ont apparu successivement, progressivement, au jour le jour ; et si la formation des espèces n'a pas été l'effet des causes naturelles, mais de leur suspension par l'intervention d'un pouvoir surnaturel, il faut admettre que cette intervention a été et est encore incessante, que la période de création n'a jamais été close, que le miracle, par conséquent, est en permanence, et que la nature est assujettie à une volonté et non à des lois.

Et alors, s'il n'y a plus de lois, il n'y a plus de science. Et s'il n'y a plus de science, que venons-nous faire ici ?

Ceux qui proclament la permanence des espèces entendent bien énoncer une loi. Mais cette loi, pourquoi serait-elle plus valable que les autres, et pourquoi surtout le Dieu qui, depuis l'origine des êtres terrestres, aurait continuellement travaillé à la création et à la destruction des espèces, n'aurait-il pas eu aussi le pouvoir de les transformer ?

Il me semble que, si j'appartenais à l'école de ceux qui expliquent toutes les inconnues par l'intervention d'un dieu personnel, je chercherais dans le transformisme un refuge contre les anxiétés que ferait naître dans mon esprit l'histoire de la planète et de ses habitants. Que Dieu, à un moment où l'état de l'écorce terrestre et des fluides qui l'entourent se prêtait à l'apparition de la vie, ait créé des êtres organisés, adaptés à ces conditions, c'est un acte de puissance et de bonté qui fait partie de ses attributs ; mais qu'un jour, mécontent de son œuvre, il l'ait anéantie, puis recommencée et détruite de nouveau pour la recommencer encore à plusieurs reprises en lui donnant chaque fois plus de variété et plus de perfection, c'est ce que la théodicée concilierait peut-être difficilement avec la sagesse, la justice et la prévoyance infinies du grand Architecte.

Lorsqu'on songe qu'il aurait pu éviter ces bouleversements affreux, ces destructions imméritées, en permettant aux espèces de se plier par des modifications graduelles aux changements graduels de leurs milieux, en leur accordant la faculté d'adaptation qu'on veut qu'il leur ait interdite, on est bien forcé de reconnaître que la doctrine du transformisme est plus conforme que celle de la permanence des espèces à l'idée que la théologie nous donne de la bonté de Dieu et de son amour pour ses créatures. Puis, lorsque de cette considération générale on descend dans l'étude particulière des êtres et de leurs parties, on trouve des imperfections et des antinomies que l'hypothèse de l'évolution des espèces explique de la manière la plus satisfaisante, mais qui, dans l'hypothèse de la création, constitueraient des oublis, des maladresses ou des erreurs indignes de l'intelligence créatrice.

Par exemple, sans parler des organes nuisibles que l'on observe dans certaines espèces, et qui pourraient donner lieu à des contestations, personne n'ignore que presque tous les animaux ont des organes rudimentaires ou inutiles. Tels sont les simulacres de dents du fœtus de la baleine, qui ne percent jamais les gencives et qui disparaissent avant la naissance, — l'appendice vermiculaire du cæcum humain, qui ne sert à rien, si ce n'est à produire des accidents pathologiques, — les ailes des oiseaux qui ne volent pas ou les pieds palmés des oiseaux qui ne nagent pas, — les vestiges des doigts latéraux des solipèdes ou du pouce des atèles et des colobes, — la clavicule avortée des rongeurs acléidiens, etc. Attribuera-t-on ces complications inutiles, ces organes manqués aux tâtonnements d'un ouvrier inexpérimenté qui se propose un but sans savoir l'atteindre, ou qui, mécontent de son ébauche, essaye de la corriger d'un coup de pouce sans réussir à enlever complétement ce qu'il y avait mis de trop ? C'est là pourtant que la doctrine de la permanence des espèces conduirait les partisans de l'hypothèse de la création.

Personne n'ignore encore qu'il y a d'innombrables espèces parasites qui ne peuvent vivre que sur le corps ou dans le corps de certains êtres vivants, en se nourrissant de leur substance. La plupart des espèces ont ainsi une ou plusieurs espèces parasites ; il y a même des parasites de parasites ; enfin il y a des parasites qui sont exclusivement propres à une seule espèce et qui meurent promptement lorsqu'on les transporte sur un être d'une autre espèce.

Il est inutile d'ajouter, je pense, que si certains parasites ne constituent pour l'individu qui les porte qu'un inconvénient médiocre ou un simple désagrément, d'autres lui sont nuisibles ou même le font périr. Virey a donc eu recours à un euphémisme ridicule en disant que les parasites ont été créés *en faveur* des espèces qu'ils exploitent. Dans l'hypothèse de la permanence, on doit admettre que chaque espèce parasite a été créée *après* l'espèce sur laquelle elle habite, puisqu'elle est constituée de telle sorte qu'elle ne peut vivre ailleurs ni autrement ; et alors il faudrait se figurer un créateur qui, après avoir créé des êtres, les aurait trouvés trop heureux, et aurait pris plaisir à fabriquer d'autres êtres spécialement destinés à altérer ou à détruire son œuvre première. Il y a là un paradoxe tout à fait inacceptable; tandis que toute difficulté disparaît si l'on admet le transformisme. Chaque être, vivant comme il peut, s'installe où il peut; s'il trouve le moyen de s'établir sur le corps d'un être plus grand ou dans l'épaisseur de ses tissus, et d'y puiser sa nourriture, il le fait; si ce nouveau milieu lui est favorable, il y prospère, il s'y maintient, lui et sa postérité; mais il en résulte pour lui un changement considérable d'habitudes et d'alimentation; toutes les conditions de sa vie sont modifiées à un haut degré, et les modifications organiques qu'il subit en s'adaptant à cette nouvelle existence finissent par lui donner des caractères spécifiques, qui le différencient de ceux de ses congénères qui ont suivi une autre voie.

Je pourrais multiplier les exemples; je pourrais parler des espèces anomales ou incomplètes qui semblent indiquer un défaut d'attention, des espèces paradoxales qui feraient croire à un défaut de plan, des anomalies et des monstruosités, surtout de celles qu'on appelle *régressives*, et qui dénonceraient l'imperfection ou l'impuissance. Tous ces faits, qui ne sont pour les transformistes que des conséquences toutes naturelles des causes multiples qui produisent l'évolution des êtres, constituent autant de difficultés insolubles pour les partisans de l'hypothèse de la permanence de l'espèce.

Ainsi, messieurs, à quelque point de vue que l'on se place, soit qu'on relègue au nombre des inconnues la cause de la première apparition de la vie, soit que l'on fasse intervenir une seule fois, ou un petit nombre de fois, ou d'une manière continue, l'action d'une puissance créatrice, la doctrine de la permanence des espèces n'aboutit qu'à un abîme de confusions, de contradictions, d'impossibilités physiques et métaphysiques, et l'on ne peut sortir de cet abîme qu'en admettant, comme une conséquence de l'histoire de la répartition et de la constitution des espèces, la nécessité de leur évolution et de leur transformation.

Mais cette conclusion, qui s'empare de notre esprit, ne découle pas d'une preuve directe ; elle ne repose que sur l'induction philosophique, qui ne peut avoir la prétention de régir à elle seule les sciences d'observation. Et d'ailleurs, elle ne concerne que le principe général du transformisme ; elle n'est liée à aucun système transformiste en particulier ; elle ne présume rien ni sur le nombre des souches primitives ni sur le mode de descendance des espèces, ni sur leur parenté directe ou indirecte ; et il ne saurait en résulter aucune preuve, ni même aucune présomption en faveur de la théorie de la sélection naturelle, qui constitue l'essence même du darwinisme, et qui est en discussion ici. On peut dire seulement que cette théorie est née du besoin d'expliquer le mécanisme de la transformation des espèces, comme les théories de l'émission et de l'ondulation sont nées du besoin d'expliquer la marche des rayons lumineux ; avec cette différence toutefois que, dans ce dernier cas, le phénomène physique avait été préalablement constaté par l'observation directe, tandis que la transformation des espèces n'est qu'une induction résultant de l'impossibilité d'admettre leur permanence ; de sorte qu'on ignore entièrement les détails des faits que l'on se propose d'expliquer, et le plus souvent même jusqu'à l'existence de ces faits.

S'il était démontré que telle espèce provient de telle autre, si l'on connaissait toutes les formes intermédiaires qui ont établi la transition, alors la théorie darwinienne se trouverait en présence d'un fait particulier sur lequel on pourrait en faire l'épreuve ; et lorsqu'elle aurait successivement subi, avec un succès constant, le contrôle d'un grand nombre de faits analogues, elle cesserait d'être une pure hypothèse pour devenir une doctrine basée sur des arguments positifs. Mais ce n'est pas ainsi qu'elle a procédé : elle a entrepris la synthèse avant que la science eût recueilli et déterminé les éléments analytiques. Elle a trouvé dans l'histoire naturelle un certain nombre de faits généraux qui sont incompatibles avec l'idée de la permanence des espèces, qui s'accordent au contraire fort bien avec l'idée de leur évolution, et que tout transformisme, darwinien ou autre, pourrait expliquer. Ces faits généraux, elle les a expliqués à son tour d'une manière toujours ingénieuse, souvent heureuse, quelquefois séduisante. Mais les faits élémentaires, les phénomènes concrets, les expliquera-t-elle avec le même bonheur ? C'est ce que je vais maintenant examiner.

VI. DISCUSSION DE L'HYPOTHÈSE DE LA SÉLECTION NATURELLE.

Ce qui est sujet à contestation, ce ne sont pas les prémisses de la doctrine de Darwin. Je l'ai déjà dit, et j'ai à peine besoin de le rappeler, les variations individuelles sont un fait, et la transmission de ces variations par hérédité est un phénomène fréquent. La lutte pour l'existence, soit entre les espèces, soit entre les individus de même espèce, est une loi. Et enfin la sélection naturelle est la conséquence nécessaire de cette loi. Puisqu'il n'y a pas place au banquet de la vie, comme dirait Malthus, pour tous les êtres qui naissent, ceux qui survivent doivent cette faveur aux conditions extrinsèques de leur milieu ou aux conditions intrinsèques de leur organisation individuelle ; on peut dire, par conséquent, dans un langage imagé, que la nature les a choisis pour leur confier le soin de reproduire leur race. C'est l'idée générale qu'exprime le mot *sélection naturelle*, et la sélection naturelle, ainsi formulée, abstraction faite de ses causes déterminantes et de son influence sur l'évolution des espèces, est un fait incontestable.

Mais ce qui est hypothétique, ce sont les conséquences que Darwin tire de ses prémisses.

Et d'abord, il emploie le mot de *sélection naturelle* dans un sens beaucoup plus restreint que celui qui précède. Il néglige comme accessoire l'influence modificatrice des milieux ; les milieux n'interviennent pas dans sa doctrine comme les agents directs du transformisme, mais seulement comme le champ de bataille de la lutte pour l'existence ; il ne reconnaît pas d'autre élément primitif de transformation que les variations individuelles congénitales. Plusieurs de ses partisans ont cherché à corriger ce que cette opinion avait de trop absolu, et ont remis en action l'influence des milieux ; mais c'est une question de savoir si la doctrine n'y a pas perdu plus qu'elle n'y a gagné, car dès que les variations spontanées et la sélection naturelle cessent d'être les agents exclusifs du changement des espèces, les explications darwiniennes n'ont plus cette simplicité, cette clarté méthodique et cette précision de détails qui sont la cause principale de leur succès.

La sélection naturelle n'est donc pour Darwin que le choix des reproducteurs, basé sur la supériorité que leur donnent, dans la lutte pour l'existence, leurs qualités innées. Il spécifie même davantage, car, parmi les qualités innées, il ne considère que celles qui sont liées aux variations organiques. Lorsque ces variations n'établissent aucun avantage en faveur de l'individu qui les présente, il n'y a aucune raison pour qu'elles se perpétuent et pour que le type soit altéré ; l'espèce alors se maintient sans changement jusqu'à nouvel ordre ; mais, lorsqu'elles sont de nature à faciliter la lutte que l'individu est appelé à subir contre la nature ambiante, elles sont le point de départ d'une évolution lente qui, développant de génération en génération le caractère avantageux, aboutit à une modification plus ou moins grave du type ancestral. Cette évolution s'arrête lorsque le caractère en question est arrivé à un certain terme, où son développement cesse d'être favorable, eu égard aux conditions de la concurrence vitale, et l'espèce peut alors rester fixe aussi longtemps que ces conditions ne changent pas, à moins que l'apparition et l'évolution de quelque nouveau caractère avantageux ne viennent donner le signal d'une divergence nouvelle.

Pendant ce temps, les représentants de l'ancienne espèce, vaincus dans la bataille de la vie, se sont éteints ; quant aux formes intermédiaires établissant le passage de l'un à l'autre type, chacune d'elles a eu peu de durée, elle n'a été représentée que par un petit nombre d'individus et a pu disparaître sans laisser de traces ; voilà pourquoi les espèces congénères d'une certaine époque, comparées soit entre elles, soit avec celles des autres époques, sont souvent séparées par des différences assez grandes, sans que l'on puisse retrouver les nuances transitoires de leur transformation graduelle.

Tout cela est fort ingénieux sans doute, mais entièrement hypothétique. Si l'on se demande comment Darwin a été conduit à faire découler de la sélection naturelle cette série de conséquences, on reconnaît bientôt — et il ne s'en cache pas — qu'il a cherché à retrouver, dans l'évolution spontanée des espèces, l'image des phénomènes qui se succèdent dans les expériences de sélection *artificielle*. Aussi invoque-t-il continuellement l'exemple des procédés suivis par les éleveurs ou les horticulteurs pour faire varier les races des animaux domestiques ou des plantes cultivées. L'analogie qu'il a voulu établir entre les effets de l'art et ceux de la nature lui a constamment servi de guide, et constitue, pour ainsi dire, le pivot de son argumentation.

Mais ce rapprochement est-il réel ? Tant s'en faut, car la sélection artificielle s'obtient par l'intervention d'une volonté déterminée et non par l'action pure et simple des lois naturelles. On choisit les reproducteurs dans un certain but. Si l'on veut seulement changer la taille, on marie les gros avec les gros, les petits avec les petits, et par ce dernier moyen on finit par obtenir des chiens qu'une dame peut porter dans son manchon. Si l'on veut modifier tel ou tel caractère de forme ou de couleur, telle ou telle qualité répondant à un besoin ou à une simple fantaisie, on y arrive encore de la même manière, en éliminant la plupart des produits et en ne conservant pour la génération que ceux qui tendent à varier dans le sens voulu. Souvent même ce n'est pas une simple variation, mais une véritable anomalie qui a apparu tout à coup sur un individu naissant, et que l'on cherche à fixer chez ses descendants par une sélection méthodique. Mais tout cela est dirigé, manié par un être intelligent, qui trouble la marche ordinaire des choses, au gré de ses volontés ou de ses caprices. L'homme intervient ici, comme le dieu des finalistes, pour provoquer des résultats que la nature seule n'aurait pas produits. Et à moins d'investir la nature d'une volonté personnelle, manifestée par le choix systématique des reproducteurs — ce qui serait entièrement contraire à toute la philosophie darwinienne — on est bien obligé de reconnaître que le rapprochement établi entre la sélection artificielle et la sélection naturelle, pour démontrer la puissance de celle-ci par l'efficacité de celle-là, est complétement arbitraire et illusoire.

L'exemple des variations artificielles des animaux domestiques et des plantes cultivées étant une fois écarté, le seul groupe de faits qui pouvait fournir, en faveur de la théorie darwinienne, un argument par analogie, étant reconnu de nulle valeur, le pouvoir de la sélection naturelle n'est plus qu'une pure hypothèse.

Est-ce à dire que la cause invoquée par Darwin soit imaginaire? Nullement. Il me paraît certain que la sélection naturelle, telle qu'il l'a formulée, est au nombre des causes qui peuvent concourir à produire des changements organiques ou morphologiques. Mais, de ce qu'elle a une certaine action, on ne saurait conclure qu'elle soit le procédé unique et universel de l'évolution des espèces, ni même qu'elle ait jamais eu le pouvoir de former une seule espèce. Sous ce rapport, l'hypothèse de Darwin peut être comparée à celle de Lamarck. L'influence que les habitudes d'un animal et le genre de vie que lui impose son milieu peuvent exercer sur son organisation n'est pas contestée ; pour la nier, il faudrait n'avoir jamais comparé la main d'un manouvrier avec celle d'un gandin ; on peut même accorder que quelques-unes de ces modifications acquises peuvent se transmettre plus ou moins souvent, plus ou moins complétement par hérédité ; mais on n'est pas obligé pour cela d'admettre la théorie de Lamarck, car une cause peut être réelle et posséder une certaine efficacité, sans avoir le pouvoir de transformer les espèces.

La théorie des déluges périodiques d'Adhémar nous fournit un autre exemple analogue. Tout se tient et s'enchaîne dans cette théorie, dont le point de départ est absolument vrai. L'axe de la terre décrit très-lentement un mouvement de cône qui a pour conséquence le phénomène de la précession des équinoxes, et ce phénomène à son tour rend inégales, dans l'hémisphère boréal et dans l'hémisphère austral, les durées respectives du semestre d'hiver et du semestre d'été. Quelque légère que soit la différence, elle ne peut pas ne pas exercer quelque influence sur la quantité de chaleur que chacun des deux hémisphères reçoit annuellement du soleil ; de sorte que, si aucune autre cause ne contribuait à modifier la température des diverses parties de la terre, celui des hémisphères où le semestre d'été est le plus court devrait se refroidir continuellement, pendant que l'autre s'échaufferait. Adhémar en conclut que les glaces polaires doivent s'accumuler et s'étendre d'un côté, pendant qu'elles fondent et reculent de l'autre, que le centre de gravité du globe se trouve ainsi graduellement déplacé vers le pôle le plus froid, que les eaux de la mer attirées vers ce centre doivent se porter vers l'hémisphère le plus lourd, et le rendre plus lourd encore, jusqu'à ce qu'enfin, l'équilibre du système étant détruit, un mouvement de bascule dévie subitement l'axe terrestre et change la situation respective des deux hémisphères. Il est clair qu'à ce moment les eaux se précipitent d'un hémisphère à l'autre, ce qui constitue une révolution de la mer ou un déluge ; après quoi, les rôles étant changés, et la précession des équinoxes continuant, l'hémisphère le plus froid commence à se réchauffer et l'autre à se refroidir, jusqu'à ce qu'il en résulte un nouveau déluge. Le système est achevé, rien n'y manque, pas même les durées et les dates, et la démonstration semble plus complète encore que celle de Darwin.

Maintenant, comment a-t-on réfuté la théorie d'Adhémar ? On a dit à l'auteur : La cause que vous invoquez est réelle, mais elle est trop faible pour produire les effets immenses que vous lui attribuez. De même, je dirai aux darwinistes : la sélection naturelle, telle que vous la définissez, n'est pas imaginaire ; mais le pouvoir illimité que vous lui attribuez est hypothétique et illusoire. Vous en faites l'agent exclusif d'une évolution à laquelle elle peut n'être pas tout à fait étrangère ; mais elle ne peut contre-balancer, à elle seule, l'ensemble de toutes les autres conditions plus énergiques et non moins persistantes auxquelles les êtres vivants sont assujettis.

Telle est ma première objection, mon objection générale contre l'hypothèse darwinienne. Toutefois je puis me tromper ; et si la sélection naturelle rendait compte de tous les phénomènes, si même, sans les expliquer tous, elle n'était en contradiction directe avec aucun d'eux, je reconnais que mon objection générale ne pourrait prévaloir contre ce succès. Mais elle conserverait toute sa force si l'anatomie comparée nous présentait des faits incompatibles avec le mode d'évolution qu'exige la théorie de la sélection naturelle.

Lorsqu'on étudie, dans un groupe naturel, comme celui des Primates par exemple, les analogies et les différences des espèces dont il se compose, on est conduit à y distinguer deux catégories de caractères.

Il y a d'abord ce que j'appellerai les *caractères d'évolution* ; cette expression n'implique pas nécessairement l'idée d'une évolution véritable, liée à une filiation que j'ignore et à des transformations graduelles qui ne sont pas démontrées ; je veux dire seulement que les caractères en question sont répartis de telle sorte, que l'hypothèse de l'évolution les explique d'une manière satisfaisante.

Les caractères d'évolution sont eux-mêmes de deux ordres, savoir : les caractères de perfectionnement et les caractères simplement sériaires.

J'appelle *caractères de perfectionnement* ceux qui nous paraissent de nature à donner une certaine supériorité à l'animal. Ainsi l'homme doit une partie notable de ses avantages à la station verticale ; et tous les caractères ostéologiques, myologiques ou splanchnologiques qui le distinguent du type des quadrupèdes peuvent être considérés, par rapport à eux, comme des caractères de perfectionnement. Par conséquent, lorsque nous voyons ces caractères se développer dans la série des primates, et se dessiner de plus en plus chez les anthropoïdes, nous pouvons dire que la torsion de l'humérus, croissant de 90 à 180 degrés, que l'élargissement de la cage thoracique et le dégagement de l'épaule qui en résulte, que la diminution et la disparition de l'antéversion des apophyses lombaires, que l'avancement du trou occipital, que l'obliquité du cœur et le raccourcissement de la veine cave inférieure thoracique, etc., sont des caractères de perfectionnement. Nous pouvons en dire autant, à un autre point de vue, de l'accroissement du volume du cerveau et du nombre de ses circonvolutions primaires ou secondaires.

L'hypothèse darwinienne explique parfaitement la répartition de ces caractères de perfectionnement, soit que leur développement coïncide avec la position des espèces dans la série, soit qu'il se montre à l'état sporadique sur des espèces auxquelles il ne donne qu'une supériorité relative et partielle.

A côté de ces caractères, il y en a d'autres dont l'utilité fonctionnelle nous échappe, mais qui, se développant de degré en degré dans la série, ne peuvent être considérés comme insignifiants. C'est ce que j'appelle les *caractères simplement sériaires*. Nous ne voyons pas en quoi ils ont pu contribuer à améliorer ou à détériorer les espèces, ni en quoi ils ont pu être de quelque poids dans la lutte de l'existence. Ils semblent n'être là que pour témoigner des analogies qui existent entre les termes adjacents de la série. Ainsi la soudure de l'os intermaxillaire est de plus en plus précoce, lorsqu'on passe des pithéciens aux anthropoïdes, puis, parmi ceux-ci, du gorille et de l'orang au chimpanzé, et lorsqu'on passe enfin du chimpanzé à l'homme. Ainsi encore l'appendice cæcal, si bien caractérisé chez l'homme et chez le chimpanzé, se dégrade du chimpanzé à l'orang et aux gibbons, pour disparaître chez les pithéciens. Ces caractères simplement sériaires s'accordent très-bien avec l'idée d'une évolution graduelle des espèces; mais ils ne fournissent pas un argument en faveur de l'hypothèse darwinienne, car la sélection naturelle ne les explique pas. Je n'en conclurai pas toutefois qu'ils soient en opposition avec cette hypothèse, car si le rôle qu'ils ont pu jouer dans la concurrence vitale nous est inconnu jusqu'ici, il n'est pas impossible qu'on le découvre tôt ou tard.

En résumé, parmi les caractères que j'appelle *d'évolution*, les uns sont favorables au transformisme darwinien, et les autres ne peuvent être déclarés incompatibles avec cette doctrine.

Mais la distinction des espèces ne repose pas seulement sur les caractères d'évolution. Il y a un grand nombre de caractères auxquels nous ne pouvons rattacher théoriquement aucun avantage ni aucun désavantage fonctionnel, et dont l'apparition et le développement ne s'effectuent pas, dans la série, suivant une direction déterminée, de sorte que ni la physiologie ni la zoologie ne nous révèlent la signification de ces caractères. Voilà pourquoi je les désigne sous le nom de *caractères indifférents.*

Je ne veux pas dire par là qu'il soit indifférent pour un animal d'avoir un organe constitué de telle ou telle manière ; les caractères dont je parle ne sont indifférents que par rapport à la question de la série.

Quelques exemples feront mieux comprendre ma pensée. Je les emprunterai à l'ordre des primates ; mais on en trouve de pareils dans tous les autres groupes.

Presque tous les primates ont cinq doigts à chaque main ; c'est un des caractères les plus constants de ce groupe. Deux genres cependant, les atèles et les colobes, se distinguent par l'absence du pouce. Or ces deux genres appartiennent à deux familles très-différentes : les atèles sont des singes d'Amérique, et les colobes sont des singes de l'ancien continent. Les premiers constituent un des genres les plus élevés de la famille américaine ; on pourrait donc se demander si l'avortement du pouce ne serait pas, sans que l'on sache pourquoi, un caractère de perfectionnement. Mais les colobes occupent un rang intermédiaire dans la série des singes de l'ancien continent; les genres qui les précèdent et ceux qui les suivent sont pentadactyles. L'absence du pouce ne peut donc, à aucun point de vue, être rangée parmi les caractères d'évolution. Ce caractère a une grande valeur pour distinguer les genres, mais non pour les disposer en série, et sous ce dernier rapport je dis qu'il est indifférent.

De même, l'homme et les anthropoïdes n'ont pas de queue, et la position qu'ils occupent dans la série permet, pour ce qui les concerne, de considérer ce caractère comme un caractère de perfectionnement ou au moins d'évolution. Mais l'absence de queue chez le magot et le cynopithèque, pithéciens très-voisins des cynocéphales, ne peut être considérée que comme un incident que rien n'explique, qui n'a aucune signification et qu'il faut accepter comme un fait indifférent.

Les os du nez sont libres chez les singes d'Amérique et soudés chez les pithéciens, ainsi que chez les anthropoïdes; et cependant ils redeviennent libres chez l'homme. Le grand épiploon s'insère sur le côlon transverse chez l'homme, le chimpanzé, peut-être l'orang ; puis, dans toute la famille des pithéciens, il affecte une disposition toute différente; mais l'insertion colique reparaît dans le genre *Cebus* (singes d'Amérique).

Il est inutile de multiplier les exemples pour prouver que certains caractères, par l'irrégularité de leur répartition, échappent à toute loi d'évolution, à toute loi sériaire.

Les caractères indifférents ne prouvent rien contre l'idée générale du transformisme; mais il me semble bien difficile de les concilier avec le transformisme darwinien, car la sélection naturelle, quelque efficace qu'on la suppose, et quelque indéfinies que soient les transformations qu'on lui attribue, ne paraît pouvoir produire que des branches divergentes qui, en superposant leurs bifurcations, n'ont aucune chance de se rencontrer. Il y a là, pour la théorie darwinienne, une difficulté considérable que je n'oserais pas dire encore invincible. Mais si l'on spécifie davantage, si l'on prend les faits particuliers un à un, si l'on étudie dans leurs détails les caractères propres à chaque espèce, l'improbabilité s'accroît à tel point, qu'elle constitue souvent une véritable impossibilité.

Toute espèce, en effet, se distingue de ses voisines par certains caractères, les uns d'évolution, les autres indifférents. Je ne m'occuperai que de ces derniers, et je prendrai pour exemple le genre Orang (*satyrus*). Je vais appliquer à ce genre les principes de l'école darwinienne, qui consistent à faire dériver les caractères des espèces d'une variation individuelle, apparue chez un ancêtre et maintenue ensuite par la sélection naturelle.

L'orang, comme les pithéciens, possède l'os intermédiaire du carpe, qui fait défaut chez l'homme, le gorille et le chimpanzé. C'est donc chez les pithéciens ou chez un ancêtre commun aux pithéciens et à l'orang qu'il faut chercher la souche de ce dernier.

Cela posé, l'orang, seul de tous les primates, n'a pas d'ongle au gros orteil. Je demande aux darwiniens comment ce caractère bizarre a pu se produire. Ils me répondent qu'un jour un certain pithécien est venu au monde sans ongle au gros orteil, et que cette variété individuelle s'est perpétuée chez ses descendants.

Pour plus de clarté, donnons un nom à cet ancien pithécien dont le gros orteil n'avait pas d'ongle, et, comme il a été la souche du genre *Satyrus*, appelons-le *Prosatyrus I*, en lui donnant un numéro d'ordre, comme il convient au chef d'une dynastie.

Ce *Prosatyrus I* a eu un certain nombre d'enfants, dont quelques-uns sans doute ressemblaient à leurs autres ascendants et avaient comme eux un ongle à chaque orteil. Mais, en vertu de la loi de l'hérédité immédiate, un ou plusieurs d'entre eux ont été, comme leur père, privés de leur premier ongle. Puis, grâce à la sélection naturelle, ce caractère est devenu de plus en plus fréquent chez les descendants de *Prosatyrus I*, et il est arrivé enfin un moment où il est devenu constant.

Je me demande, il est vrai, comment il a pu se faire que l'absence d'un ongle ait donné prise à la sélection naturelle ; je ne vois pas comment ce caractère négatif, qui ne pouvait améliorer aucune fonction, a pu procurer aux individus qui en étaient doués un avantage quelconque dans la lutte pour l'existence. Je supposerais plutôt le contraire. Je ne m'explique donc pas le triomphe du type de *Prosatyrus I*, mais on ne peut pas tout comprendre, et je veux bien attribuer à la sélection naturelle le mérite d'avoir fixé ce caractère parmi les ancêtres de nos orangs.

Mais l'orang se distingue encore de tous les autres primates, vivants ou fossiles, par l'absence du ligament rond de la hanche. Ce ligament singulier, qui n'a point d'analogue dans les autres articulations, se retrouve non-seulement chez tous les primates, mais encore chez la plupart des mammifères, et son absence chez l'orang peut être qualifiée d'anomale. Les darwiniens peuvent donc, avec quelque apparence de raison, attribuer l'apparition de ce caractère à une anomalie individuelle, survenue par hasard chez l'un des ancêtres de l'orang, et fixée ensuite par la sélection naturelle.

Je continue bien à me demander comment la sélection naturelle et la concurrence vitale ont laissé survivre une disposition qui est plus nuisible qu'utile aux fonctions de l'articulation coxo-fémorale. Mais je continue à me répondre qu'on ne peut pas tout expliquer, et je me borne à poser la question suivante :

A quel moment l'absence du ligament s'est-elle montrée chez les ancêtres du genre Orang ? Est-ce avant ou après celui d'entre eux que j'ai appelé *Prosatyrus I* ?

Voyons d'abord si ce premier singe sans ligament rond était un descendant de *Prosatyrus I*. S'il en était ainsi, il conviendrait de donner le nom de *Prosatyrus II* à celui qui aurait inauguré, parmi les singes privés de leur premier ongle, le second caractère distinctif du genre Orang.

Lorsque *Prosatyrus II* vint au monde sans ligament rond, un certain nombre de générations s'étaient déjà succédé depuis que l'ongle du gros orteil avait disparu. C'était par centaines que l'on comptait les descendants de *Prosatyrus I*, dépouillés comme lui de cet ongle, mais encore munis de leur ligament rond.

C'est avec cette cohorte nombreuse d'individus semblables à *Prosatyrus I* que *Prosatyrus II* se trouva aux prises dans la lutte pour l'existence. Il ne différait d'eux que par l'absence du ligament rond, ce qui, à coup sûr, n'était pas un avantage ; je veux bien consentir à admettre que, malgré cette défectuosité, il ait vécu jusqu'à l'âge adulte, qu'il ait pu engendrer quelques êtres semblables à lui, et que ceux-ci, s'alliant entre eux, aient, je ne sais comment, constitué une espèce caractérisée à la fois par l'absence de l'ongle du pied et par l'absence du ligament rond. Mais il n'y a aucune raison pour que cette espèce ait pris la place de l'autre; il n'y a aucune raison pour que les nombreux représentants de l'espèce de *Prosatyrus I* aient perdu leur droit à la vie. Supposons qu'il n'y en ait eu qu'un millier ou même seulement une centaine au moment de la naissance de *Prosatyrus II;* tous ces êtres, répandus sur une zone plus ou moins étendue, et situés pour la plupart en dehors du milieu où *Prosatyrus II* a vécu, ont eu au moins autant de chances que lui de se reproduire. Ils ont eu des descendants semblables à eux; et si l'espèce *Prosatyrus II* s'est maintenue malgré son imperfection, l'espèce *Prosatyrus I*, cent fois, mille fois plus nombreuse, et j'ajoute mieux constituée, a dû se maintenir à plus forte raison. Il devrait donc y avoir, à côté des orangs actuels, qui n'ont ni le premier ongle du pied ni le ligament rond, une autre espèce qui, privée également de cet ongle, posséderait encore ce ligament. C'est ce qui devrait avoir lieu si le ligament rond avait disparu *après* l'ongle du premier orteil. Or il n'en est rien. Cette espèce intermédiaire n'existe pas. Par conséquent il est impossible d'admettre que le ligament rond ait manqué pour la première fois sur l'un des descendants de *Prosatyrus I*.

Supposerons-nous maintenant que le caractère relatif au ligament rond existât déjà *avant* la naissance de *Prosatyrus I*, qu'il eût apparu antérieurement sur l'un de ses ancêtres, qu'il se fût fixé, de génération en génération, par l'effet de la sélection naturelle, et que *Prosatyrus I*, en venant au monde, en eût hérité de ses parents? Cette seconde supposition n'est pas plus admissible que l'autre, et il suffit de renverser les termes du raisonnement pour aboutir à la même conclusion, à la même impossibilité.

Par conséquent, le second caractère n'ayant pu paraître ni avant ni après le premier, il faut admettre qu'ils ont paru tous deux ensemble, et que *Prosatyrus I*, par une double anomalie, est né à la fois sans ligament rond et sans ongle au premier orteil.

Que cet individu, doublement défectueux, ait fait souche d'individus qui, dans la lutte pour l'existence, ont triomphé des types les plus voisins et évolué ensuite jusqu'à l'orang, c'est peut-être un problème de sélection naturelle difficile à résoudre. Mais continuons.

L'orang nous présente un troisième caractère aussi singulier que les deux autres: ses poumons sont indivis; en d'autres termes, chacun de ses poumons ne se compose que d'un seul lobe. Le gorille et le chimpanzé, les plus proches voisins de l'orang, ont, comme l'homme, cinq lobes pulmonaires, trois à droite et deux à gauche; les autres primates, pithéciens, cébiens ou lémuriens, ont sept lobes, quatre à droite et trois à gauche. Seul, l'orang a le poumon indivis, fait tout à fait sans analogue dans les ordres supérieurs de la classe des mammifères, et presque sans analogue dans les ordres inférieurs.

Je n'ai pas à chercher si l'absence de divisions pulmonaires constitue une disposition désavantageuse; mais je ne crains pas d'être démenti en disant qu'il ne peut en découler aucun avantage dans la lutte pour l'existence. Ce n'est donc pas un caractère de perfectionnement; on vient de voir que ce n'est pas non plus un caractère sériaire; c'est donc seulement un de ces caractères que j'ai appelés *indifférents ;* et il n'a pu se produire, dans la généalogie de l'orang, que par suite d'une anomalie individuelle.

Sans chercher comment la sélection naturelle a pu fixer ce caractère dans une espèce, je me demande à quelle époque il a pu apparaître; je cherche, comme tout à l'heure, s'il est antérieur ou postérieur à *Prosatyrus I;* et j'arrive, par le même raisonnement, à prouver qu'il n'a pu se manifester ni sur les descendants ni sur les ancêtres de ce singe. N'oublions pas en effet qu'aucun animal privé, comme l'orang, de l'ongle du gros orteil et du ligament rond de la hanche, n'a le poumon divisé en lobes, ce qui devrait avoir lieu si le poumon indivis avait paru avant ou après les deux autres caractères auxquels il se trouve associé chez l'orang.

Donc, ce caractère ne pouvant être ni antérieur ni postérieur aux deux autres, il faut que *Prosatyrus I* soit venu au monde avec les trois caractères à la fois.

Et ce n'est pas tout, car l'orang, seul parmi les primates, n'a que seize vertèbres dorso-lombaires. Voilà donc encore un caractère que *Prosatyrus I* a dû apporter en naissant.

Et ainsi de suite pour tous les autres caractères propres à l'orang.

Mais alors ce n'est donc pas par une évolution lente et graduelle, par une sélection à marche séculaire, que l'espèce de l'orang s'est produite ? Ce *Prosatyrus I*, déjà revêtu de tous les caractères de notre genre *Satyrus*, n'était autre que *Satyrus* lui-même ! Le changement a eu lieu tout à coup, sans transition ; ce n'est pas une transformation progressive, c'est une transfiguration complète, effectuée en une seule fois, contrairement à toutes les lois darwiniennes ou autres ; disons le mot, c'est un acte surnaturel, équivalent à un acte de création.

Or c'est précisément pour ramener les origines des espèces à une évolution régulière que le darwinisme a été fondé. La théorie de la sélection naturelle, n'étant pas démontrée par l'observation, n'aurait pu séduire aucun esprit scientifique, s'il n'avait été répondu d'avance à ceux qui réclament des preuves directes. Cette réponse anticipée, Darwin l'a faite en disant que les phénomènes de la sélection naturelle sont tellement lents, qu'ils ne peuvent être constatés directement, et que, pareils à beaucoup d'autres phénomènes dus à des actions faibles, mais continues, ils ne deviennent sensibles qu'au bout d'un laps de temps très-considérable. La doctrine darwinienne est donc inséparable de l'idée que l'évolution des espèces a été graduelle et excessivement lente. C'est, on peut le dire, son axiome fondamental. Et cependant, lorsque nous appliquons à l'exemple de l'orang les règles de la sélection naturelle, nous arrivons à reconnaître que le type de cet animal n'a pu se produire peu à peu, qu'il a dû apparaître tout à coup, sans aucune transition.

De sorte que, si nous mettons la théorie aux prises avec les détails de ce fait particulier, elle nous conduit à une conséquence absolument contraire à son propre principe.

Et ce fait n'est pas isolé ; je l'ai choisi parce qu'il est emprunté à un groupe voisin du nôtre, et aussi parce qu'il nous présente un ensemble remarquable de caractères très-simples et très-faciles à discuter ; mais le même raisonnement est applicable sinon à toutes les espèces, du moins à toutes celles qui sont nettement limitées, et qui se distinguent de leurs plus proches voisines par des caractères bien tranchés. J'ajoute que des objections analogues s'appliqueraient même le plus souvent aux espèces les plus indécises, car le mécanisme de la sélection naturelle ne peut produire la divergence de caractères que par une série de ramifications dichotomiques, et il ne se prête pas à cette répartition régulière, à cet entre-croisement de caractères que l'on observe presque toujours dans les groupes les plus naturels.

Je ne saurais donc admettre l'argument développé l'autre jour par M. Dally, qui, reconnaissant loyalement que la sélection naturelle est encore à l'état d'hypothèse, ajoutait cependant : « Les espèces sont constituées et distribuées *comme si* elles avaient été produites par la sélection naturelle. » Je trouve, au contraire, que si les espèces ont évolué, ce qui est probable, elles sont disposées *comme si* la sélection naturelle n'avait pas été l'agent de leur transformation.

Au surplus, je reconnais ce mode de raisonnement, qui déjà ne m'avait pas convaincu lorsque notre éminent collègue M. de Quatrefages s'en servait pour démontrer l'unité du genre humain. « Je trouve, nous disait-il, que les races humaines se suivent, se répartissent, se comportent *comme si* elles descendaient toutes d'une même souche. » Et, à mon tour, constatant que les caractères des principales races se sont maintenus sans aucun changement depuis l'époque pharaonique, constatant, en outre, que les hommes paléontologiques, ceux de l'époque quaternaire du moins (car les hommes tertiaires ne sont encore connus que par leurs œuvres), présentaient déjà des différences ostéologiques au moins égales à celles des races actuelles, je répondais qu'à mon sens les choses étaient *comme si* l'humanité descendait de plusieurs souches distinctes. Et il en est ainsi de toutes les hypothèses vraies ou fausses, scientifiques ou autres. Toutes ont leurs partisans qui disent : *C'est comme si*..., et leurs adversaires qui disent le contraire.

Je viens d'exposer quelques-unes des objections qui me paraissent de nature à prouver que la sélection darwinienne n'a pu être l'agent de la transformation des espèces. Ces objections ont dû se présenter à l'esprit de tous ceux qui ont eu la curiosité de pénétrer dans les détails de la constitution des espèces, et si elles ne les ont pas découragés, c'est que les difficultés particulières leur paraissaient de peu de poids auprès des faits généraux qui trouvent leur explication dans le transformisme, confondu par eux avec l'hypothèse de la sélection.

Cette hypothèse, en effet, rend compte de la plupart des grands phénomènes biologiques actuels ou passés, et notamment de ceux qui embarrassent le plus les partisans de l'hypothèse de la création des espèces.

Elle explique :

L'existence de la série et le mode de répartition des êtres qui la composent ;

La succession des formes organiques et leur complication croissante d'époque en époque ;

Le grand principe de l'unité de composition qui avait rallié Étienne Geoffroy au transformisme ;

L'évolution des phases embryonnaires, qui reproduisent à l'état transitoire, chez les êtres les plus élevés, les conditions organiques permanentes des êtres moins élevés ;

La production de ces anomalies régressives, qui ramènent à un type inférieur un ou plusieurs organes ;

L'existence des organes inutiles ou rudimentaires, qui n'auraient aucune raison d'être et qui confondraient notre esprit, s'ils n'étaient comme les souvenirs ou comme les témoins d'un état de choses antérieur où ils étaient plus développés, et où ils remplissaient une fonction ;

L'existence de ces espèces qu'on appelle *anomales* ou *paradoxales* parce qu'elles réunissent des caractères plus ou moins contradictoires, et qui devraient être considérées comme des ébauches manquées, comme des aberrations de la Nature créatrice, si elles n'étaient pas les produits d'une évolution inachevée ou contrariée par le conflit des causes multiples qui modifient les organismes ;

L'existence des espèces parasites, dont la création directe serait non moins paradoxale ;

L'existence des métis féconds ou inféconds que produisent souvent les croisements d'individus appartenant à des espèces différentes, métis dont le degré de perfection décroît, en général, à mesure que la distance des espèces mères est plus grande.

Enfin, la sélection naturelle rend compte d'une manière satisfaisante de l'adaptation des espèces à leur milieu, quel que soit ce dernier, quelques changements qu'il ait subis aux diverses époques ; elle explique tout aussi bien l'adaptation des organes à leurs fonctions, et les fonctions si diverses que le même organe peut remplir dans des espèces différentes, au prix de modifications relativement légères.

Tout cela est bien séduisant ; et c'est le cas de dire : *C'est comme si !* Mais ne nous laissons pas éblouir par ces résultats grandioses ; s'ils dirigent notre esprit vers le transformisme en général, ils ne fournissent pas le plus petit argument en faveur du système spécial qui fait reposer le transformisme sur l'hypothèse de la sélection naturelle. Lorsque nous contemplons l'ensemble de la nature, la répartition des rameaux de la série et les rapports des êtres entre eux, lorsque nous étudions l'histoire des formes successives que la vie a revêtues, et que nous comparons la constitution des espèces actuelles avec celle des espèces antérieures, nous trouvons des raisons de toute sorte pour nier la fixité des types, c'est-à-dire pour admettre leur évolution, et nous faisons disparaître ainsi les difficultés, les confusions et les contradictions sans nombre qu'entraîne avec elle la doctrine de la permanence des espèces. Nous arrivons donc à considérer comme très-probable le principe du transformisme ; mais il n'en résulte rien de plus, et cette notion générale est tout à fait indépendante des conjectures auxquelles elle ouvre un champ illimité. Tous les systèmes transformistes, le monogénique ou l'oligogénique comme le polygénique — ceux de Lamarck ou de Darwin, qui s'appuient sur des explications hypothétiques, comme celui d'Etienne Geoffroy, qui ne spécifie pas les causes de l'évolution ; ceux qui rapportent toutes les transformations à une étiologie unique, telle que la sélection naturelle ou l'influence des habitudes, comme celui qui laisse intervenir toutes les conditions intrinsèques ou extrinsèques de l'individu et du milieu — tous les systèmes transformistes, dis-je, expliquent également les grands faits que je viens d'énumérer, par cela même que tous sont la négation de la permanence de l'espèce. La sélection naturelle, sous ce rapport, n'est ni plus ni moins satisfaisante que les autres variétés de transformisme, et il ne faut pas lui faire un mérite particulier d'un avantage qu'elle partage avec elles. Comme depuis dix ans le transformisme s'est propagé sous le couvert de la sélection naturelle, on a pu croire que la sélection naturelle était le transformisme même, et qu'il fallait choisir entre l'hypothèse darwinienne et le système de la permanence. C'est une fausse alternative : ni le rejet de cette hypothèse n'implique l'abandon du transformisme, ni l'acceptation de celui-ci n'implique la réalité de la sélection naturelle.

Cette distinction une fois faite, la sélection naturelle, séparée de la doctrine générale qui l'a suscitée, se trouve livrée à ses propres forces. Comme toutes les hypothèses, elle se place en face des faits et doit en subir le contrôle. Ces faits sont de deux ordres. Il y a d'abord les faits généraux, qui s'adaptent à toute théorie transformiste comme à tout transformisme sans théorie, puisqu'il suffit pour en rendre compte d'admettre la variabilité des espèces ; de ce premier ordre de faits on ne peut tirer aucune preuve ni pour ni contre la sélection naturelle. Il y a ensuite les faits particuliers, qui seuls peuvent servir de pierre de touche à une hypothèse particulière. Si la sélection naturelle les explique, elle n'est pas encore démontrée pour cela, puisqu'il lui manque encore la preuve directe ; on peut dire toutefois qu'elle est valable jusqu'à nouvel ordre. Mais, si elle ne les explique pas, et surtout si elle se trouve en contradiction avec eux, elle n'est plus qu'un brillant mirage. Or je crois avoir montré par des exemples précis qu'il y a tout un ordre de caractères, ceux que j'ai appelés *indifférents*, qui échappent à la théorie de la sélection, et qui souvent même sont tout à fait incompatibles avec elle.

Je conclurai donc en disant : La permanence des espèces paraît presque impossible, elle est en opposition avec le mode de succession et de répartition des espèces dans la série des êtres actuels et passés. Il est donc très-probable que les espèces sont variables et sujettes à l'évolution.

Mais les causes, les agents de cette évolution sont encore inconnus. Toutes les théories qui ont été tentées jusqu'ici sont insuffisantes. La grande synthèse de la nature n'est pas encore réalisée. Et il ne s'agit pas seulement d'expliquer la série organique. La loi de la distribution sériaire n'est pas propre seulement aux êtres qui possèdent la vie; elle se révèle partout dans l'univers. Il y a une série minérale aussi bien qu'une série animale ou végétale; il y a les séries chimiques, la série des cristaux, la série des couleurs; il y a même une série sidérale. Et puisque la série est partout, il est permis de se demander si la série organique, tout en obéissant à ses lois propres, n'est pas subordonnée à quelque loi plus générale et plus inconnue encore.

C'est ce grand problème qui a de tout temps obsédé les métaphysiciens et qui a suggéré la doctrine d'Epicure. Que disaient Epicure et Lucrèce? qu'ont dit leurs modernes sectateurs? Ils ont dit que, dans le cours nécessaire des choses, toutes les combinaisons possibles s'effectuent tôt ou tard, au milieu des conditions complexes qui tantôt les favorisent plus ou moins, et tantôt, au contraire, les contrarient; de sorte que les résultats sont aussi variables que peut l'être, suivant les temps et les lieux, le concours de ces conditions. Et de même qu'entre deux nombres il y a toujours place pour un troisième, on conçoit toujours, entre deux effets produits par des circonstances déterminées, un effet intermédiaire déjà réalisé ou destiné à se réaliser plus tard. C'est la doctrine de la nécessité, et en face d'elle s'élève la doctrine de la finalité, qui n'est peut-être pas beaucoup plus claire. Mais tout cela n'est que de la métaphysique, et la science ne doit pas s'égarer dans ces creuses spéculations.

Est-ce à dire que la science ne puisse par elle-même atteindre les hauteurs d'une synthèse générale? Si elle y a échoué jusqu'ici, faut-il désespérer de l'avenir? Telle n'est point ma pensée, et j'aime mieux me pénétrer de ces belles paroles de Buffon : « L'esprit humain n'a point de bornes, il s'étend à mesure que l'univers se déploie. L'homme peut donc et doit tout tenter. Il ne lui faut que du temps pour tout savoir. »

LES SÉLECTIONS[1]

(Extrait de la *Revue d'anthropologie*, t. II, 1873.)

---

§ 1. *Darwin et Wallace.*

Quelque opinion que l'on adopte sur l'origine et l'évolution des espèces, on ne peut méconnaître l'importance du mouvement qui s'est produit dans toutes les branches de l'histoire naturelle depuis que la doctrine du transformisme a été rajeunie et fécondée par la théorie de la sélection naturelle. Jusqu'alors cette doctrine n'avait obtenu que peu de suffrages ; quelques esprits, frappés des difficultés et des contradictions que soulevait la doctrine de la permanence des espèces, surtout lorsqu'on la mettait en présence des faits paléontologiques, se sentaient ramenés vers les idées évolutionnistes de Lamarck et d'Etienne Geoffroy Saint-Hilaire ; mais le transformisme n'était pas une doctrine militante : n'ayant pas de théorie, il n'avait pas ce qu'on peut appeler des adeptes. Il en eut seulement lorsque la hardie hypothèse de la sélection naturelle vint apporter une explication simple et séduisante de l'origine et de l'évolution des espèces, et l'intervention de cette hypothèse a été si décisive dans l'histoire du transformisme, que, dans l'opinion du plus grand nombre, les deux idées de sélection naturelle et de transformisme n'en font plus aujourd'hui qu'une seule. Elles sont cependant parfaitement séparables, ainsi que je crois l'avoir montré ailleurs, et les raisons multiples qui rendent inacceptable la doctrine de la permanence des espèces conserveraient toute leur valeur, quand même

(1) *La Descendance de l'homme et la Sélection sexuelle*, par M. Charles Darwin, traduit de l'anglais par J.-J. Moulinié avec préface, par Carl Vogt. Paris, 1872, 2 vol. in-8° (Reinwald, éditeur); — *La Sélection naturelle, Essais*, par M. Alfred Wallace; traduit de l'anglais sur la deuxième édition, par Lucien de Candolle. Paris, 1872, 1 vol. in-8° de XVI-420 pages (Reinwald, éditeur).

la théorie de la sélection naturelle serait reconnue illusoire ou impuissante.

Cette théorie, qui tient aujourd'hui une si grande place dans la science, et qui, depuis quatorze ans qu'elle existe, a suscité tant de travaux, est éclose à la fois dans l'esprit de deux naturalistes anglais qui n'avaient pu se communiquer leurs idées. Tous deux avaient recueilli les matériaux de leurs observations dans de lointains voyages; mais l'un, M. Charles Darwin, était depuis longtemps revenu en Angleterre, et l'autre, M. Alfred-Russel Wallace, était encore dans l'archipel malais, où il avait déjà passé plusieurs années.

Darwin, à son retour, s'était mis immédiatement à l'œuvre; en groupant les faits innombrables qu'il avait recueillis, et les rapprochant des faits déjà connus, que sa mémoire incomparable embrassait jusque dans leurs plus petits détails, il avait conçu le plan d'une vaste synthèse, où l'évolution des espèces, régie par un petit nombre de lois, devait expliquer par des causes naturelles la production de toutes les formes organiques.

Cette synthèse était déjà mûre dans son esprit depuis quinze ans, et il n'avait encore rien publié. Il avait communiqué à deux de ses amis, MM. Charles Lyell et Hooker, quelques-uns de ses manuscrits, où la théorie de la sélection naturelle était exposée dans toute sa généralité; mais, avant de livrer ses idées à la publicité, il voulait que son édifice fût entièrement achevé.

Les choses en étaient là, lorsque la malle des Indes lui apporta, au mois de juin 1858, un manuscrit de M. Wallace, qui, poursuivant ses recherches d'histoire naturelle dans la Malaisie, et cumulant l'activité du voyageur avec la méditation philosophique, avait, lui aussi, tenté d'expliquer par des causes naturelles le problème de la formation des espèces. J'ignore s'il avait existé entre ces deux savants des relations antérieures, ou si Wallace, en choisissant Darwin pour intermédiaire, s'était adressé à lui comme à celui des naturalistes qu'il jugeait le mieux fait pour apprécier la valeur de ses conceptions. Ce fut, en tout cas, un hasard bien extraordinaire qui fit précisément tomber le manuscrit de Wallace entre les mains d'un homme qui aurait pu croire, en le lisant, qu'il en était lui-même l'auteur. Ce travail était intitulé : *De la tendance des variétés à s'écarter indéfi-*

nement du type primitif. Toute la théorie de la *sélection naturelle*, moins le mot, s'y trouvait exposée sous une forme claire, logique et concise. Par un hasard presque aussi singulier, Wallace priait son émule imprévu de soumettre ce travail à sir Charles Lyell, avant de le communiquer à la Société linnéenne de Londres, et il se trouvait précisément que sir Charles Lyell était l'un des deux confidents de la doctrine encore secrète de Darwin. Lyell, en lisant à son tour le manuscrit de Wallace, y reconnut immédiatement cette doctrine qu'il connaissait déjà depuis longtemps. Il en conféra avec Hooker, et il fut convenu que, pour constater les droits de chacun, on communiquerait simultanément à la Société linnéenne le mémoire récent de Wallace et quelques extraits des anciens manuscrits de Darwin. Ces deux lectures furent faites dans la séance du 1er juillet 1858.

Cette situation étrange était de nature à susciter de graves conflits de priorité et des accusations réciproques de plagiat. Mais telle était l'estime dont jouissaient Lyell et Hooker, que personne ne songea un instant à mettre en doute leur témoignage ; et telle était la confiance de chacun des deux intéressés dans la loyauté de son émule, qu'aucun d'eux n'eut la pensée de méconnaître les droits de l'autre. La science anglaise peut s'enorgueillir de posséder de tels hommes, aussi éminents par le caractère que par le talent.

Après la double communication faite le 1er juillet 1858 à la Société linnéenne, Darwin comprit qu'il ne devait pas ajourner plus longtemps la publication des faits et des observations sur lesquels reposait sa doctrine. Il se décida donc à faire paraître en plusieurs ouvrages distincts les diverses parties qui, dans son premier plan, ne devaient former qu'un seul ouvrage, et il se hâta de mettre la dernière main à son livre sur *l'Origine des espèces* (*On the Origin of Species*), où la doctrine de la sélection naturelle était exposée dans son ensemble. Cet ouvrage parut en novembre 1859. Huit ans plus tard, il donna un ouvrage en deux volumes sur *la Variation des animaux et des plantes sous l'action de la domestication* (*On Variation of Animals and Plants under Domestication*, London, 1868, 2 vol.). Il y étudiait les effets de la sélection naturelle, modifiée par l'influence de l'homme. C'était en quelque sorte le second étage de l'édifice ;

mais il restait encore à construire l'étage supérieur. Jusque-là, l'auteur avait soigneusement évité d'aborder la question des origines de l'humanité. Non qu'il pensât que l'homme fît exception aux lois générales de la nature; il ne l'avait ni dit ni laissé entendre; mais il préférait peut-être que la sélection naturelle fît son chemin dans le monde avant de se trouver directement aux prises avec la théologie. Il fallait bien pourtant qu'il se décidât tôt ou tard à traiter cette question brûlante, d'autant que bon nombre de ses adeptes n'avaient pas hésité à l'y devancer. Il annonça donc la publication d'un troisième ouvrage intitulé *la Descendance de l'homme* (*the Descent of Man*). Cet ouvrage, qui complétait la trilogie darwinienne, a paru à Londres en 1871.

Les lecteurs français connaissent depuis longtemps le livre sur *l'Origine des espèces par la sélection naturelle*, dont Mme Clémence Royer a publié la traduction en 1862 (1), et le traité *De la variation des animaux et des plantes sous l'action de la domestication*, traduit en 1868 par J.-J. Moulinié (2). Aujourd'hui enfin, le même M. Moulinié nous donne une édition française de *la Descendance de l'homme* (3). Notre littérature possède donc maintenant les trois grands ouvrages de Darwin sur le transformisme.

Je me propose de présenter quelques remarques sur le dernier de ces trois ouvrages; mais je dois auparavant revenir à M. Wallace. Ce digne et modeste émule de Darwin, après avoir envoyé à Londres son manuscrit de 1858, séjourna encore pendant plusieurs années dans l'archipel malais. De retour en Angleterre, après dix ans d'absence, il communiqua en mars et mai 1864 deux importants mémoires à la Société linnéenne et à la Société d'anthropologie de Londres, et il donna, les années suivantes, dans divers journaux, plusieurs autres mémoires sur des sujets relatifs au transformisme. Dans tous ces écrits on ne trouve pas une seule pensée de revendication ou de récrimination, ni une seule ligne manifestant le regret de voir la théorie

(1) 1 vol. in-8°. Paris, 1862; éditeur, Victor Masson. Cette traduction est aujourd'hui à sa troisième édition.

(2) 2 vol. in-8°. Paris, 1868; éditeur, Reinwald.

(3) 2 vol. in-8°. Paris, 1872; éditeur, Reinwald.

la sélection naturelle se répandre partout sous le seul nom de Darwin. Bien loin de là : l'auteur se réjouit au contraire de l'essor qu'a pris cette théorie entre les mains puissantes de Darwin. « J'ai ressenti toute ma vie, dit-il, et je ressens encore la plus vive satisfaction de ce que M. Darwin a été à l'œuvre longtemps avant moi, et de ce que la tâche difficile d'écrire l'*Origine des espèces* ne m'a pas été laissée. J'ai depuis longtemps fait l'expérience de mes forces, et je sais qu'elles n'y auraient pas suffi. Je sens bien que, comme beaucoup d'hommes dont je reconnais la supériorité, je n'ai pas cette patience infatigable pour accumuler les faits les plus divers, cet admirable talent pour en tirer parti, ces connaissances physiologiques exactes et étendues, cette finesse pour inventer les expériences et l'adresse pour les conduire à bien, et ce style admirable, à la fois simple, persuasif et précis, qui fait de M. Darwin l'homme de notre époque le plus propre à la grande œuvre qu'il a entreprise et accomplie. »

Ces nobles paroles sont extraites de la préface que M. Wallace a placée en tête du recueil de ses mémoires, publié en 1870, et intitulé *Contribution to the Theory of Natural Selection. A Series of Essays*, by A.-R. Wallace (London, 1870, 1 vol.; 2e édition, 1871, 1 vol.). Tous ceux qui s'intéressent à la question du transformisme voudront lire ce volume, dont une traduction, due à la plume de M. Lucien de Candolle (1), vient de paraître à la librairie Reinwald, en même temps que celle du dernier ouvrage de Darwin, traduit par M. Moulinié. Les lecteurs français pourront ainsi comparer avec avantage l'argumentation, les opinions et les conclusions des deux pères de la théorie de la sélection naturelle.

§ 2. *L'origine de l'homme.*

Partis du même point de départ, expliquant l'un et l'autre par la même cause, la sélection naturelle, l'origine et l'évolution des espèces, Darwin et Wallace auraient probablement toujours vogué de conserve, si l'homme ne faisait pas partie du règne ani-

(1) Le titre de cette traduction est peu différent de celui de l'édition anglaise. Il est indiqué en tête de cet article.

mal, s'il n'avait pas un corps matériel et un squelette qui l'obligent à accepter une place dans l'embranchement des vertébrés et dans la classe des mammifères ; mais le grave problème des origines humaines est de ceux qui jettent le trouble et l'incertitude dans les plus fermes esprits.

J'ai déjà dit comment Darwin avait longtemps hésité à aborder ce problème. Il ne l'a fait que dans son dernier ouvrage, *la Descendance de l'homme*, publié treize ans après *l'Origine des espèces;* mais là, sans la moindre réticence, il a résolûment entrepris de montrer que l'homme est issu des types inférieurs graduellement modifiés et perfectionnés par la sélection naturelle. Je ne reproduirai pas ici les détails de son argumentation ; c'est l'application au cas particulier de l'homme de l'argumentation générale et bien connue que l'auteur a déjà appliquée aux autres espèces. Ce sont toujours les analogies de structure, les phénomènes de l'évolution embryonnaire, les anomalies régressives, les organes rudimentaires, etc., qui forment la base principale de sa démonstration. Mais il y joint deux chapitres importants sur le parallèle psychologique de l'homme et des animaux ; il montre que, si les facultés intellectuelles ont acquis dans l'espèce humaine, et notamment dans les races supérieures, un développement tout à fait hors ligne, elles existent au moins en germe, et quelquefois à un degré très-notable, dans les autres espèces. Il ne voit pas dans cet ordre de faits une raison suffisante pour exclure l'homme du règne animal, et pour attribuer son origine à une création spéciale (1). Ici, toutefois, sa tâche se

(1) Il est rare qu'un auteur anglais puisse écarter complétement les préoccupations théologiques. La théologie refuse aux animaux l'âme immortelle, qui est l'apanage exclusif de l'homme. Comment donc concilier l'origine animale de l'homme avec l'immortalité de son âme ? Il paraît qu'on a eu l'indiscrétion de demander à Darwin à quel moment de son évolution notre espèce avait acquis une âme immortelle. Plus d'un, à sa place, aurait été embarrassé. Mais à théologien théologien et demi. « Peu de personnes, dit-il (t. II, p. 416), s'inquiètent de l'impossibilité de déterminer à quel instant précis du développement, depuis le premier vestige qui paraît sur la vésicule germinative, jusqu'à l'enfant avant ou après la naissance, l'homme devient immortel. Il n'y a pas de raison pour s'inquiéter davantage de ce qu'on ne puisse déterminer cette même période dans l'échelle organique pendant sa marche graduellement ascendante. Le révérend J.-A. Picton discute ce sujet dans son livre intitulé *New Theories and Old Faith*, 1870. » C'est ce qu'on appelle en escrime un coup droit. Mais Darwin se trompe quelque peu en disant que peu de personnes s'inquiètent du problème de l'apparition de l'âme dans le germe, et si, comme je suis

mplique singulièrement ; la sélection naturelle n'a plus seule-ent à rendre compte des dispositions anatomiques ou morpho-giques ; elle se trouve aux prises avec des phénomènes d'une tégorie toute différente, qui se prêtent plus difficilement aux udes comparatives. Dans cette partie de son livre, Darwin a éployé comme toujours une richesse d'informations, une saga-ité d'analyse et une finesse d'observation fort remarquables. près l'avoir lue, on reste convaincu que la sélection naturelle plique l'évolution intellectuelle de l'homme ni mieux ni plus al que son évolution physique. Ceux qui pensent, comme moi, ue l'école darwinienne fait jouer à la sélection naturelle un le exagéré et que cette sélection, quoique réelle, ne donne pas ne explication suffisante des phénomènes organiques, jugeront robablement qu'il y a lieu de faire les mêmes réserves à l'en-roit des phénomènes psychologiques ; ils tireront toutefois de argumentation de Darwin la conclusion que l'homme n'est pas lacé en dehors des lois qui régissent le reste du monde orga-isé, et que le livre sur *la Descendance de l'homme* est le com-lément logique et nécessaire du livre sur *l'Origine des espèces.*

Tout autre a été la marche des idées de Wallace. La même onclusion logique s'était d'abord imposée à son esprit ; mais, lus tard, effrayé de sa propre audace, il a reculé. Élevant une arrière entre les animaux et l'homme, il a dit à la sélection aturelle : Tu n'iras pas plus loin !

Le premier travail qu'il publia après son retour en Angleterre était intitulé *l'Origine des races humaines et l'antiquité de l'homme déduites de la théorie de la sélection naturelle* (1). Dans ce mémoire, qui souleva une discussion assez animée au sein de la Société d'anthropologie de Londres, on lit le passage suivant : « L'homme *peut*, il *doit* même, à mon sens, avoir été une race homogène, mais cela à une époque dont il ne nous reste aucune

traint de l'avouer, les théologiens sont loin d'être d'accord sur ce sujet, ce n'est pas faute de l'avoir bien des fois discuté dans de gros volumes.

(1) *The Origin of Human Races and the Antiquity of Man, deduced from the Theory of Natural Selection*, dans *Journal of the Anthropological Society*. London, 1864, in-8°, vol. II, p. CLVIII. M. Wallace, dans l'édition de ses *Essais*, a remplacé le titre par le suivant : *le Développement des races humaines d'après la loi de la sélection naturelle* (*the Development of Human Races under the Law of Natural Selection*).

trace, à une époque si reculée dans son histoire, qu'il n'avait pas encore acquis ce merveilleux cerveau, organe de l'intelligence, qui, même à l'état le plus inférieur, élève cependant l'homme si fort au-dessus des animaux les plus parfaits ; à une époque où il avait la forme, mais à peine la nature humaine, où il ne possédait ni la parole ni les sentiments sympathiques et moraux qui partout, quoique à des degrés divers, caractérisent aujourd'hui notre race..... Si donc nous pensons que l'homme n'a été réellement *homme* qu'à partir du moment où ces facultés supérieures ont atteint leur plein développement, nous sommes fondé à soutenir la distinction originelle des races ; si, par contre, nous croyons qu'un être, presque semblable à nous par sa forme et sa structure, mais à peine supérieur à la bête par ses facultés mentales, doit cependant être considéré comme un homme, nous avons le droit de soutenir l'origine commune de toute l'humanité. » (Trad. de de Candolle, p. 337-338.)

Wallace écrivait ceci en 1864, à une époque où Darwin ne s'était pas encore prononcé sur l'origine de l'homme. Il soutenait, d'ailleurs, dans son travail, cette thèse importante : que, depuis que l'homme était réellement *homme*, les ressources de son intelligence lui avaient fourni le moyen de neutraliser l'action de la sélection naturelle, en se créant des moyens de défense contre les carnassiers, contre les intempéries, contre la famine, de sorte que, pendant qu'autour de lui la sélection naturelle produisait graduellement des modifications profondes dans tout l'organisme des autres animaux, elle n'avait pu modifier chez lui que le cerveau, organe de cette intelligence qui le protégeait d'autant plus qu'elle était plus grande. Il en concluait que les races humaines de l'époque actuelle étaient invariables, qu'elles s'étaient complétement séparées avant la période intellectuelle de l'évolution de l'homme, et il s'efforçait de concilier ainsi l'opinion des monogénistes avec celle des polygénistes, disant aux premiers : Si vous faites remonter l'humanité à l'époque où l'homme ne savait pas encore parler et n'était pas encore un être intellectuel, vous avez raison de dire que toutes les races descendent d'une seule ; — et aux autres : Si l'homme est caractérisé pour vous par la faculté du langage articulé et par une intelligence bien supérieure à celle des brutes, vous avez raison de dire que la distinction des races humaines est antérieure aux origines de l'humanité.

Dans la discussion qui suivit la lecture de ce mémoire, de nombreuses objections se firent jour et Wallace répondit à un de ses collègues dans les termes suivants : « M. Reddie me demande comment l'intelligence parut pour la première fois. Si M. Reddie refuse l'intelligence à tout animal, il est difficile de lui répondre ; mais si les animaux ont l'intelligence à des degrés divers, si l'enfant humain, au moment de la naissance, a moins d'intelligence qu'un animal, et si, à mesure qu'il grandit, son intelligence croît avec lui, je ne vois pas cette immense difficulté dont vous me parlez, pourvu que vous acceptez l'action universelle de la sélection, des animaux inférieurs aux animaux supérieurs (1). »

Il est clair, d'après ces citations, que Wallace, en 1864, attribuait l'origine de l'homme à la sélection naturelle et à l'évolution d'une espèce inférieure ; c'était seulement après cette évolution terminée que la sélection naturelle avait cessé d'agir sur lui comme sur les autres animaux, n'exerçant plus désormais son action que sur l'organe de l'intelligence.

Mais, depuis cette discussion de 1864, les idées de l'auteur se sont profondément modifiées. La métaphysique a surmonté la physique. Wallace s'est pris à douter de l'existence de la matière; il n'a plus vu dans la nature que la force et l'esprit, et il a finalement reconnu que « la force » elle-même « est un produit de l'esprit » (2). Quelques lignes publiées par lui, en avril 1869, dans *the Quarterly Review*, à la fin d'un article sur l'origine des espèces, avaient déjà fait comprendre qu'il n'attribuait plus l'origine de l'homme à la sélection naturelle ; mais le mémoire où ses nouvelles vues sont développées n'a été publié que l'année suivante, et a paru pour la première fois dans le volume de ses *Essais*, dont il est en quelque sorte la conclusion.

Ce mémoire est intitulé *Limites de la sélection naturelle appliquée à l'homme*. Je ne sais si la marche de l'exposition du sujet correspond exactement à la marche qu'ont suivie les idées de l'auteur ; je ne sais, en d'autres termes, si c'est pour

(1) *Journal of the Anthropological Society*, loc. cit., p. CLXXXIII.
(2) *Essais*, trad. de de Candolle, p. 389.

avoir trouvé la sélection naturelle en défaut que Wallace a été conduit à sa nouvelle théorie de l'homme, ou si c'est pour avoir conçu cette théorie, qu'il a reconnu l'impuissance de la sélection naturelle à expliquer l'origine de l'humanité.

Quoi qu'il en soit, la première partie du mémoire est destinée à montrer que les conditions organiques de l'homme ne peuvent pas avoir été produites par la sélection naturelle. Le principe essentiel du darwinisme est que la loi de sélection ne développe que les caractères favorables à l'individu et à l'espèce, et qu'elle ne les développe jamais que d'une manière très-graduelle et très-lente. « Si donc, dit l'auteur, nous trouvons chez l'homme des caractères qui, autant que nous pouvons le prouver, ont dû lui être nuisibles lors de leur première apparition, il est évident qu'ils n'ont pas pu être produits par la sélection naturelle. Il en serait de même du développement spécial d'un organe, si ce développement était ou simplement inutile, ou exagéré par rapport à son utilité. De semblables exemples prouveraient qu'une autre loi ou une autre force que la sélection naturelle a dû entrer en jeu. » (P. 350.) Il passe donc successivement en revue plusieurs caractères humains qui, ayant dû être dans l'origine ou nuisibles ou inutiles, auraient dû être exclus par la sélection naturelle. Les faits qu'il cite sont peu nombreux; il est clair qu'il n'a pas cherché à les multiplier; mais a-t-il choisi toujours les plus décisifs? Je n'oserais l'affirmer. Son meilleur argument est celui qu'il tire de la nudité de la peau de l'homme, caractère nuisible dans l'origine, et il faut dire que Claparède, dans un article un peu vif, mais d'ailleurs remarquable, sur le livre de Wallace, n'a que très-imparfaitement répondu à cette objection (1). Comme exemple de dispositions « exagérées par rapport à leur utilité », c'est-à-dire superflues au moment de leur apparition, l'auteur cite la perfection du pied et de la main, qui semble superflue chez l'homme sauvage; la structure du larynx, qui donne à l'homme non-seulement la faculté d'articuler les sons, utile à tout le monde, mais encore la faculté de chanter, dont les sauvages n'usent pas; enfin et surtout le développement extraordinaire du cerveau.

(1) Claparède, *la Sélection naturelle*, dans la *Revue des cours scientifiques*, d'Alglave, t. VII, p. 564 et suiv. (numéro du 6 août 1870).

qui est supérieur suivant lui aux besoins du sauvage. « La sélection naturelle n'aurait pu donner au sauvage qu'un cerveau un peu plus grand que celui du singe, tandis que celui qu'il possède est presque égal à celui du penseur. » Sur ces divers points j'aurais bon nombre d'objections de détail à présenter ; mais, au fond, il y a ceci de parfaitement exact que, si l'homme ne se distingue par aucun caractère anatomique essentiel, plusieurs caractères (peu nombreux, il est vrai) présentent chez lui un état de développement en quelque sorte subit, à l'égard duquel les espèces les plus voisines de la nôtre ne nous montrent que des transitions très-insuffisantes. Cette insuffisance des transitions, bien qu'ingénieusement expliquée par Darwin, constitue jusqu'ici la plus forte objection contre le système de la sélection naturelle. Elle frappe M. Wallace dans le cas particulier de l'homme ; s'il soumettait les autres espèces à la même épreuve, comme je l'ai fait ailleurs pour le cas particulier de l'orang (1), il trouverait plus d'une fois, de la même manière, la sélection naturelle en défaut, et il en conclurait, aussi légitimement qu'il le fait ici, « qu'une autre loi ou force que la sélection naturelle a dû entrer en jeu ». Je ne vois donc pas très-bien comment il peut continuer à expliquer par la *seule* sélection naturelle l'évolution de toutes les espèces, tandis que pour l'homme il éprouve le besoin de faire intervenir une autre loi ou une autre force.

Mais cette autre force (car on va voir que c'est une force), quelle est-elle ? C'est ici qu'intervient la métaphysique, précédée, il est vrai, d'un exemple matériel. Les résultats que produit entre les mains de l'homme la sélection volontaire appliquée aux animaux ou aux plantes domestiques sont incomparablement plus rapides que ceux de la sélection naturelle, et développent souvent des caractères que celle-ci éliminerait promptement, mais que l'homme cultive en vue d'un but déterminé. Eh bien, la force qui a fait naître chez l'homme primitif, contrairement à la sélection naturelle, les caractères nuisibles ou superflus précédemment énumérés, est aussi une sélection volontaire ; et, par exemple, ce grand cerveau, à peine plus petit que le nôtre, lui fut donné, non en vue de ses besoins

(1) Voyez plus haut dans ce volume, p. 195.

d'alors, qui n'exigeaient pas tant, mais en prévision de l'utilité que pourraient en retirer plus tard, après une innombrable suite de générations, les hommes enfin devenus civilisés. Une si longue prévoyance annonce une intelligence bien supérieure à la nôtre, une intelligence auprès de laquelle nous sommes comme sont les bêtes devant nous, et Claparède était peut-être excusable d'avoir compris que cette force intelligente, invoquée par Wallace, était la Divinité elle-même. Mais celui-ci, dans la note A de la deuxième édition anglaise (1871) et de l'édition française, a fait remarquer qu'il n'avait pas parlé de *la* force intelligente, qu'il avait dit seulement *quelque* force intelligente, ou encore *une* intelligence supérieure, et que ces expressions indéterminées désignaient des êtres intermédiaires entre l'homme et Dieu. « Il ne peut y avoir, dit-il, un abîme entre l'homme et le Grand Esprit de l'univers; une telle supposition me paraît au plus haut degré improbable..... En me servant des termes que je viens de rapporter, je désirais bien faire comprendre que, selon moi, le développement des portions essentiellement humaines de notre organisation et de notre intelligence peut être attribué à des êtres intelligents supérieurs à nous, dont l'action directrice se serait exercée conformément aux lois naturelles universelles. Une pareille croyance peut être fondée ou ne pas l'être, mais elle est intelligible et n'est pas *essentiellement* impossible à prouver. Elle repose sur des faits et des arguments parfaitement analogues à ceux par lesquels un esprit suffisamment puissant, constatant sur la terre l'existence de plantes cultivées et d'animaux domestiques, en inférerait la présence de quelque être intelligent supérieur à ceux-ci. »

Nous ne pouvons plus nous méprendre maintenant sur la doctrine de l'auteur, mais elle n'a pourtant pas acquis ce degré d'évidence qui s'impose à l'esprit. C'est ce qu'il reconnaît d'ailleurs lui-même lorsqu'il dit dans sa préface : « Je me suis hasardé à toucher à une catégorie de problèmes qu'on regarde en général comme dépassant les limites du domaine de la science, mais qui y rentreront, je crois, un jour. » Puisque ce jour n'est pas encore arrivé, on me permettra, sans doute, de ne pas insister plus longtemps sur le mode particulier de sélection que l'auteur met en jeu pour expliquer l'origine de l'homme, et qu'on pourrait appeler *la sélection surnaturelle*.

§ 3. *Les couleurs protectrices et l'imitation naturelle.*

Les deux mémoires sur l'origine de l'homme ne forment que la plus courte partie du recueil des *Essais* de Wallace. J'ai dû y insister particulièrement, puisqu'ils intéressent directement les anthropologistes; mais je ne dois pas passer les autres mémoires sous silence. Dès que, cessant de songer à l'homme, Wallace met le pied sur un autre terrain, il retrouve toute sa confiance dans la sélection naturelle. Il n'est point alors de darwiniste plus convaincu, plus ingénieux et plus hardi. Il applique sa remarquable faculté d'observation à des détails minutieux qui semblent, au premier abord, échapper par leur bizarrerie à toute généralisation, et que son esprit plein de ressources ramène bientôt sous la loi de la sélection naturelle. Je n'en veux pas de meilleur exemple que les curieuses recherches consignées dans son mémoire sur *la Mimique et les autres Ressemblances protectrices des animaux* (*Mimicry, and other Protectrice Ressemblances among Animals*).

Il était difficile de rendre en français le titre de cet ouvrage, car le mot anglais *mimicry* n'a pas d'équivalent exact dans notre langue. Il désigne l'imitation, mais non l'imitation en général, et seulement celle des qualités matérielles. L'habile traducteur a donc pensé qu'un néologisme était ici inévitable ; malheureusement, en choisissant le mot de *mimique*, il n'a pas fait un néologisme, car ce mot a déjà une acception générale et une acception particulière. La mimique en général est l'art du mime, consistant à la fois dans le costume, dans le geste et dans le jeu de la physionomie; mais cette acception est peu usitée depuis que les instituteurs des sourds-muets ont créé, régularisé et fixé un langage de gestes et de physionomie que beaucoup préfèrent à la dactylologie et qui s'appelle *la mimique* — langage presque aussi rapide et presque aussi expressif que la parole, et qui constitue pour les sourds-muets de tous pays une langue universelle. Le mot français *mimique* fait donc naître immédiatement l'idée d'une conversation ; et en tous cas, même aux yeux de ceux qui sont étrangers à l'étude des sourds-muets, il désigne des actes parfaitement *volontaires*, tandis que les phénomènes étudiés par Wallace sous le nom de *mimicry* sont tout à fait *inconscients*. Il eût donc été préférable de conserver purement et simplement le mot anglais, comme on l'a fait si souvent dans le langage de la marine, de l'industrie ou du commerce, et comme on l'a déjà fait d'ailleurs pour le mot *sélection* (1).

Je me demande même si M. Bates, qui le premier a formulé la théorie de la *mimicry*, et M. Wallace, qui l'a développée avec beaucoup de talent, avaient bien besoin d'introduire ce mot dans la langue scientifique en lui donnant une acception toute nouvelle, pour désigner un phénomène que l'expression de *natural imitation* (imitation naturelle) aurait caractérisé d'une manière beaucoup plus claire ; car on aurait compris tout de suite qu'il s'agissait d'un cas particulier de la sélection naturelle.

On a depuis longtemps signalé l'avantage que bon nombre d'espèces faibles doivent à une certaine coloration qui leur permet de se confondre avec les corps environnants et d'échapper aux regards de leurs ennemis. Ceux-ci, à leur tour, ont avantage à posséder une couleur qui ne trahisse pas de loin leur approche, ce qui leur permet de fondre tout à coup sur leur proie. Ces faits sont cités partout comme des exemples de l'adaptation des espèces à leur milieu. Ainsi les animaux du désert ont le plus souvent des teintes fauves qui se confondent aisément avec celle des sables, tandis que le pelage blanc, si rare dans les régions chaudes ou tempérées, est extrêmement commun dans les régions que la neige blanchit pendant une grande partie de l'année.

Darwin, dans son livre sur *l'Origine des espèces*, a mentionné plusieurs fois ces couleurs protectrices, et montré que, dans un

(1) Mme Clémence Royer, dans la première édition de sa traduction de *l'Origine des espèces*, de Darwin, avait traduit *sélection par élection*; c'était parfaitement correct, puisque ces deux mots, dans leurs langues respectives, expriment la même idée, savoir : le choix parmi des concurrents. Cependant Mme Royer, dans la deuxième édition de sa traduction, a jugé utile, au prix d'un anglicisme, de revenir au mot *sélection*, et elle a eu raison, parce que l'école darwinienne a donné à ce mot une acception spéciale. De même je pense que, dans la deuxième édition de sa traduction de Wallace, M. de Candolle ferait bien de revenir au mot anglais *mimicry*, qui ne donne lieu à aucune amphibologie.

certain nombre de cas, elles peuvent être expliquées par la sélection naturelle mieux que par toute autre hypothèse. On sait en effet que la sélection naturelle tend à développer les caractères utiles à l'individu. Placez par exemple dans une région sablonneuse fréquentée par les lions une espèce d'antilope d'une couleur plus foncée que celle du sable ; les lions, guidés par cette couleur qu'ils apercevront de loin, poursuivront aisément leur proie. Mais, la couleur du pelage n'étant pas invariablement fixe, il y aura dans l'espèce menacée des individus un peu moins foncés que les autres, et qui, se détachant moins distinctement du sable, auront plus de chance d'échapper à l'œil de l'ennemi. Il y a donc des raisons pour que, par la suite des générations, ces individus de couleur plus claire deviennent de plus en plus nombreux ; puis, les variations spontanées qui se produiront sur leurs descendants continuant à favoriser les individus les moins foncés, il pourra arriver un moment où l'espèce ne sera plus représentée que par des individus d'une couleur peu différente de celle du sable, et revêtus de ce qu'on pourrait appeler *la livrée du désert*. Les principes de la sélection naturelle expliquent donc pourquoi beaucoup d'espèces ont une certaine tendance à se mettre en harmonie de couleur avec leur milieu, tendance qui d'ailleurs ne saurait être générale, puisqu'un très-grand nombre de circonstances très-diverses peuvent diminuer ou annuler l'utilité de cette accommodation.

L'acquisition des couleurs protectrices constitue en quelque sorte le premier degré de l'*imitation naturelle*. M. Wallace a étudié les phénomènes de cet ordre avec beaucoup de soin ; aux faits déjà signalés il en a ajouté un grand nombre d'autres, empruntés pour la plupart à la classe des insectes. « Les insectes, dit-il, paraissent posséder des couleurs protectrices en proportion avec l'absence des autres moyens de défense ou avec la lenteur de leurs mouvements. » Les larves, que leur faiblesse, la mollesse de leur corps et leur peu d'agilité exposent continuellement aux attaques de leurs innombrables ennemis, ont plus particulièrement besoin de ce moyen de protection. Aussi remarque-t-on que beaucoup de chenilles ont exactement la couleur des écorces et des feuilles, vertes ou sèches, sur lesquelles elles vivent, à tel point que le naturaliste lui-même a quelquefois de la peine à les en distinguer. Ces faits sont curieux et instructifs. M. Wallace est loin, sans doute, de prétendre que l'imitation naturelle soit la seule cause de la coloration extérieure des animaux ; je pense néanmoins qu'il en a exagéré l'influence, et que quelques-uns des exemples qu'il a cités sont fort contestables.

Les faits groupés dans la seconde partie de son mémoire sur la *mimicry* ont plus d'une analogie avec les précédents, mais en diffèrent toutefois d'une manière notable. Il s'agit ici des animaux qui revêtent non-seulement une couleur protectrice, mais encore une *forme protectrice*. Ce déguisement plus ou moins complet, et quelquefois poussé jusqu'à une ressemblance parfaite, constitue ce qu'on peut appeler le second degré de l'imitation naturelle ; c'est celui qu'on désigne spécialement sous le nom de *mimicry*.

Les entomologistes ont depuis longtemps constaté avec surprise que des espèces d'insectes appartenant à des genres, à des familles et même à des ordres différents, et n'ayant entre elles aucune affinité, ont quelquefois des apparences extérieures non-seulement semblables, mais presque identiques. M. Bates, cherchant les causes de ces phénomènes bizarres, a entrepris le premier de démontrer qu'ils sont dus à la sélection naturelle. Il a remarqué que, lorsque deux espèces se ressemblent ainsi, l'une d'elles est pourvue d'un moyen de défense réel, qui éloigne ou repousse ses ennemis, tandis que la seconde en est privée et n'est défendue que par sa ressemblance avec la première. Il suffira d'un seul exemple pour faire comprendre sa théorie.

Il y a dans l'Amérique du Sud une grande famille de lépidoptères, les héliconides, dont les nombreuses espèces sont remarquables par l'éclat, la beauté et la variété de leurs couleurs, par l'allongement extraordinaire de leurs ailes, de leur abdomen, de leurs antennes, par la lenteur et la faiblesse de leur vol. Ces conditions devraient en faire une proie des plus faciles pour les oiseaux, et cependant ils sont beaucoup plus abondants que les autres papillons. Mais ils sont remplis d'un suc jaune, dont l'odeur âcre, très-forte, persiste longtemps sur les doigts du naturaliste, malgré des lavages réitérés. Aussi les oiseaux ne les mangent-ils jamais et ne leur donnent-ils pas même un coup de bec en passant.

Les papillons de la famille des piérides sont au contraire *mangeables*; ils n'exhalent aucun odeur, et les oiseaux leur font en général une rude chasse. Or il y a dans cette famille un genre, le genre *leptalis*, dont presque toutes les espèces imitent respectivement l'une des espèces de la famille des héliconides. La ressemblance est complète : taille, formes générales et partielles, couleurs, dessins, tout en un mot, jusqu'aux allures, est si bien imité, que des naturalistes aussi éminents que MM. Bates et Wallace y ont été trompés plus d'un fois et n'ont reconnu leur erreur qu'en examinant de près la structure des pattes. Les héliconides et les leptalis appartiennent d'ailleurs à des familles aussi différentes que le sont, parmi les mammifères, les carnassiers et les ruminants; la perfection de leur ressemblance extérieure est donc un phénomène des plus inattendus.

Cette ressemblance est sans aucune utilité pour les héliconides, tandis qu'elle procure aux leptalis le grand avantage de ne pas être poursuivis par les oiseaux. MM. Bates et Wallace pensent donc que ce sont les héliconides qui ont été les modèles, et que la ressemblance s'est produite chez les leptalis par l'action de la sélection naturelle, qui agit en développant graduellement les caractères utiles à l'individu. La loi des variations aurait fait naître d'abord, parmi les leptalis, quelques individus présentant un léger degré de ressemblance avec les héliconides; cela aurait suffi pour tromper à distance quelques oiseaux, pour diminuer par conséquent la fréquence des poursuites, et pour augmenter légèrement les chances de vie de ces individus, et ce caractère avantageux se serait ainsi développé de plus en plus dans les générations suivantes. A l'appui de leur explication, ces deux auteurs ingénieux font remarquer que c'est seulement dans les lieux où se sont répandues respectivement les diverses espèces d'héliconides que se rencontrent les espèces similaires du genre leptalis.

Il y a toutefois une limite à la protection que l'imitation protectrice peut accorder à une espèce mangeable. Le jeune oiseau sans expérience se jette indistinctement sur tous les papillons qu'il aperçoit. Il commence donc par attaquer les héliconides;

c'est seulement après avoir constaté un grand nombre de faits que ces animaux ne sont pas mangeables qu'il apprend à les reconnaître ; dès lors il ne perd plus son temps à les poursuivre, et il n'en renoncerait pas moins à cette chasse ingrate quand même, sur le nombre, il s'en trouverait de temps en temps un qui serait bon à manger. Mais si, parmi ces papillons, un grand nombre, la moitié par exemple, étaient mangeables, il ne les épargnerait pas : il leur donnerait au moins un coup de bec, avalerait les bons et rejetterait les autres, qui mourraient souvent de leur blessures. L'imitation naturelle d'une espèce immangeable par une espèce mangeable cesserait donc d'être utile à celle-ci et deviendrait nuisible à celle-là, si les deux espèces étaient également nombreuses. Aussi remarque-t-on que l'espèce imitante est toujours beaucoup moins nombreuse que l'espèce imitée. MM. Bates et Wallace n'ont pas manqué d'invoquer ce fait curieux à l'appui de leur hypothèse.

Cette hypothèse, comme je l'ai déjà dit, a été d'abord émise par M. Bates. Mais M. Wallace l'a soumise à une étude plus approfondie ; il l'a développée et étayée sur un grand nombre de faits nouveaux, observés par lui avec une patience admirable et interprétés avec une remarquable sagacité. Il a étudié successivement l'imitation des lépidoptères entre eux, des coléoptères entre eux, celle des hyménoptères à aiguillons par des lépidoptères ou des diptères ; il a montré des coléoptères imitant d'autres insectes ou *vice versa* ; enfin il a indiqué quelques cas de *mimicry* parmi les vertébrés, et jusque dans les classes des mammifères ; mais ici, il faut l'avouer, les exemples sont plus rares et moins frappants. De l'ensemble de ces faits il déduit les trois propositions suivantes, auxquelles il donne le nom de lois :

1° Dans la très-grande majorité des cas, les espèces ou les groupes qui se ressemblent habitent la même contrée, le même district, et le plus souvent la même localité ;

2° Les espèces imitées appartiennent toujours à des groupes abondants en espèces et en individus, et on peut souvent constater qu'elles possèdent un moyen de défense spécial ;

3° Les espèces imitantes sont relativement moins abondantes en individus et souvent très-pauvres.

Dans le mémoire que je viens d'analyser, M. Wallace n'a

étudié la sélection naturelle qu'à un seul point de vue. Le mémoire suivant, sur *les Papillonides des îles malaises*, est beaucoup plus général ; l'auteur y consacre encore un chapitre à la *mimicry*, mais il y traite en outre avec beaucoup de talent un grand nombre d'autres questions relatives non-seulement à la sélection naturelle, mais encore à la classification des papillonides malais et à leur distribution géographique dans les diverses îles. Il fait ressortir surtout les particularités remarquables de la faune de l'île de Célèbes. Quoique située au centre de l'archipel malais et séparée de la grande île de Bornéo seulement par un détroit semé de plusieurs îlots qui facilitent encore les communications, l'île de Célèbes possède une multitude d'espèces qui lui sont exclusivement propres. Sur le petit nombre d'espèces de mammifères qu'elle récèle, trois n'existent en aucun autre lieu, et toutes trois diffèrent de leurs congénères par des caractères fort singuliers (1). Parmi les oiseaux, non-seulement bon nombre d'espèces, mais encore *six genres tout entiers*, sont confinés dans ses étroites limites. Sur trois cent une espèces d'hyménoptères, cent quatre-vingt-dix, c'est-à-dire près des deux tiers, lui sont absolument spéciales, et, parmi les genres auxquels elles se rapportent, il n'y en a pas moins de douze qui ne se retrouvent pas ailleurs. Enfin dix-huit espèces de papillonides sont dans le même cas, quoique le nombre total des espèces de cette île ne dépasse pas vingt-quatre. On savait déjà que les divers groupes d'îles de la Malaisie ont des faunes spéciales, mais nulle part la spécialisation n'est poussée aussi loin qu'à Célèbes.

Il faut reconnaître avec l'auteur que ces faits sont peu favorables à l'hypothèse des centres de création, car il est difficile de supposer qu'une parcelle aussi restreinte de la surface du globe ait été choisie pour être le théâtre d'une création spéciale. D'ailleurs les espèces communes à Célèbes et aux îles environnantes ne sont pas pourvues de moyens de locomotion plus puissants que celles qui lui sont propres. L'existence des premières prouve que Célèbes a autrefois communiqué avec les autres îles ; ce serait donc depuis qu'elle en est séparée que les dernières auraient été surajoutées par un acte particulier de création. Tout

(1) Ce sont : le cynopithèque, singe pithécien sans queue ; l'anoa, antilope à cornes droites ; et le babiroussa, porc tout à fait anormal.

cela n'est guère satisfaisant, tandis que la spécialisation d'une faune insulaire trouve dans l'hypothèse de l'évolution des espèces une explication très-plausible. Mais l'induction s'arrête là, et autant cette évolution est probable, autant il est douteux qu'elle ait été produite, comme le suppose M. Wallace, par l'action exclusive de la sélection naturelle.

Je mentionnerai, en terminant, deux ingénieux mémoires du même auteur sur la nidification chez les oiseaux. Il distingue deux sortes de nids, ceux qui sont couverts ou cachés d'une manière quelconque, et ceux où l'incubation se fait à découvert. Dans le premier cas, l'oiseau qui couve peut, sans inconvénient, posséder des couleurs éclatantes ; dans le second, au contraire, il échapperait difficilement aux agressions des rapaces, s'il n'était revêtu de couleurs assez ternes pour ne pas attirer le regard. Cela posé, Wallace établit comme « une règle souffrant peu d'exceptions » que, lorsque le mâle et la femelle sont l'un et l'autre ornés de vives couleurs, le nid est de la première classe, tandis que, si le mâle a des couleurs voyantes et la femelle des couleurs ternes, le nid est exposé à la vue. Quelquefois, il est vrai, on observe précisément le contraire, c'est-à-dire que la parure brillante est l'apanage exclusif de la femelle ; mais Wallace pense que dans ces cas c'est le mâle qui est chargé de l'incubation. Si ce dernier fait était général, il fournirait un argument très-fort en faveur de la théorie de l'auteur ; mais les exemples qu'il cite sont trop peu nombreux pour entraîner la conviction. Ce qui néanmoins découle de son exposé, c'est que la couleur terne de l'oiseau qui couve dans un nid découvert est une couleur protectrice. Il en conclut que ce moyen de protection a été développé, comme les autres, par la sélection naturelle. Cette explication n'est pas incompatible avec la théorie de Darwin sur la *sélection sexuelle*, mais il est clair néanmoins que Wallace attribue à la sélection naturelle une bonne partie des faits que Darwin place sous la dépendance de la sélection sexuelle. Wallace est resté fidèle à la doctrine des premiers jours ; il la conserve dans toute sa simplicité ; une seule cause lui suffit pour expliquer tous les phénomènes d'évolution ; depuis le protozoaire jusqu'à l'homme — jusqu'à l'homme *exclusivement* — tout a été produit par la sélection naturelle pure et simple, c'est-à-dire par *la sur* vance *des plus aptes*. Quant à Darwin, il ne se contente plus de cette cause unique, et, dans beaucoup de cas, il fait intervenir, à côté de la sélection naturelle ordinaire, une autre influence de même ordre sans doute et se rattachant aux mêmes lois de variation et d'hérédité, mais rendue toute spéciale par la nature de son point de départ. Cette influence, c'est la *sélection sexuelle*, dont je vais maintenant m'occuper.

§ 4. *De la sélection sexuelle.*

Je le répète une fois de plus : le grand principe de la sélection naturelle, c'est l'*utilité*. Il est dans son essence de ne pouvoir développer que les caractères capables de donner un avantage quelconque à l'individu dans la lutte pour l'existence. Par conséquent, lorsqu'on veut établir qu'un certain caractère a été produit par son action, il faut commencer par prouver que ce caractère, depuis le moment de sa première apparition, et même de sa première ébauche, jusqu'au moment où il a acquis son plein développement, a été constamment utile dans la « bataille de la vie ». Lorsque cette utilité ne nous apparaît ni dans le présent ni dans le passé, la sélection naturelle doit reconnaître son impuissance. On répond, il est vrai, que nous ne savons pas tout, que nous ne pouvons pas toujours nous reporter à l'époque et dans le milieu où une certaine disposition organique a pu constituer un avantage; mais c'est raisonner dans le vide, et c'est un singulier argument d'invoquer notre ignorance pour prouver une hypothèse. Passe encore si ces faits, contraires à la théorie, étaient rares ou seulement peu communs; mais ils sont trop nombreux pour qu'on puisse les écarter par une fin de non-recevoir.

J'ai eu l'occasion, dans l'une des discussions de la Société d'anthropologie, de diviser les caractères organiques en trois groupes, savoir : 1° les *caractères de perfectionnement*, entraînant avec eux une supériorité ou au moins un avantage, et susceptibles dès lors d'être expliqués par la sélection naturelle; 2° les *caractères simplement sériaires*, dont l'apparition ne nous paraît avoir conféré aux espèces qui les présentent aucun bénéfice particulier pour la concurrence vitale, mais dont la répartition et le développement dans un groupe sériaire s'accordent très-bien avec l'idée d'une évolution graduelle. La sélection naturelle ne les explique pas; mais, comme leur répartition sériaire est analogue à celle des caractères de perfectionnement, il est concevable qu'on soit tenté de conclure de la similitude des effets à la similitude probable des causes; 3° enfin les *caractères indifférents*, auxquels nous ne pouvons rattacher théoriquement aucun avantage ni aucun désavantage fonctionnel, dont l'apparition et le développement ne s'effectuent pas dans la série suivant une direction déterminée, et qui, par conséquent, ne peuvent être ramenés ni directement ni indirectement aux principes de la sélection naturelle.

C'est par l'étude de ces derniers caractères, qui sont nombreux dans toutes les espèces, que j'ai été conduit à conclure que, si la sélection naturelle est au nombre des causes capables de produire des changements organiques ou morphologiques, elle ne saurait être considérée comme l'agent exclusif, ni même probablement comme l'agent principal de l'évolution des espèces.

M. Darwin, avec cette bonne foi et cette liberté d'esprit qu'on ne rencontre guère chez les systématiques, mais qui sont l'apanage des vrais savants, a bien voulu prendre en considération les remarques qui précèdent; et les passages suivants de son dernier ouvrage donneront peut-être à réfléchir aux sélectionnistes exclusifs :

«...J'admets maintenant que, dans les premières éditions de mon *Origine des espèces*, j'ai probablement trop attribué à l'action de la sélection naturelle ou à la survivance des plus aptes. J'ai donc modifié la cinquième édition de l'ouvrage, de manière à limiter mes remarques aux adaptations de structure. Je n'avais pas autrefois suffisamment considéré l'existence de beaucoup de dispositions qui, autant que nous pouvons en juger, paraissaient n'être ni avantageuses ni nuisibles, et c'est là, je pense, l'une des plus grandes omissions qu'on ait jusqu'ici relevées dans mon livre... Si j'ai commis une erreur, soit, ce que je suis loin d'admettre, en attribuant un grand pouvoir à la sélection naturelle, soit, ce qui est probable en soi, en exagérant son pouvoir, j'espère au moins avoir rendu quelque service en contribuant à renverser le dogme des créations distinctes.

« Que tous les êtres organisés, l'homme compris, présentent beaucoup de modifications de structure qui ne leur sont d'aucune utilité dans le présent non plus que dans le passé, c'est ce qui est probable, je le vois maintenant. Nous ignorons ce qui produit dans chaque espèce d'innombrables petites différences individuelles, car la « réversion » ne fait que reculer le problème de quelques pas, mais chaque particularité doit avoir eu sa propre cause efficiente. Si ces causes, quelles qu'elles soient, agissaient plus uniformément et énergiquement pendant une longue période (et il n'y a pas de raison pour que cela n'arrive pas quelquefois), il en résulterait probablement non plus de légères différences individuelles, mais des modifications bien prononcées et constantes. Les modifications qui ne sont en aucune façon avantageuses ne peuvent pas avoir été maintenues uniformes par la sélection naturelle, quoique celle-ci ait éliminé toutes celles qui étaient nuisibles. L'uniformité des caractères résulterait néanmoins naturellement de l'uniformité présumée de leurs causes déterminantes, et aussi du libre entre-croisement d'un grand nombre d'individus (1). »

La sélection naturelle n'est donc plus, pour Darwin, la seule cause de l'évolution des espèces ; les nombreux caractères qui ne sont ou n'ont été d'aucune utilité dans la lutte pour l'existence, et que pour ce motif j'ai appelés les caractères *indifférents*, sont dus à d'autres causes qu'il s'agit de découvrir maintenant. Ceux qui croyaient tenir le dernier secret de la nature peuvent donc se remettre à l'œuvre ; l'infatigable Darwin leur en donne déjà le signal. Il reprend l'étude de certains faits qu'il a mentionnés

(1) Darwin, *the Descent of Man*. London, 1871, vol. I, p. 152-154. L'importance de ce passage m'a décidé à le traduire moi-même. Je prie le savant traducteur, M. Moulinié, de vouloir bien me le pardonner. Il me permettra, en outre, de lui signaler une faute d'impression qui n'a pas été relevée dans l'*errata*, et qui a changé complètement le sens d'une des phrases précédentes. Le traducteur disait : « Si j'ai commis une erreur en attribuant à la sélection naturelle une grande puissance, *ce* que je suis loin d'admettre, ou en l'exagérant, ce qui est probable en soi, j'espère au moins avoir rendu quelque service en contribuant au renversement du dogme des créations distinctes. » (Trad. fr., t. I, p. 164.) A l'imprimerie, on a retranché le mot souligné *ce*, et le lecteur croit naturellement que Darwin est loin d'admettre que la sélection naturelle ait une grande puissance. Or Darwin, tout en reconnaissant qu'il a probablement exagéré la puissance de la sélection naturelle, maintient toujours que cette puissance est grande.

en passant dans son premier ouvrage, mais qu'il n'a pas suffisamment distingués alors des effets de la sélection naturelle. Il les groupe; autour d'eux il en groupe une multitude d'autres, empruntés à toutes les classes du règne animal, et il en dégage la théorie de la *sélection sexuelle*, à l'aide de laquelle il explique le développement d'un grand nombre de caractères que la sélection naturelle toute seule n'aurait pu produire, et que souvent même elle n'eût pas tolérés.

Cette théorie a germé et grandi dans son esprit pendant qu'il travaillait à *la Descendance de l'homme*, et il a compris aussitôt tout le parti qu'il pouvait en tirer dans l'étude des races humaines. Il eût mieux fait peut-être de la développer d'abord dans un ouvrage séparé. Il a préféré l'intercaler dans l'ouvrage qu'il avait commencé, et qu'il a dès lors revêtu d'un double titre : *la Descendance de l'homme et la Sélection sexuelle*. Voilà comment il se fait que l'homme n'occupe pour ainsi dire que la façade de l'édifice qu'il devait remplir tout entier, et comment les trois quarts de l'ouvrage sont consacrés à l'étude de la sélection sexuelle dans la série animale, depuis les mollusques jusqu'à l'homme inclusivement.

L'heureuse expression de *sélection sexuelle* a à peine besoin d'être définie. La sélection naturelle donne la survivance aux plus aptes de chaque génération; grâce à elle, ils atteignent l'âge de la fécondité, et ils transmettent leurs qualités à leur lignée, s'ils parviennent à s'apparier. Mais le rapprochement des sexes et les circonstances qui le facilitent ou l'entravent constituent dans l'existence des animaux une phase toute spéciale. A la concurrence vitale, qui ne dépend que du milieu, succède alors la concurrence sexuelle, qui dépend de la volonté, du choix et de la rivalité des individus des deux sexes, et ces conditions, où interviennent plus ou moins l'instinct et l'intelligence, diffèrent essentiellement des procédés aveugles de la sélection naturelle. Ce n'est que par métaphore, et en prêtant par un tour de langage des intentions à la Nature, qu'on a pu donner le nom de sélection naturelle, qui veut dire *choix fait par la Nature*, aux effets de la véritable lutte pour l'existence ; tandis que c'est bien une vraie sélection, ou véritable choix, souvent accompagné ou précédé de scènes curieuses et compliquées, qui amène le rapprochement des sexes. La sélection naturelle et la sélection sexuelle sont donc beaucoup plus différentes que ne semblerait l'indiquer le substantif qui leur est commun. Sans doute, il est souvent difficile de faire la part de l'une ou de l'autre. Ainsi, dans les espèces où les mâles combattent entre eux pour la possession des femelles, les qualités physiques qui donnent la victoire et qui déterminent la sélection sexuelle ne diffèrent pas sensiblement de celles qui donnent l'avantage dans la concurrence vitale. L'élimination atteint donc les mâles les moins vigoureux et les moins bien armés, comme le ferait la sélection naturelle. De même, dans les espèces où les individus sont très-dispersés et où la conjonction se fait à la première rencontre, c'est le mâle le plus agile et le plus actif qui a le plus de chances de trouver des femelles ; et ces conditions d'agilité et d'activité sont précisément celles que développe la sélection sexuelle. Mais, dans un très-grand nombre de cas, les moyens qui donnent la supériorité dans la sélection sexuelle diffèrent de ceux qui sont mis en jeu dans la concurrence vitale, et parfois même ils sont d'une nature telle que celle-ci tendrait à les éliminer. Ainsi l'oiseau mâle doit souvent ses succès amoureux à la beauté de son plumage ou à l'éclat de son chant, qualités qui séduisent sa femelle, mais qui en même temps attirent sur lui l'attention des espèces ennemies, de sorte que la sélection naturelle le menace autant que la sélection sexuelle le favorise. Ces deux sélections diffèrent donc entièrement l'une de l'autre.

Toutes deux au surplus ont un mode d'action analogue, en ce sens qu'elles développent les caractères avantageux qui se rattachent respectivement à chacune d'elles. La loi des variations individuelles produit d'abord de très-légers écarts, parmi lesquels la concurrence fait graduellement un choix, et qui à la longue, sous l'influence de la loi d'hérédité, finissent par constituer de véritables caractères.

Toute variation individuelle qui donne à un mâle le plus léger avantage dans sa carrière amoureuse, constitue le premier pas vers la sélection sexuelle ; ce mâle, en effet, a un peu plus de chances que les autres de faire lignée, et ses descendants, doués par hérédité des mêmes qualités, parviendront probablement aussi à se reproduire ; puis parmi eux il s'en trouvera quelques-uns auxquels la loi des variations individuelles donnera ce même avantage à un degré un peu plus prononcé; ceux-ci, triomphant à leur tour dans la concurrence sexuelle, laisseront des descendants de mieux en mieux doués sous ce rapport, et ainsi de suite, jusqu'à ce que ce qui n'était d'abord qu'une très-légère modification soit devenu un caractère plus ou moins important.

Les caractères utiles dans la sélection sexuelle sont très-divers suivant les espèces. Les uns sont relatifs à la recherche de la femelle; ils sont de première importance chez certains papillons, tels que les bombyx, qui, n'ayant pas une bouche capable de les nourrir, ne survivent que peu de jours à leur dernière métamorphose, et sont obligés de s'accoupler très-promptement ou de mourir sans postérité. C'est là un exemple extrêmement rare; mais ce qui est commun, c'est la difficulté, pour le mâle, de trouver une femelle de son espèce. Il est aidé dans cette recherche par la perfection de ses moyens de locomotion, par la portée et la délicatesse de sa vue, par la finesse de son odorat ou de son ouïe. Plus il est favorisé sous ces divers rapports, plus il a de chances de se reproduire. La femelle une fois trouvée, le mâle est quelquefois obligé de lui faire violence, ou encore de la fixer solidement pendant la durée souvent longue de l'accouplement, et le succès de son entreprise est subordonné à l'efficacité de ses moyens de préhension. D'autres caractères sont relatifs à la lutte contre les autres mâles, lutte où le *væ victis* s'applique dans toute sa dureté. D'autres enfin se rapportent à une compétition d'un ordre plus distingué, où la beauté des couleurs et l'harmonie de la voix exercent leur séduction sur la femelle courtisée. Ainsi se développent ces parures magnifiques et ces larynx merveilleux, qui sont plus particulièrement l'apanage des mâles. On a compris, je l'espère, que ce que j'exprime ici, ce sont les opinions de Darwin et non les miennes; je rappelle en outre que Wallace a interprété tout autrement les différences de la parure respective des sexes dans une même espèce.

La sélection sexuelle, telle que je viens de l'exposer, modifie surtout les mâles; quelquefois la femelle joue un rôle plus actif et en ressent à son tour les effets, mais en tous cas la sélection sexuelle agit sur les deux sexes très-inégalement et suivant des directions différentes ; et c'est ainsi que Darwin explique la production des *caractères sexuels secondaires*.

Hunter a donné ce nom aux différences de toutes sortes qui existent entre le mâle et la femelle, et qui ne concernent pas directement les organes de la reproduction. Ces différences, quelquefois très-légères, à tel point qu'on est obligé de recourir à la dissection et aux verres grossissants pour distinguer les sexes, sont souvent très-prononcées, ou même excessives, si bien qu'on a plus d'une fois rangé le mâle et la femelle dans des espèces séparées. Avec cette pénétration, cette persévérance et cette abondance de documents qui lui sont habituelles, Darwin a étudié les caractères sexuels secondaires dans toute la série animale. Rien de plus intéressant que ses chapitres sur les papillons et sur les oiseaux. Je ne pourrais les analyser sans allonger indéfiniment cet article, et je n'ai point d'ailleurs assez de compétence pour les discuter. Je me bornerai à dire d'une manière générale que, si j'ai pleine confiance dans l'exactitude des faits, bon nombre d'interprétations m'ont laissé dans le doute.

Quoi qu'il en soit, la théorie de la sélection sexuelle me paraît reposer sur un principe parfaitement réel. L'aptitude à la reproduction et les moyens de la rendre effective étant inégalement répartis chez les individus de même espèce, il est impossible de refuser une certaine influence à la sélection sexuelle. Mais jusqu'où va cette influence ? est-elle capable de produire tous les effets que lui attribue Darwin ? Ici commencent mes hésitations. Je pense de la sélection sexuelle, comme de la sélection naturelle, que toutes deux ont une certaine efficacité et concourent à introduire des modifications dans les organismes ; mais que ni l'une ni l'autre, ni toutes deux à la fois, ne rendent compte de l'ensemble des phénomènes, et qu'à côté de ces deux causes il doit en exister d'autres qui sont encore à découvrir. J'ai lieu de croire d'ailleurs que Darwin n'est pas loin de juger ainsi les choses, car il n'a dit nulle part que la sélection sexuelle expliquât *tous* les caractères qui échappent à la théorie de la sélection naturelle. Il a reconnu que ces caractères sont nombreux, et il s'est servi du pluriel en parlant de *leurs causes*. La sélection sexuelle est une de ces causes. Il n'en étend pas l'action au-delà de la production des caractères sexuels secondaires, qui ne forment qu'une catégorie importante, mais restreinte, parmi ceux qui ne participent pas directement à la lutte pour l'existence. Il admet donc implicitement qu'il reste encore d'autres inconnues à dégager.

§ 5. *La sélection sexuelle dans l'humanité.*

C'est en cherchant la cause des différences qui existent entre les races humaines que Darwin a été conduit à développer sa théorie de la sélection sexuelle. Le but de son livre était de démontrer que l'homme descend d'un ancêtre simien; cette démonstration avait rempli les six premiers chapitres, et l'unité du genre humain s'en dégageait tout naturellement. Mais, dans le septième chapitre, abordant la question de la formation des races humaines, l'auteur s'est trouvé aux prises avec l'argumentation des polygénistes, et il a dû reconnaître toute la valeur des objections qu'ils ont élevées contre la doctrine des monogénistes. Il donne évidemment raison aux premiers; car non-seulement il accepte la plupart de leurs arguments, mais encore il repousse tous ceux de leurs adversaires. Il démontre avec beaucoup de force que les influences des milieux, telles que les climats, l'alimentation, le genre de vie, sont tout à fait impuissantes à expliquer la production des caractères distinctifs des races humaines, et si, pour l'amour de la concorde, il n'érige pas celles-ci en espèces, le nom de *sous-espèces* qu'il leur donne est encore très-significatif; on va voir d'ailleurs que, d'après lui, les divergences des types humains se sont produites, et ont atteint à peu près leur degré actuel dans cette période transitoire où nos ancêtres n'étaient encore que *semi-humains*, période que l'école monogéniste n'accepte pas.

La doctrine transformiste exige pourtant que les types humains aient une origine commune, car ils forment un groupe trop naturel et trop différent des autres pour qu'on puisse les faire résulter de plusieurs évolutions distinctes. Supposez que le gorille et l'orang se perfectionnent indéfiniment, ils pourront parvenir à constituer deux espèces égales à l'homme; mais ces deux espèces perfectionnées seront plus différentes l'une de l'autre que les deux espèces mères ; elles ne pourront jamais converger vers un type commun, et surtout vers un type aussi spécial que celui qui est commun à tous les hommes.

Nous ne pouvons donc point en douter ; Darwin avait intérêt à accueillir la théorie des monogénistes. S'il l'a repoussée, c'est parce qu'il n'a pu faire autrement. Elle lui eût été d'autant plus utile, que sa propre théorie de la sélection naturelle se trouvait ici en échec. La sélection naturelle, en effet, ne peut conserver et développer que les variations avantageuses, et l'auteur reconnaît franchement qu'aucune des différences extérieures que présentent les races humaines n'est de nature à rendre à l'homme un service direct ou spécial (1). Et si ces races n'ont été produites ni par la sélection naturelle, ni par l'action des milieux, ni, comme l'ajoute Darwin, par les effets de l'usage continu des parties, ni enfin par le principe de la corrélation, elles doivent donc leur origine à quelque autre agent de transformation. C'est ainsi qu'il est conduit à étudier les effets de la sélection sexuelle, et il espère montrer qu'elle a été l'agent principal de la formation des races humaines. « Je n'entends pas, dit-il, assurer que la sélection sexuelle puisse rendre compte de toutes les différences entre les races ; il reste un reliquat non expliqué (*an inexplained residuum*)... Je ne prétends pas qu'on puisse indiquer avec une précision scientifique les effets de la sélection sexuelle ; mais on peut montrer qu'il serait inexplicable que l'homme n'eût pas été soumis à cette influence, qui s'est puissamment exercée sur d'innombrables animaux, hauts et bas dans l'échelle. On peut montrer de plus que les différences entre les races humaines portant sur la couleur, les cheveux, la forme des traits, etc., sont de nature telle qu'on pouvait s'attendre à ce qu'elles donnassent prise à la sélection sexuelle (2). » Quelque réservées que soient ces paroles, elles nous font entrevoir qu'une partie au moins des caractères distinctifs des races humaines vont enfin recevoir leur explication. Dans cet espoir, nous abordons la seconde partie de l'ouvrage, consacrée à la sélection sexuelle ; nous la lisons avec un intérêt soutenu, qui s'accroît

(1) Traduction française, t. I, p. 269-270.
(2) *Ibid.*, t. I, p. 270-271.

encore quand nous arrivons aux termes supérieurs de la série. Enfin, bien pénétrés des principes de la sélection sexuelle, de son mode d'action, de la nature de ses effets, nous arrivons aux deux chapitres qui traitent de la sélection sexuelle chez l'homme; mais ici, il faut le dire, nous éprouvons un certain désappointement. Nous n'y retrouvons plus la clarté et la méthode logique habituelles à l'auteur. Il cite des faits nombreux, souvent intéressants, mais dont on ne voit pas toujours bien nettement la signification. Pour saisir sa pensée, une seule lecture ne suffit pas; il faut rapprocher divers passages, se reporter aux principes généraux exposés dans le volume, et quelquefois même procéder par induction. Je ne suis donc pas bien sûr de ne pas commettre quelques erreurs dans l'exposé de ses opinions. S'il m'arrivait d'en altérer quelqu'une, je serais heureux d'accueillir toutes les rectifications.

Darwin, comme je l'ai déjà dit, admet que les races ou *sous-espèces* humaines sont depuis longtemps permanentes, qu'elles ont acquis leurs caractères distinctifs dans cette période extrêmement reculée où nos ancêtres étaient encore *semi-humains*. Cette opinion peut être rapprochée de celle que soutenait Wallace en 1864, savoir : que, à partir du moment de son évolution où l'homme est devenu réellement homme, la sélection naturelle a cessé de le modifier. La différence qui existe entre ces deux opinions ne gît que dans la nature de la cause qui a produit la divergence des races pendant la période semi-humaine. Pour Wallace, c'est la sélection naturelle pure et simple. Darwin reconnaît l'impuissance de cette cause et fait intervenir l'action spéciale de la sélection sexuelle; mais il pense comme Wallace que l'agent modificateur a cessé à un certain moment d'agir sur l'homme.

La conséquence nécessaire de cette opinion de Darwin est qu'il a dû y avoir dans l'évolution de nos ancêtres trois périodes: une période *simienne*, où ils n'avaient encore qu'un seul type; une période *semi-humaine*, où toutes les vraies races se sont formées; enfin une période *humaine*, où un certain nombre d'entre elles ont pu disparaître, mais où toutes les autres ont conservé les caractères acquis pendant la période précédente. L'auteur n'a pas formulé cette division, mais il me semble qu'elle doit exister dans sa pensée, sans cela sa théorie ne serait qu'une contradiction.

Tout ce qu'il dit des sauvages, non-seulement des sauvages actuels, mais encore des ancêtres sauvages des peuples civilisés, se rapporte exclusivement à la période humaine.

A quelle époque la sélection sexuelle a-t-elle pu modifier le type primitif et le faire diverger en races distinctes? Ce n'est pas depuis qu'il y a des civilisations, puisque la distinction des races a précédé, comme l'ont prouvé les polygénistes, les plus anciennes civilisations. Est-ce lorsque tous les hommes vivaient encore dans un état social comparable à celui des sauvages les plus inférieurs que l'on connaisse? Pas davantage. L'auteur énumère ici les causes qui, chez les sauvages, empêchent ou diminuent considérablement l'action de la sélection sexuelle. Admettant avec sir John Lubbock que le *mariage communal*, c'est-à-dire la promiscuité complète et indistincte de tous les individus d'une tribu, y compris les frères et les sœurs, a dû être la coutume *primitive* et universelle de tous les peuples sauvages, et que l'habitude des liens conjugaux ou du mariage proprement dit sous ses formes plus ou moins régulières ne s'est développée que graduellement, il fait remarquer que la sélection sexuelle ne pouvait avoir aucune action sur les sauvages primitifs. Plus tard, lorsque la promiscuité a fait place peu à peu à des combinaisons sexuelles plus ou moins durables, trois autres causes ont opposé des obstacles à cette sélection, savoir : l'infanticide, les fiançailles précoces, et l'esclavage des femmes. Les sauvages faméliques tuent leurs enfants pour ne pas avoir à les nourrir; ils tuent surtout les filles, parce qu'elles ont moins de valeur pour la tribu; le nombre des femmes se trouvant ainsi bien inférieur à celui des hommes, on va enlever dans les tribus voisines les premières femmes que l'on trouve, ou encore on est obligé d'admettre la polyandrie, et dans les deux cas la sélection sexuelle est grandement atténuée. Les fiançailles précoces la suppriment tout à fait. Enfin, la femme n'étant pour la plupart des sauvages qu'une esclave ou une bête de somme, l'homme qui la choisit se préoccupe avant tout de ce qu'elle peut valoir à ce point de vue; la considération de la beauté ne vient qu'en seconde ligne, et les effets de la sélection sexuelle sont encore atténués.

D'après ces considérations, Darwin pense que la sélection sexuelle n'a pu avoir que peu d'efficacité depuis que l'état social chez l'homme est parvenu au degré le plus inférieur que nous connaissions; c'est donc à une époque plus reculée, dans la période semi-humaine, qu'elle a produit la divergence des races. Il est extrêmement improbable que la promiscuité ait existé alors. A en juger par les habitudes sociales de l'homme actuel et par la polygamie de la plupart des sauvages, l'opinion la plus probable est que l'homme primitif vivait originellement en petites communautés, chaque mâle ayant autant de femmes qu'il pouvait en entretenir et s'en procurer, et les défendant avec jalousie contre les autres hommes. Ou bien il peut avoir vécu avec plusieurs femmes à lui seul, comme le gorille : car, d'après le docteur Savage, « tous les indigènes s'accordent à dire qu'il n'y a qu'un seul mâle adulte dans chaque bande; que, lorsqu'un jeune mâle s'est développé, il y a lutte pour le pouvoir, et que le plus fort, après avoir tué ou chassé les autres, se met à la tête de la communauté. « Lorsque les jeunes mâles ainsi expulsés et errants réussissent enfin à trouver une compagne, cela évite des entre-croisements trop rapprochés dans les limites d'une même famille (1). »

Je me suis efforcé de rendre la doctrine de l'auteur aussi exactement que le comportait un court résumé. Si quelques détails ne sont pas tout à fait corrects, l'ensemble du moins me paraît conforme à sa pensée. Je demanderai maintenant la permission de présenter quelques remarques critiques.

La formation des races humaines par la sélection sexuelle étant reportée dans le passé jusqu'à une époque sur laquelle nous ne possédons aucun renseignement, l'action de cette cause modificatrice ne peut être démontrée directement et ne peut être reconnue que par l'analogie et l'induction. C'est pour donner une base à cette démonstration indirecte que Darwin a consacré de longs et nombreux chapitres à l'étude de la sélection sexuelle dans les diverses classes de la série animale.

Or les effets qu'il y a signalés sont relatifs au développement des caractères sexuels secondaires et n'ont rien qui puisse se rap-

(1) Edition anglaise, vol. II, p. 362-363; traduction française, t. II, p. 381.

porter à l'évolution des espèces. L'analogie permettrait donc de penser que les caractères nombreux qui distinguent l'homme de la femme, tels que la taille, la force musculaire, la pilosité, le timbre de la voix, etc., ont été produits par la sélection sexuelle; mais elle ne saurait être d'aucun secours dans la question de la formation des races humaines. C'est pour cela sans doute que l'auteur a intitulé les chapitres XIX et XX, qui concernent l'homme: *Caractères sexuels secondaires de l'homme.* Ce titre, en réalité, n'est applicable qu'à la première et plus courte partie du chapitre XIX, où sont étudiés quelques-uns des caractères distinctifs des deux sexes. L'influence de la sélection sexuelle sur la production de ces caractères n'est ici ni moins probable ni plus probable que dans le reste de la série animale. Maintenant, comment la sélection sexuelle a-t-elle pu produire, dans le groupe humain, des races ou sous-espèces distinguées respectivement par des caractères *communs aux deux sexes*, tandis qu'elle s'est bornée à produire chez les autres animaux des différences *entre les deux sexes?* Ces résultats sont tellement disparates, que, s'ils dépendent de la même cause, ils ne peuvent évidemment pas procéder du même mode d'action. Darwin fait remarquer, en effet, qu'il y a dans la sélection humaine un élément sinon tout à fait spécial, du moins beaucoup plus influent qu'il ne l'est chez les brutes : c'est la recherche de la beauté, et ce qui surtout n'existe que chez l'homme, c'est la conception d'un certain type de beauté, ou du moins la tendance à s'admirer lui-même et à considérer les traits qui le distinguent comme des caractères de beauté. Ainsi que l'ont très-justement remarqué Humboldt, et après lui Gratiolet et Mantegazza, un grand nombre de pratiques nationales usitées chez les sauvages, et notamment les déformations artificielles du crâne, ont été imaginées pour obtenir l'exagération de certains traits qui appartenaient naturellement à leur race, et auxquels ils ont dès lors attaché une idée de beauté. Et si le goût particulier pour telle ou telle apparence extérieure va jusqu'à inspirer de pareilles pratiques, à plus forte raison doit-il se manifester dans la sélection sexuelle. « Supposons, dit l'auteur, qu'une tribu dans laquelle existe une forme de mariage quelconque se répande sur un continent inoccupé et se fractionne en plusieurs hordes distinctes.

Celles-ci, étant exposées à des conditions et à des habitudes légèrement différentes, viendront à différer quelque peu entre elles. Chaque tribu isolée se constituerait alors un idéal de beauté un peu différent, et ensuite, par le fait que les hommes les plus forts et les plus influents préféreraient certaines femmes aux autres, la sélection inconsciente entrerait en jeu. Ainsi les différences entre les tribus, d'abord fort légères, seraient graduellement et inévitablement augmentées de plus en plus (1). »

Notez que la condition posée par Darwin est qu'il existe dans cette tribu une forme de mariage quelconque ; cela reporte le phénomène qu'il décrit à une époque antérieure à celle où prévalut le mariage communal et où la sélection sexuelle devint impuissante.

Or, si le sentiment de la beauté est la cause des effets spéciaux attribués ici à la sélection sexuelle, comment l'auteur a-t-il pu méconnaître que ce sentiment a dû nécessairement devenir d'autant plus fort que l'intelligence de l'homme se développait davantage ? Comment a-t-il pu supposer qu'il ait eu son maximum d'intensité sur des êtres semi-humains, et qu'il se soit affaibli dans la période humaine proprement dite, au point de cesser dès lors de provoquer la formation de nouvelles races ? Cette hypothèse me paraît contraire à toute probabilité. L'auteur déclare que l'institution d'une forme quelconque de mariage est la condition nécessaire de la sélection sexuelle dans l'humanité. Cette institution a existé de tout temps dans toutes les sociétés civilisées. La beauté y a toujours été appréciée ; la sélection sexuelle a dû s'y produire avec bien plus d'efficacité que dans les petits groupes errants des demi-sociétés que pouvaient former des êtres semi-humains ; et si, dans les quarante siècles et plus d'une civilisation que le moyen âge, sous ce rapport du moins, n'a pas interrompue, il ne s'est pas formé de nouvelles races, comment veut-on que cette cause, reconnue impuissante là où tout la favorise, ait eu un pouvoir immense là où tout devait au contraire l'entraver ? Acceptons, si l'on veut, cette description entièrement hypothétique des tribus semi-humaines, où un seul mâle, après avoir vaincu et chassé ou tué tous les autres, restait

(1) Traduction française, t. II, p. 389.

maître de toutes les femelles. Nous n'y pourrions voir que la sélection naturelle sous sa forme la plus brutale, c'est-à-dire précisément le contraire de la sélection sexuelle que nous cherchons. Que dirons-nous maintenant de cette autre hypothèse qui fait, à un certain moment, succéder partout, à la polygamie primitive sous laquelle la sélection sexuelle florissait, la promiscuité des sexes, qui désormais la frappait d'impuissance ? Cette promiscuité existe ou a existé chez un certain nombre de peuples sauvages ; mais la plupart pratiquent « une forme quelconque de mariage » ou d'association sexuelle. Si l'on considère toutefois que ces institutions conjugales, restrictives de l'instinct génital, indiquent un état social où l'utilité publique a imposé un certain frein aux penchants naturels, on peut être conduit à supposer, avec quelque probabilité, que la promiscuité des sexes a pu être une règle générale dans les tribus primitives de l'humanité. S'il est difficile de le prouver, ce n'est pas du moins une hypothèse entièrement gratuite. Les auteurs qui la soutiennent peuvent dire en effet que, dans toutes les sociétés qui ont progressé, l'institution du mariage a été en se perfectionnant comme les sociétés elles-mêmes ; qu'on la voit s'affaiblir en remontant le cours des âges, et que, si l'on pouvait remonter plus haut encore, cette série décroissante aboutirait probablement à zéro, c'est-à-dire à la promiscuité complète. Mais ce zéro, ils le placent à l'origine même des sociétés, tandis que M. Darwin le place au milieu de leur évolution, sans s'apercevoir que les raisons invoquées pour établir l'existence probable d'une période *universelle* de promiscuité ne peuvent nous reporter, si elles sont valables, qu'à un état *initial*, et que, si elles ne le sont pas, il n'y a plus lieu d'admettre l'existence de cette période à aucune époque.

Qu'un groupe humain quelconque, famille ou tribu, pratiquant la polygamie ou toute autre forme de mariage, puisse dans certains cas rétrograder et retomber dans la promiscuité, rien ne s'y oppose, et cela a probablement eu lieu quelquefois. Mais ce qui est bien difficile à croire, c'est que cette rétrogradation se soit produite universellement, dans tous les lieux et dans toutes les tribus de chaque race. Je me demande comment Darwin a été conduit cependant à admettre un phénomène aussi peu vraisemblable, et je ne puis m'expliquer que d'une seule manière la marche de ses idées. Comme transformiste, il est obligé de faire descendre d'un seul type tous les types humains, et, ne pouvant expliquer cette évolution par la sélection naturelle, il cherche à l'expliquer par la sélection sexuelle ; mais, comme anthropologiste, il constate que dans toutes les périodes accessibles aux investigations ces types sont restés permanents ; il en conclut que la sélection sexuelle est devenue impuissante à une époque plus reculée. Il cherche alors quelle cause a pu arrêter, à un certain moment, les effets de la sélection sexuelle ; il n'en voit qu'une qui ait pu produire ce résultat : c'est la promiscuité, et il en conclut qu'il y a eu une période où la promiscuité était générale. Enfin, puisque alors l'évolution des races était déjà terminée, il faut qu'avant cette période la sélection sexuelle ait pu agir avec efficacité, ce qui suppose l'existence du mariage ; et il en conclut que la période de promiscuité a dû être précédée d'une période de mariage. Maintenant sur quoi repose toute cette suite de déductions ? Sur l'hypothèse que la sélection sexuelle a été l'agent de la formation des races humaines ; or c'est précisément cette hypothèse qui est en question. Elle aurait dû être le terme du raisonnement, elle en est au contraire le point de départ : car, si on ne commence pas par l'admettre, la théorie du mariage et de la promiscuité ne repose plus absolument sur rien. D'un autre côté, il faut commencer par admettre celle-ci, si l'on veut que celle-là soit possible ; de sorte que je vois bien comment la première pourrait s'appuyer sur la seconde ou la seconde sur la première, mais je ne vois pas qu'elles puissent, l'une ou l'autre, s'appuyer sur quelque chose de réel.

Je considère donc comme tout à fait illusoire le rôle que Darwin fait jouer à la sélection sexuelle dans la production des races humaines. Je suis loin d'en conclure cependant que cette sélection n'ait aucune action dans l'humanité. Je lui reconnais, au contraire, un pouvoir qui, s'il n'était entravé par les habitudes sociales, pourrait devenir considérable et produirait des effets très-avantageux. Ces effets diffèrent notablement de ceux que l'auteur a attribués à la sélection sexuelle ; mais s'ils sont, comme je le pense, réels et utiles, nous devons louer Darwin d'avoir dégagé de ses vastes recherches sur la sexualité dans le règne animal un principe qui, dans ses applications à l'humanité, n'a pu être méconnu jusqu'ici ni par les physiologistes ni par les philosophes, mais qui, désormais formulé et confirmé par l'histoire naturelle, pourra participer d'un manière efficace au perfectionnement des races civilisées.

§ 6. *Remarques du reviewer sur la sélection sociale.*

S'il est douteux pour moi que la sélection naturelle et la sélection sexuelle puissent aller jusqu'à produire des espèces, ou en d'autres termes jusqu'à faire naître des caractères *spécifiques*, je les considère néanmoins comme des modificateurs puissants, capables de développer certains caractères déjà existants, et par conséquent de perfectionner des espèces ou des races. A ce titre, il est d'un haut intérêt d'étudier l'influence qu'elles peuvent exercer sur l'homme.

Dans cet état rudimentaire des sociétés humaines qu'on appelle *l'état sauvage*, les conditions de l'existence diffèrent peu de celles où sont placées les autres espèces animales, et sont régies presque exclusivement par les lois ordinaires de la nature. La sélection naturelle, en particulier, y produit ses effets presque sans entrave ; mais, à mesure que les sociétés s'organisent, le terrain de la lutte pour l'existence se transforme graduellement. Les bêtes féroces, si dangereuses pour l'homme isolé et mal armé, sont repoussées ou exterminées ; l'association régularise la chasse et la rend plus fructueuse. Plus tard, l'emploi des animaux domestiques, et, enfin, l'agriculture viennent ajouter l'abondance à la sécurité. Dès lors, l'homme, on peut le dire, n'est plus en concurrence avec les autres espèces, ou cette concurrence, du moins, n'est plus assez forte pour constituer sa première préoccupation, et c'est la société elle-même qui devient le théâtre principal de la lutte pour l'existence.

La nécessité de cette lutte résulte ici, comme partout ailleurs, de la loi bien connue : que l'accroissement numérique de l'espèce est illimité, tandis que ses subsistances sont limitées. Mais les qualités qui donnent la victoire dans la concurrence vitale ordinaire ne sont plus décisives dans la concurrence sociale.

La force physique, l'adresse corporelle, la finesse des sens, seules conditions de la supériorité dans l'état de nature, perdent peu à peu dans la vie collective une partie de leur prépondérance. Il est fait à l'intelligence une part d'abord bien petite, mais qui grandit quand la société se développe, et qui devient considérable chez les peuples civilisés. Quand viennent la distinction des classes, la spécialisation des emplois, la division du travail, certaines aptitudes particulières peuvent assurer l'existence d'un grand nombre d'individus qui seraient peu aptes à entrer, directement et isolément, en lutte avec la nature. Ainsi, d'une part, une société qui se perfectionne atténue de plus en plus les effets brutaux de la sélection naturelle ordinaire ; et, d'une autre part, elle fait intervenir dans la concurrence vitale, avec une intensité croissante, des procédés de sélection qui sont propres à la famille humaine. Elle ne peut soustraire l'homme à la loi inéluctable du « combat de la vie », mais elle modifie profondément le champ de bataille. Elle substitue à la sélection naturelle une autre sélection où celle-ci ne joue plus qu'un rôle amoindri, souvent presque effacé, et qui mérite le nom de *sélection sociale*.

La différence entre ces deux sélections est considérable. La première développe les caractères utiles à l'individu considéré comme membre d'une espèce ; elle agit donc, lorsqu'elle est efficace, de manière à perfectionner l'*espèce*. La seconde développe les caractères utiles à l'individu considéré comme membre d'une certaine société ; elle le rend plus apte à y vivre, ce qui est un bien si cette société repose sur la justice, ce qui peut être un mal si elle repose sur l'iniquité ; et, dans l'un et l'autre cas, elle peut utiliser et maintenir « au banquet de la vie » des individus entachés de certaines infériorités physiques ou intellectuelles, qu'ils transmettent à leurs descendants. Elle agit donc souvent à l'inverse de la sélection naturelle, dont elle diminue toujours les effets, et sans aller jusqu'à dire, avec M. Wallace (voir plus haut, p. 212), que la sélection naturelle a cessé d'agir sur l'homme depuis qu'il lui a opposé les ressources de son intelligence, je reconnais du moins qu'elle a constamment perdu du terrain à mesure que les sociétés se sont développées, et que ce n'est pas sur elle que l'on peut compter pour perfectionner un peuple civilisé.

Dans la préface de sa traduction de *l'Origine des espèces*, Mlle Clémence Royer, à qui l'on a reproché de s'être quelquefois montrée plus royaliste que le roi, a dit que « la doctrine de Darwin était surtout féconde dans ses conséquences morales et humanitaires ». Il ne s'agissait alors que de la sélection naturelle, et le savant traducteur se plaignait des obstacles que la société oppose à l'élimination des faibles. « Je veux parler, disait-elle, de cette charité imprudente et aveugle, où notre ère chrétienne a toujours cherché l'idéal de la vertu sociale, et que la démocratie voudrait transformer en fraternité obligatoire, bien que sa conséquence la plus directe soit d'aggraver et de multiplier dans la race humaine les maux auxquels elle prétend porter remède. On arrive ainsi à sacrifier ce qui est fort à ce qui est faible, les bons aux mauvais, les êtres bien doués d'esprit et de corps aux êtres vicieux ou malingres. » Je suis de ceux qui subordonnent les impressions sentimentales au jugement de la raison, et je fais peu de cas des pieuses objurgations que ce passage a soulevées. Je mettrai d'abord le christianisme hors de cause, car longtemps avant lui le principe de la charité avait été promulgué par Zoroastre, et, s'il a fini par l'accepter et par le développer de la manière la plus louable, il ne faut pas oublier que, dans l'origine, il l'avait rendu impraticable en proclamant le communisme (1). Je ferai remarquer d'ailleurs que la charité, publique ou privée, n'est qu'un des moindres rouages de la machine sociale. Aucun changement de mœurs, de croyances ou de législation, rien, en un mot, si ce n'est la suppression de la société elle-même, ne saurait rendre à la sélection naturelle son libre essor et son action épuratrice ; car toute société oppose sa propre sélection à la sélection naturelle. Je reconnais, avec Mlle Royer, que ce n'est pas toujours au profit de la *moyenne* de l'espèce. Les sociétés, et surtout les sociétés civilisées, maintiennent dans leurs rangs bon nombre d'individus que leur imperfection relative exposerait aux coups de la sélection natu-

(1) Les premiers chrétiens n'admettaient ni l'héritage ni la propriété. Le fidèle devait donner tout son bien à la communauté, afin que les frères pauvres pussent en profiter. Ce n'était qu'une charité indirecte et impersonnelle. Cette doctrine communiste fut prêchée par plusieurs Pères de l'Eglise. Mais, lorsque l'Eglise eut accepté le principe de la propriété, la charité proprement dite prit dans les sociétés chrétiennes plus de développement que dans les sociétés antérieures.

relle; et la *moyenne* de la race en souffre nécessairement. Il ne faut pas en conclure, toutefois, que la race soit pour cela en décadence, attendu que ses plus parfaits représentants sont non-seulement égaux, mais encore supérieurs à leurs ancêtres sauvages les plus favorisés.

Dans mon mémoire sur *les Crânes de la caverne de l'Homme-Mort*, communiqué au mois de septembre 1872 à la section d'anthropologie de l'Association française (session de Bordeaux), j'ai expliqué ainsi ce fait remarquable que la capacité moyenne du crâne était plus grande chez les troglodytes de la Lozère que chez les Français modernes; et j'ai montré que, d'une manière générale, le passage de l'état sauvage à la civilisation introduit dans une race des conditions qui sont de nature à y faire décroître, pour un temps, le poids moyen du cerveau (1). Mais cette diminution de la moyenne n'est pas le résultat d'une décadence, car, au contraire, le maximum de la capacité crânienne et le nombre des individus qui en approchent sont devenus plus grands qu'ils ne l'étaient dans la même race lorsqu'elle vivait à l'état sauvage. C'est l'augmentation du nombre des petits cerveaux qui fait baisser la moyenne, parce qu'un grand nombre d'individus faibles, que la sélection naturelle éliminerait, trouvent place dans une société civilisée, qui les soutient *et les utilise*.

Ce résulat n'est pas conforme aux procédés aveugles de la nature. La nature ne connaît que le privilége, c'est-à-dire l'injustice; la vie sociale développe lentement, mais développe partout une certaine notion de la justice, et l'oppose avec une efficacité croissante à l'action brutale de la sélection naturelle. La société doit protection à tous ses membres; cette protection, dont les forts eux-mêmes ne peuvent se passer, ne peut être refusée aux faibles. Il faut accepter ce principe ou retourner à l'état sauvage.

La civilisation admet donc au « banquet de la vie » une nombreuse catégorie d'individus que la nature brutale en aurait exclus; mais elle ne porte aucune atteinte à la perfection des autres. Dans ces conditions, on conçoit que la valeur *moyenne* de la race puisse être relevée de deux manières: ou bien par l'élimination des faibles, ou bien par leur perfectionnement. La

(1) *Revue d'anthropologie*, t. II, p. 35 et suiv. (janvier 1873).

nature suivrait le premier procédé, la civilisation suit le second. La baisse de la moyenne, cette décadence apparente qui n'est qu'un effet de la statistique, n'est que temporaire ; elle fait place à un mouvement ascensionnel ; la société continue son évolution progressive, et la civilisation, après avoir accordé aux faibles le bienfait de la vie, leur accorde un autre bienfait plus grand encore : elle les perfectionne à leur tour. C'est ainsi que la capacité moyenne du crâne des Parisiens s'est accrue de 35 centimètres cubes depuis le douzième siècle ; et, chose remarquable, l'étude des mesures partielles prouve que cet accroissement a porté *exclusivement* sur la région frontale. Le volume des crânes parisiens reste encore au-dessous de celui des crânes de l'Homme-Mort, mais il l'atteindra et le dépassera sans doute dans quelques siècles si, comme il est permis de l'espérer, l'éducation publique fait de nouveaux progrès. Déjà, d'ailleurs, le développement du crâne *antérieur* est, absolument parlant, plus grand chez les Parisiens que chez les troglodytes ; cette circonstance compense et au delà l'avantage que la statistique générale donne à ces derniers, et qu'ils doivent uniquement à l'ampleur considérable de leur crâne *postérieur*.

Ces changements sont l'effet de l'éducation. Reprenant sur des bases plus étendues et plus naturelles des études déjà commencées par Parchappe, j'ai prouvé que les hommes de la classe éclairée ont la tête plus volumineuse que les illettrés, et que cette différence est due au plus grand développement, absolu et relatif, de la région crânienne antérieure des premiers (1).

L'éducation, l'éducation sous toutes ses formes, voilà la force intelligente qui permet à la société d'améliorer la race, tout en luttant contre les sommaires procédés de perfectionnement de la sélection naturelle. C'est certainement le plus efficace des moyens dont elle dispose. Joignez-y des institutions équitables permettant à chaque individu d'obtenir une position proportionnelle à son utilité, et vous aurez plus fait pour la race que ne pourrait faire la sélection naturelle la plus impitoyable.

Mais il est une autre sélection qui pourrait devenir la plus efficace de toutes si elle était moins souvent entravée par le

(1) *Bulletins de la Société d'anthropologie*, 5 décembre 1872, 2e sér., t. VII, p. 879.

milieu social; je veux parler de la sélection sexuelle. Darwin, pour les besoins de sa théorie de la formation des races, a été conduit à admettre que la sélection sexuelle avait produit tous ses effets, ou du moins presque tous ses effets, avant que l'homme fût parvenu au niveau des plus inférieurs de nos sauvages; je pense précisément le contraire. La sélection sexuelle, dans l'humanité, dépend de deux conditions principales. Le choix des conjoints suppose, chez l'un d'eux au moins, l'appréciation des qualités physiques de l'autre, appréciation dont l'idée de beauté est certainement l'un des éléments les plus importants; mais ce choix ne peut produire des effets sérieux que s'il est fixé, ou du moins rendu durable par le mariage, surtout par le mariage monogame. Or il est évident que l'idée de beauté se développe dans l'homme avec l'intelligence, et que l'institution du mariage se perfectionne avec la civilisation. La sélection sexuelle est donc à son minimum dans la vie sauvage, et elle acquiert une importance croissante à mesure que les sociétés progressent. Les obstacles qu'elle rencontre diminuent en même temps. Chez les sauvages, chez les barbares, et même chez certains peuples qui, sous d'autres rapports, sont civilisés, la sélection est *unilatérale*. L'homme seul est appelé à choisir; les penchants de la femme ne comptent pour rien. Or, si dans nos sociétés modernes la femme subit beaucoup plus que l'homme la pression de son entourage, la loi du moins lui donne la liberté du choix, et il est certain que la plupart des unions résultent d'une sélection sexuelle *bilatérale*. Somme toute, cependant, c'est encore le choix de l'homme qui prédomine, puisque, d'après nos mœurs, c'est l'homme qui doit faire les avances.

Darwin, qui a placé l'âge d'or de la sélection sexuelle dans la période préhumaine, ne paraît pas avoir connu un travail de M. John Beddoe sur un phénomène remarquable qui se passe de nos jours en Angleterre (1). Quelques auteurs, se basant sur l'étude des galeries de portraits, avaient fait remarquer que les cheveux blonds étaient devenus moins communs aujourd'hui qu'autrefois dans la Grande-Bretagne. Cherchant si cette opinion était d'accord avec les faits, M. Beddoe nota l'état civil et la cou-

(1) J. Beddoe, *On the supposed Increasing Prevalence of Dark Hair in England*, dans *Anthropological Review*, vol. I, p. 310, august 1863.

leur des cheveux de toutes les femmes âgées de vingt à cinquante ans qui furent admises, pendant un certain laps de temps, à l'infirmerie royale de Bristol. Son relevé comprenait 736 femmes, savoir : 367 blondes et 369 brunes. Or le chiffre des femmes qui n'étaient ni veuves ni mariées formait 32 pour 100 du nombre des blondes, et seulement 21,5 pour 100 du nombre des brunes (1). Toutes les autres conditions étaient comparables, et les nombres étaient assez grands pour que cette différence ne fût pas un effet du hasard. On peut donc conclure que, dans la ville et les faubourgs de Bristol, le goût des hommes est tel, que les femmes brunes ont beaucoup plus de chances de trouver un mari que les femmes blondes. Si ce goût persiste seulement pendant quelques générations, il n'en faudra pas davantage pour que les femmes blondes deviennent rares dans le pays. Ce curieux phénomène, désigné par M. Beddoe sous le nom très-heureux de *sélection conjugale*, montre que la sélection sexuelle est en pleine activité et en pleine efficacité dans les sociétés civilisées.

Si tous les autres caractères physiques, intellectuels et moraux pouvaient, aussi aisément que la couleur des cheveux, se prêter à des déterminations rigoureuses et à des relevés statistiques, on trouverait sans aucun doute que bon nombre d'entre eux exercent une influence sur la sélection sexuelle, et que celle-ci, par conséquent, est capable de les développer, comme elle développe, dans la contrée étudiée par M. Beddoe, la pigmentation du système pileux. Ce dernier caractère est insignifiant. Ailleurs, une autre fantaisie locale opère peut-être en faveur des blondes. C'est une affaire de mode ; mais ce qui est général, ce qui est naturel, c'est la préférence accordée à la beauté sur la laideur, à la constitution robuste sur la constitution chétive

(1) Ceci est le relevé général. Dans son relevé analytique, M. Beddoe a réparti ses 736 femmes, d'après les nuances de la chevelure, en cinq catégories, où la proportion des femmes non mariées était exprimée par les chiffres suivants : cheveux rouges, 30 pour 100 ; blonds, 37 pour 100 ; châtain clair, 30,5 pour 100 ; châtain foncé, 22 pour 100 ; noirs, 18 pour 100. Les trois premières catégories forment le groupe des *blondes* ; les deux dernières, celui des *brunes*. Ainsi les cheveux noirs sont ceux qui donnent le plus de chances de trouver un mari ; la chance diminue à mesure que la couleur de la chevelure devient plus claire ; mais, lorsqu'on passe du blond au rouge, on la voit croître sensiblement. Il faut croire que certains individus ont un goût particulier pour les femmes rouges, peut-être parce qu'elles sont rares ; elles ne forment, en effet, que la vingt deuxième partie de la série totale.

ou maladive, à l'intelligence sur la sottise; enfin, dans les sociétés vraiment civilisées, la considération de la valeur morale joue un rôle important dans la sélection conjugale. Cette sélection pourrait donc devenir l'agent le plus puissant du perfectionnement de la race, car de la conjonction des êtres bien doués naissent des êtres bien doués eux-mêmes, et si ces unions assorties étaient assez nombreuses pour que leurs produits ne fussent pas absorbés dans la masse, la sélection sociale donnerait bientôt une prépondérance numérique croissante aux natures d'élite qui ne sont aujourd'hui que des exceptions.

Malheureusement l'organisation de la société, les lois et les mœurs opposent à la sélection conjugale des obstacles incessants. Le principe de la propriété et celui de l'hérédité des biens, qui sont la base nécessaire de l'édifice social, et la différence des rangs et des positions, qui en est le corollaire, créent des intérêts qui sont souvent plus forts que l'attraction personnelle. Le droit sacré des femmes à l'héritage et à l'avancement d'hoirie établit entre elles des inégalités artificielles qui se substituent aux inégalités naturelles, ce qui donne bien des fois la palme à la laideur, à la difformité, à la sottise, à toutes les infirmités du corps et de l'esprit. J'entends un moraliste s'écrier: C'est la faute des hommes; qu'ils se perfectionnent, et ils cesseront de préférer les faux biens aux biens véritables! Mais si les hommes étaient déjà parfaits, il serait inutile de chercher les moyens de les perfectionner. Il faut les prendre tels qu'ils sont, tels que la société les a faits. J'entends un socialiste s'écrier à son tour: Supprimez la propriété, ou seulement l'héritage; je ne lui réponds pas; et s'il me proposait de favoriser au moins la sélection conjugale *unilatérale*, en supprimant la dot et l'héritage des femmes, je ne lui répondrais pas davantage. Il ne s'agit pas de bouleverser ou de détruire, mais d'étudier les conditions qui peuvent, dans la société actuelle, développer l'action salutaire de la sélection conjugale.

Que la sélection s'opère d'abord au profit de l'intelligence, les autres qualités viendront par surcroît. On ne peut méconnaître que, depuis trois siècles, et surtout depuis la Révolution française, grâce à la suppression des castes, des corporations, des privilèges, l'intelligence a joué un rôle croissant dans la sélection sociale. C'est un progrès. Mais il faut se hâter d'ajouter qu'il est encore bien insuffisant. Dans la plupart des carrières, l'intrigue, le favoritisme donnent trop souvent le succès à la médiocrité, voire à la nullité; on a cherché à y remédier en substituant l'avancement à l'ancienneté à l'avancement au choix, ou en combinant ces deux procédés, également propres à favoriser les hommes médiocres. Mais supposez que les positions ne se donnent qu'au mérite, constaté par des jurys compétents. Pratiquez la sélection par concours, non-seulement à l'entrée, mais encore aux principales étapes de chaque carrière; et par cette seule réglementation vous obtiendrez des résultats considérables. Je ne parle pas de l'avantage immédiat qu'en retirerait la société. Servie par les plus capables et par les plus actifs, elle pourrait réduire notablement son immense armée de fonctionnaires et améliorer leur position sans aggraver les charges publiques. Mais ceci n'est pas de mon ressort, je n'y insiste pas. Je ne veux me placer ici qu'au point de vue de la sélection conjugale. Le jour où l'homme intelligent et laborieux sera certain d'obtenir une position proportionnelle à son mérite et d'y parvenir assez tôt pour pouvoir élever convenablement sa famille, il ne sera plus tenté de faire passer, dans le choix de sa compagne, la considération de la fortune avant celle de la personne. Libre dès lors d'obéir à ses goûts pour ce qui est bon et beau, il recherchera, parmi les femmes qui sauront lui plaire, celle qu'il jugera capable de lui donner des enfants intelligents et robustes, et de les perfectionner encore par une bonne éducation; car il comprendra que le meilleur héritage qu'il puisse leur laisser est celui des qualités personnelles qui lui ont suffi à lui-même pour faire son chemin. Et comme cet héritage est de ceux qui se partagent sans s'amoindrir, il échappera à cette préoccupation fâcheuse qui, dans les sociétés où rien ne peut remplacer la fortune, porte les familles aisées à limiter le nombre de leurs enfants. On verra ainsi croître continuellement le nombre des individus de qualité supérieure, et décroître par conséquent, dans la même proportion, le nombre des individus de mauvaise trempe.

Il suffirait donc de perfectionner le mode de nomination aux emplois pour que l'obstacle opposé à la sélection conjugale par l'inévitable inégalité des fortunes fût notablement atténué, et pour que cette sélection devînt un agent efficace du perfectionnement de la race. Ce que d'autres demandent déjà au nom de la justice et de l'utilité publique, nous pouvons le demander en outre au nom de l'intérêt de la race, car là où les meilleurs peuvent aisément s'unir aux meilleurs, suivant leur tendance naturelle, la sélection sociale doit tôt ou tard leur donner la prépondérance numérique.

ÉTUDES

SUR

LA CONSTITUTION DES VERTÈBRES CAUDALES

CHEZ LES PRIMATES SANS QUEUE

(*Revue d'anthropologie*, t. I, 1872.)

---

§ 1. *Position de la question.*

A l'époque où les classifications zoologiques reposaient presque exclusivement sur les caractères tirés de la forme extérieure, on attachait une grande importance à la présence ou à l'absence du prolongement coccygien connu sous le nom de *queue*. L'homme étant privé de cet appendice, on considérait l'absence de la queue comme un caractère de supériorité, et c'était exclusivement pour ce motif qu'on assignait au magot un rang élevé dans la série des singes.

Mais lorsque l'anatomie comparée eut démontré que le magot, par tous ses autres caractères, trouve sa place naturelle parmi les singes à queue; que les semnopithèques, les colobes, les guenons, dont la queue est très-développée, le séparent des anthropoïdes, qui n'ont pas de queue; lorsqu'on eut constaté en outre que le cynocéphale nègre parmi les pithéciens, le nycticèbe de Java et le loris grêle parmi les lémuriens sont également privés de queue, il fallut bien reconnaître qu'on s'était mépris sur la signification de ce caractère.

Il est bien clair en effet que, puisque la queue peut disparaître chez des animaux placés les uns tout en haut de la série des primates, les autres tout en bas, et d'autres enfin dans les rangs intermédiaires, l'absence de la queue ne peut être considérée comme ayant la valeur d'un caractère sériaire. C'est pour cela qu'en 1870, dans mon mémoire sur *le Transformisme*, j'en ai parlé comme d'un caractère de peu d'importance, que j'ai même qualifié d'*indifférent*. On me permettra de rappeler ici les expressions dont je me suis servi alors :

« L'homme et les anthropoïdes n'ont pas de queue, et la position qu'ils occupent dans la série permet, pour ce qui les concerne, de considérer ce caractère comme un caractère de perfectionnement ou au moins d'évolution. Mais l'absence de queue chez le magot et le cynopithèque, pithéciens très-voisins des cynocéphales, ne peut être considérée que comme un incident que rien n'explique, qui n'a aucune signification, et qu'il faut accepter comme un fait *indifférent* (1). »

Je ne voulais pas dire par là qu'il fût indifférent pour un pithécien d'être pourvu ou privé d'un appendice caudal, et je ne voulais pas dire non plus que la présence ou l'absence de cet appendice fût sans valeur pour le zoologiste qui détermine et différencie les genres et les espèces ; j'exprimais seulement l'idée que ce caractère était purement morphologique, qu'il n'était pas de ceux qui servent à dévoiler les affinités organiques et les rapports sériaires des genres et des familles.

Si l'on remarque toutefois que, dans les deux premières familles des primates, l'homme et les anthropoïdes, l'absence de la queue coïncide avec un grand nombre de ressemblances anatomiques des plus significatives, il est bien difficile d'attribuer à un pur accident de forme extérieure un caractère qui reste constant dans ces deux groupes, et qui ne reparaît dans les autres groupes de primates qu'à l'état d'exceptions isolées. Mais, d'un autre côté, si l'absence de la queue constitue chez l'homme et les anthropoïdes un caractère d'évolution sériaire, n'est-il pas contradictoire d'admettre que ce même caractère ait une autre valeur et une autre signification lorsqu'il s'observe chez quelques espèces des groupes inférieurs ? Cette contradiction m'avait déjà frappé lorsque j'écrivais mon mémoire sur *le Transformisme* ; et depuis, en y réfléchissant de nouveau, je me suis demandé si la

(1) Voir *Bulletins de la Société d'anthropologie*, 2e série, t. V, p. 227 (7 avril 1870).

disparition de la queue s'effectuait toujours de la même manière, et si des conditions anatomiques différentes ne pouvaient pas amener le même résulat apparent. Je dis *apparent*, car l'absence de la queue n'est qu'une apparence. Réduit à un rudiment, et trop court pour faire saillie à l'extérieur, le squelette de la queue se retrouve encore sous la peau, et, pour porter le nom de *coccyx*, il n'en représente pas moins un certain nombre de vertèbres caudales. Cette queue intérieure, l'homme la possède comme le magot et les autres primates sans queue, mais il n'en résulte pas que la queue rudimentaire doive être nécessairement constituée chez tous de la même manière; et s'il existait entre eux des différences sous ce rapport, on serait autorisé à en conclure que le mode de disparition de la queue n'est pas le même chez tous.

C'est cette pensée qui m'a dirigé dans les recherches que je publie aujourd'hui.

§ 2. *Du squelette de la queue en général.*

Je n'ai pas besoin, pour le but que je me propose, d'étudier la constitution de la queue dans toute la série des vertébrés. Quelques-unes des remarques qui vont suivre sont applicables, il est vrai, à tous les mammifères pourvus de membres abdominaux et souvent même à tous les vertébrés ; mais j'aurai principalement en vue le groupe des primates, et si, avant de m'en occuper spécialement, je cherche à établir quelques généralités, c'est pour éviter d'intercaler des discussions de principes au milieu des faits particuliers exposés dans les paragraphes suivants.

Le squelette des vertébrés se compose essentiellement d'une série de pièces connues sous le nom de *vertèbres*, et formant un axe médian dont les arcs latéraux, plus ou moins développés, logent ou protégent d'une part le système nerveux central, d'une autre part les appareils viscéraux. En outre, les vertébrés complets possèdent deux paires d'appendices locomoteurs connus sous le nom de *membres*. Les membres ne s'insèrent pas sur les deux extrémités de l'axe vertébral; un certain nombre d'éléments vertébraux prolongent le corps de l'animal en avant de la paire antérieure et en arrière de la postérieure. La partie comprise entre les deux paires de membres constitue le tronc proprement dit; les vertèbres situées en avant des membres antérieurs forment le cou et la tête; et enfin les vertèbres situées en arrière des membres postérieurs forment l'appareil caudal.

On peut donc définir la queue *l'ensemble des vertèbres qui continuent l'axe vertébral en arrière de l'insertion que les membres postérieurs prennent sur cet axe.*

La queue, ainsi définie, fait essentiellement partie de la constitution du corps d'un vertébré, et, si l'insertion des membres abdominaux était rigoureusement perpendiculaire à l'axe vertébral, le tronçon postérieur ou caudal de cet axe se détacherait toujours nettement du tronc, de manière à constituer une queue saillante. Mais les deux pièces coxales sur lesquelles s'attachent les membres abdominaux se prolongent plus ou moins en arrière de l'insertion qu'elles prennent sur la colonne vertébrale; il y a donc une partie du squelette de la queue qui se trouve comprise entre les deux pièces coxales et qui paraît se confondre avec le tronc. Il en résulte que la queue ne forme un appendice visible à l'extérieur que lorsqu'elle a une longueur supérieure à celle de la portion rétrograde des os coxaux; mais, sur le squelette, il y a toujours un segment caudal parfaitement distinct. Il y a, il est vrai, une circonstance qui peut au premier abord faire croire dans certains cas, à l'absence de ce segment. Chez les cheiroptères, par suite de la constitution toute spéciale du bassin, les deux ischions se réunissent en symphyse sur le prolongement de l'axe du rachis, et l'extrémité effilée du sacrum vient se fixer dans l'angle rentrant de cette symphyse; l'axe vertébral se termine là, et non-seulement il n'y a point de queue, mais encore il semble que les éléments mêmes de la queue fassent entièrement défaut, puisque aucune pièce vertébrale, aucune pièce osseuse ne s'étend au-delà du bassin. Mais la queue, telle que je l'ai définie, n'est pas la partie de l'axe rachidien qui se prolonge en arrière de *l'ischion:* c'est celle qui se prolonge en arrière de l'*articulation sacro-iliaque;* par conséquent, la partie de cet axe comprise chez les cheiroptères entre l'articulation sacro-iliaque et la symphyse des ischions constitue réellement leur queue; seulement, cette queue, fusionnée en avant avec le sacrum et fixée en arrière sur la symphyse ischiatique, n'a plus aucune mobilité; c'est par là, et non par sa constitution élémentaire, qu'elle diffère du type général de la queue. C'est une anomalie grave sans aucun doute, mais on ne saurait s'étonner beaucoup de trouver une disposition anomale chez des animaux aussi exceptionnels que des mammifères volants.

Le cas particulier des cheiroptères une fois écarté, les variations du prolongement caudal se réduisent à des différences de longueur et de volume, qui dépendent à la fois du nombre et du degré de développement des vertèbres caudales. Celles-ci conservent toujours quelques-uns des caractères des vertèbres ordinaires; mais elles subissent, à un degré variable, des modifications en rapport avec le peu de fonctions qui leur restent. De même qu'à l'extrémité antérieure du rachis on voit les vertèbres céphaliques se développer et se compliquer au maximum pour protéger l'encéphale et loger les appareils des sens, de même, à l'extrémité opposée, les vertèbres caudales, n'ayant plus de rapports avec les viscères ni avec aucun organe important, se simplifient, s'atténuent et s'atrophient.

La première modification, en procédant d'avant en arrière, s'observe sur les vertèbres qui s'articulent avec les os coxaux. Ceux-ci, reposant sur deux ou plusieurs vertèbres, s'appliquent sur leurs parties latérales, s'y fixent très-solidement par une double symphyse; et les vertèbres correspondantes, ainsi reliées l'une à l'autre et privées de leur mobilité, se soudent entre elles de manière à constituer une seule pièce, qui porte le nom de *sacrum*.

Les vertèbres sacrées, malgré cette fusion, ne perdent aucun de leurs éléments. Elles sont aussi complètes que celles de la région lombaire. Elles forment un anneau entier qui continue le canal rachidien; elles ont un corps qui fait partie de la paroi du bassin, deux lames qui se rejoignent au-dessus du canal rachidien; leurs apophyses épineuses, plus ou moins fusionnées, forment la crête sacrée; leurs apophyses articulaires se dessinent sous la forme de deux rangées de tubercules latéraux. L'élément vertébral le plus fusionné et par conséquent le plus dénaturé, c'est l'apophyse transverse, et l'on conçoit aisément que la fusion soit plus avancée, plus intime sur cet élément que sur les autres, puisque ce sont les apophyses transverses qui s'articulent en symphyse avec l'os coxal, et puisque c'est l'union établie entre elles par cette fixation commune sur un même os, qui est la cause et le point de départ de la soudure des vertèbres sacrées.

Telle est la fusion des apophyses transverses du sacrum, que, sur les sujets adultes, il serait difficile ou impossible d'en reconnaître les limites, n'étaient les trous sacrés supérieurs et inférieurs (antérieurs et postérieurs chez l'homme), qui, de chaque côté, remplacent les trous de conjugaison des vertèbres ordinaires. Dans les trois régions du cou, du dos et des lombes, les trous de conjugaison, disposés par paires sur les côtés du rachis, sont simples ; chacun d'eux ne donne issue qu'à un seul cordon nerveux qui se divise presque aussitôt en deux branches, l'une dorsale ou supérieure (postérieure chez l'homme), l'autre ventrale ou inférieure (antérieure chez l'homme). Mais, au niveau du sacrum, la fusion des apophyses transverses qui séparent la région dorsale de la région ventrale ne permet plus aux paires nerveuses de sortir directement sur les côtés du rachis ; c'est donc dans l'intérieur du rachis que s'effectue la séparation des deux branches de chaque nerf rachidien, et ces deux branches sortent séparément de l'os, à travers deux trous qui sont situés vis-à-vis l'un de l'autre, et qui remplacent le trou de conjugaison unique des espaces intervertébraux ordinaires.

La fusion vertébrale qui caractérise le sacrum occupe toujours au moins la rangée des vertèbres qui prend part à la formation de la symphyse sacro-iliaque, et en général elle ne s'étend pas au delà. Par suite de conditions diverses, qu'il serait superflu d'énumérer ici, la soudure peut gagner quelques-unes des vertèbres suivantes, et le sacrum se prolonge alors plus ou moins en arrière de la symphyse sacro-iliaque ; mais ces vertèbres surajoutées au sacrum ne doivent pas être confondues avec celles qui constituent essentiellement et fondamentalement cet os. Tandis que la soudure des vertèbres qui correspondent à la symphyse sacro-iliaque est intrinsèque et nécessaire, celle des vertèbres suivantes est éventuelle et dépend de circonstances extrinsèques. Je désignerai donc sous le nom de *sacrum nécessaire* l'ensemble des vertèbres sacrées qui s'articulent avec l'ilion, et j'appellerai *vertèbres sacrées accessoires* celles qui viennent quelquefois s'ajouter aux précédentes, en augmentant la longueur du sacrum aux dépens de la longueur de la queue.

Au-delà du sacrum, les vertèbres, recouvrant leur indépendance et leur mobilité, prennent le nom de *vertèbres caudales*. Chez les animaux pourvus d'une queue saillante, les premières vertèbres caudales sont toujours assez compliquées, et l'on peut y retrouver la plupart, souvent même tous les éléments des vertèbres ordinaires ; le canal rachidien s'y prolonge tantôt sous la forme d'un canal complet, ce qui est le cas le plus ordinaire, tantôt sous la forme d'une gouttière plus ou moins profonde. Dans ce dernier cas (exemple, le cheval), les *lames* vertébrales ne se réunissent pas sur la ligne médiane, mais elles existent de la manière la plus évidente ; elles forment le bord de la gouttière qui continue le canal rachidien, et qui est transformée en un canal complet par un pont fibreux transversal, étendu de l'une à l'autre lame. Les premières vertèbres caudales remplissent donc la plus essentielle des fonctions dévolues aux vertèbres en général, puisqu'elles recèlent et protégent le prolongement de l'axe nerveux; ce sont de véritables vertèbres au point de vue de leur constitution anatomique comme au point de vue de leurs fonctions, et elles méritent le nom de *vraies vertèbres caudales*.

Les dernières pièces osseuses de la queue sont au contraire privées de presque toutes les parties qui constituent les vertèbres ; elles sont ordinairement tellement simplifiées, tellement dénaturées, que, pour les classer parmi les vertèbres, il faut tenir compte de leur position et de leurs connexions bien plutôt que de leur conformation. On n'y trouve plus ni apophyses, ni articulations diarthrodiales, ni lames, ni canal, ni gouttière, ni quoi que ce soit qui témoigne de leurs relations avec l'axe nerveux cérébro-spinal. Ce sont des vertèbres réduites à leur corps, qui est même très-déformé ; et comme elles sont en général beaucoup plus longues que larges, et plus ou moins cylindriques, elles ressembleraient plutôt à des phalanges qu'à des vertèbres, n'était le disque fibreux qui les unit bout à bout, et qui est évidemment l'analogue des disques intervertébraux du tronc. Ainsi modifiées dans leur structure, elles ne remplissent plus aucune des fonctions spéciales des vertèbres : ce ne sont plus que des leviers osseux, et s'il est nécessaire de les considérer comme des vertèbres, il ne l'est pas moins de les distinguer des vertèbres effectives, en les désignant sous le nom de *fausses vertèbres caudales.*

Entre les premières vertèbres caudales, qui sont à peu près complètes, et les dernières, qui sont réduites à leur corps, la transition s'effectue souvent d'une manière assez brusque ; ainsi, chez les cynocéphales (pl. I, fig. 1 et 2), la cinquième caudale est encore complète ; la septième est déjà phalangoïde, et c'est seulement sur la sixième que l'on observe quelques caractères de transition. Mais quelquefois les caractères des vertèbres s'effacent l'un après l'autre ; ainsi, chez les singes à queue prenante, comme les atèles, les apophyses inférieures qui constituent l'os en V, et qui forment un canal protecteur pour l'aorte caudale, ne disparaissent que bien loin en arrière de l'extrémité terminale du canal rachidien. On peut donc se demander, dans les cas de ce genre, quel est le point de la queue où finissent les vraies vertèbres et où commencent les fausses ; mais, si l'on songe que la fonction la plus essentielle des vertèbres est celle qui concerne la protection de l'axe nerveux, on est conduit à considérer comme la limite des vraies vertèbres le point où s'arrête le canal rachidien. Ce caractère doit primer tous les autres. Par conséquent, toutes les pièces caudales qui, à partir du sacrum, possèdent des lames vertébrales réunies en canal ou séparées en gouttière (ce qui n'est qu'une différence de degré) sont de vraies vertèbres ; et la première des pièces sur lesquelles ces lames font défaut commence la série des fausses vertèbres.

En résumé, lorsqu'on examine la rangée de vertèbres qui constitue le squelette de la queue, on trouve qu'elle se décompose en deux segments : un segment terminal, ou postérieur, formé de *fausses vertèbres* et s'étendant de l'extrémité de la queue jusqu'au point où s'arrête le canal rachidien ; et un segment rachidien, qui s'étend de là jusqu'au sacrum et qui est formé de *vraies vertèbres*. Quant au sacrum, il est essentiellement constitué par la réunion et la soudure des vertèbres qui s'articulent avec l'ilion ; mais il se joint quelquefois à ce sacrum fondamental, ou nécessaire, un certain nombre de vertèbres qui se soudent aux précédentes, et qui allongent le sacrum aux dépens du segment antérieur ou rachidien de la queue.

Tel est le type général de l'extrémité caudale ; il persiste au milieu des variations excessives que présentent, suivant les espèces, le volume et la longueur relatifs de la queue ; quelquefois cependant il faut une certaine attention pour le retrouver. Il ne faut pas croire, en effet, que les dimensions respectives des deux segments de la queue soient toujours proportionnelles à la longueur de cet organe. Si l'on prend pour terme de comparaison une queue de longueur moyenne, on trouve que l'allongement des grandes queues est dû surtout à l'augmentation du nombre des fausses vertèbres ; cela semble indiquer que le segment des vraies vertèbres est moins variable que l'autre. Mais cette règle souffre des exceptions assez nombreuses. Lorsqu'on étudie les petites queues, et surtout celles qui sont assez courtes pour ne faire aucune saillie extérieure, on voit alors que l'appendice caudal est réduit dans toutes ses parties ; mais, si l'atrophie est quelquefois à peu près uniforme, d'autres fois elle atteint principalement l'un des deux segments, tantôt celui des vraies vertèbres, tantôt celui des fausses vertèbres.

Je ne saurais pousser plus loin ces remarques générales ; je me proposais d'établir seulement que l'atrophie et l'absence apparente de la queue peuvent se produire suivant des modes très-différents. Des espèces, des genres, et même des ordres anoures se rencontrent çà et là dans la série des vertébrés ; et pour étudier, dans chacun de ces cas, le mode de disparition de la queue, il convient de comparer les animaux privés de cet appendice avec ceux de leurs voisins zoologiques qui en sont pourvus. Mais je ne dois pas perdre de vue le but de ce travail. C'est donc seulement chez les primates sans queue que je chercherai à déterminer les caractères anatomiques des segments caudaux atrophiés, et pour cela je commencerai d'abord par décrire le type général de l'extrémité caudale des primates.

§ 3. *Des vertèbres sacrées et caudales des primates en général.*

La plupart des primates ont la queue bien développée ; quelques-uns l'ont même très-grande, et chez beaucoup d'entre eux (famille des cébiens) cet organe est assez long, assez fort, assez mobile pour devenir préhensile et pour servir comme un cinquième membre. Plusieurs cependant ont la queue courte, mais l'absence totale de l'appendice caudal ne s'observe que dans quelques espèces, que l'on peut diviser en deux groupes :

Le premier groupe des primates sans queue comprend l'homme et toutes les espèces des quatre genres de la famille des anthropoïdes.

Ce premier groupe est parfaitement naturel.

Le second, au contraire, est entièrement artificiel ; il comprend un très-petit nombre d'espèces très-disparates, qui ne se ressemblent que par l'absence de queue. Ce sont : le magot et le cynocéphale nègre ou cynopithèque parmi les pithéciens, le nycticèbe de Java et le loris grêle parmi les lémuriens.

On peut dire par conséquent que l'absence de la queue constitue une exception au type général des primates, d'autant que les espèces du second groupe se trouvent placées, dans la série, tout à côté d'autres espèces dont la queue est très-développée.

Laissant donc pour un moment ces exceptions de côté, je décrirai d'abord l'extrémité caudale des singes à queue. (Voir pl. I, fig. 1 et 2.)

Leur sacrum se compose très-généralement de trois vertèbres, toutes trois articulées avec l'os iliaque. Il n'y a que deux vertèbres sacrées chez quelques cynocéphales (pithéciens) et chez quelques makis (lémuriens) ; il y en a quatre chez l'indri et quelquefois chez le galéopithèque (lémuriens) ; néanmoins on peut considérer comme typique le nombre de trois vertèbres sacrées chez les primates, et, le sacrum de ces animaux ne comprenant que les vertèbres fixées sur l'ilion, on peut dire que chez eux il est réduit à ses pièces essentielles et nécessaires.

Le premier segment caudal, celui des vraies vertèbres, n'est pas beaucoup plus variable que le sacrum. Il se compose presque toujours de cinq vertèbres ; on en compte sept chez l'*ateles paniscus*, qui possède une queue d'une longueur et d'une force exceptionnelles ; mais c'est, je pense, le chiffre maximum, et l'on peut fixer à cinq le nombre typique des vraies caudales des primates.

Ces vertèbres sont complètes ; elles possèdent non-seulement les lames qui circonscrivent le canal rachidien, mais encore les apophyses transverses, l'apophyse épineuse et les apophyses articulaires au nombre de quatre, savoir : deux antérieures et deux postérieures. Elles ont, comme les vertèbres ordinaires, deux espèces d'articulations : les unes symphysiennes pour leur corps, les autres diarthrodiales, doubles de chaque côté, pour leurs apophyses articulaires ; et ces articulations diarthrodiales sont semblables à celles de la région lombaire, où les deux apophyses articulaires postérieures de chaque vertèbre sont *reçues*, comme on sait, entre les deux apophyses antérieures de la vertèbre suivante (1). Enfin, les pièces du premier segment caudal conservent encore, dans leurs trois dimensions, des proportions peu différentes de celles des vertèbres ordinaires; leur largeur est au moins égale à leur longueur ; ce caractère toutefois s'atténue ordinairement sur l'avant-dernière vraie caudale, et la dernière, notablement plus développée en longueur qu'en largeur, tend déjà à revêtir la forme phalangoïde qui caractérise les fausses caudales.

Celles-ci forment le segment terminal, qui est généralement beaucoup plus long que l'autre. C'est sur lui que portent principalement les variations de longueur de la queue. Les vraies caudales ne s'étendent guère au-delà de l'extrémité postérieure du tronc ; la partie libre de la queue est donc presque entièrement constituée par les fausses caudales.

Lorsque la queue a une longueur moyenne, c'est-à-dire à peu près égale à celle du corps, ce qui est le cas le plus ordinaire, les fausses caudales sont presque réduites à leur corps. Un tubercule osseux, non canaliculé, représente sur les premières d'entre elles l'arc hémal (Owen), connu sous le nom d'*os en* V ; on trouve en outre, sur l'extrémité antérieure de la première, deux apophyses articulaires qui s'articulent en arthrodie avec les apophyses articulaires postérieures de la dernière vraie caudale ; quant aux autres éléments vertébraux, ils sont ou nuls ou presque entièrement effacés. Les corps de ces vertèbres, rétrécis, arrondis, allongés, légèrement renflés à leurs extrémités, ressemblent à de petits os longs ; vers la fin de la queue, ils deviennent plus grêles et en même temps plus courts ; le dernier enfin,

(1) En outre, lorsque la queue n'est pas très-petite, la face inférieure des corps vertébraux du premier segment caudal supporte les *os en* V ou *arcs hémaux* d'Owen, lesquels sont canaliculés pour le passage de l'aorte (voir pl. I, fig. 1 ; un fil de fer, F, traverse le canal des os en V).

semblable à la dernière phalange d'un doigt, se termine en un cône émoussé.

Le nombre des fausses vertèbres caudales est très-variable suivant les espèces, et il est même loin d'être fixe dans la même espèce (1). La longueur de la queue dépend d'ailleurs de la longueur de ces vertèbres au moins autant que de leur nombre. On en compte de 12 à 18 chez les singes pourvus d'une queue de moyenne longueur.

Telle est ordinairement la constitution des deux segments de la queue des singes, et elle ne se modifie pas sérieusement lorsque la queue devient plus longue ou plus petite. Ces variations de longueur portent sur les dimensions plus que sur le nombre des pièces caudales. Toutefois les très-grandes queues, celle de l'*ateles paniscus* par exemple, peuvent renfermer jusqu'à 29 vertèbres (7 vraies et 22 fausses), tandis que la queue médiocre des macaques ne comprend souvent que 17 vertèbres (5 vraies et 12 fausses). Mais ces différences de nombre, quoique très-notables, sont peu de chose eu égard à la très-grande différence que présente la longueur relative de la queue de ces animaux. Ce qui varie le plus, ce sont donc les dimensions des vertèbres caudales, et surtout des fausses caudales.

Chez l'atèle, dont la queue est beaucoup plus longue que le corps, les premières fausses caudales sont volumineuses et présentent de forts reliefs osseux, en rapport avec la puissance des muscles qui les meuvent. Elles n'ont pas l'aspect phalangoïde qui caractérise ordinairement les vertèbres de cet ordre ; mais, si l'on fait abstraction de l'excédant de largeur qui est produit par la saillie de leurs apophyses latérales, on trouve que leur

(1) Certains singes, tels que les papions (*cynocephalus sphynx*), se rongent fréquemment le bout de la queue lorsqu'ils sont en captivité ; ils peuvent ainsi détruire quelques-unes de leurs fausses caudales ; mais, même en tenant compte de cette cause d'erreur, on peut constater que le nombre primitif et réel des fausses vertèbres caudales peut varier de plusieurs unités dans la même espèce.

Sur le squelette on peut quelquefois, d'après l'inspection de la dernière pièce osseuse de la queue, reconnaître que cet organe a été rongé, ou du moins amputé ; cela ne permet pas de déterminer le nombre des pièces absentes. Mais, lorsqu'on dissèque la queue et qu'on étudie les muscles qui, comme on sait, envoient chacun un tendon à chaque vertèbre, il suffit, pour connaître le nombre des vertèbres détruites, de compter le nombre des tendons de chaque muscle qui viennent se fixer sur le moignon de la queue.

corps est relativement plus long que dans les queues de longueur moyenne.

Dans les petites queues, au contraire, la surface des fausses caudales est presque entièrement lisse; les insertions musculaires y sont à peine marquées; ces vertèbres sont réduites dans toutes leurs dimensions, mais elles ont perdu dans le sens de la longueur plus que dans le sens de la largeur et de l'épaisseur; elles ressemblent encore à des phalanges, mais à des phalanges courtes et ramassées.

En résumé, la comparaison des queues très-grandes avec les queues moyennes et les queues petites donne les résultats suivants :

Le nombre des vraies caudales est ordinairement de cinq. Toutefois il s'élève à sept lorsque la queue est très-grande. Il est donc permis de prévoir que ce nombre pourra descendre au-dessous du chiffre normal lorsque la queue sera très-petite, et à plus forte raison lorsqu'elle sera rudimentaire ou nulle en apparence.

Le nombre des fausses caudales n'est pas proportionnel à la longueur relative de la queue, mais il est moindre dans les petites queues que dans les grandes; et, lorsque la queue diminue, il décroît bien plus rapidement que le nombre des vraies caudales. Dans les grandes queues, il est au moins triple de ce dernier nombre; dans les petites il n'en est plus que le double environ; on peut donc s'attendre à le voir décroître encore dans les queues très-petites ou rudimentaires, et devenir égal ou même inférieur au nombre des vraies caudales.

En même temps que le nombre des fausses caudales diminue, leur structure se simplifie et leur forme se modifie; leurs apophyses, leurs tubercules d'insertion s'effacent, et leur corps, quoique réduit dans toutes ses dimensions, se raccourcit plus qu'il ne se rétrécit; il devient donc relativement plus large. Ce changement poussé à l'extrême explique comment les vertèbres coccygiennes de l'homme et des anthropoïdes peuvent devenir plus larges que longues.

Ces remarques sur les modifications que subissent les vertèbres caudales, chez les primates pourvus d'une queue grande, moyenne ou petite, nous permettront d'étudier aisément l'état de ces vertèbres chez ceux de ces animaux qui ont la queue rudimentaire et peu ou point apparente à l'extérieur.

§ 4. *Des divers modes de disparition de la queue chez les primates.*

Le squelette de la queue des primates anoures est généralement désigné sous le nom de *coccyx ;* mais ce n'est qu'un changement de nom, et il ne faut pas en conclure que les vertèbres coccygiennes forment une espèce à part, ni même qu'elles soient toujours de même espèce. On va voir, au contraire, qu'elles appartiennent tantôt à l'une, tantôt à l'autre des deux espèces de vertèbres caudales, les vraies et les fausses, et que souvent ces deux sortes de vertèbres se succèdent sur le même coccyx.

La constitution du coccyx des primates sans queue peut se ramener à trois types : celui du cynocéphale nègre, celui du magot et celui de l'homme.

1° *Type du cynocéphale nègre.* — Cet animal a trois vertèbres sacrées, toutes trois articulées en symphyse avec l'ilion. Sous ce rapport, il ne diffère nullement des primates à queue.

Son coccyx se compose de six vertèbres ; les trois premières sont canaliculées, le canal rachidien s'y prolonge, elles ont des apophyses articulaires : ce sont donc de vraies caudales. Les trois suivantes n'ont ni canal ni apophyses articulaires, ce sont des corps vertébraux tout à fait simples et rudimentaires ; en d'autres termes, ce sont de fausses vertèbres caudales.

L'ensemble de ces six pièces forme un très-petit coccyx qui s'étend à peine jusqu'au niveau des ischions, et qui disparaît entièrement sous les téguments.

Si, tenant compte des considérations qui terminent le paragraphe précédent, on compare cette queue avortée avec celle des singes ordinaires, on trouve que, abstraction faite de son défaut de saillie, elle ne diffère pas plus de la queue des macaques que celle-ci ne diffère de la queue des atèles. Il y a 7 vraies caudales chez l'atèle, 5 chez le macaque, 3 chez le cynocéphale nègre ; le premier a 22 fausses caudales, le second 12, le troisième 3. La réduction, on le voit, est progressive ; elle porte sur les deux segments caudaux, mais elle atteint le segment terminal bien plus que l'autre, ce qui est conforme à ce que l'on pouvait attendre.

Par conséquent, ce premier mode de disparition de la queue

n'introduit pas un type nouveau dans la constitution des éléments caudaux ; c'est une atrophie organique, analogue à beaucoup d'autres, atteignant toutes les parties, mais sévissant surtout sur les moins essentielles. Etant donnés un atèle et un macaque, étant connues les différences qui existent entre une longue queue et une petite queue, il suffit d'exagérer ces différences pour retrouver le type de la queue atrophiée du cynocéphale nègre. A ce type se rattache celui du nycticèbe de Java et des loris.

Sur le squelette de loris paresseux que j'ai étudié, le coccyx, très-grêle, très-effilé, dépasse les ischions d'environ 13 millimètres ; il est donc probable que l'extrémité du coccyx faisait une minime saillie au-dessus de l'anus, et que cet animal avait un petit vestige de queue. Mais, que la queue soit réduite à un léger tubercule, ou qu'elle soit tout à fait effacée, cela est d'assez peu d'importance. Le loris paresseux a trois vertèbres sacrées, toutes trois articulées avec l'ilion, et son petit coccyx se compose de neuf vertèbres, cinq vraies et quatre fausses.

Le loris grêle est entièrement anoure. Son coccyx, qui n'atteint pas le niveau des ischions, ne renferme que trois vertèbres ; la première seule est canaliculée ; les deux dernières, beaucoup plus petites, sont de fausses vertèbres. Nous retrouvons donc, dans ce coccyx si rudimentaire, les deux segments de la queue ; ils sont considérablement atrophiés l'un et l'autre, mais aucun d'eux n'a avorté complétement.

Le seul squelette de *nycticebus javanicus* que j'aie pu étudier est malheureusement incomplet. Il n'a que sa première vertèbre coccygienne, qui est canaliculée ; le premier segment de la queue existe donc dans le coccyx de cet animal, qui, on le sait, est complétement anoure. Tout permet de croire que ce coccyx se terminait par une ou plusieurs fausses vertèbres, qu'il n'était par conséquent pas privé du second segment caudal, qu'en d'autres termes il rentrait dans le type du cynocéphale nègre. Dans le cas où cette supposition serait inexacte, le nycticèbe de Java devrait être rattaché au type suivant.

2° *Type du magot.* — Le sacrum du magot ne diffère pas du sacrum ordinaire des primates. Il est formé de trois vertèbres, toutes trois articulées avec l'ilion ; mais son coccyx présente des caractères tout spéciaux (voir pl. I, fig. 3).

Un premier point digne de remarque, c'est le peu de fixité, ou même la grande variabilité du nombre des pièces coccygiennes : sur quatre squelettes que j'ai examinés, le coccyx se composait une fois de quatre pièces, une fois de trois, une fois de deux, et une fois enfin d'une seule pièce.

Ce premier point ne saurait nous surprendre. Les organes en voie d'atrophie ou de disparition sont sujets à présenter de semblables variations. Dès qu'ils ont cessé d'être fonctionnels, ils n'obéissent plus aux règles ordinaires de la stabilité du type. C'est une anomalie grave lorsque le nombre des vertèbres dorso-lombaires varie d'une seule unité, tandis que le même fait passe pour insignifiant lorsqu'il se produit sur les vertèbres coccygiennes des animaux sans queue. C'est ainsi que dans les traités d'anatomie humaine on dit que le coccyx se compose ordinairement de quatre ou de cinq pièces, et on n'attache aucune importance à ces variations, parce que l'on sait que le coccyx de l'homme est un organe rudimentaire.

Le défaut de fixité est bien plus remarquable encore dans le coccyx du magot ; le nombre des pièces de cet organe varie d'une à quatre, et on trouverait peut-être difficilement un exemple aussi significatif que celui-là. J'ai déjà dit, il est vrai, que le nombre des pièces caudales chez les singes à queue est sujet à varier dans la même espèce, et, par exemple, sur l'un des squelettes d'*ateles paniscus* de mon laboratoire, il y a trente et une vertèbres caudales, tandis que, sur un autre squelette de la même espèce, je n'en ai compté que vingt-huit. C'est donc une différence de trois vertèbres, comme chez le magot ; mais cette différence doit être appréciée en chiffres relatifs et non en chiffres absolus, et l'on trouve ainsi qu'elle est environ huit fois plus considérable par rapport aux quatre vertèbres du magot qu'elle ne l'est par rapport aux trente et une vertèbres de l'*ateles paniscus*. D'ailleurs, dans cette dernière espèce, les variations portent sur le segment des fausses vertèbres, c'est-à-dire sur la partie de la queue que l'anatomie comparée nous montre comme très-instable, tandis que chez le magot les pièces caudales dont le nombre varie d'un à quatre sont beaucoup plus importantes. On va voir en effet que ce sont de vraies vertèbres, appartenant au premier segment de la queue, que j'ai appelé le segment rachidien, et dont la constitution est en général beaucoup plus large que celle du segment terminal. Quant aux fausses vertèbres qui, chez tous les autres primates, terminent l'appareil caudal, le magot en est entièrement privé.

Pour établir ce dernier fait, il ne sera pas inutile de décrire sommairement la région coccygienne des quatre squelettes de magots que j'ai examinés.

1. Magot femelle (galerie du Muséum). Le coccyx est réduit à une seule vertèbre, presque aussi large que la dernière vertèbre sacrée, et présentant tous les caractères des vraies caudales ; elle possède des apophyses transverses bien développées, deux lames assez larges, circonscrivant un canal qui fait suite au canal sacré, et deux apophyses articulaires antérieures, unies par arthrodie avec les apophyses correspondantes de la dernière vertèbre sacrée. Il ne lui manque, pour être tout à fait complète, que les deux apophyses articulaires postérieures, qui n'ont aucune raison d'être, puisque aucune pièce ne fait suite à cette vertèbre unique. On pourrait se demander si c'est bien là tout le coccyx, et si quelques petites pièces complémentaires, ne fût-ce qu'une fausse vertèbre rudimentaire, n'auraient pas été perdues lorsqu'on a préparé le squelette ; mais cette hypothèse est inadmissible : le corps de l'unique vertèbre coccygienne, aussi large en avant que celui de la vertèbre sacrée avec laquelle il s'articule, se termine en arrière en une pointe conique, presque aiguë, qui ne pouvait évidemment donner insertion à aucune autre pièce.

2. Magot femelle (Muséum). Coccyx composé de deux vraies vertèbres canaliculées, plus larges que longues, assez petites, mais complètes, à cela près que la seconde n'a pas d'apophyses articulaires postérieures. Cette seconde vertèbre est bien plus petite que la première et paraît terminale ; elle ne finit pas en pointe, mais l'extrémité de son corps ne présente pas de surface articulaire. Tout permet de croire par conséquent qu'aucune pièce n'a été perdue et que le coccyx finissait là.

3. Magot mâle (de mon laboratoire). Trois vertèbres coccygiennes. Elles sont canaliculées toutes trois, même la dernière, qui est pourtant très-petite et terminée en une extrémité presque pointue (voir pl. I, fig. 3).

4. Magot mâle (Muséum). Quatre vertèbres coccygiennes; les trois premières sont larges, elles portent de grandes apophyses transverses et des apophyses articulaires très-développées; ce sont donc des vraies vertèbres; toutefois la première seule a un canal complet; sur les deux suivantes, les lames vertébrales sont bien apparentes et bien relevées, mais elles ne se rejoignent pas et ne circonscrivent qu'une gouttière, qu'un demi-canal analogue à celui qui, dans les vraies vertèbres caudales des solipèdes, représente le canal rachidien. Cette gouttière se prolonge sur la face dorsale de la quatrième et dernière pièce coccygienne, et quoique celle-ci soit beaucoup plus petite et plus simple que les autres, quoiqu'elle soit sans apophyses transverses et sans apophyses articulaires, les deux rudiments de lames qu'on y aperçoit et qui limitent sa gouttière, prouvent que le canal rachidien complété par une membrane fibreuse se prolongeait jusque-là, qu'elle doit par conséquent être considérée comme une vraie vertèbre caudale.

Ainsi, chez ces quatre individus, le segment des fausses caudales fait défaut; le segment des vraies caudales est au contraire plus ou moins développé : cela indique déjà que la queue a disparu de son extrémité vers sa racine, et l'examen des vertèbres qui représentent le premier segment caudal confirme pleinement cette idée.

Comparons d'abord nos quatre magots entre eux, sans nous préoccuper des différences qui peuvent exister entre eux et les autres primates. Prenons pour terme de comparaison le sujet qui possède le coccyx le plus complet : c'est le numéro 4; il a quatre vertèbres coccygiennes; et puisque le magot peut avoir quatre vertèbres coccygiennes, on peut dire que ceux qui en ont moins sont atteints d'une anomalie par défaut. Il manque aux numéros 1, 2 et 3 une ou plusieurs des pièces constitutives du coccyx de leur espèce; et si l'on me demandait pourquoi je leur attribue une anomalie par défaut plutôt que d'attribuer au numéro 4 une anomalie par excès, je répondrais que les organes devenus rudimentaires (comme l'est évidemment le coccyx du magot) n'ont pas de tendance à s'amplifier, tandis qu'ils ont au contraire une tendance à se réduire de plus en plus.

Cela posé, quelles sont les vertèbres du quatrième sujet qui il défaut chez les autres? On m'accordera sans doute aisément que ce sont les dernières et non pas les premières. En vertu du principe des connexions, la vertèbre qui s'articule avec le sacrum est la première caudale. Le premier sujet, qui n'a que cette vertèbre, a donc perdu toutes les autres; le second, qui en a deux, a perdu les deux dernières; et le troisième, qui en a trois, n'a perdu que la pièce terminale. C'est donc de sa pointe vers sa base que le coccyx s'est réduit de plus en plus chez ces trois magots. Mais ce qui est plus décisif encore, si c'est possible, c'est le degré de développement relatif des quatre vertèbres coccygiennes du magot n° 4. La première est complète et annulaire; les suivantes ne circonscrivent plus un anneau, mais seulement une gouttière; leurs lames ne se sont pas réunies; elles ont commencé à se former, mais leur développement s'est arrêté avant qu'elles aient pu se rejoindre; et comme cet arrêt de développement est d'autant plus grave qu'on s'éloigne davantage du sacrum, il est clair que la cause qui l'a produit a procédé d'arrière en avant, c'est-à-dire de l'extrémité du coccyx vers sa base. Or, l'arrêt de développement conduit au défaut de développement. Un degré de plus, et la quatrième pièce, qui est tout à fait rudimentaire, avortait complétement, laissant le coccyx réduit à trois vertèbres, comme sur le sujet n° 3; un peu plus encore, et la troisième vertèbre avortait à son tour, puis la seconde, et il en résultait un coccyx à deux pièces, comme sur le numéro 2, ou à une seule pièce, comme sur le numéro 1.

On peut dire par conséquent que les différences que présente chez le magot le nombre des pièces coccygiennes dépendent d'un arrêt ou d'un défaut de développement, qui fait disparaître d'arrière en avant une ou plusieurs de ces pièces.

Ce type diffère entièrement de celui que nous avons constaté chez le cynocéphale nègre. Le coccyx de ce dernier animal représente une queue en raccourci, une queue atrophiée, mais non avortée, où l'on retrouve, dans leur ordre habituel, le segment des vraies caudales et le segment des fausses caudales; chez le magot, au contraire, le segment terminal avorte complétement; on dirait qu'il a été enlevé par une amputation; il ne reste donc que le segment des vraies caudales, plus ou moins atrophié à son tour, plus ou moins réduit dans le nombre de ses pièces, comme si cette amputation imaginaire avait plus ou moins empiété sur lui.

Voici donc déjà deux modes bien distincts de disparition de la queue : d'une part, une atrophie générale qui atteint à la fois les deux segments caudaux sans les anéantir ni l'un ni l'autre; d'une autre part, une atrophie qui procède d'arrière en avant, qui anéantit le segment des fausses caudales et qui laisse survivre une ou plusieurs des premières vraies caudales, à partir du sacrum.

Le premier type est celui du cynocéphale nègre, le deuxième est celui du magot. Voyons maintenant quel est le type de l'homme.

3° *Type de l'homme.* — La constitution des vertèbres caudales est encore plus profondément modifiée chez l'homme que chez les primates sans queue des deux types précédents. (Pl. 1, fig. 1.)

La région sacro-coccygienne du squelette humain est trop connue pour que j'aie besoin d'en décrire les éléments; je me bornerai à les interpréter.

Le sacrum se compose de cinq ou six vertèbres ; les trois premières seules prennent part à l'articulation sacro-iliaque; elles constituent ce que j'ai appelé le sacrum *nécessaire*, et représentent à elles seules tout le sacrum des primates à queue. Les autres vertèbres sacrées, au nombre de deux ou de trois, sont donc des pièces surajoutées ou éventuelles. On n'a pas oublié que les primates sans queue des deux premiers types ont, comme les singes à queue, un sacrum réduit à ses pièces essentielles, c'est-à-dire aux trois vertèbres articulées avec l'os iliaque. Par ce premier caractère, l'homme s'écarte notablement du type général des primates.

Le coccyx comprend quatre ou cinq pièces, rapidement décroissantes et plus développées dans le sens transversal que dans le sens longitudinal; leur forme diffère beaucoup des vertèbres caudales, vraies ou fausses, des primates, avec ou sans queue, dont j'ai parlé jusqu'ici. Toutefois leur situation et leurs connexions indiquent que ce sont des vertèbres, et comme elles n'ont aucune apophyse, comme en particulier elles ne présentent aucune trace de lames vertébrales et qu'elles ne sont par conséquent creusées ni d'un canal ni d'une gouttière, on est obligé de reconnaître que toutes, depuis la première jusqu'à la dernière, rentrent dans la catégorie des fausses caudales.

Ainsi, tandis que le coccyx du magot ne représente que le premier segment caudal, celui de l'homme ne représente que le segment terminal de la queue.

On peut donc être tenté de croire, à première vue, qu'il n'y a rien chez l'homme qui soit l'analogue du premier segment caudal; et si cette apparence était une réalité, cela constituerait une grave exception au type général des primates, et non-seulement des primates, mais encore des mammifères, et même des vertébrés en général. Qu'un organe s'efface à la fois dans toutes ses parties, comme la queue du cynocéphale nègre, rien de plus ordinaire; qu'il perde en outre ses pièces terminales, comme cela se voit dans la queue du magot, il n'y a pas non plus lieu de s'en étonner, puisque les pièces restantes conservent toutes leurs connexions. Mais le principe des connexions serait en défaut si les vraies caudales manquaient tout à fait et si les fausses caudales venaient prendre leur place à la suite du sacrum : ce serait plus qu'une exception, ce serait une véritable anomalie, et il y a lieu de se demander s'il est bien vrai que les vraies caudales de l'homme aient complétement disparu.

Souvenons-nous que le sacrum de l'homme comprend, en sus des trois vertèbres *nécessaires* et typiques auxquelles se réduit le sacrum des primates en général, deux ou trois vertèbres supplémentaires, dont la dernière s'articule avec le coccyx. Il y a donc, à l'extrémité du sacrum, des pièces en excès, et il manque en même temps plusieurs pièces à la base de la queue. Dès lors, il est naturel de penser que le sacrum s'est prolongé aux dépens de la queue, et cette supposition se confirme si l'on songe que les vertèbres surajoutées au sacrum sont de vraies vertèbres, pourvues de tous leurs éléments et creusées d'un canal, ou au moins d'une gouttière continue avec le canal de la moelle; qu'elles sont par conséquent, de même espèce que celles qui manquent à la queue. Prenons le squelette d'un fœtus, divisons avec un scalpel la substance encore cartilagineuse qui unit la troisième vertèbre sacrée avec la quatrième, et nous verrons aussitôt reparaître dans toute sa netteté le type général de la queue des primates. Les deux anomalies signalées plus haut, l'anomalie du sacrum par excès et l'anomalie de la queue par défaut, se neutraliseront réciproquement, et les connexions normales seront rétablies. A la suite d'un sacrum typique et complet, composé de trois vertèbres, nous trouverons d'abord un premier segment caudal, comprenant les deux ou trois vraies vertèbres séparées du sacrum, et plus loin un second segment caudal, constitué par les quatre ou cinq fausses vertèbres qui forment le coccyx.

La région sacro-coccygienne de l'homme, en dépit de trompeuses apparences, rentre donc dans le type général des primates; les deux segments constitutifs de la queue s'y retrouvent, considérablement atrophiés l'un et l'autre, mais inégalement atteints et inégalement défigurés par cette atrophie. Le premier segment est beaucoup plus gravement altéré que le second; celui-ci conserve encore le caractère fonctionnel le plus essentiel des pièces caudales : la mobilité; les vertèbres qui le composent sont toujours indépendantes dans la jeunesse et l'âge mûr; elles ne se soudent qu'éventuellement et dans un âge avancé. Les pièces du premier segment, au contraire, ont perdu leur indépendance et leur mobilité. Elles sont fusionnées entre elles et avec le sacrum, et dès lors elles ne fonctionnent plus comme des pièces caudales. On sait que, dans la série des vertébrés, la coalescence, c'est-à-dire la fusion de plusieurs os en un seul, s'observe fréquemment sur les parties du squelette en voie de disparition. Le nombre de ces vertèbres sacrées supplémentaires n'est pas fixe : s'il y en a ordinairement deux, quelquefois aussi il y en a trois, sans qu'on puisse y voir une anomalie : ce défaut de stabilité, comme je l'ai déjà dit, est encore un caractère des parties qui s'effacent.

Enfin la constitution même des deux dernières vertèbres sacrées prouve qu'elles ont subi un véritable arrêt de développement. Personne n'ignore que le canal sacré se termine en gouttière; sa paroi postérieure est comme fendue; cette fente, dont les bords sont constitués par les lames vertébrales non réunies, a la forme d'un V renversé et présente une longueur variable. Elle n'occupe quelquefois que la dernière vertèbre sacrée, mais le plus souvent elle empiète sur la précédente voir pl. II, fig. 1, lettre I) (1), qui quelquefois enfin est divisée dans toute sa hauteur, comme on peut le voir sur la figure 2 (pl. II). Il en résulte que les deux dernières vertèbres sacrées ne remplissent qu'incomplétement leur fonction protectrice par rapport au contenu du canal rachidien, et que celui-ci, limité à ce niveau par une simple membrane fibreuse, est mal défendu contre les lésions traumatiques ou pathologiques. Les partisans des causes finales seraient peut-être embarrassés, si on leur demandait la raison d'être d'une disposition qui ouvre la porte à de très-graves accidents (2), et qui, d'ailleurs, n'ayant aucune utilité, constitue évidemment une imperfection de structure. Mais la question change de face si l'on considère cette disposition comme l'effet d'un arrêt de développement, qui est lui-même la conséquence de la transformation du premier segment caudal, approprié chez l'homme à une nouvelle fonction. Devenu immobile, ce segment caudal prend part à la constitution de la paroi postérieure du petit bassin ; il concourt ainsi à fixer le rectum et à empêcher la chute de l'intestin grêle, que la pesanteur, dans la station verticale, tend à faire descendre dans la cavité pelvienne (3). Il remplit donc une fonction qui serait sans utilité chez un quadrupède, mais qui chez un bipède a une utilité évidente. En s'adaptant à cette fonction, les vertèbres du premier segment caudal se sont considérablement élargies ; elles ont presque autant de largeur que les vertèbres fondamentales du sacrum ; mais cet agrandissement dans le sens transversal amène l'écartement des lames vertébrales, et le développement de celles-ci n'est pas suffisant pour leur permettre de se rejoindre.

(1) On dit généralement que la fente sacrée n'existe que sur la dernière vertèbre du sacrum ; et le plus souvent, en effet, elle ne s'élève guère au-dessus du niveau du dernier trou sacré. Mais, si l'on étudie les bords de cette fente, on y trouve ordinairement de chaque côté deux tubercules espacés qui représentent deux apophyses épineuses.

(2) Je signale en particulier les méningites rachidiennes, toujours mortelles, qui sont la conséquence de la destruction de la membrane fibreuse sacro-coccygienne par les ulcères, si fréquents, de la région sacrée.

(3) Je n'ai voulu aborder, dans ce mémoire, que la question ostéologique. Je ne puis toutefois me dispenser de faire remarquer que l'allongement du sacrum, qui est la conséquence de la soudure du premier segment caudal, permet au muscle fessier d'étendre considérablement ses insertions fixes, et d'acquérir la puissance remarquable qui facilite singulièrement la station verticale et la marche bipède.

Ainsi, non-seulement les vertèbres qui représentent chez l'homme le premier segment caudal sont ordinairement réduites à deux, non-seulement elles subissent une coalescence qui leur fait perdre leur fonction de pièces mobiles, mais, de plus, la fente qui s'observe constamment sur la dernière, et qui s'étend le plus souvent à la pénultième, prouve qu'elles sont frappées d'un arrêt de développement. Sous ces divers rapports, le premier segment caudal est bien plus profondément altéré que le second. Ils sont considérablement atrophiés l'un et l'autre ; mais, à l'inverse de ce que l'on observe chez le magot, l'atrophie a atteint principalement le segment des vraies caudales.

En résumé, l'atrophie des vertèbres caudales, qui amène la disparition de la queue extérieure chez certains primates, se présente sous trois formes bien distinctes :

Dans le type du cynocéphale nègre, elle est générale et à peu près uniforme ;

Dans le type du magot, elle procède de l'extrémité de la queue vers sa base, et porte principalement sur le segment terminal ;

Enfin dans le type de l'homme elle procède en sens inverse, et porte principalement sur le premier segment caudal.

C'est donc à tort qu'on a dit, et que j'ai répété à mon tour dans la discussion sur le transformisme, que le fait de la présence ou de l'absence d'une queue extérieure n'avait aucune portée zoologique. Cette opinion se présentait tout naturellement à l'esprit lorsqu'on voyait la queue faire défaut chez les espèces les plus diverses, situées à tous les degrés de la série des primates, et il n'y aurait pas lieu d'y renoncer s'il était vrai que le mode de disparition de la queue fût le même dans toute cette série. Aujourd'hui encore, je considère comme à peu près sans valeur anatomique l'atrophie générale de la queue qui s'effectue suivant le type du cynocéphale nègre, car les primates qui se rattachent à ce type ne diffèrent des primates en général par aucun caractère essentiel ; ils ont seulement la queue très-courte, et ce fait n'a pas plus d'importance que les différences que présente fréquemment la longueur de la queue chez des espèces d'ailleurs très-voisines. Mais les deux autres types, celui de l'homme et celui du magot, ont une tout autre signification ; car ils diffèrent autant l'un de l'autre que du type général des primates, de sorte que ce caractère, considéré au point de vue anatomique, loin d'établir une analogie entre l'homme et les autres primates sans queue dont il a été question jusqu'ici, établit au contraire entre eux une différence de plus, différence d'autant plus importante, que les modifications du premier segment caudal de l'homme sont en rapport avec les conditions de la station verticale. L'absence de la queue extérieure cesse donc de figurer au nombre des caractères que j'ai appelés *indifférents*, et lorsqu'elle se présente sous le type observé chez l'homme, elle doit être considérée comme un caractère *de perfectionnement*. Cette conclusion paraît déjà se dégager des faits qui précèdent, mais elle deviendrait bien plus pressante encore si le type de l'homme se retrouvait en outre chez les anthropoïdes et chez les anthropoïdes seuls. Je crois avoir démontré, dans mon mémoire sur *l'Ordre des primates*, que les caractères anatomiques qui sont en rapport avec l'attitude verticale et la marche bipède n'appartiennent pas seulement à l'homme, mais encore aux anthropoïdes, à l'exclusion de tous les autres primates. Et puisque je range aujourd'hui au nombre de ces caractères l'arrêt de développement du premier segment caudal et sa coalescence avec le sacrum, je suis obligé, pour légitimer mon opinion, de prouver que la région sacro-coccygienne des anthropoïdes est constituée sur le même type que celle de l'homme. Je vais donc étudier maintenant les vertèbres caudales de nos voisins zoologiques.

§ 5. *Les vertèbres caudales des anthropoïdes.*

L'appareil sacro-coccygien des anthropoïdes diffère entièrement de celui des autres singes, et présente tous les caractères anatomiques et morphologiques que nous avons reconnus dans le type humain.

Chez tous les anthropoïdes, comme chez l'homme, les vraies vertèbres caudales sont fusionnées avec le sacrum, et le coccyx ne se compose que de fausses vertèbres, semblables à celles du coccyx de l'homme, c'est-à-dire plus développées en largeur qu'en hauteur, et aplaties d'avant en arrière. (Voir pl. II, fig. 3. Chimpanzé.)

Le nombre des vertèbres sacrées est variable. Les trois supérieures sont articulées avec l'os iliaque. Sur le vieux gorille mâle du Muséum la quatrième vertèbre sacrée s'articule en outre avec cet os ; mais c'est une exception tout individuelle, car sur les autres gorilles du Muséum comme sur le gorille de M. Auzoux, comme sur tous les autres anthropoïdes, comme chez l'homme, comme chez les primates en général, le nombre des vertèbres sacrées articulaires est toujours de trois.

Au-delà de ce sacrum *nécessaire* et qu'une exception unique ne saurait m'empêcher d'appeler *constant*, vient un nombre variable de vertèbres sacrées non articulaires, qui représentent le segment des vraies caudales.

Le segment des vraies caudales soudées au sacrum est réduit à une seule pièce chez un gibbon lar du Muséum. Chez tous les autres anthropoïdes il se compose de deux pièces au moins, quelquefois de trois, et même de quatre, et ce nombre n'est pas plus fixe dans chaque espèce considérée en particulier qu'il ne l'est chez l'homme. Ainsi le chimpanzé noir (*troglodytes niger*) a tantôt deux, tantôt trois vertèbres sacrées non articulaires. L'un des tschégos du Muséum (*troglodytes tschego*) en a quatre, l'autre trois seulement. L'un des gorilles que j'ai examinés en a quatre, quoique les autres n'en aient que trois. Les remarques auxquelles donne lieu le peu de fixité de ce segment dans le type humain sont donc applicables aux anthropoïdes.

Chez les anthropoïdes, comme chez l'homme, les vertèbres surajoutées au sacrum portent l'empreinte du développement incomplet qui a été la conséquence de leur coalescence. La dernière de ces vertèbres est presque toujours fendue en gouttière; la fente remonte quelquefois sur l'avant-dernière; elle occupe même chez le gibbon de Raffles du Muséum (*hylobates Rafflesii*) les trois vertèbres sacrées non articulaires.

On peut, en outre, en étudiant le mode de fusion des vertèbres de ce segment, constater que la coalescence est souvent très-irrégulière. Ainsi, d'une part, sur les vertèbres non fendues, les apophyses épineuses sont quelquefois distinctes à leur sommet, ou encore une apophyse transverse reste entièrement séparée de sa voisine par une échancrure profonde, qui pénètre jusqu'aux trous sacrés antérieurs et postérieurs correspondants, de sorte que l'on aperçoit, à la place de ces deux trous, un trou de conjugaison latéral et unique, semblable à celui qui existe entre deux vertèbres libres. Ces caractères sont l'indice d'une fusion incomplète (1). D'autres fois, au contraire, la fusion est exagérée et poussée si loin, que certains trous sacrés sont entièrement effacés. Ainsi j'ai vu manquer de chaque côté le dernier trou sacré postérieur sur un gibbon cendré (*hylobates leuciscus*) et sur un gibbon aux mains blanches (*hylobates albimanus*). Ce sont au contraire les deux derniers trous sacrés antérieurs qui manquent chez le gibbon de Raffles. Sur le vieux gorille mâle, qui a huit vertèbres sacrées, dont quatre non articulaires, et qui devrait par conséquent présenter sept paires de trous sacrés antérieurs, on n'en trouve plus que quatre. Les trois trous supérieurs, compris entre les vertèbres articulaires, ont la largeur ordinaire; le quatrième est encore d'une bonne largeur; le cinquième n'est indiqué que par une dépression assez profonde, mais qui ne communique pas avec le canal sacré; enfin il n'existe absolument aucune trace des deux derniers trous. La fusion des pièces vertébrales est donc exagérée en avant, et ce travail de coalescence excessive a évidemment procédé de bas en haut, puisque le dernier trou et l'avant-dernier ont entièrement disparu, tandis que l'antépénultième n'est pas complétement effacé. Chez ce même individu les trous sacrés postérieurs sont au complet, comme d'habitude; comme d'habitude encore les deux vertèbres sacrées sont fendues en gouttière; enfin, sur les deux précédentes, les apophyses épineuses se sont formées, mais ne se sont pas complétement soudées, et se dessinent sur la crête sacrée sous la forme de deux dentelures. Ainsi, tandis que la fusion des vertèbres du segment non articulaire du sacrum s'exagérait en avant, en arrière au contraire elle restait incomplète, et l'irrégularité de ce travail de fusion est d'autant plus frappante qu'elle s'observe sur un même individu.

Chez l'homme, comme on l'a vu plus haut, le segment complémentaire du sacrum est loin d'être fixe. Toutefois les variations qu'il présente sont maintenues dans des limites relativement beaucoup plus restreintes. Elles concernent seulement le

(1) Sur l'un des tschégo du Muséum, les apophyses transverses des deux dernières vertèbres sacrées sont restées entièrement distinctes jusqu'à leur base, de sorte que l'on trouve de chaque côté deux trous de conjugaison.

nombre des pièces, qui est tantôt de deux, tantôt de trois, et la fente médiane, qui occupe tantôt deux vertèbres, tantôt une seule; tous les autres caractères sont assez constants pour se prêter à une description typique, et les cas où ils varient à leur tour sont assez rares pour être considérés comme des anomalies. Par exemple, s'il manquait une ou plusieurs paires de trous sacrés, on dirait qu'il y a anomalie, et on le dirait encore si les apophyses transverses ou les apophyses épineuses restaient distinctes. En d'autres termes, les caractères constants sont beaucoup plus nombreux que les caractères variables, de sorte que le sacrum, sans présenter la fixité anatomique des autres os, affecte cependant un type facile à décrire et à figurer.

Chez les anthropoïdes, au contraire, les caractères variables sont plus nombreux que les autres, et à vrai dire le segment complémentaire du sacrum ne présente qu'un seul caractère constant : l'immobilité des pièces qui le composent. Ces pièces sont soudées au moins par leur corps, mais la fusion est d'ailleurs plus ou moins complète; elle est tantôt moindre que chez l'homme et tantôt plus avancée. Ces alternatives s'observent dans la même espèce ; elles peuvent même se manifester sur les diverses pièces d'un même sacrum, sur les diverses parties d'une même vertèbre sacrée, sans qu'on puisse les qualifier d'anomalies, car l'anomalie suppose le type, et le type ici n'existe pas. Autant d'individus, autant de descriptions différentes, si ce n'est que toujours les pièces vertébrales sont immobiles et aplaties de manière à fournir à la cavité du bassin une paroi solide, et que la dernière au moins n'est pas refermée en arrière. Ces caractères essentiels rattachent manifestement le sacrum complémentaire des anthropoïdes au type humain ; mais, en dehors de ce type général, rien ne vient constituer pour chaque espèce un type particulier.

Il faut une grande attention et une ferme confiance dans le principe des connexions pour retrouver, dans le sacrum complémentaire de l'homme, l'analogue du premier segment caudal des primates à queue. Les pièces complémentaires se sont tellement confondues avec le sacrum et tellement assimilées à cet organe, que l'analyse qui les en sépare peut paraître subtile. Mais l'étude du sacrum complémentaire des anthropoïdes nous montre pour ainsi dire l'analyse toute faite; elle nous montre les phases transitoires d'une fusion qui n'est pas encore parvenue à son terme, qui tantôt dépasse le but et tantôt reste en retard, en oscillant autour du type qui se réalise chez l'homme. Sous le rapport fonctionnel, les pièces du premier segment caudal des anthropoïdes sont déjà associées au sacrum proprement dit : au lieu de former un appendice mobile comme chez les primates quadrupèdes, elles forment une paroi qui donne un point d'appui aux viscères pelviens, et leur permet de résister au poids des masses intestinales lorsque l'animal prend l'attitude bipède. J'ai prouvé ailleurs que, par la disposition de leur colonne vertébrale, de leurs membres, de leurs viscères thoraciques et abdominaux, les anthropoïdes sont des bipèdes imparfaits, mais qui se rapprochent cependant beaucoup plus du type des bipèdes que de celui des quadrupèdes (1). La constitution du segment complémentaire de leur sacrum confirme pleinement cette donnée. Ce segment diffère entièrement de celui des primates quadrupèdes. Il ne ressemble qu'à celui de l'homme, il en a la fonction, il en a la structure essentielle et la forme générale; mais les pièces qui le composent sont moins régulièrement fusionnées et l'on trouve presque toujours sur quelques-unes de leurs parties des séparations plus ou moins profondes, comme si leur soudure avait été entravée par quelque obstacle, comme si elles ne faisaient pas essentiellement partie de l'os auquel elles sont unies. On dirait qu'elles ont une certaine tendance à rester isolées, comme les pièces du premier segment caudal dont elles occupent la place.

Au-delà de ce segment complémentaire, les anthropoïdes, ainsi que l'homme, n'ont plus que de fausses vertèbres, constituées et disposées comme celles du coccyx humain.

Le nombre des pièces coccygiennes des anthropoïdes varie suivant les espèces. Je n'ai pu faire sur ce sujet que des observations peu nombreuses, parce que plusieurs des squelettes que j'ai étudiés ont perdu leur coccyx en totalité ou en partie. On reconnaît que le coccyx est complet, lorsque la dernière pièce

(1) P. Broca : *l'Ordre des primates*, parallèle anatomique de l'homme et des singes. Dans *Bulletins de la Société d'anthropologie*, 2e série, t. IV, 1869, p. 228 401. Voyez plus haut dans ce volume, p. 1 et suiv.

est arrondie en forme de pois ou, ce qui est moins commun, terminée en pointe; mais sur les jeunes, et même sur les adultes de petite taille, comme certains gibbons, il est quelquefois difficile de savoir si la dernière pièce que l'on aperçoit à travers les ligaments desséchés est bien réellement la pièce terminale.

Malgré cette cause d'incertitude, je crois être certain que l'un des gibbons lars du Muséum n'a qu'une seule vertèbre coccygienne; un autre en a évidemment deux. L'un des jeunes orangs en a quatre; l'autre paraît n'en avoir que deux, il est possible qu'il en ait perdu une troisième, mais il n'en avait certainement pas plus de trois. Le jeune chimpanzé noir de mon laboratoire, et le mâle adulte du Muséum, n'en ont que deux; la femelle adulte du musée Orfila en a trois, etc. Le nombre des pièces du coccyx est donc sujet à varier chez les anthropoïdes aussi bien que chez l'homme.

Sur la plupart des gibbons, ces pièces sont étroites, à peine plus larges que longues, et diffèrent peu des fausses caudales des primates à courte queue. La dernière est même un peu plus longue que large, et se termine en pointe. D'une manière générale, l'appareil sacro-coccygien de ces animaux présente une forme étroite et lancéolée qui établit une transition entre le type des primates à courte queue et celui de l'homme. Mais, chez le gibbon lar, c'est le type humain qui prédomine manifestement. Non-seulement le sacrum est relativement très-large, mais encore les pièces coccygiennes, au nombre d'une ou deux seulement, sont très-courtes et très-larges.

Dans les trois genres supérieurs de la famille des anthropoïdes, le type du coccyx humain est décidément établi; les pièces coccygiennes décroissent rapidement; toutes sont aplaties et beaucoup plus larges que longues, à l'exception de la dernière, qui est très-petite et pisiforme comme chez l'homme.

§ 6. *Résumé et conclusion.*

Le caractère de la présence ou de l'absence de la queue, considéré au point de vue purement morphologique, n'a qu'une importance tout à fait secondaire. On l'observe çà et là dans certaines espèces qui occupent les positions les plus diverses dans la série des primates.

Mais la question change entièrement de face si l'on se place au point de vue anatomique et zoologique. On reconnaît alors que la queue peut disparaître chez les primates de trois manières différentes : suivant que l'atrophie ou le défaut de développement porte à la fois et d'une manière à peu près proportionnelle sur les deux segments de l'appareil caudal (vraies caudales et fausses caudales) ; ou qu'il procède de l'extrémité de la queue vers sa base, en faisant disparaître tout à fait le second segment et en réduisant plus ou moins le premier sans le dénaturer ; ou enfin qu'il procède en sens inverse, en dénaturant le premier segment beaucoup plus que le segment terminal. Dans ce dernier cas, le premier segment, élargi, aplati et devenu immobile, se soude au sacrum et constitue le *sacrum supplémentaire*, tandis que les pièces du segment terminal, aplaties et élargies comme les précédentes, conservent leur mobilité et constituent le *coccyx*.

Le premier de ces trois types ne se distingue de celui des primates à queue par aucun caractère de l'ordre anatomique. Il se rencontre chez des espèces qui n'ont entre elles aucune affinité, telles que le cynocéphale nègre, le nycticèbe de Java et les loris. Il n'a donc qu'une valeur purement descriptive, et si la disparition de la queue s'effectuait toujours par ce mécanisme, on pourrait continuer à considérer l'anourie comme un caractère *indifférent*.

Le second type se distingue par des caractères anatomiques tout à fait décisifs. Il est la conséquence d'une cause inconnue, mais toute spéciale, qui perturbe profondément le développement de l'appareil caudal. Il a donc une valeur anatomique considérable ; mais au point de vue de la zoologie générale et de la question de la série il est insignifiant, parce qu'il ne s'observe que chez le magot et parce qu'il n'est relié aux autres types par aucune forme intermédiaire.

Le troisième type enfin est celui de l'homme ; au point de vue anatomique, il est mieux caractérisé encore que le second, et, de plus que lui, il a une signification zoologique établie par deux ordres de faits. D'une part, en effet, les modifications profondes des pièces caudales sont en rapport avec les fonctions d'un bassin adapté à l'attitude bipède, de sorte que les caractères propres à ces pièces doivent être considérés comme des *caractères de perfectionnement;* et, d'autre part, ces caractères sont *sériaires,* puisqu'ils se rencontrent, sans aucune exception, dans toutes les espèces de la famille des anthropoïdes, et qu'ils s'atténuent quelque peu dans les espèces inférieures de cette famille, pour disparaître ensuite définitivement dans le reste de la série des primates. Ils réunissent donc les deux conditions auxquelles se reconnaissent les *caractères d'évolution* (1), et acquièrent par là une importance zoologique qu'on a méconnue jusqu'à ce jour, faute d'avoir distingué les divers modes de disparition de la queue.

L'absence de la queue chez les hommes et les anthropoïdes ne peut donc plus être considérée comme un *caractère indifférent.* Elle prend place au nombre des nombreuses dispositions ostéologiques qui sont en rapport avec l'attitude bipède, et pour éviter à l'avenir toute confusion entre cette anourie de perfectionnement et l'anourie insignifiante qui s'observe par exception dans les autres familles de l'ordre des primates, il sera peut-être bon de la signaler par son caractère le plus essentiel, qui est l'existence d'un *sacrum supplémentaire,* constitué par la coalescence des pièces du premier segment caudal.

Il est digne de remarque que, de l'homme au dernier gibbon, le type de l'appareil sacro-coccygien ne s'atténue que faiblement, et que, lorsqu'on passe des gibbons aux singes non anthropoïdes, on voit ce type faire place tout à coup à un type entièrement différent. Par ce caractère, comme par la plupart de ceux qui régissent l'attitude du corps dans la station et dans la marche, les anthropoïdes se trouvent donc beaucoup plus voisins de l'homme que des autres familles des primates.

(1) Pour la définition des caractères d'évolution, des caractères de perfectionnement et des caractères sériaires, voyez mon mémoire sur *le Transformisme* dans les *Bulletins de la Société d'anthropologie,* 2e série, t. V, 1870, p. 224, et plus haut dans ce volume, p. 192.

Pl. 1.

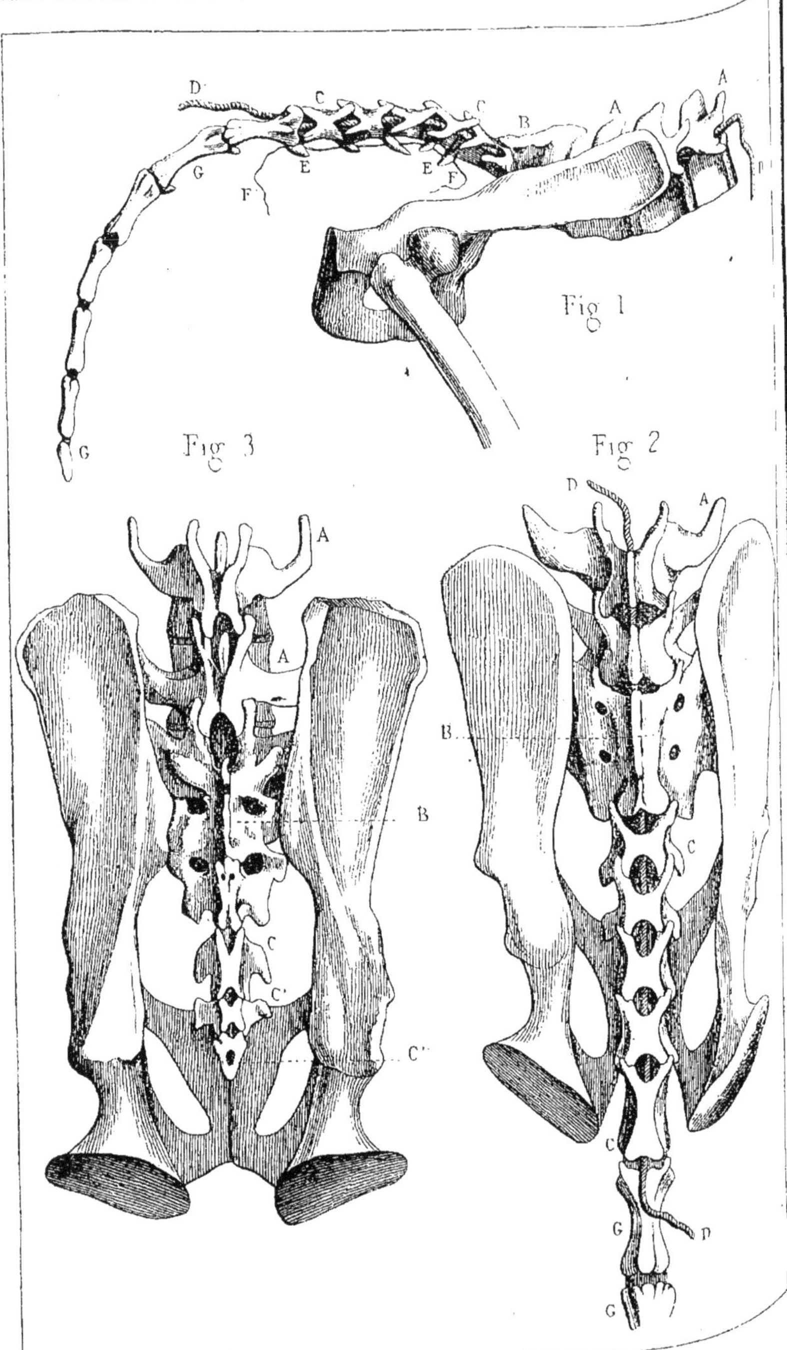

Gravé par E. Morieu

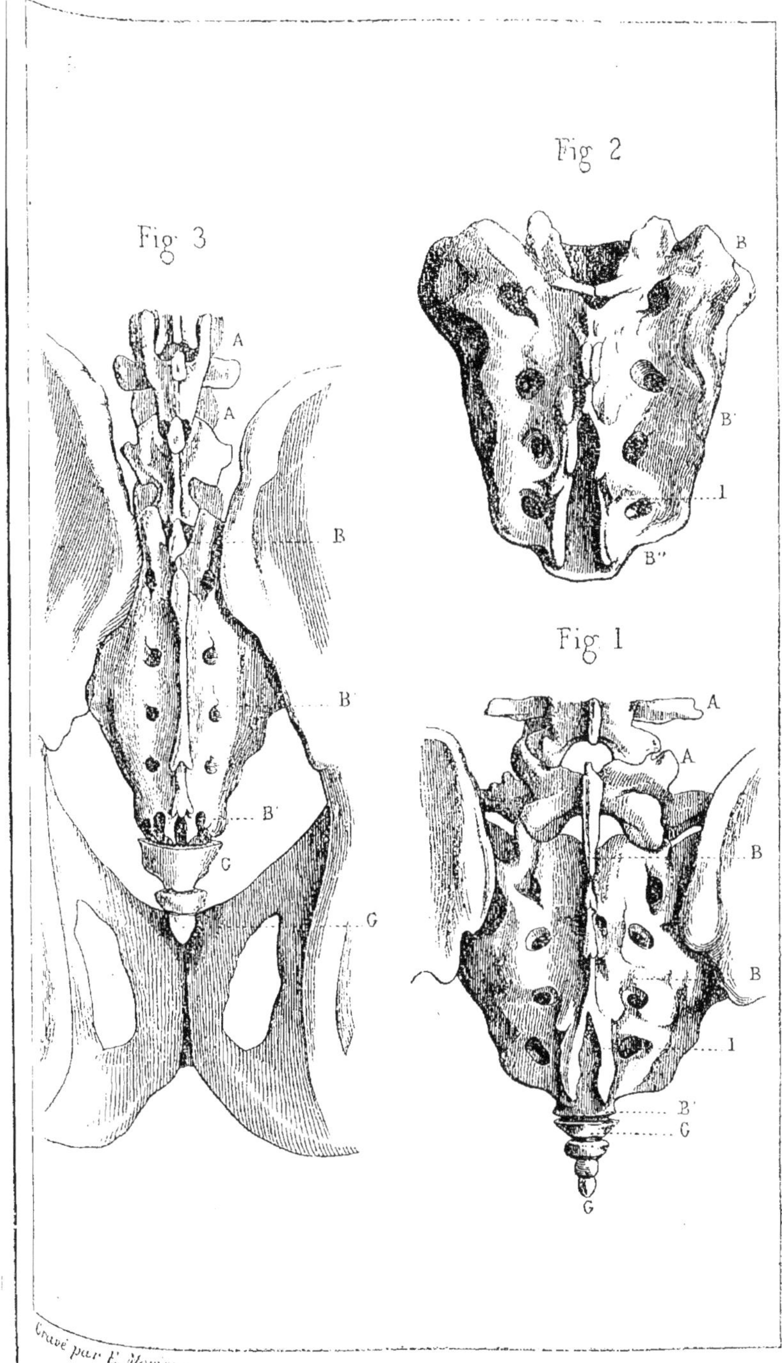

Gravé par E. Morieu.

Fig. 1
tion (
Fig. 1.
ard A
res fus
au n
et de
les ca
travei
ies nc
dal.
Fig. 3
, les
tes fu
traite

Fig. 1
s. AA
cinq
Pos
arlic
ent des
de
coccy
ement
Fig. 2
la
Fig. 3
x der
ouné
x der
nt des
enta

EXPLICATION DES PLANCHES I ET II.

PLANCHE I.

Fig. 1 et 2. *Type des primates à queue.* Vertèbres sacrées et caudales du pion (*cynocephalus sphynx*).

Fig. 1. Vue de profil, demi-grandeur ; fig. 2 : vue dorsale, réduction au art AAA, dernières vertèbres lombaires. B, sacrum, composé de trois ver-bres fusionnées. CC, les vraies caudales, ou vertèbres du premier segment cau-, au nombre de cinq. Le canal rachidien s'y prolonge, ainsi que le montre le et de la ficelle DD' qui traverse ce canal. EE, les os en V canaliculés des ies caudales ; leur canal, qui reçoit l'artère sacrée moyenne ou aorte caudale, traversé sur la figure 1 par un fil de fer FF'. GG, les fausses caudales ou ver-res non canaliculées et phalangiformes, qui constituent le second segment udal.

Fig. 3. *Appareil sacro-coccygien du magot* (face dorsale). Demi-grandeur. A, les deux dernières vertèbres lombaires. B, le sacrum, composé de trois ver-es fusionnées. C', C', C'', le coccyx, composé de trois vertèbres canaliculées, vraies caudales. Il n'y a pas de fausses caudales.

PLANCHE II.

Fig. 1. *Appareil sacro-coccygien de l'homme* (face dorsale). Réduction au rt. AA, les deux dernières vertèbres lombaires. B, B', B'', le sacrum, composé cinq vertèbres fusionnées. Les trois supérieures BB', sont seules articulées ec l'os coxal et représentant le *sacrum nécessaire*. Les deux dernières B' B'', n articulaires, forment le *sacrum supplémentaire*, qui représente seul le seg-ent des vraies caudales. I, la gouttière ou fente sacrée, occupant toute la hau-r de la dernière vertèbre sacrée, et une partie de celle de la seconde. GG, coccyx, formé de quatre fausses vertèbres, et représentant exclusivement le ment des fausses caudales.

Fig. 2. Face postérieure d'un *sacrum humain*, où la fente sacrée occupe te la *hauteur* des deux dernières vertèbres sacrées. Anomalie assez commune.

Fig. 3. *Appareil sacro-coccygien du chimpanzé*. Réduction au quart. AA, les ux dernières vertèbres lombaires. B, B' B'', le sacrum, formé de cinq vertèbres ounées. Les trois premières BB', représentant le *sacrum nécessaire*, et les ux dernières B' B'', représentant le *sacrum supplémentaire*, c'est-à-dire le seg-nt des vraies caudales. GG, le coccyx, formé de trois fausses vertèbres et re-sentant exclusivement le segment des fausses caudales.

L'INTELLIGENCE DES ANIMAUX

ET

LE RÈGNE HUMAIN

(Extrait des *Bulletins de la Société d'anthropologie*, séances du 16 novembre 1865 et du 18 janvier 1866. 1re série, t. VI, p. 656-670 et 2e série, t. I, p. 55-57.)

---

§ 1. *Sur l'intelligence des animaux.*

J'ai l'intention de prendre part à la discussion générale, lorsque mon tour d'inscription sera venu; mais je demande la permission d'examiner aujourd'hui deux questions incidentes soulevées par la lecture de M. Simonot. Notre collègue attribue à l'homme seul la faculté d'imagination, qui est, selon lui, commune à tous les hommes; en outre, il établit entre l'instinct des animaux et l'intelligence de l'homme un parallèle qui me paraît quelque peu hasardé.

M. Simonot, attachant une importance spéciale à la faculté d'imagination comme caractère distinctif de l'homme, a dû naturellement se préoccuper de définir cette faculté, et il a eu quelque difficulté à choisir parmi un grand nombre de définitions conçues à des points de vue très-divers. Toutes ces définitions, cependant, peuvent se ramener à deux types : ou bien l'imagination est une faculté créatrice, ou bien ce n'est que la faculté de se représenter des images, de ranimer, d'évoquer, de combiner des idées qu'on a déjà eues, des sensations qu'on a déjà éprouvées.

Dans le premier cas, si l'imagination est considérée comme faculté créatrice, rien ne nous prouve qu'elle existe chez les animaux, et tout permet même de croire qu'ils en sont privés; mais ce qui est bien certain, c'est que la plupart des hommes, la plupart des peuples ne la possèdent pas. Beaucoup de races n'ont jamais rien créé; et, dans les nations les plus avancées, c'est à peine si l'on compte, à chaque génération, quelques rares esprits doués de ce pouvoir créateur que M. Simonot paraît enclin à considérer comme l'apanage de l'humanité tout entière.

Si, au contraire, on ne voit dans l'imagination que la faculté de se représenter dans l'esprit des images ou des idées — ce qui est le sens étymologique — il faut reconnaître que tous les hommes sont doués de cette faculté; mais il faut reconnaître aussi que les autres animaux n'en sont pas privés. Personne n'ignore, par exemple, que le chien a la faculté de se représenter en rêve des tableaux de chasse. A la manière dont il remue la queue ou les oreilles, à l'intonation des petits cris et des aboiements qu'il émet, on peut deviner la nature du gibier qu'il croit poursuivre en dormant, et suivre les diverses phases de sa chasse imaginaire.

M. Simonot peut passer en revue toutes les définitions de l'imagination, il n'en trouvera aucune qui puisse échapper à ce dilemme. Celles qui sont assez larges pour permettre de dire que l'imagination est commune à tous les hommes, nous obligent à l'accorder aussi aux autres animaux; et celles qui, plus restreintes, excluent ces derniers, excluent aussi, et tout aussi nettement, la grande majorité des hommes. Je crains donc que mon honorable collègue se soit laissé aller à employer pour l'homme la définition la plus large, et pour les animaux la définition la plus étroite.

Je passe au second point. M. Simonot a sagement évité de parler directement du libre arbitre, et il n'avait certainement pas l'intention d'introduire ici cette insoluble question de métaphysique. Pourtant il ressort de son parallèle entre l'instinct des animaux et l'intelligence humaine, que celle-ci jouirait de la liberté et que celui-là obéirait à un principe de fatalité. Cette opinion, je le sais, est très-répandue. Mais qui a jamais pu établir une distinction absolue entre ce qu'on appelle instinct chez les animaux et intelligence chez l'homme? Si ces mots n'indiquaient que des différences de degré, il n'y aurait rien à dire; mais ils ont la prétention d'indiquer des différences de nature, et c'est là ce qui est tout à fait inadmissible; car le même acte qui chez l'homme est attribué à l'intelligence, on l'attribue à l'instinct lorsqu'on l'observe chez un autre animal.

Cette doctrine commode, adoptée d'abord par des philosophes étrangers à toute connaissance en physiologie et en histoire naturelle, n'aurait pu trouver accès auprès des savants, si l'existence de phénomènes intellectuels chez des animaux sans cerveau ne leur avait paru de nature à renverser tout l'édifice de la physiologie du système nerveux. Virey, par exemple, crut qu'il fallait opter entre ces deux alternatives, de nier l'intelligence des fourmis et des abeilles, ou de nier le siége de l'intelligence dans le cerveau. De ces deux négations, la première lui parut moins grave que la seconde, et il décida que les actes des animaux invertébrés, c'est-à-dire sans cerveau, relevaient non de l'intelligence, mais de l'instinct. La différence qu'il y avait entre l'intelligence et l'instinct, c'est que la première résidait dans le système nerveux cérébro-spinal, et que le second résidait dans le système nerveux ganglionnaire ou du grand sympathique. Remarquez d'abord que cette théorie laisse l'intelligence, la vraie intelligence, à tous les animaux vertébrés, et remarquez en outre qu'elle n'accorde pas même l'instinct à une foule d'animaux inférieurs qui n'ont ni système nerveux cérébro-spinal, ni système nerveux ganglionnaire. Loin donc qu'elle ait l'avantage de dissiper la confusion, elle ne fait que l'accroître. Mais, sans creuser jusqu'au fond, les physiologistes l'ont accueillie avec indulgence, parce qu'elle leur paraissait préférable à la nécessité d'admettre qu'on pût penser sans cerveau.

Il est bien certain, en effet, et cette certitude ne le cède à aucune autre dans l'ordre des sciences biologiques, que chez l'homme et chez les animaux supérieurs l'intelligence a son siége dans le cerveau. Chez eux, il n'y a pas plus de pensée sans cerveau que de vision sans œil.

Mais il n'en est pas moins certain que des phénomènes intellectuels s'observent, aussi évidemment que possible, chez des animaux sans vertèbres et sans cerveau, tels que les abeilles, les fourmis, les termites, etc.

Ces deux propositions sont-elles contradictoires? Nullement. Celui qui ne se borne pas à étudier les fonctions d'un petit nombre d'espèces, et qui parcourt tout le champ de la biologie, ne tarde pas à constater ce grand fait : que les relations des fonctions et des organes, absolument fixes chez les animaux de même espèce, et extrêmement peu variables chez les espèces et les genres groupés autour d'un même type organique, sont au contraire excessivement variables lorsqu'on compare entre eux des êtres très-distants les uns des autres. Parmi les fonctions communes à tous les animaux, il n'en est aucune qui soit accomplie, dans toute la série, par le même ou par les mêmes organes. La nutrition, qui chez nous exige l'intervention du système vasculaire, s'effectue cependant chez les animaux inférieurs, qui n'ont ni cœur ni vaisseaux. Ces mêmes animaux ont la sensibilité sans avoir de fibres nerveuses, et le mouvement sans avoir de fibres musculaires, etc. Au bas de l'échelle, les grandes fonctions sont remplies par les tissus et les organes les plus simples; à mesure qu'on s'élève dans la série, on voit les fonctions se perfectionner, mais en même temps elles se spécialisent dans des organes de plus en plus compliqués. Les fonctions intellectuelles, sous ce rapport, ne diffèrent pas des autres. Leurs organes, leurs instruments se modifient dans la série, ni plus ni moins que les organes et les instruments des autres fonctions. L'homme, comme tous les vertébrés, pense avec son cerveau; l'intelligence des insectes, des mollusques, réside très-probablement, ainsi que Virey l'a supposé, dans les ganglions du grand sympathique; et enfin, dans les zoophytes, où l'on ne découvre pas de système nerveux central, où les fibres nerveuses périphériques font elles-mêmes défaut, la sensation et la volition, seuls phénomènes intellectuels que nous puissions constater, n'ont aucun organe propre et paraissent disséminés avec les cellules nerveuses dans toute la substance de l'animal.

Je n'insisterai pas plus longtemps sur la théorie de Virey. Elle ne peut supporter l'examen. M. Simonot, d'ailleurs, ne l'a pas invoquée, et il n'aurait pu l'invoquer sans renverser la doctrine qu'il soutient, puisqu'elle entraîne cette conséquence que l'intelligence de tous les vertébrés est de même nature que celle de l'homme. Si j'ai mentionné cette théorie, c'est parce qu'elle constitue la seule tentative qui ait été faite jusqu'ici pour établir une distinction scientifique entre l'intelligence et l'instinct.

Je ne prétends pas que l'opposition consacrée par ces mots

doive être bannie du langage scientifique. Il y a chez l'homme des actes qu'on appelle instinctifs et d'autres actes qu'on appelle intellectuels; et, quoiqu'il soit impossible de tracer entre ces deux sortes d'actes une ligne de démarcation bien tranchée, personne ne méconnaît l'existence des deux groupes auxquels ils se rattachent. Je n'ai pas à chercher s'ils diffèrent les uns des autres par leur essence même, ou seulement par le degré de simplicité ou de complication des causes qui les déterminent. Si l'on admet, pour la facilité des descriptions, une distinction entre l'intelligence de l'homme et ses instincts, on doit admettre la même distinction entre l'intelligence des autres animaux et leurs instincts. Mais il n'y a absolument aucun rapport entre cette distinction et celle que l'on a voulu exprimer en disant que les animaux n'ont que des instincts, et que l'homme seul a l'intelligence.

Sans exprimer sa pensée sous cette forme, M. Simonot, dans son intéressante lecture, s'efforce de démontrer que l'intelligence des bêtes obéit à des lois fatales, aveugles, immuables; il a peut-être raison. Il ajoute que l'intelligence humaine est libre dans ses manifestations; il n'a peut-être pas tort. Je lui ferai remarquer seulement que les raisons qu'il invoque pour ôter aux animaux le libre arbitre sont rigoureusement applicables à l'homme, et que celles dont il se sert pour donner à l'homme le libre arbitre sont rigoureusement applicables aux autres animaux.

Pour prouver que les brutes n'ont qu'un instinct sans liberté, il nous annonce que les mœurs, les habitudes, les aptitudes, les industries et les arts des animaux sont immuables, et n'ont subi aucune modification depuis le jour où la nature, en créant les espèces, leur a tracé une fois pour toutes le programme de leur existence. Mais comment peut-il le savoir? Les a-t-il connues à leur origine? Et croit-il qu'elles n'aient jamais ressenti le contre-coup des changements des milieux où elles ont vécu? S'il m'objectait que sur ce point je ne suis pas mieux renseigné que lui, je lui répondrais que, du moins, l'influence de l'homme a amené des modifications profondes dans les mœurs et les aptitudes des animaux domestiques. Mais, dira-t-on, ces modifications sont dues à l'intervention de l'intelligence libre de l'homme prouvent seulement la passivité de l'intelligence de l'animal. L'objection est spécieuse et pourrait aisément être rétorquée ; j'aime mieux prendre des exemples parmi les espèces sauvages, qui sont restées livrées à leur propre initiative.

Partout où les castors trouvent des conditions favorables, ils vivent en famille et en société. Ils bâtissent des villages où chaque famille a sa hutte, chef-d'œuvre de construction où l'art du charpentier s'allie à celui du maçon. Le choix de l'emplacement, la préparation des matériaux, la disposition de la digue, l'édification des huttes, témoignent d'une intelligence vraiment remarquable. On nous dit pourtant que le castor n'est pas l'inventeur de toutes ces choses, que, la nature l'ayant créé sociable, ingénieur et maçon, il obéit aveuglément au vœu de la nature, qu'il a toujours vécu ainsi, et qu'il ne peut vivre autrement. Cette opinion aurait pu se soutenir il y a trois ou quatre siècles. Elle n'est plus soutenable, aujourd'hui que les castors de notre pays ont adopté un genre de vie entièrement différent. Les sociétés de castors se sont maintenues sur notre sol jusqu'à la fin du moyen âge, malgré les attaques de l'homme. A mesure que celui-ci perfectionnait ses armes et ses procédés de chasse, les castors redoublaient de prudence, de ruse, de sagacité, mais ils durent céder devant les armes à feu. La vie en commun entraînait de trop grands dangers, il fallut renoncer aux douceurs de l'association. Les familles se dispersèrent, et ne trouvant plus de sécurité dans leurs huttes, qui attiraient les regards de l'homme, les castors cherchèrent un refuge dans les crevasses des rochers escarpés qui bordaient les cours d'eau. En adoptant ainsi un genre de vie entièrement nouveau, cet animal intelligent a pu sinon conjurer, du moins retarder la destruction de sa race. Il s'est maintenu dans les Vosges jusque vers le dix-septième siècle, et il existe encore de nos jours dans les parties montagneuses du Dauphiné.

M. DE MORTILLET. Je demande à M. Broca la permission d'ajouter un renseignement qui ne manque pas d'importance. Le castor vit actuellement sur les bords du Rhône. Il creuse ses habitations dans les digues du fleuve, et il y trouve un asile où l'homme ne pourrait le poursuivre sans détruire son propre ouvrage.

M. Broca. Je remercie M. de Mortillet de ce précieux renseignement. Ainsi le castor n'a pas seulement renoncé à la vie sociale, mais encore il a adopté des mœurs, des habitudes toutes nouvelles, et il a créé une industrie qui lui était inconnue lorsqu'il pouvait donner un libre essor à sa nature. Le maçon est devenu mineur. Comme il avait appris à construire, il a appris à creuser, à l'inverse de l'homme, qui d'abord se cachait dans des cavernes et qui, plus tard, n'ayant plus à craindre les bêtes féroces, a construit ses cabanes au grand jour.

Il faut avouer que, si les castors primitifs, en adoptant la vie sociale, et en bâtissant des villages, ne faisaient qu'obéir à des instincts aveugles ou irréfléchis, les castors des bords du Rhône n'ont pu puiser que dans leur intelligence les moyens de vivre aujourd'hui contrairement à ce que l'on appelle *le vœu de la nature*.

Si cet exemple ne suffisait, j'en trouverais d'autres dans les sociétés des abeilles et des fourmis. M. Sanson vous a parlé de quelques-unes des merveilles que l'on observe dans une ruche. Je n'y reviendrai pas. J'ajouterai seulement que cet ordre de choses si curieux ne peut pas être considéré comme primordial. L'existence matérielle des abeilles est due exclusivement au travail des neutres. Tandis que partout ailleurs — ou du moins presque partout — l'espèce se compose d'individus aptes à la reproduction, la population de la ruche est formée, en très-grande majorité, d'êtres inféconds, qui ne sont bons que pour le travail. Est-ce qu'il est admissible que la nature ait créé des animaux imparfaits, incapables de reproduire leur espèce? C'est comme si elle avait créé chez nous une race d'eunuques. Il y a bien toujours, dans chaque espèce, un certain nombre d'individus inféconds, mais ils le sont par accidents, par maladie, par arrêt de développement, ou par toute autre cause *anormale;* tandis que, dans l'hypothèse que je combats, la vie des abeilles fécondes et par conséquent leur fécondité, auraient été subordonnées dès l'origine au travail des abeilles stériles. Cette idée a vraiment quelque chose de paradoxal; on conçoit très-bien, au contraire, que la vie sociale des abeilles ait eu pour conséquence d'accumuler le plus grand nombre possible d'individus dans le plus petit espace possible, et que de pareilles conditions aient fait étioler une partie de la population de la ruche. Les ouvrières, que l'on appelle neutres, ne le sont pas cependant. Ce sont des femelles dont les ovaires ont avorté ; l'étroitesse des alvéoles où elles se sont développées et l'insuffisance de l'alimentation qu'elles ont reçue, sont les causes bien certaines de cet avortement, qu'on évite à volonté en agrandissant l'alvéole, et en donnant à la larve une alimentation plus riche. En d'autres termes, les abeilles dites neutres étaient destinées à être des femelles ; c'était « le vœu de la nature », seulement ce vœu a été contrarié par les conditions qu'a fait naître l'agglomération sociale.

Il me semble donc bien difficile d'admettre que les sociétés d'abeilles aient été dès l'origine constituées comme elles le sont aujourd'hui. Et j'en dirai autant de toutes les sociétés où le travail productif est confié à des neutres, comme cela a lieu, par exemple, chez les fourmis. Mais l'étude des fourmis nous fournit des arguments bien plus décisifs. Chez elles, en effet, nous trouvons deux institutions évidemment factices ; la domesticité et l'esclavage.

L'animal domestique des fourmis, et particulièrement des fourmis jaunes (*formica fulva*), est le puceron. « L'homme, dit M. Rendu, n'a pas de bétail qui lui soit plus complétement soumis. » Les pucerons sécrètent un suc que les fourmis trouvent délicieux ; aussi sont-ils élevés et choyés dans les fourmilières, où les fourmis les transportent avec les plus grandes précautions. « Une fourmilière, dit Pierre Huber, est plus ou moins riche suivant qu'elle a plus ou moins de pucerons. Ce sont ses vaches et ses chèvres. On n'eût pas deviné que les fourmis fussent des peuples pasteurs. » Pourtant, dans la disette de l'hiver, il arrive souvent que le puceron cesse de sécréter son suc précieux, et alors les fourmis, pressées par la nécessité, se décident à manger leurs utiles auxiliaires. C'est ainsi que nous traitons nous-mêmes notre bétail.

S'il n'y avait de pucerons que dans les fourmilières, s'ils ne vivaient et ne se reproduisaient que là, on essayerait peut-être de supposer que leur espèce et celle des fourmis ont été créées ensemble et associées dès le premier jour dans une existence en partie double. Mais l'espèce des pucerons est indépendante de celles des fourmis ; la plupart des individus qui la composent naissent, vivent et meurent sans avoir aucun rapport avec les fourmis; et de même les fourmis peuvent très-bien se passer du concours des pucerons. L'association des deux espèces est donc tout à fait comparable à celle de l'homme et de ses animaux domestiques. Il est arrivé qu'un jour un homme, plus ingénieux que les autres, a trouvé le moyen d'exploiter à son profit les qualités d'un animal; il l'a réduit en domesticité, et les autres hommes ont imité cet exemple. C'est de la même manière que les fourmis ont appris à utiliser les pucerons. Ceux-ci, quoique exposés, comme je l'ai dit, à être mangés de temps en temps, sont tellement heureux dans les fourmilières, où ils sont fêtés et caressés, et acceptent avec un tel plaisir les conditions de la domesticité, qu'on a pu être tenté d'attribuer la formation de ces sociétés mixtes à l'attraction réciproque et instinctive des deux espèces, et non à la domination de l'une sur l'autre. Mais cette interprétation hasardée n'est applicable d'aucune façon à l'institution de l'esclavage, sur laquelle repose l'organisation sociale de certaines espèces de fourmis.

Chez les fourmis, comme chez nous, l'esclavage a été la conséquence de la guerre. Un darwiniste pourrait croire que ces exploits héroïques, que ces batailles rangées, dont notre espèce est si fière, ne sont que des ressouvenirs d'une des phases lointaines de notre existence antérieure, — et, dans le fait, toutes les épopées de nos fourmilières humaines ont leur analogue dans ce petit peuple qui s'agite au milieu des grains de sable. Entre fourmis de même espèce, le but de la guerre est ordinairement le pillage des provisions ou la conquête des pucerons domestiques. Mais les guerres les plus curieuses sont celles qui s'allument entre des tribus d'espèces différentes. Ce sont surtout les fourmis sanguines (*formica sanguinea*) et les fourmis roussâtres (*polyergus rufescens*), qui se font remarquer par leurs mœurs belliqueuses et par la paresse qui en est la suite. Ces deux espèces font la guerre aux noires cendrées (*formica fusca*) et aux mineuses (*formica cunicularia*), pour les réduire en esclavage. Les sanguines ne renoncent pas pour cela au travail; elles se font aider par leurs esclaves, elles leur donnent des ordres, elles les envoient par exemple à la chasse aux pucerons, mais elles savent au besoin se passer de leur concours, et, tout en prenant du repos comme il convient à des maîtres, elles continuent toujours à faire elles-mêmes une partie de la besogne. Les roussâtres, au contraire, ne se vouent aux dangers de la vie héroïque que pour se soustraire à toute espèce de travail, et elles y réussissent si bien qu'elles ne peuvent plus rien faire, qu'elles ne peuvent même plus exister sans le secours de leurs esclaves. Elles sont incapables d'élever leurs petits, et, lorsqu'elles sont livrées à elles-mêmes, elles meurent de faim au milieu des aliments que leurs esclaves seules savent leur faire manger. En un mot, elles ne sont bonnes que pour les combats, et le but constant de ces combats est la conquête des esclaves. Lorsque les éclaireurs ont découvert une fourmilière de mineuses ou de noires cendrées, lorsqu'ils en ont déterminé la position et la force, on organise une expédition militaire dans toutes les règles. On part dans le plus bel ordre, on entoure la place, on envoie, s'il le faut, chercher des renforts, puis on livre la bataille et, enfin, on monte à l'assaut. Le succès ne couronne pas toujours l'entreprise, et plus d'une fois les agresseurs sont repoussés avec perte ; mais le plus souvent la victoire se prononce pour les fourmis roussâtres qui, après avoir immolé tout ce qui leur résistait, pénètrent dans la fourmilière vaincue, s'emparent des nymphes, les saisissent avec leurs mandibules et les emportent chez elles. Ces nymphes ne tardent pas à passer à l'état d'insectes parfaits et deviennent alors les esclaves des roussâtres, qu'elles servent avec le plus grand attachement.

Dans leurs expéditions successives, les roussâtres attaquent tantôt les mineuses, tantôt les noires cendrées, suivant les hasards du voisinage ; de sorte qu'elles peuvent avoir pour esclaves l'une ou l'autre de ces espèces, ou enfin les deux espèces à la fois. Rien n'est compliqué comme ces sociétés singulières, où trois espèces vivent ensemble, et où règne cependant la meilleure harmonie.

Eh bien ! je le demande à ceux qui refusent toute initiative aux animaux, est-il possible d'admettre que les fourmis esclavagistes vivent aujourd'hui dans leur état primitif ? Est-ce qu'une pareille organisation peut être considérée comme conforme au « vœu de la nature » ? Est-ce qu'il se trouvera quelqu'un pour soutenir que la nature ait créé une espèce incapable de vivre par elle-même, une espèce composée d'individus incapables de se procurer leur nourriture, incapables de manger seuls, incapables enfin d'élever leurs petits? Il est de la dernière évidence qu'avant de pouvoir mettre sur pied leur première armée, et avant d'aller conquérir leurs premiers esclaves, les ancêtres des fourmis roussâtres ont dû vivre comme tout le monde, au moins pendant un certain temps; que, pendant cette période, dont la durée a pu être fort courte ou fort longue, ils ont dû prendre la peine de travailler, de manger eux-mêmes et de soigner leur progéniture. L'ordre de choses que l'on constate aujourd'hui n'est donc pas primordial. L'état paradoxal des fourmis actuelles est la conséquence des perturbations profondes que l'institution de l'esclavage a introduites dans leurs mœurs et leur genre de vie, et ces perturbations prouvent la fausseté de l'opinion de ceux qui ne veulent accorder aux animaux qu'un instinct aveugle, imperfectible, immuable, indélébile, incompatible avec toute espèce d'innovation ou de changement.

Il faut donc reconnaître que les animaux possèdent comme nous, en sus des instincts irréfléchis qui jouent un si grand rôle dans notre existence, une intelligence véritable, de tous points comparable à la nôtre, quoiqu'elle soit infiniment moins développée.

Je viens de montrer que l'argument de l'immutabilité, que l'on invoque pour refuser aux animaux ce qu'on appelle le libre arbitre, est en contradiction avec les faits; de sorte que, si l'on fait de la liberté un attribut de l'intelligence, il faut accorder cet attribut à l'intelligence des animaux.

Mais M. Simonot n'ignore pas, sans doute, que beaucoup de métaphysiciens — car la question est purement métaphysique — refusent la liberté à l'homme lui-même. Ils disent que tout, dans la nature, est régi par des lois, et que si l'intelligence de l'homme a pu en découvrir quelques-unes, elle ne peut avoir la prétention de s'y soustraire. Ils ajoutent que ces lois sont aveugles, fatales, immuables; que tous nos actes, toutes nos déterminations sont la résultante nécessaire de l'ensemble des conditions où nous sommes placés, que, sous ce rapport, nous allons de pair avec les êtres les plus infimes, et que, ce qui constitue notre liberté, c'est l'ignorance où nous sommes des forces auxquelles nous obéissons. Mais si je n'étais pas libre, s'écrie M. Simonot, aurais-je pu concevoir le plan du mémoire dont je viens de donner lecture? Aurais-je pu faire comparaître devant moi les opinions contradictoires, les soumettre à la critique, les poser, et choisir entre elles? Ce choix n'est-il pas la preuve de ma liberté? — Eh! croit-il que les métaphysiciens dont je parle soient embarrassés pour lui répondre? Ils lui diront que, dans les conditions où il s'est trouvé, et où il se trouve probablement encore, certaines opinions se sont imposées à son esprit parce qu'elles lui ont paru démontrées, qu'il les a adoptées parce qu'il n'a pu faire autrement, qu'il ne dépendait pas plus de lui de les rejeter que de nier une proposition de géométrie, et que s'il lui arrive tôt ou tard de penser autrement qu'aujourd'hui, ce sera parce que de nouvelles raisons, plus fortes que les premières, s'imposeront encore à son esprit. Voilà ce que lui diront les adversaires du libre arbitre, et peut-être reconnaîtra-t-il cette argumentation, car c'est à peu près celle dont il s'est servi pour refuser le libre arbitre aux animaux.

En résumé, de deux choses l'une : ou l'intelligence de l'homme est libre, et alors, tous les arguments qu'on invoque étant applicables à tous les autres animaux, nous devons en conclure que, sous ce rapport, il n'y a pas, entre eux et nous, de différence absolue ;

Ou bien les animaux n'ont pas la liberté, et alors l'homme, étant soumis comme eux aux lois de la nécessité, n'est pas, plus qu'eux, en possession du libre arbitre.

Ainsi, de quelque manière qu'on envisage la question de la liberté, il est impossible d'y trouver des caractères distinctifs entre l'homme et la brute. Et maintenant il me sera bien permis de dire qu'il serait préférable de ne pas faire intervenir de semblables éléments dans les discussions scientifiques, car la question du libre arbitre est un de ces problèmes de métaphysique qui sont insolubles, et que le sage, à mon avis, doit laisser à l'écart.

§ 2. *Examen de la doctrine du règne humain.*

Vous n'avez pas oublié, Messieurs, la lecture que vous a faite notre savant collègue, M. Pruner-Bey, sur les caractères qui distinguent l'homme des animaux. La question soulevée par ce remarquable travail est de celles que l'on n'épuise pas en un seul jour, et je ne prétends pas en aborder toutes les faces. D'ailleurs, elle a été traitée avec succès, à différents points de vue, par plusieurs de nos collègues, dans la brillante discussion à laquelle vous avez assisté pendant plusieurs séances, et s'il est quelques points sur lesquels je vous demanderai la permission d'insister, je n'aurai sur plusieurs autres que quelques mots à dire.

En écoutant M. Pruner-Bey, je me suis demandé quel était son but véritable. J'attendais la conclusion du parallèle qu'il a établi, et je ne l'ai pas entendue. Notre savant collègue a bien démontré que sous plusieurs rapports une différence bien nette sépare l'homme des animaux. Mais était-ce là le but de son travail? — Évidemment non, car cette différence, personne ne la nie. — Je croirais plutôt que M. Pruner-Bey, dans son mémoire, s'est rangé parmi les partisans du règne humain, et je me propose d'examiner jusqu'à quel point cette doctrine est admissible.

Si nous interrogeons l'anatomie, elle nous montre entre l'homme et les animaux supérieurs (les singes anthropoïdes par exemple) beaucoup de points de contact, mais elle met aussi en lumière plusieurs caractères qui distinguent l'homme. C'est ainsi que M. Pruner a rappelé avec raison le développement du crâne, le volume du cerveau et la puissance intellectuelle de l'homme; il a de plus soutenu avec talent que l'ordre d'éruption des dents est différent chez l'homme et chez les singes, ce que je suis disposé à croire comme lui, sans me dissimuler toutefois que nous sommes encore assez loin de la démonstration. C'est qu'en effet ni l'un ni l'autre des deux termes de comparaison ne nous est exactement connu.

Pour ce qui concerne l'homme, on connaît bien l'évolution dentaire des races d'Europe, mais on n'a absolument aucune information sur celle des races les plus inférieures; et on n'en aura peut-être pas de sitôt, car les sauvages ne possèdent pas comme nous l'institution de l'état civil, et ne connaissent pas leur âge. Existe-t-il entre eux et nous quelque différence sous le rapport des phases et des époques de la dentition? Cela ne paraîtra pas impossible si l'on songe que, par la constitution anatomique de leurs dents, certaines races inférieures s'écartent un peu de notre type pour se rapprocher de certaines dispositions observées chez les singes.

Quant aux singes, leur état civil est encore plus défectueux que celui des Hottentots et des Australiens. Le plus souvent nous ne savons pas même approximativement leur âge, à moins qu'ils ne soient nés dans une ménagerie, et on sait que les singes anthropoïdes, nos plus proches voisins, ne naissent que dans les bois. Mais j'ai une objection plus sérieuse à signaler à M. Pruner-Bey. Il a procédé, dans son parallèle, comme si l'évolution des dents était la même chez tous les singes. Or, c'est ce qui n'est nullement démontré; loin de là, il est démontré, au contraire, et M. Pruner-Bey l'a reconnu lui-même, que, dans certaines espèces de singes, les canines permanentes poussent avant les dents de sagesse. Et si le type de l'évolution dentaire est variable chez les singes, si, dans deux espèces connues (dont une fossile), il se rapproche manifestement de notre type, j'en tirerai pour ma part des conclusions très-différentes de celles de mon honorable collègue.

Il y a maintenant l'os intermaxillaire des singes qui, à la vérité, pourrait bien suffire à distinguer deux espèces dans le sens courant de ce dernier mot; or, là n'est pas la question : en effet, qui prétend que nous soyons des singes? Mais faire reposer une distinction *de règne* sur d'aussi petites différences, voilà qui ne saurait être admis. D'ailleurs, à tout prendre, l'homme a aussi son os intermaxillaire; il se soude un peu plus tôt, j'en conviens; mais pour peu qu'il y ait quelque arrêt de développement, la soudure ne s'effectue pas et l'os reste séparé; enfin, à mesure que l'on s'élève dans la série des singes, il faut reconnaître que l'os en question devient de moins en moins distinct, en sorte que je ne saurais attribuer à ce caractère une valeur considérable.

Quant aux mains, celles des singes ont des fonctions et une structure comparables à celles de l'homme. On pourrait croire que les membres postérieurs des singes sont aussi des mains, leur fonction en donne l'idée; mais, par le squelette et par les muscles, ces extrémités ne sont que des pieds. Il ne faut pas faire un crime aux singes de saisir les objets avec leurs pieds, car il ne serait pas bien difficile de transformer le pied d'un homme au point de le faire servir à la préhension : j'ai connu pour ma part (et plus d'un parmi nous a pu connaître comme moi) un homme qui se servait de son pied comme d'une véritable main et de son orteil comme d'un pouce; j'ajoute même qu'il pouvait de la sorte enfiler des aiguilles. Au point de vue de la fonction, cet homme avait donc une main, mais cette main était un pied.

Ce pied, cette main, M. Pruner-Bey l'appelle chez le singe une *patte ;* mais il a oublié de nous dire quels sont les caractères anatomiques de la patte. Je vois bien que notre collègue a voulu de la sorte déshonorer les membres du singe, mais encore faudrait-il que cette expression si injurieuse pour nos voisins zoologiques eût une signification quelconque; elle n'en a point, et je trouve là une objection toute *sentimentale*, qui ne saurait m'empêcher de dire que les singes ont, comme nous, à l'extrémité de leurs membres, des pieds et des mains.

Mais alors même que les caractères différentiels qui viennent d'être signalés entre l'homme et les singes seraient plus considérables, on n'y pourrait voir tout au plus que des différences ordinales. Si cela ne vous suffit pas, si l'homme ne vous semble pas assez isolé dans un Ordre spécial, voulez-vous en faire une Classe? A votre aise, mais quant à l'ériger en Règne, l'anatomie et la physiologie s'y refusent également.

Je n'y insiste pas plus longtemps. Aussi bien, les partisans du règne humain reconnaissent-ils que les caractères physiques n'ont rien à faire dans ce débat. C'est sur les caractères psychologiques qu'ils font exclusivement reposer leur doctrine. M. de Quatrefages, après avoir passé ces caractères en revue, n'en a trouvé que deux qui fussent propres à l'homme : la *religiosité* et la *moralité*. Ceux qui n'admettent pas que la morale soit indépendante de la religion réduisent nécessairement ces deux caractères à un seul. C'est ainsi que les orateurs qui m'ont précédé ont été conduits à concentrer principalement leur discussion sur la question de la religiosité. J'aurai peu de chose à ajouter sur ce point ; mais il me paraît nécessaire de rendre au débat toute sa généralité. N'oublions pas, en effet, que si nos collègues, MM. de Quatrefages et Pruner-Bey, accordent aux animaux de précieuses facultés intellectuelles, d'autres auteurs, moins impartiaux, vont jusqu'à refuser toute intelligence à ce qu'ils appellent les brutes.

Je me propose donc de passer en revue les principales différences psychiques qu'on a signalées entre l'homme et les animaux. Je tâcherai de les ramener à leur juste valeur ; mais disons d'abord quelques mots sur l'origine de la question : nous y puiserons de précieux enseignements.

On peut dire que le débat est aussi vieux que la métaphysique et qu'il est né avec elle. En effet, les premiers systèmes philosophiques reposent sur la double nature de l'homme, le corps et l'âme : âme pensante, mais aussi âme végétative et sensitive, entretenant les fonctions de nutrition, de circulation et de relation. L'âme pensante était immortelle et immatérielle, elle devait être l'apanage de l'homme. — Mais que dire des animaux ? Voilà ce qui embarrassait les plus sages, et quand on leur objectait : « Tous vos arguments prouvent avec la même force et la même clarté l'immortalité, l'immatérialité et la responsabilité de l'âme des animaux, » ils se retournaient en tous sens et mettaient tout en œuvre pour répondre. Aujourd'hui on est convenu de ne pas aborder ce problème dont la solution touche à l'infini. Écoutons M. Flourens : « Le dernier mot sur l'*instinct* et l'*intelligence* des animaux, quelqu'un le saura-t-il jamais ? Et lors même qu'on le saurait, devrait-on le dire ? » M. Flourens pense que non, évidemment, aussi ne l'a-t-il pas dit, ce dernier mot ; mais il ajoute : « Ces problèmes, qu'on ne résout pas en ce monde, auront leur solution dans un autre. Et c'est même là, si je ne me trompe, un des indices les plus sûrs qu'il faut qu'il y en ait un. » (V. l'introduction à son ouvrage sur *l'Instinct et l'Intelligence des animaux*). Nous croyons, comme M. Flourens, que le problème est insoluble, mais puisqu'on le pose, il faut le discuter. Revenons donc aux premiers métaphysiciens.

Plus naïfs, mais aussi plus logiques que leurs successeurs, parce que le raisonnement n'avait pas encore perverti leur raison, ils accordèrent aux animaux une âme immortelle. De là la métempsychose, importée d'Egypte en Europe par Pythagore. Mais cette transmigration perpétuelle des âmes ne pouvait satisfaire tout le monde. Aussi lisons-nous dans l'*Ecclesiaste* (ch. III, versets 18 et suiv.) ces paroles qui ont souvent embarrassé les théologiens :

« J'ai dit dans mon cœur, touchant les enfants des hommes, que Dieu les éprouve et qu'il fait voir qu'ils sont semblables aux bêtes.

« C'est pourquoi les hommes meurent comme les bêtes et leur sort est égal. Comme l'homme meurt, les bêtes meurent aussi. Les uns et les autres respirent de même, et l'homme n'a rien de plus que la bête ; tout est soumis à la vanité ;

« Et tout tend en un même lieu. Ils ont tous été tirés de la terre et ils retournent tous dans la terre.

« Qui connaît si l'âme des enfants des hommes monte en haut, et si l'âme des bêtes descend en bas?

« J'ai reconnu qu'il n'y a rien de meilleur à l'homme que de se réjouir dans ses œuvres, et que c'est là son partage. Car, qui pourra le mettre en état de connaître ce qui doit arriver après lui ? » (*Traduction de Sacy.*)

C'était peu encourageant. Et si l'homme n'avait rien de plus que les animaux, combien ne devait-il pas être humilié de sa ressemblance avec les singes, dont le vieil Ennius disait déjà tristement :

Simia, quam similis turpissima bestia nobis!

Ce fut alors que les raisonneurs éprouvèrent le besoin de se séparer décidément des animaux en leur refusant l'intelligence.

« Ils ont bien quelque entendement, dit Diogène, dans un des traités de Plutarque, mais pour la grossesse et espesseur de leur tempéramment et pour l'abondance de leur humidité, ils n'ont ni discours de raison, ni sentiment, ne plus ne moins que ceux qui sont furieux, parce qu'ils ont le cerueau blessé et l'usage de la raison empesché. » Et Platon : « Les ames des animaux sont bien raisonnables, mais elles ne peuuent operer raisonnablement à cause de l'intemperee composition de leur corps. » (Plutarque, *Des opinions des Philosophes*, l. V., c. 20, trad. Amyot). — Tel était aussi le sentiment des stoïciens, à en juger d'après cette phrase de Sénèque, l'un des témoins de la scène du lion d'Androclès : « Nous avons vu un lion, dans l'amphithéâtre, reconnaître un des bestiaires qui avait été son maître et le défendre contre les autres bêtes. Etait-ce donc un bienfait que le secours d'une bête féroce? — Non, puisqu'il n'y avait de sa part ni volonté ni bonne intention, *quia nec voluit facere nec bene faciendi animo fecit* » (*De Beneficiis*, II, 19). Et dans le *Traité de la colère* (l. Ier, ch. III), le même philosophe dit : « Les bêtes ne savent pas plus se mettre en colère que pardonner. Toutes les passions humaines leur sont inconnues. Elles n'ont que des impulsions qui y ressemblent. »

Mais bientôt se produisit une réaction favorable aux animaux. On se refusa à croire, avec les stoïciens, que ces êtres, si semblables à l'homme sous beaucoup de rapports, ne fussent conduits que par des impulsions ; et Plutarque, dans quelques dialogues, oppose à ces philosophes des adversaires qui formulent de redoutables arguments en faveur des animaux.

Voilà où en était la question lorsque se développa le christianisme, qui s'empara de la philosophie. Dès ce moment apparaît une nouvelle caractéristique, la religiosité. Oui, Messieurs, c'est un Père de l'Eglise, c'est Lactance, précepteur de Cripsus, fils de Constantin-le-Grand, qui, le premier, est obligé d'accorder à l'animal toutes les facultés de l'homme, moins la religiosité qui seule caractérise ce dernier. Voici comment il s'exprime dans son *Traité de la colère de Dieu* (cap. VII) : « Solus (homo) sapientia instructus est ut religionem solus intelligat, et hæc est hominis atque mutorum vel præcipua vel sola distantia, nam cætera quæ videntur hominis esse propria, et si non sint talia in mutis, tamen similia videri possunt..... Quid tam proprium homini quam ratio et providentia futuri? Atqui sunt animalia quæ latibulis suis diversos et plures exitus pandunt, ut, si quod periculum inciderit, fuga pateat obsessis ; quod non facerent nisi inesset illis intelligentia et cogitatio... Alia providunt in futurum. »

Mais Lactance ne connaissait ni les Cafres, ni les Australiens, ni bien d'autres peuplades qui n'ont aucune religion ; d'ailleurs, il ne parlait que de la faculté de comprendre la religion : « *religionem solus intelligit.* » — Quant à moi, j'ai toujours entendu dire qu'il fallait non pas comprendre la religion, mais y croire.

Saint Augustin n'est pas très-clair lorsqu'il parle de l'âme des bêtes. Pour lui : « Vita brutorum est spiritus vitalis, constans de aere et sanguine, animalis sed sensibilis, *memoriam habens, intellectu carens, cum carne moriens*, in aera evanescens. » (*Connaissance de la véritable vie*, ch. IV.) Ce qui ressort le plus nettement de l'ensemble de sa doctrine, c'est que les animaux ont une âme immatérielle, mais qui diffère de celle de l'homme en ce qu'elle est mortelle.

Ainsi, mortelle d'un côté, immortelle de l'autre, l'âme était, vous le voyez, un embarras sérieux pour le dogme. Aussi, vers 1554, Gomez Pereira, dans son *Antoniana Margarita*, déclare-t-il, précurseur de Descartes, que les bêtes sont tout simplement de belles machines. Viennent enfin les Cartésiens qui, suivant les mêmes errements, trouvent dans les théologiens de puissants alliés. Voici, par exemple, Darmanson qui, dans la *Bête transformée en machine*, établit sans hésiter que, si les bêtes ont une âme connaissante : 1° Dieu ne s'aime pas lui-même ; 2° il n'est point confiant ; 3° il est injuste et cruel. C'est Bayle qui cite ce magnifique raisonnement (art. *Rorarius*, note A, p. 442, col. 2), et il le couronne par un argument suprême qu'il met dans la bouche des philosophes de l'école, « qui disent, qui répètent mille fois que l'âme raisonne, et CONNAÎT LES UNIVERSAUX, et le bien honnête ; celle des bêtes ne connaît rien de tout cela. » — Les universaux ! Voilà la caractéristique de l'homme, la bête n'y entend rien.

Que pouvait-on répondre à cette puissante logique ? Qui eût osé attaquer les universaux ? — Le bon La Fontaine eut cette audace, et tout le monde admire la finesse avec laquelle il railla, dans une de ses fables, les théories philosophiques si injustes envers les animaux.

Enfin, la querelle se termina par un compromis. Une distinction mit d'accord les philosophes et les théologiens. « Entre ces deux folies, dit Voltaire, l'une qui ôte le sentiment aux organes du sentiment, l'autre qui loge un pur esprit dans une punaise, on imagina un milieu : c'est l'instinct ; et qu'est-ce que l'instinct ? — Oh ! oh ! c'est une forme substantielle ; c'est une forme plastique ; c'est un je ne sais quoi ; c'est de l'instinct. — Je serai de votre avis tant que vous appellerez la plupart des choses *je ne sais quoi* ; tant que votre philosophie commencera et finira par *je ne sais*. » (*Dictionnaire philosophique*, au mot *Ame*, sect. III.)

Et il traduit aussitôt quelques vers de Prior :

Avez-vous mesuré cette mince cloison
Qui semble séparer l'instinct de la raison ?
Vous êtes mal pourvus et de l'un et de l'autre...

Voilà où en était la théorie, au dix-huitième siècle, lorsqu'un nouvel élément entre dans la discussion. On comprit enfin que pour disserter sur les animaux il n'était pas inutile de les observer. On vit alors les Georges Leroy, les Schirach, puis les deux Hubert (Pierre et François), se livrer sur les insectes (abeilles, fourmis, etc.) à ces fines et patientes observations, où ils ont prodigué tant de logique et de sagacité. Virey eut beau protester que « l'intelligence connaît qu'elle ignore et l'instinct ignore qu'il connaît, » l'industrie des abeilles, l'admirable organisation des fourmilières vinrent battre en brèche la théorie de l'instinct, et Lamarck, allant même jusqu'à ne plus voir dans l'homme qu'un singe perfectionné, jeta les premiers fondements de la théorie développée de nos jours par l'ingénieux Darwin.

C'est alors que, transportant l'homme, non pas dans une autre planète, mais dans un autre règne, Isid. Geoffroy-Saint-Hilaire s'est laborieusement efforcé d'élever un rempart infranchissable entre l'homme et les animaux. Il ne pouvait consentir à être le cousin d'un singe, et beaucoup de savants ont partagé cette répugnance. Quant à moi, s'il pouvait me convenir de faire intervenir le sentiment dans une question scientifique, je serais loin d'être humilié d'une semblable généalogie. Je serais fier au contraire de penser que ma postérité pourrait me dépasser autant que je dépasse le singe, et je ne puis m'empêcher de rappeler à ce propos le mot de M. Claparède qu'« après tout, il vaut mieux être un singe perfectionné qu'un Adam dégénéré. » Mais, entre les deux catégories extrêmes de penseurs dont les uns rejettent absolument et les autres admettent plus ou moins cette parenté, il existe aujourd'hui une classe considérable de savants qui proclament leur ignorance sur ce point, et j'oserai même dire qu'en ce qui me concerne, la question me paraît insoluble.

Pour Isid. Geoffroy-Saint-Hilaire, de même que le végétal diffère du minéral par les fonctions de nutrition, de même que l'animal s'élève au-dessus des végétaux par la sensibilité, l'homme se distingue des animaux par l'intelligence, par la pensée. Certes, si la différence existe, si elle est absolue, elle est décisive; mais il faudrait prouver que les animaux n'ont ni intelligence ni pensée. C'est ce que Geoffroy n'a pas fait; il s'est contenté de produire des arguments autoritaires. Il a cité *le Roman de la Rose*, il a invoqué Albert le Grand, ce flambeau du moyen âge, dont la lumière brille faiblement aujourd'hui. J'avoue que de semblables autorités n'auraient pu m'émouvoir; mais, devant les noms d'Aristote et de Voltaire, je me suis incliné et suis allé aux sources. Or, voulez-vous savoir, Messieurs, comment ces deux grands philosophes appuient le règne humain?

Ecoutons d'abord le plus ancien : « *Parmi les animaux*, dit Aristote, c'est surtout à l'homme qu'appartient, à cause de sa position droite, le privilége d'avoir sa partie haute dans le même sens que le haut du monde entier. Les autres animaux ont une position intermédiaire; mais les plantes, qui sont immobiles et qui tirent du sol leur nourriture, doivent toujours avoir nécessairement cette partie placée en bas. » (*Traité de la Jeunesse et de la Vieillesse, de la Vie et de la Mort*, chap. I, § 3.) Ainsi l'homme n'est pas seulement un animal; il est le prototype des animaux. Est-ce en écrivant ces lignes qu'Aristote a préparé des arguments aux partisans du règne humain? ou serait-ce par hasard en disant un peu plus loin : « C'est par la sensibilité que nous avons essentiellement distingué ce qui est animal de ce qui n'est pas animal? » ou bien encore : « Tout animal a une âme? »

Je pourrais tirer des écrits philosophiques d'Aristote beaucoup d'autres passages analogues. Mais c'est surtout dans son *Histoire des animaux* que ses opinions sur notre sujet se reproduisent à chaque page. Dans les descriptions du premier livre, l'homme est continuellement mis en parallèle avec *les autres animaux*. Et voici un passage du livre IX qui coupera court, je l'espère, à toute discussion : « On découvre chez eux (les animaux) une faculté naturelle analogue aux différentes passions qui modifient notre âme, prudence, lâcheté, courage, douceur, rudesse ; je parcourrais ainsi toutes les habitudes de l'âme. Quelques-uns participent à une sorte de capacité d'apprendre et de s'instruire, tantôt en prenant des leçons les uns des autres, tantôt en les recevant de l'homme. Ce sont ceux qui sont capables d'entendre, je ne veux pas dire seulement la différence des sons, mais de plus de discerner la variété des signes (trad. Camus, p. 533). » Qu'importe après cela qu'Aristote, dans un traité spécial, ait distingué la mémoire des animaux de la mémoire plus parfaite de l'homme, en donnant à celle-ci le nom de réminiscence? Pure distinction de mots, l'auteur veut bien qu'on le sache, puisqu'il a soin, dans ce traité, de répéter continuellement que l'homme est au nombre des animaux. Ce qui est assez curieux, c'est que Buffon, ayant fait sans doute un contre-sens en lisant Aristote, a réservé pour l'homme seul le privilége de la mémoire, n'accordant aux animaux que la simple réminiscence. Cela permet de supposer que la distinction entre mémoire et réminiscence n'est pas des plus limpides. Quoi qu'il en soit, il est tout à fait inconcevable qu'on ait rangé le philosophe de Stagyre au nombre des partisans du règne humain.

Quant à Voltaire, dont Isid. Geoffroy a également invoqué l'autorité, il ne s'agit pas de chercher dans ses innombrables écrits un bout de phrase où il énumère « les végétaux, les animaux et les hommes, » mais de se demander ce que répondrait le grand homme si la question que nous discutons aujourd'hui lui était posée. Eh bien, messieurs, soyez-en sûrs : si l'auteur du *Dictionnaire philosophique* vivait encore, le règne humain n'aurait pas d'adversaire plus résolu que lui. C'est ce qui résulte de l'ensemble de ses doctrines sur la nature et sur la vie, sur l'homme et sur l'âme. Je pourrais donc me dispenser de le citer, s'il n'était pas nécessaire d'opposer quelques passages bien clairs aux membres de phrases isolés qu'on a extraits de ses œuvres, et à l'aide desquels on s'est efforcé de lui faire dire des choses auxquelles il n'a jamais pensé.

Voici d'abord, dans le dialogue IV, entre un chapon et une poularde, comment s'exprime le chapon : « Oh ! le grand homme ! le divin homme que ce Porphyre ! Avec quelle sagesse, quelle force, quel respect tendre pour la Divinité, il prouve que nous sommes les alliés et les parents des hommes ; que Dieu nous donna les mêmes organes, les mêmes sentiments, la même mémoire, le même germe inconnu d'entendement qui se développe dans nous jusqu'au point déterminé par les lois éternelles, et que ni les hommes, ni nous ne passons jamais. En effet, ne serait-ce pas un outrage à la Divinité de dire que nous avons des sens pour ne point sentir, une cervelle pour ne point penser ? Cette imagination digne, à ce qu'ils disaient, d'un fou nommé Descartes, ne serait-elle pas le comble du ridicule et la vaine excuse de la barbarie ? »

Si je passe maintenant au second entretien entre *Ku-Su* et le prince *Cou*, je vois celui-ci répondre ainsi aux arguments de son partenaire : « Voilà, je vous l'avoue, une étrange occupation pour le maître du monde ; et non-seulement il faut qu'il prenne garde continuellement à la copulation de l'espèce humaine, mais il faut qu'il en fasse autant avec tous les animaux, car ils ont tous, comme nous, de la mémoire, des idées, des passions, et si une âme est nécessaire pour former ces sentiments, cette mémoire, ces idées, ces passions, il faut que Dieu travaille perpétuellement à forger des âmes pour les éléphants et pour les porcs, pour les hibous, pour les poissons et pour les bonzes. »

Est-ce bien là le langage d'un partisan du règne humain ? — Il serait facile de multiplier les citations, mais je ne veux pas abuser de votre attention, messieurs, et je terminerai en passant en revue, avec vous, les principaux caractères sur lesquels on a cru pouvoir appuyer une distinction radicale entre l'homme et les animaux.

M. Flourens n'est pas aussi absolu que Geoffroy-Saint-Hilaire; il attribue l'intelligence aux animaux supérieurs, aux vertébrés, et il n'accorde que l'instinct aux invertébrés ; ce qui conduirait logiquement les partisans du règne humain à créer un nouveau règne pour les seuls animaux invertébrés. Du reste, il ne semble pas très-attaché au règne humain. Mais on ne saisit qu'avec peine sa manière de penser à ce sujet, et ce qui reste obscur surtout, c'est la distinction de l'intelligence ou de l'instinct. Il se prend quelquefois à donner de l'intelligence aux invertébrés, et, pour éviter de se contredire, il est obligé de recourir à des restrictions mentales : « Il y a, dit-il, dans l'araignée, *l'instinct machinal* qui fait la toile, et *l'intelligence* (l'espèce d'intelligence qui peut être dans une araignée) qui l'avertit de l'endroit désiré, de l'endroit où il faut que l'instinct agisse. » Je demanderai volontiers à M. Flourens comment il fera pour distinguer de l'intelligence, cette chose qu'il est obligé de reconnaître chez l'araignée, et qu'il désigne malgré lui sous le nom d'intelligence. Cette intelligence, sans doute, n'égale pas celle d'un membre de l'Institut, mais elle suffit à faire de la toile, et c'est déjà quelque chose.

C'est, au surplus, la réflexion qui, aux yeux de l'auteur de *l'Instinct et l'Intelligence des animaux*, distingue essentiellement l'homme des animaux. « Ils n'ont pas la réflexion (p. 59), cette faculté suprême qu'a l'esprit de l'homme de se replier sur lui-même et d'étudier l'esprit. » ... « La réflexion, ainsi définie, est donc la limite qui sépare l'intelligence de l'homme de celle des animaux. »

Il est possible, en effet, que la réflexion, ainsi définie, manque chez les animaux.

Cela serait d'autant moins surprenant que cette définition a été faite exclusivement en vue de la distinction à établir. — Car M. Flourens ne semble pas se douter que la réflexion, *ainsi définie*, manque aussi chez la plupart des hommes. Mais si, comme je le crois, la réflexion est cette faculté en vertu de laquelle nous délibérons, dans certains cas, sur le parti à prendre, il n'est pas difficile de montrer que les animaux en sont doués comme nous. D'ailleurs, M. Flourens reconnaît qu'ils ont « une certaine espèce de réflexion, mais pas celle, dit-il, que j'ai définie l'action de l'esprit sur l'esprit. » (4e édit., p. 105.)

Suivant Locke, ce que les animaux ont de moins que l'homme, c'est la faculté d'abstraction. Cependant, que fait le chien, si ce n'est une orgueilleuse abstraction, lorsqu'il caresse l'étranger bien vêtu, et qu'il aboie après le mendiant inconnu ? Que fait la pie lorsqu'elle compte ? — Et vous savez qu'elle compte jusqu'à sept.

Parlerai-je du libre arbitre ? Vous savez que plusieurs auteurs ont proposé la liberté comme caractéristique essentielle de l'homme. Ainsi M. Flourens (*loc. cit.*, p. 104) soutient, en citant Bossuet, que l'homme seul est assez libre pour se suicider, et ce n'est pas sans étonnement que j'ai vu l'aigle de Meaux invoquer, pour soutenir la prééminence de l'homme, sa disposition au suicide. Quant à moi, il ne me paraît nullement prouvé que l'animal soit incapable de se suicider, on a même cité un certain nombre de cas à l'appui de l'opinion contraire ; mais quand cela serait, il ne faudrait pas oublier, d'une part, que les dix-neuf vingtièmes des suicides sont dus à un état d'aliénation ou perte de la liberté, et de l'autre, que le suicide, bien loin d'être une faculté spéciale, n'est que la résultante du jeu de plusieurs facultés exaltées dans certaines conditions sociales. Dénier la liberté aux animaux, c'est affirmer qu'ils agissent toujours sous l'impulsion d'un instinct fatal ; or, quand l'animal se livre à la bestialité (qui n'est pas le privilége de l'homme), obéit-il au vœu de la nature? Quand l'oie à cravate s'abandonne à ces amours scandaleuses dont j'ai été témoin, avec M. Jacquart ; lorsque la poule compromet sa dignité avec un lapin, dira-t-on que ces animaux remplissent fatalement le rôle qui leur avait été assigné, et ne ressemblent-ils pas plutôt au pâtre amoureux de sa chèvre ? Du reste, je dois dire que M. Flourens, fidèle à sa méthode de restriction, tout en déclarant que l'homme seul a la liberté, reconnaît, p. 106, que les animaux ont un certain degré, une certaine espèce de liberté.

On reproche aux animaux de n'agir que machinalement, de ne pas savoir changer d'eux-mêmes leurs procédés. Il est vrai que les mœurs des animaux domestiques sont le résultat de l'action humaine ; mais lorsque le castor change, selon les circonstances, le lieu et la forme de son habitation, et de constructeur se fait mineur, peut-on lui refuser une certaine dose de liberté et d'initiative ? D'ailleurs, tout le monde sait que l'abeille peut, lorsque cela est nécessaire, modifier le plan de ses constructions et substituer aux cellules hexagonales des cavités pentagonales. Il est donc injuste de prétendre que l'animal ne peut pas changer sa manière d'être.

Mais, dit-on, l'homme seul a la raison, seul il est capable de faire un raisonnement. — Ce qui est certain, c'est qu'il déraisonne souvent. Mais je demanderai ce que faisaient les renards, cités par Montaigne, que les Thraces lançaient sur la glace pour savoir s'ils pouvaient ou non passer sans danger : ces animaux faisaient un pas avec précaution, penchaient la tête, puis rétrogradaient ou avançaient, selon qu'ils jugeaient au bruit plus ou moins lointain des eaux subjacentes, que la glace avait ou n'avait pas assez d'épaisseur pour offrir une surface résistante. Lorsque le chien, en suivant une piste, rencontre un carrefour, il s'arrête, hésite un instant entre les trois routes qui s'ouvrent devant lui, s'engage d'abord dans la première en flairant avec précaution, puis, revenant sur ses pas, explore la seconde de la même manière, et alors, ayant reconnu que sa proie n'a pu passer ni par l'une ni par l'autre, et sachant pourtant qu'elle a dû passer quelque part, il s'élance comme un trait dans la troisième route, guidé par un raisonnement qui le dispense d'une troisième exploration.

Cela est possible, répondent nos contradicteurs, mais l'animal ne se trompe jamais ; vous voyez donc bien qu'il n'agit pas librement et qu'il n'a pas d'initiative. Messieurs, que les chasseurs interrogent leurs souvenirs, ils vous diront que le chien se trompe quelquefois, à la chasse, lorsqu'il a mal raisonné, et qu'alors ses attitudes trahissent une humiliation profonde.

Un des principaux arguments invoqués contre l'animal est sa prétendue inaptitude au perfectionnement. Est-il besoin de rappeler que certaines races humaines inférieures se sont fait remarquer jusqu'ici par une absence complète de perfectibilité ? A coup sûr, on ne saurait nier que les animaux domestiques ne soient susceptibles des modifications les plus heureuses, et, tandis que l'Australien résiste à tous les efforts tentés pour le civiliser, le lapin pris au piége se prête sans effort à la domestication.

Que dire de la prévoyance ? Peut-on la refuser aux fourmis et aux abeilles ? Cela semble difficile, et lorsque M. Pruner-Bey nous disait : L'homme seul a l'instinct de la propriété, il oubliait certainement que, chez certaines races humaines, cet instinct est assez faible pour ne créer qu'une propriété collective, analogue à ce que nous observons chez plusieurs espèces animales, et entre autres chez les moineaux de Paris, qui savent fort bien faire respecter entre eux les circonscriptions de leurs diverses compagnies.

La pitié est certainement un des plus beaux sentiments, mais est-ce un caractère distinctif du genre humain? L'homme seul est-il capable de compassion? — Le temps me presse, messieurs, mais, si vous hésitez sur ce point, lisez, dans Hubert, les descriptions homériques des batailles sanglantes que se livrent souvent les fourmis. Vous verrez que si, dans ces grandes luttes, il y a des vainqueurs et des vaincus, des triomphateurs et des prisonniers, il y a aussi des morts et des blessés, et que ceux-ci ne sont pas abandonnés, mais qu'on les emporte hors du champ de bataille pour les soustraire à la fureur aveugle des combattants; vous verrez que les ambulances ne sont pas d'invention humaine, et que si nous commençons à peine, en Europe, à comprendre tout le respect dû aux blessés, les fourmis donnent depuis longtemps, à cet égard, des exemples bons à méditer.

On n'a pas osé contester la mémoire aux animaux; vous vous rappelez cependant le passage d'Aristote où il leur refuse la réminiscence. Je n'entrerai pas dans une discussion à ce sujet: notez seulement que Buffon dit tout le contraire; — peut-être est-ce chez lui défaut de réminiscence? — et, dans tous les cas, la distinction peut paraître subtile.

L'homme, nous dit-on, sait douter et vouloir; il s'élève par l'ambition au-dessus des animaux et au-dessus de lui-même. Mais qui n'a vu un chien hésiter entre deux routes? Or, quand il hésite, croit-on qu'il ne doute pas; et, d'ailleurs, si le doute est le privilége de l'homme, nos contradicteurs nous permettront d'en user lorsqu'il s'agit du règne humain; notre désir est qu'ils nous imitent et prouvent par là la valeur de leur théorie.

Quant à la volonté et à l'ambition, ai-je besoin de raconter les combats que se livrent dans les ruches les candidats à la royauté? Si on leur refuse la double qualité de vouloir et d'être ambitieux, je demanderai quel motif les excite à la lutte.

Il est vrai, comme l'a dit M. Pruner-Bey, que nous n'avons pas encore vu d'animaux faisant du feu. Mais est-il certain que l'homme ait toujours eu cet art? N'oublions pas qu'avant d'être le dominateur de la terre, il a végété pendant des myriades d'années. Il a autrefois inventé l'art de faire le feu, comme tout récemment il a inventé les canons rayés; mais il n'a pas pour cela changé de règne. Était-il moins homme avant de connaître le feu?

L'homme seul, nous dit-on, a des esclaves (il n'y aurait pas de quoi s'en vanter), et seul, ajoute-t-on, il a des animaux domestiques. J'ai déjà, dans une autre séance, réfuté cette assertion. Les fourmis vont à la guerre pour conquérir des esclaves, et elles savent fort bien réduire certaines espèces de pucerons à l'état de domesticité.

La pudicité serait, suivant certains auteurs, un caractère propre à l'homme. Pourtant, Bontius affirme que la femelle de l'orang-outang cache avec soin ses parties à l'approche des visiteurs inconnus, tandis qu'à l'inverse, la pudicité est tout à fait inconnue à certains hommes et même à certains peuples.

On nous a parlé encore du *besoin du superflu*. Notre savant collègue M. Pruner-Bey veut, avec M. de Quatrefages, que ce soit chez l'homme un besoin spécial et caractéristique. Je lui rappellerai cependant que les abeilles passent leur existence au milieu de provisions de cire et de miel souvent superflues, et, d'autre part, vous connaissez tous, messieurs, l'histoire de ce jeune Australien qui, élevé en Europe et vêtu de bons habits, ne trouvait rien de si agréable que d'aller s'asseoir sur une route, après avoir déposé tous ses vêtements, sans en excepter celui-là même que nous ne considérons nullement comme superflu. Vous savez qu'après plusieurs années passées en Angleterre et après avoir été imbu des meilleures doctrines et d'un certain degré d'instruction, son premier souci, une fois de retour dans son pays, fut de jeter loin de lui les oripeaux de la civilisation et de s'en retourner tout nu dans les bois.

Comment a-t-on pu prétendre que l'homme seul possède la *faculté du langage* et qu'elle manque aux animaux? Il faudrait être aveugle pour ne pas voir que les animaux ont des moyens de se communiquer leurs idées, moyens qui, pour être différents de ceux qui sont usités par l'homme, n'en constituent pas moins des formes diverses de langage. Pour n'en citer qu'un exemple, il n'est pas douteux que les fourmis ont une manière de se parler et de s'entendre, des signes particuliers, une sorte de dactylologie spéciale dont elles font un continuel usage, et qui paraît consister dans les attouchements variés de leurs antennes.

Dans les guerres épiques qu'elles se livrent de tribus à tribus, elles se concertent les unes pour l'attaque, les autres pour la défense. Des conseils s'assemblent pour proposer la conquête d'une fourmilière et prendre jour ; des courriers vont et viennent dans la tribu ; on envoie des éclaireurs, et, d'après leurs rapports, l'attaque est différée ou résolue immédiatement ; dans ce dernier cas, à un signal donné, tout s'ébranle, on se met en marche, on arrive devant la place. Par ordre du généralissime, des fourmis se détachent du gros de l'armée, soit pour aller, en parlementaires, sommer l'ennemi de se rendre, soit pour explorer les abords de la fourmilière et voir par quel côté elle est plus accessible à l'attaque. Le plan est alors conçu et l'assaut livré. Si l'attaque réussit, après être entré en vainqueur dans la place, on revient triomphalement avec les prisonniers et tout le butin fait sur l'ennemi, butin qui se compose surtout de pucerons mis à l'engrais. Mais si la résistance de l'ennemi se prolonge, ou si l'on se sent trop faible pour le vaincre, le généralissime envoie ses aides de camp demander du renfort à la tribu, avant de poursuivre l'attaque ou de livrer un deuxième assaut. On comprend que tout ce mouvement et toute cette stratégie seraient absolument impossibles sans une entente complète des chefs avec les soldats, sans des ordres donnés et reçus, en un mot, sans l'existence de signes spéciaux ou d'une forme particulière de langage propre aux fourmis.

Si les animaux n'avaient pas un langage à eux, comment pourraient-ils faire l'éducation de leurs petits? C'est, pourtant, grâce à l'éducation qui lui est donnée par ses parents que le jeune rossignol cultive et perfectionne les merveilleuses aptitudes dont il a été doué pour le chant. Personne n'ignore que le rossignol né ou élevé en cage est loin d'avoir le talent de l'oiseau en liberté. On a observé, dans les pays où les renards sont chassés et traqués par l'homme, que les petits de ces animaux ont plus de finesse et de prudence que n'en ont les vieux renards dans les pays sauvages. Comment cela peut-il s'expliquer si l'on n'admet que les petits renards ont reçu des leçons de leurs parents, et que ceux-ci ont pu leur transmettre les fruits de leur expérience acquise? Les animaux ont donc un langage particulier dont ils se servent pour communiquer entre eux, et que nous ne comprenons pas plus qu'ils ne comprennent le nôtre.

Messieurs, j'ai essayé de passer en revue toutes les facultés, tous les caractères que l'on a successivement invoqués pour faire de l'homme un être absolument à part. Je ne voudrais pas abuser de votre bienveillance, et cependant je n'ai pas encore épuisé la liste. Je n'ai rien dit de la moralité et de la religiosité.

La moralité! Je voudrais pouvoir affirmer qu'elle est un caractère inhérent à la nature humaine, je souhaiterais que tous les hommes en fussent doués. Malheureusement, vous savez aussi bien que moi que trop souvent elle fait absolument défaut, et je rappellerai seulement ici que, dans le vocabulaire australien, cette prétendue caractéristique n'est représentée par aucun mot.

Quant à la religiosité, on en a trop et trop bien parlé dans cette enceinte, pour qu'il me reste beaucoup à en dire. Peut-elle servir à caractériser l'espèce humaine? — Vous savez que non, puisque plusieurs peuples n'ont aucune religion, et que, parmi les peuples qui sont religieux, beaucoup d'hommes ne le sont en aucune façon.

Mais qu'est-ce que la religiosité? Est-ce une faculté, une aptitude, une tendance? Est-ce un état actif ou passif de l'esprit? L'auteur d'une conception religieuse met en jeu des facultés actives, parmi lesquelles l'imagination joue souvent le principal rôle. Voilà une première espèce de religiosité, que j'appellerai la religiosité active; mais elle ne se manifeste que chez un très-petit nombre d'individus. La plupart, l'immense majorité des hommes, n'ont qu'une religiosité passive, qui consiste purement et simplement à croire ce qu'on leur dit sans avoir besoin de le comprendre, et cette religiosité n'est le plus souvent qu'un résultat de l'éducation. Dès l'âge le plus tendre, l'enfant est élevé au milieu de certaines croyances; on y façonne son esprit avant qu'il soit en état de discuter et de raisonner. Aucune intelligence ne peut se soustraire à l'action de cet enseignement, combiné et perfectionné depuis des siècles. L'enfant s'y soumet toujours, et souvent d'une manière définitive. Il croit sans examen, parce qu'il n'est pas encore capable d'examiner, et parce que, pour toutes les notions, religieuses ou autres, il s'en rapporte aveuglément à l'autorité de ses instituteurs. Il n'y a rien dans tout cela qui puisse nous révéler l'existence d'une faculté, d'une aptitude ou d'une aspiration particulière. Mais avec l'âge, avec l'expérience, avec l'étude surtout, cet état passif de l'esprit fait place presque toujours à un certain degré de scepticisme. On apprend à se méfier plus ou moins de la parole d'autrui. Il ne suffit plus d'entendre dire une chose pour y croire; on demande des preuves, et lorsqu'un individu accepte sans examen tout ce qu'on lui raconte, on dit de lui qu'il est crédule comme un enfant. Cet esprit de critique, dont le développement marche de front avec celui de l'intelligence elle-même, s'applique d'abord aux notions matérielles, aux faits de la vie ordinaire, et souvent il ne s'étend pas au-delà de cet ordre de phénomènes; mais, souvent aussi, et sans changer de nature, il s'étend aux conceptions métaphysiques et religieuses, de sorte que, dans tous les pays, surtout dans ceux où l'homme cultive son intelligence, on voit un grand nombre d'individus abandonner peu à peu une partie ou la totalité de leurs croyances. Ce prétendu caractère humain, que vous appelez la religiosité, a donc disparu chez eux? Les mettrez-vous au rang des brutes, ces hommes qui souvent se font remarquer par l'étendue de leur savoir, par la puissance de leur esprit? Et, si vous dites qu'ils ont commencé par croire sous l'influence de la *religiosité*, attribuerez-vous à une autre faculté opposée, à la *déreligiosité*, cette nouvelle évolution de leur pensée?

Ainsi, de quelque manière qu'on envisage la religiosité, il est impossible de la considérer comme un fait général et inséparable de la nature de l'homme. La religiosité active, créatrice des conceptions religieuses, n'existe que chez de rares individus. La religiosité passive, qui n'est qu'une forme de la soumission à l'autorité, de l'appropriation d'une intelligence au milieu dans lequel elle se développe, est incomparablement plus répandue, mais elle est bien loin d'être universelle; si elle l'était, les adeptes de toutes les religions ne tonneraient pas tant contre les incrédules.

J'ai raisonné jusqu'ici comme si tous les peuples avaient une religion, mais il n'en est pas ainsi. On vous l'a déjà dit, et, quoique je n'accepte pas tous les exemples particuliers qui ont été cités à cette occasion, il est pour moi hors de doute qu'il existe dans les races inférieures des peuples sans culte, sans idées métaphysiques, sans croyances collectives, et par conséquent sans religion. Malgré l'évidence de cette conclusion, on nous dit que, là où il n'y a pas de religion proprement dite, la religiosité se manifeste encore par *la croyance au surnaturel.*

Vous vous souvenez que M. Flourens, pour prouver que les animaux sont privés de réflexion, a imaginé une définition particulière de cette faculté. C'est par un procédé tout aussi logique que les partisans du règne humain, pour prouver que la religiosité existe chez les peuples sans religion, ont imaginé de définir la religiosité : *la croyance au surnaturel;* mais ils se gardent de nous dire ce que c'est que le surnaturel. Je vais le faire à leur place.

Le surnaturel ne peut être défini que d'une seule manière : c'est l'infraction aux lois de la nature.

Pour nous, qui vivons au milieu des lumières de la science et qui sommes habitués à entendre ramener tous les phénomènes à des lois naturelles, le diagnostic du surnaturel est en général facile ; — et, dans les conditions où nous nous trouvons, la croyance au surnaturel suppose une tendance particulière de l'esprit, — tendance qui, pour le dire en passant, n'est point nécessairement en rapport avec le mysticisme religieux.

Mais les individus ignorants, qui vivent au milieu des ignorants, qui n'ont jamais entendu expliquer aucun phénomène, ni assigner aucune limite au possible, ne se posent même pas la question de savoir si une chose est naturelle ou surnaturelle, c'est-à-dire conforme ou contraire à des lois dont ils ne soupçonnent pas l'existence. Cette notion n'existe pas pour eux, et nous la leur prêtons tout gratuitement, parce que nous avons pris l'habitude de tout mesurer à notre aune. Ils croient à la fois, de la même manière, avec la même facilité, avec la même disposition d'esprit, à des choses qui pour nous sont naturelles, et à d'autres choses que nous appelons surnaturelles ; et ils ne manifestent pas plus de religiosité dans le second cas que dans le premier.

Si l'un de nous croyait à l'efficacité d'une incantation ou d'une jonglerie quelconque, nous aurions le droit de lui dire qu'il croit au surnaturel; il serait d'ailleurs le premier à le reconnaître, peut-être même à le proclamer; — et si nous cherchions à analyser à cette occasion l'état de son esprit, loin d'y trouver quelque chose de plus que dans le nôtre, loin d'y découvrir une faculté particulière de crédulité (que nous n'aurions pas l'irrévérence de confondre avec la religiosité), nous y constaterions bien plutôt une lacune dans les facultés dont l'intégrité constitue ce qu'on appelle le bon sens. Mais chez le sauvage sans religion, la croyance au surnaturel n'a rien de spécial; elle se confond avec la croyance aux choses naturelles, et lorsqu'on l'invoque devant vous comme une preuve de religiosité, on fait une application fausse d'une définition arbitraire.

En résumé, la religiosité n'est pas une faculté particulière; ce n'est pas un des éléments constitutifs et essentiels de notre nature, c'est un état de l'esprit qui se manifeste à la faveur des circonstances, et qui fait défaut non-seulement chez certains individus, mais encore chez des peuplades entières.

Et maintenant, si j'étais absolument obligé de dire quel est le trait le plus caractéristique de l'intelligence de l'homme, je dirais que c'est l'orgueil, l'orgueil du parvenu qui se fait une généalogie et qui finit par y croire.

« La presumption, dit Montaigne, est notre maladie naturelle et originelle. La plus calamiteuse et fraile de toutes les creatures, c'est l'homme, et quant et quant la plus orgueilleuse; elle se sent et se veoid logee icy parmy la bourbe et le fient du monde, attachee et clouee à la pire, plus morte et croupie partie de l'univers, au dernier estage du logis et le plus esloingné de la voulte céleste, avecques les animaulx de la pire condition des trois; et se va plantant, par imagination, au-dessus du cercle de la lune, et ramenant le ciel soubs ses pieds. C'est par la vanité de cette mesme imagination qu'il s'eguale à Dieu, qu'il s'attribue les conditions divines, qu'il se trie soy mesme, et separe de la presse des aultres creatures, taille les parts aux animaulx ses confreres et compaignons, et leur distribue telle portion de facultes et de forces que bon lui semble. Comment cognoist il, par l'effort de son intelligence, les branles secrets et internes des animaulx?

Par quelle comparaison d'eux à nous conclut il à la bestise qu'il leur attribue ? »

Ainsi s'exprimait le sage Montaigne, à une époque où l'on croyait encore que le ciel avait été créé pour la terre, la terre pour l'homme, et que celui-ci, sorti des mains du Créateur dans tout l'éclat de sa force, de sa beauté, de son intelligence, avait été institué dès le premier jour le maître des animaux. Que n'aurait-il pas ajouté s'il avait vécu après Galilée, et surtout s'il avait connu les révélations récentes de la géologie, de la paléontologie et de l'anthropologie primitive?

Messieurs, quand l'homme, faible et chétif, errant et nu, sans industrie et presque sans armes, traînait péniblement au milieu des forêts son existence famélique, lorsqu'il luttait chaque jour avec les grands pachydermes de l'époque quaternaire, lorsqu'il n'avait d'autre asile que les cavernes dont le grand ours fossile lui disputait la possession, il n'avait pas pour ses rivaux insoumis le superbe dédain qu'il professe aujourd'hui. D'innombrables siècles s'écoulèrent avant qu'il eût conquis assez de sécurité et assez de loisirs pour se livrer aux spéculations métaphysiques. Mais, devenu enfin le maître incontesté d'une partie de la terre, il s'est enivré de son triomphe. Il s'est proclamé le roi de la création; — il a fini par se convaincre que tout avait été créé pour lui, les continents et les mers, les animaux et les plantes, le soleil et la lune, tout, jusqu'à ces millions d'étoiles, mondes immenses répandus dans les profondeurs de l'infini; — et, non content de faire pivoter l'univers autour du grain de sable qu'il habite, il a poussé l'orgueil jusqu'à assigner sa propre forme au Créateur.

Henri Heine, dans un de ses poëmes, nous montre le vieil ours Atta-Troll donnant, dans une caverne des Pyrénées, des leçons de métaphysique à ses jeunes oursons : « Là-haut, dit-il, sous une tente parsemée d'étoiles, sur un trône d'or, siége le Grand Ours qui dirige l'univers. »

N'est-ce pas un peu notre histoire? Nous ne demeurons plus, il est vrai, dans les cavernes; mais nos ancêtres y ont demeuré, et ce qui nous paraît présomptueux dans la bouche d'un ours ne l'est pas moins dans la nôtre. Soyons plus modestes ; soyons plus justes surtout, et que notre amour-propre de grands seigneurs ne nous porte pas à insulter le pauvre peuple des animaux. Puisque c'est par notre raison que nous nous élevons au-dessus d'eux, montrons-nous raisonnables en reconnaissant en eux une intelligence qui est assez inférieure à la nôtre pour ne pas nous porter ombrage ; et, quand le spectacle de notre grandeur nous enivrera au point de nous faire oublier notre nature, lisons et relisons cet admirable chapitre que Montaigne a intitulé l'*Apologie de Raimond Sebond*. C'est la réfutation anticipée de la doctrine du règne humain, et nous y trouverons ces sages paroles qui me serviront de conclusion : « Il y a des ordres et des degrez, mais c'est soubs le visage d'une mesme nature. »

MÉMOIRES

SUR L'HYBRIDITÉ

D.
d'un
prin
d'un
l'aut
date
com
frer
J'
de n
avar
de l
vem
elle
de d
étai
le p
tlup
pub
Au l
fica
con
sur
P
adv
con
tatic
ficat
pas
aller
tion
lent

INTRODUCTION

AUX MÉMOIRES SUR L'HYBRIDITÉ.

Dans l'avant-propos placé en tête du premier volume de mes *Mémoires d'anthropologie*, les éditeurs ont annoncé que ces *Mémoires* seraient réimprimés sans addition ni changement, quoique beaucoup d'entre eux datent d'une époque assez ancienne, eu égard à la marche rapide des progrès de l'anthropologie. Ils ont donc prié le lecteur de se reporter avant tout aux dates indiquées sous les titres des divers mémoires, et de vouloir bien tenir compte de l'état de la science au moment où ils ont été publiés pour la première fois.

J'éprouve le besoin de reproduire cet avis en tête de la présente édition de mes *Mémoires sur l'hybridité*. Ils ont été écrits il y a près de vingt ans, avant la fondation de la Société d'anthropologie, à l'époque où la science de l'homme s'appelait encore l'*ethnologie*, où elle ne comprenait effectivement que l'ethnologie, c'est-à-dire l'étude des races humaines, et où elle ne soulevait qu'une seule question générale, qu'une seule discussion de doctrine, celle du polygénisme ou du monogénisme. Cette controverse était en quelque sorte l'alpha et l'oméga de l'ethnologie; elle était à la fois le point de départ et le point de mire de presque toutes les recherches; la plupart des faits particuliers venaient y aboutir, et les ouvrages que l'on publiait alors n'étaient le plus souvent que des plaidoyers pour ou contre. Au plaidoyer monogéniste de Prichard, en cinq volumes, l'Ecole américaine opposait un plaidoyer polygéniste presque aussi étendu, quoique condensé en deux gros volumes par une typographie serrée. Mes mémoires sur l'hybridité furent aussi un plaidoyer polygéniste.

Parmi les faits sur lesquels roulaient les discussions des deux doctrines adverses, il en était un très-grand nombre qui ne se prêtaient pas à une constatation directe, et qui dès lors laissaient le champ libre à l'interprétation. Tels étaient, par exemple, ceux qui concernaient l'influence modificatrice des milieux, influence que la plupart des polygénistes ne niaient pas d'une manière absolue, mais dont les effets, suivant eux, n'avaient pu aller jusqu'à produire les grandes divergences des races humaines. Les monogénistes pensaient, au contraire, que cette influence, quoique très-lente et très-faible dans un temps donné, avait pu, par la suite des siècles, faire sortir d'une souche unique tous les rameaux actuels. Les premiers invoquaient, à l'appui de la permanence des races, l'identité des types figurés sur les antiques monuments de l'Egypte, et de ceux qui existent encore aujourd'hui; les autres répondaient que ces types avaient pu devenir distincts pendant les siècles qui avaient précédé la civilisation égyptienne, et quoique la chronologie peu élastique qui régnait alors fût assez gênante pour eux, leurs adversaires, qui n'acceptaient pas cette chronologie, ne pouvaient réfuter cette partie de leur argumentation.

Mais, à côté de ces controverses sur des faits qui se perdaient plus ou moins dans le passé et qui échappaient au contrôle de l'observation directe, il y en avait une qui se rapportait à des faits actuels, spontanés ou expérimentaux, et qui pouvait, par conséquent, aboutir à une solution positive. C'était celle qui concernait la fécondité des croisements, considérée comme criterium de l'espèce. La fécondité continue des métis humains, opposée à la stérilité ou à la fécondité incomplète des métis d'espèces, constituait, aux yeux des monogénistes, un argument décisif en faveur de l'unité de l'espèce humaine, car ici ils pouvaient invoquer un principe général admis par un grand nombre de naturalistes. Cet argument faisait donc une grande impression sur les esprits; c'était celui auquel, dans les deux camps, on accordait le plus d'importance, et c'était autour de lui que venaient se grouper tous les autres. Mais il restait à savoir si la définition physiologique de l'espèce était bien l'expression de la réalité, et si le service qu'elle rendait à la cause monogéniste n'avait pas contribué à la faire admettre avec trop de facilité. Ce fut la question que j'abordai dans mes *Mémoires sur l'hybridité*.

Ces mémoires se ressentent des préoccupations exclusives du moment où ils ont été écrits. Ils reporteront le lecteur à la fin d'une période où l'ethnologie s'était presque entièrement concentrée dans une seule discussion. Mais pendant qu'ils paraissaient dans les numéros successifs d'un journal trimestriel, la fondation de la Société d'anthropologie (1859) marquait le début d'une nouvelle phase dans l'évolution de la science de l'homme. En prenant le nom d'*anthropologie*, en ajoutant à l'étude des races humaines, qui constituait tout le programme de l'ethnologie, celle du genre humain considéré dans son ensemble et dans ses rapports avec le reste de la nature, cette science vit aussitôt surgir, dans son domaine agrandi, un grand nombre de questions générales, qui suscitèrent de toutes parts d'innombrables recherches et des discussions d'un ordre tout nouveau.

Au milieu de ces grandes questions, celle du monogénisme et du polygénisme perdit une grande partie de son importance. Elle cessa d'être l'unique objectif de la science. Une autre doctrine plus générale, où le monogénisme ne figurait plus que comme un cas particulier de l'évolution organique, passionnait maintenant les esprits. D'ailleurs la découverte ou plutôt la démonstration de l'antiquité de l'homme avait sinon supprimé, du moins singulièrement affaibli le principal argument du polygénisme. Les monogénistes tout d'abord se sentirent plus à l'aise; ce qui leur avait manqué jusqu'alors pour expliquer la divergence des types humains, c'était le temps. Cet élément désormais ne leur faisait plus défaut; mais en même temps ils virent se dresser devant eux le transformisme, qui tirait parti de leurs propres arguments.

La question a donc complétement changé de face aujourd'hui, mais l'étude de l'hybridité et particulièrement de l'hybridité *eugénésique*, caractérisée par la fécondité illimitée des métis d'espèces, a conservé dans l'histoire naturelle générale toute son importance, au point de vue de la doctrine si controversée de l'Espèce. C'est ce qui me décide à réimprimer mes *Mémoires sur l'hybridité*. Ces *Mémoires* ont d'ailleurs un certain intérêt rétrospectif, car ils ont eu l'honneur d'amener la fondation de la Société d'anthropologie, dans des circonstances qu'il n'est peut-être pas inutile de rappeler.

Pendant les vacances de 1857, voyageant dans le Midi, je m'arrêtai quelques jours chez mon ami M. Léonce Bergis, propriétaire à Tempé, près Montauban. Il me montra trois animaux qui étaient issus, disait-il, du croisement du lièvre et de la lapine, et qui provenaient des expériences de M. Alfred Roux, d'Angoulême. Ces animaux, que j'ai désignés depuis sous le nom de *léporides*, me parurent effectivement présenter des caractères mixtes, en rapport avec leur origine présumée; mais me méfiant de cette appréciation, et craignant que la bonne foi de M. Bergis eût été surprise, je me rendis à Angoulême; je visitai l'établissement de M. Roux; j'étudiai de mon mieux les nombreux métis des divers sangs qu'il me montra, je les comparai attentivement avec leurs parents d'espèce pure, et je demeurai convaincu de la réalité du fait. Plusieurs léporides femelles allaitaient encore leurs petits; je ne pouvais donc douter de leur fécondité. Mais M. Roux ajoutait que cette fécondité s'était maintenue déjà pendant sept générations, et ici j'étais obligé de m'en rapporter à sa parole.

M. Bergis avait bien voulu me donner un de ses léporides. A mon retour à Paris, vers le milieu d'octobre, je m'empressai de présenter cet animal à la Société de biologie. Ma présentation, je dois l'avouer, n'eut aucun succès. On me rappela que le fait devait paraître invraisemblable, puisqu'il était en contradiction avec la loi de l'espèce, et on en conclut que j'avais dû me tromper dans l'appréciation des caractères mixtes des léporides de M. Roux. Reconnaissant tout le premier que cette détermination difficile exigeait toute la compétence d'un naturaliste expérimenté, je priai mon collègue M. Vulpian, qui était alors aide-naturaliste au Muséum, de soumettre mon léporide à l'examen du professeur Isidore Geoffroy Saint-Hilaire. L'animal fut, dès le lendemain, installé dans une petite cabane au Jardin des Plantes. Quelques jours après, Isidore Geoffroy Saint-Hilaire voulut bien m'assigner un rendez-vous. Le léporide fut mis en présence d'un lièvre et de plusieurs lapins de diverses races, et après un examen approfondi le savant professeur me déclara qu'il le considérait comme un vrai métis d'espèce.

Je ne manquai pas de faire connaître à la Société de biologie le résultat de cet examen. La question de compétence se trouvait ainsi écartée et l'origine hybride du léporide ne fut plus mise en doute. Mais on fit remarquer que les métis d'espèce étaient toujours stériles ou n'avaient du moins qu'une fécondité très-limitée, — que, puisque les léporides étaient réels, ils ne pouvaient être féconds, que rien, si ce n'est une assertion de M. Roux ne permettait de croire à leur fécondité prétendue, et que ce témoignage, ainsi que je l'avais d'ailleurs reconnu moi-même, n'était pas suffisant.

La question en resta là ; mais, deux mois plus tard, Isidore Geoffroy Saint-Hilaire me fit savoir que le léporide du Muséum; ou plutôt la léporide, car c'était une femelle, avait été fécondée par un lapin et avait mis au monde une portée de petits. Je communiquai naturellement le fait à la Société de biologie, en faisant remarquer que la fécondité d'un croisement de retour ne constituait pas une preuve décisive, mais que c'était du moins un commencement de preuve, et que l'assertion de M. Roux acquérait par là quelque probabilité. Ce jour-là il n'y eut pas de discussion, mais au sortir de la séance un collègue éminent, que je demande la permission de ne pas nommer, me dit : La fécondité des léporides paraît maintenant assez probable; si elle se confirme, il faudra en conclure que le lièvre et le lapin sont de la même espèce.

Cette conversation me remplit d'étonnement : jusqu'alors, occupé d'autres travaux, je n'avais étudié que superficiellement la question de l'espèce; je connaissais les principales définitions de l'espèce, et notamment la définition physiologique tirée de l'étude des croisements; et, ayant suivi à la Faculté de médecine les leçons polygénistes du professeur Bérard aîné, je n'ignorais pas que cette dernière définition était chère aux monogénistes; mais ce que je ne savais pas, c'est qu'elle fût passée à l'état de dogme et que tout dût plier sous elle, jusqu'à l'évidence même, car est-il rien de plus évident que la différence spécifique du lièvre et du lapin ?

Je fus ainsi conduit à accorder à la question de l'espèce plus d'attention que je ne l'avais fait jusque-là, et à étudier particulièrement les faits d'hybridité animale déjà consignés en assez grand nombre dans la science. J'eus bientôt assez de matériaux pour entreprendre la rédaction de mes *Mémoires sur l'hybridité,* que je présentai naturellement à la Société de biologie, et dont je commençai la lecture au mois de mai 1858. Cette lecture se prolongea pendant trois séances, mais le président de la Société, M. Rayer, homme plein de prudence et de diplomatie, éprouvait un embarras voisin du malaise ; ce qui le préoccupait, ce n'était pas le côté scientifique de la question; il reconnaissait d'ailleurs que le sujet rentrait complétement dans le programme de la biologie, mais il craignait que la discussion d'un sujet aussi dangereux ne suscitât à l'extérieur des embarras à la Société. Le voyant si malheureux, je lui offris d'en rester là, et de retirer mon manuscrit déjà lu, pour le publier ailleurs. Il accepta ma proposition avec reconnaissance. Ce fut ainsi que mon travail sur l'hybridité fut publié, à partir du mois de juillet 1858, dans les numéros trimestriels du *Journal de physiologie* de Brown-Séquard, et, pour dissiper tout à fait les inquiétudes du président, je n'annonçai même pas que la première partie de ce travail avait été lue à la Société de biologie.

Cela surprit quelques-uns de mes collègues. Ils trouvaient que j'avais cédé trop facilement à des scrupules exagérés, et regrettaient que le sujet que j'avais abordé ne pût se dérouler devant une société savante. Je partageais ce regret; mais la Société ethnologique, à laquelle j'aurais pu m'adresser dix ans plus tôt, ne tenait plus de séances depuis 1848, et j'avais promis au président de la Société de biologie de ne plus troubler son repos. Il fallait donc renoncer à la discussion de tout ce qui pouvait se rattacher à l'étude du genre humain, ou fonder une nouvelle société où cette étude pourrait se poursuivre librement.

Ce fut ce dernier avis qui prévalut, et il fut convenu qu'à la rentrée (nous étions alors au mois de juillet) nous aviserions aux moyens de constituer une société consacrée à l'étude de l'homme et des races humaines.

Notre première réunion eut lieu au mois de novembre 1858. Nous étions six seulement, et je me plais à nommer les cinq membres de la Société de biologie qui prirent part avec moi à cette réunion, c'étaient MM. Brown-Séquard, Godard, Follin, Robin et Verneuil. Nous pûmes aisément tracer le programme de la nouvelle société, et même lui donner par anticipation le nom de *Société d'anthropologie*; mais les difficultés commencèrent lorsque nous cherchâmes à obtenir des adhésions, car, à l'âge où nous étions alors, on a peu d'influence; au bout de six mois le chiffre de vingt membres fondateurs que nous avions d'abord jugé nécessaire n'était pas encore atteint; et nous n'étions que dix-neuf lorsque nous ouvrîmes notre première séance, le 19 mai 1859, dans le local de la Société de biologie.

Quatre ans plus tard, la Société, déjà prospère, décida, à la suite d'un rapport de M. Dally, que je serais invité à réimprimer dans ses *Mémoires* mes *Mémoires sur l'hybridité* (1). Quelque flatteuse que fût pour moi cette invitation, je ne crus pas devoir m'y rendre. Je pensai que la Société ne devait admettre dans ses *Mémoires* que les travaux qui avaient pu être soumis dans son sein à une discussion contradictoire, surtout lorsqu'il s'agissait d'un sujet aussi controversé que celui-là. Mais je promis de ne pas perdre de vue la réimpression de ces *Mémoires*, et ils trouvent naturellement leur place dans le volume que je publie aujourd'hui.

(Mai 1877.)

(1) *Mémoires de la Société d'anthropologie*, t. II, partie historique, p. LXII. Rapport de MM. Lagneau, Alfred Martin et Dally, lu dans la séance du 2 juillet 1863.

RECHERCHES

SUR L'HYBRIDITÉ ANIMALE EN GÉNÉRAL

ET

SUR L'HYBRIDITÉ HUMAINE EN PARTICULIER

CONSIDÉRÉES DANS LEURS RAPPORTS AVEC LA QUESTION

DE LA PLURALITÉ DES ESPÈCES HUMAINES.

Non ex vulgi opinione sed ex sano judicio.
BACON.

PREMIÈRE PARTIE.

LA QUESTION DE L'ESPÈCE. — MONOGÉNISME ET POLYGÉNISME.

(*Journal de la physiologie de l'homme et des animaux*, dirigé par Brown-Séquard, t. I, n° 3, juillet 1858, p. 433-471, et n° 4, octobre 1858, p. 684-729.)

On donne le nom de *métis* ou d'*hybrides* aux êtres qui résultent du croisement de deux espèces plus ou moins voisines. On trouve des métis dans le règne animal comme dans le règne végétal, dans les classes supérieures comme dans les classes inférieures. Les naturalistes ont beaucoup écrit sur ce sujet, mais les physiologistes l'ont peut-être trop négligé. Il y a dans la science beaucoup de faits, mais peu d'observations régulières, peu d'expériences méthodiques, et on peut dire que l'étude des métis jusqu'à ce jour est à peine ébauchée. Puis, il faut bien le reconnaître, cette question, déjà vaste et épineuse par elle-même, se trouve en connexion intime avec plusieurs autres questions bien autrement vastes, bien autrement épineuses. On ne peut étudier le croisement des espèces sans aller à la recherche des types primitifs, sans remonter à l'origine des êtres, et sur ce terrain glissant la science est exposée à se heurter contre les systèmes théologiques. Dans de pareilles conditions la découverte de la vérité est entourée de difficultés exceptionnelles. Les uns, dominés par des préjugés traditionnels, repoussent sans examen les faits qui les gênent ou leur donnent une interprétation forcée pour les plier aux exigences de leur doctrine ; les autres, obéissant à des préjugés inverses, plus désireux de trouver des arguments que d'en vérifier l'exactitude, acceptent les faits qui leur plaisent avec un empressement qui ressemble quelquefois à de la légèreté.

Je ne saurais avoir la prétention d'échapper seul à l'influence des idées préconçues. Il y a des problèmes en présence desquels aucun esprit sérieux ne peut rester indifférent, et celui qui se dresse derrière la question de l'hybridité est certainement de ce nombre. Mais les expériences que je rapporterai à la fin de ce mémoire, et dont j'ai de mes propres yeux constaté les résultats, émanent d'une source dont l'impartialité ne peut être mise en doute. C'est un agronome aussi ingénieux que persévérant, mais étranger aux débats des biologistes, qui les a instituées, exécutées et poursuivies pendant huit ans, dans un but exclusivement pratique. Je devrais peut-être me borner au rôle de simple narrateur ; j'espère toutefois qu'on me pardonnera de faire ressortir l'importance scientifique des faits nouveaux qu'il a découverts.

Les questions que j'aurai à examiner dans ce travail sont nombreuses et variées. Je serai obligé, avant tout, d'apprécier la valeur des caractères qui servent de base à la distinction des espèces animales ; puis je démontrerai par des exemples depuis longtemps discutés, et presque toujours mal interprétés, que des espèces voisines, mais distinctes, ont pu se croiser et se mélanger d'une manière durable ; — enfin pour dissiper les doutes qui pourraient encore planer sur les faits déjà connus, j'exposerai les nouveaux faits d'hybridité que j'ai eu l'occasion de constater, et qui paraissent échapper à toutes les objections.

§ I. *Sur la distinction des espèces.*

Les métis étant le produit du croisement de deux espèces différentes, il s'agit avant tout de savoir sur quoi repose la distinction des espèces. Sur ce point, les naturalistes sont loin de s'entendre. Les grands observateurs qui ont découvert la distribution sériaire des êtres ont conservé le nom d'*espèce* pour désigner l'ensemble des individus tout à fait semblables entre eux par leur organisation ou ne différant les uns des autres que par des nuances très-légères ; mais en continuant à se servir de ce mot, pour faciliter la description et la classification des corps organisés, ils ne lui ont accordé qu'une acception limitée et en quelque sorte actuelle, sans rien préjuger de l'origine ou de la destinée des êtres innombrables qui peuplent notre planète, sans prétendre engager ni le passé ni l'avenir. Les deux noms illustres de Lamarck et de Geoffroy Saint-Hilaire sont inséparables de cette doctrine, si pleine de prudence et de vraie philosophie, et, en apparence du moins, si inoffensive. Mais une autre doctrine, je devrais presque dire une autre croyance, plus simple, plus commode, plus affirmative, avait, depuis les premiers jours de la science, proclamé la perpétuité et l'inaltérabilité des espèces. Tout un système, parfaitement complet et parfaitement orthodoxe, reposait sur cette proposition indémontrable, qu'on avait pris l'habitude de considérer comme un axiome évident. Mettre en doute la permanence des espèces, c'était à la fois attaquer des traditions respectées et saper l'histoire naturelle dans ses fondements, c'est-à-dire dans ses classifications ; c'était par conséquent déranger tout le monde, et on le vit bientôt aux luttes qui s'élevèrent. Les uns par esprit de système, les autres par esprit de secte, la plupart par esprit de conservation, beaucoup obéissant, à leur insu, à des préjugés vivaces, tous d'ailleurs pleins de conviction et de bonne foi, historiens ou naturalistes, philosophes ou théologiens, antiquaires ou philologues, prirent part à ce grave débat, où se trouvait inévitablement mis en cause l'antique dogme de l'unité du genre humain.

La discussion dure encore et il est permis de prévoir qu'elle n'est pas près de s'éteindre. Nombreux sont les arguments qui ont été invoqués de part et d'autre. Je ne me propose ni de les reproduire ni de les examiner, mais il en est un qui a acquis une importance exceptionnelle et sur lequel les deux camps ont concentré toute leur attention : c'est celui qui est tiré de l'étude des résultats fournis par le croisement des espèces animales.

L'espèce, suivant l'opinion la plus orthodoxe, est *l'ensemble des individus qui descendent en droite ligne et sans mélange d'un couple unique et primordial.*

Cette définition repose sur un dogme qui n'est pas du domaine de la science. La science est l'ensemble des faits acquis par l'observation ou démontrés par le raisonnement. Or, ce n'est ni l'observation ni le raisonnement qui a établi que tous les hommes sont issus d'Adam ou de Noé, et que tous les chiens proviennent d'un seul couple échappé au déluge. Si l'on ne consultait que l'observation, elle répondrait que le lévrier et le terre-neuve, animaux de même espèce d'après la doctrine classique, se ressemblent moins que le cheval et l'hémione, animaux d'espèces différentes; et le raisonnement à son tour, invoquant tous les témoignages, comparant les mœurs, les langues, les religions, s'appuyant sur l'histoire, sur la chronologie, sur la géographie, étudiant la répartition des hommes et des autres animaux à la surface du globe, interrogeant enfin l'anatomie, la physiologie et l'hygiène, le raisonnement, dis-je, ne conduirait certainement pas à admettre que l'ours blanc et le kangurou viennent de la Mésopotamie, et que le Hottentot, le Celte, le Nègre, le Tartare, le Patagon, le Papou descendent du même père. C'est donc article de foi et non de science. Introduit dans la science, cet élément n'est plus qu'une des hypothèses que l'on peut faire sur les origines de l'animalité, et c'est la moins satisfaisante, la moins scientifique de toutes, car, après avoir imposé à la raison de grands sacrifices, elle n'a même pas l'avantage de fournir la moindre donnée sur la distinction des espèces. — A quel caractère, en effet, reconnaîtra-t-on que tel ou tel animal est issu de tel ou tel couple primitif? Quel sera le criterium de cette parenté? Sera-ce l'identité d'organisation, ou la simple similitude, ou seulement l'analogie? Parmi les nuances toujours graduées et quelquefois presque insensibles de la série animale, comment saisira-t-on les points où la variété fait place à la race, la race à l'espèce, l'espèce au sous-genre ou au genre? Dans ces appréciations plus ou moins méthodiques, plus ou moins systématiques des degrés de ressemblance ou de dissemblance, une large part est nécessairement laissée aux impressions individuelles et même à l'arbitraire. Je n'en veux d'autre preuve que les contradictions des auteurs sur le nombre et la délimitation des espèces. Ainsi, lorsque je demande pourquoi deux animaux sont de même espèce, on me répond que cela est évident, puisqu'ils ont une origine commune; puis, si je demande, à défaut de généalogie, la preuve de leur parenté, on me répond qu'il faut bien l'admettre, puisqu'ils sont de la même espèce. C'est simplement ce que l'on appelle un cercle vicieux.

C'est pourquoi la plupart des naturalistes de l'école classique, pour sauvegarder le principe de la permanence des espèces, tout en échappant aux objections que soulève la doctrine orthodoxe, ont sagement mis de côté toute affirmation sur la création par couples et se sont efforcés de faire reposer la zootaxie sur la comparaison de l'organisation et de la forme des animaux. Mais, reconnaissant bientôt que cette comparaison n'a rien d'absolu, et voulant cependant que la distinction des espèces fût absolue, ils ont subordonné leur classification anatomique à un élément physiologique qu'ils ont cru pouvoir considérer comme invariable et infaillible. Ce caractère fonctionnel, supérieur à tous les autres, leur est fourni par l'étude des phénomènes de la génération. Les animaux qui en s'unissant peuvent donner des produits féconds, dont les descendants sont féconds eux-mêmes, sont déclarés animaux de même espèce. Ceux dont l'union est stérile, ou dont les descendants ne possèdent qu'une fécondité décroissante et bientôt épuisée, sont au contraire rangés dans des espèces différentes.

Je ne crains pas de dire qu'en procédant ainsi, on a foulé aux pieds, sans s'en apercevoir, les grands principes de la méthode naturelle. La méthode naturelle coordonne les êtres d'après l'ensemble de leurs caractères et non d'après un seul caractère, quelque important qu'il soit d'ailleurs. Lorsqu'on agit autrement, on ne crée que des systèmes. Tournefort, en prenant la fleur pour unique base de la classification des plantes, a fait un système; Linnæus, en subordonnant tous les autres caractères à ceux de la sexualité, a bâti un autre système; et ces deux savants, malgré tout leur génie, ont fait subir aux groupes naturels des rapprochements incohérents et des séparations violentes. Ceux qui, aujourd'hui, pour classer les espèces animales, accordent une préférence presque exclusive aux phénomènes de la génération, encourent le même reproche. Ils substituent des divisions artificielles à celles que la nature a établies. En d'autres termes, ils font un système.

Comme complément et comme conséquence nécessaire de ce système, ils admettent que le Créateur, pour assurer la perpétuité des types initiaux, a élevé entre les espèces les plus voisines des barrières infranchissables, en condamnant à la stérilité les produits de leurs unions adultères. Les espèces qui existent aujourd'hui, bien que modifiées par la culture ou par les climats, sont donc, absolument parlant, les mêmes qu'au temps de la création. Elles persisteront sans changement et sans mélange, aussi longtemps que dureront les conditions actuelles de notre globe. Elles sont permanentes et inaltérables; elles l'ont toujours été, elles le seront toujours.

Cette doctrine, dite *de la permanence des espèces*, est professée par les plus savants naturalistes; elle s'appuie sur des faits de plusieurs ordres, sur quelques observations sérieuses et sur un certain nombre d'expériences. Elle est claire, simple, séduisante et en harmonie avec les croyances des peuples les plus civilisés. Elle est donc très-généralement acceptée. Mais lorsqu'on l'examine avec cette liberté philosophique qui permet de mettre en doute tout ce qui n'est pas rigoureusement démontré, on trouve qu'elle repose sur une hypothèse fausse, doublée d'un paradoxe et déguisée sous une convention de langage.

L'hypothèse consiste à supposer que les espèces sont aujourd'hui les mêmes qu'autrefois, et qu'elles n'ont pas pu se fusionner dans la suite des âges. Le paradoxe consiste à croire qu'on démontre l'exactitude de cette supposition sur les choses du temps passé, au moyen des observations faites sur les choses du temps présent.

Ainsi, on commence par établir que les espèces actuelles ne

peuvent pas se mélanger d'une manière durable. — Cela est facile, puisqu'on est convenu de faire reposer la distinction des espèces précisément sur ce caractère arbitraire. C'est parce que tous les chiens domestiques peuvent se mélanger indéfiniment qu'on les a rangés dans la même espèce; c'est parce qu'ils ne peuvent pas se croiser avec le loup (on le croit du moins) qu'on a fait du chien et du loup deux espèces différentes. Avec un semblable point de départ, qu'il soit faux ou vrai, peu importe, ce n'est pas ce que j'examine ici, avec un semblable point de départ, dis-je, il est bien évident que les espèces admises aujourd'hui ne peuvent pas ou plutôt ne doivent pas pouvoir se fusionner.

Supposons pour un moment que cela soit exact, et voyons les conséquences qu'on en tire. On dit : les espèces actuelles ne pouvant pas se mélanger, leurs lignées respectives ne pourront exercer les unes sur les autres aucune modification durable; donc, les espèces désormais ne changeront plus. Jusqu'ici ce raisonnement est inattaquable; s'il péchait quelque part, ce serait par la base et non par la logique. Mais, on ajoute : les espèces désormais ne changeront plus, donc elles n'ont jamais changé. C'est là que gît le paradoxe.

Il est bien certain, en effet, que, pour les questions relatives aux origines, on n'est pas en droit de conclure de l'état présent à l'état passé. Il y a, au commencement de toutes choses, une période de formation, dont notre vie embryonnaire est une assez fidèle image. La planète que nous habitons a subi des révolutions nombreuses et profondes qui ont, à plusieurs reprises, entièrement bouleversé les conditions de l'existence des êtres. D'innombrables espèces ont complétement disparu; d'autres leur ont succédé, et tout le monde convient que la création n'a pas dû être simultanée. Mais qui devinera ce qui s'est passé dans ces âges primitifs? Qui découvrira sous quelle forme précise vivaient alors les animaux dont les descendants peuplent aujourd'hui la terre? Qui osera affirmer que leurs types étaient les mêmes qu'à notre époque, et que leurs affinités, leurs alliances, leur fécondité étaient renfermées dans les mêmes limites?

En présence de ces questions à jamais mystérieuses, le plus sage parti serait peut-être de s'abstenir. Il n'est pas défendu sans doute de faire des hypothèses ; on en a fait beaucoup et ce ne sont pas les plus célèbres qui paraissent les plus probables. Mais gardons-nous bien de prendre ces hypothèses pour des vérités positives ; n'oublions pas qu'ici toute affirmation est une imprudence ; surtout n'ayons pas l'illusion de croire que rien n'ait pu se modifier depuis la création, qu'il suffise, pour déterminer les types primordiaux, de grouper en espèces plus ou moins naturelles les animaux actuels, — et qu'on fasse autre chose qu'un paradoxe en disant : Les espèces ne changent plus ; donc elles n'ont jamais changé.

Hypothèse pour hypothèse, si j'en devais faire une, j'aimerais bien mieux supposer que les espèces ont déjà subi par leurs croisements toutes les fusions et toutes les modifications qu'elles pouvaient naturellement subir ; que toutes celles qui pouvaient produire ensemble se sont mariées et ont enfanté les nuances si infinies au milieu desquelles les types originels se retrouvent si difficilement ; que celles dont l'affinité était moins grande n'ont produit que des métis peu ou point féconds, incapables de perpétuer leur race et que, par ce motif, les nuances intermédiaires n'existant pas, ces espèces-là sont restées parfaitement distinctes ; qu'enfin celles dont l'affinité était moindre encore n'ont pu procréer ensemble, soit que leurs unions fortuites aient été infructueuses, soit qu'une répulsion instinctive les ait empêchées de s'accoupler.

S'il fallait résumer cette hypothèse en une courte formule, je dirais que les espèces ne changent plus, parce qu'elles ont déjà changé autant qu'elles pouvaient le faire, et cette proposition assurément ne serait pas plus paradoxale que l'autre.

Ainsi donc, dégagée de son paradoxe fondamental et séparée du raisonnement illusoire qui était destiné à lui donner l'apparence d'une vérité démontrée, l'opinion classique de la permanence des espèces ne reste plus dans la science que comme une hypothèse ; mais ce n'est pas une raison suffisante pour l'en bannir. Parmi les choses qui excitent le plus ardemment la curiosité de l'homme, il en est un grand nombre qui ne rentrent pas dans le domaine de l'observation directe et qui ne sont pas susceptibles d'une démonstration rigoureuse ; la science pour cela ne renonce pas à s'en occuper : elle procède alors par voie d'hypothèse. Passant en revue toutes les suppositions qui méritent d'être examinées, elle accorde la préférence, jusqu'à nouvel ordre, à celle qui explique les faits connus de la manière la plus satisfaisante. A défaut de certitude, elle cherche du moins la probabilité la plus grande et elle mesure le degré de probabilité d'une hypothèse au nombre et à l'importance des faits qui y trouvent leur explication. Examinons à ce point de vue l'hypothèse de la permanence des espèces, voyons si elle est compatible avec les faits qui nous entourent, et pour cela, mettons-la en présence de quelques cas particuliers.

§ II. *Tous les chiens domestiques sont-ils de la même espèce?*

Prenons, par exemple, les animaux qu'on désigne sous le nom commun de *chiens domestiques*. Malgré la diversité excessive de leur taille, de leur pelage, de leur forme, de leurs instincts, tous peuvent se croiser et se mélanger indéfiniment. On admet donc qu'ils ne forment qu'une seule espèce et qu'ils proviennent tous d'une souche commune. Quelques auteurs, se basant sur je ne sais quelles impressions, ont même cru retrouver à l'état de pureté le type de la souche commune dans la race dite des chiens de montagne; mais cette dernière opinion n'est qu'accessoire. Ce qui est essentiel, ce n'est pas de déterminer le type primitif du chien, c'est d'affirmer que toutes les races connues sont issues en droite ligne, sinon d'un couple unique, au moins d'une race unique, et qu'il a été une époque où tous les chiens de la nature étaient exactement semblables entre eux. Telle est l'hypothèse classique.

Je demande maintenant comment des rameaux sortis du même tronc ont pu devenir si différents les uns des autres. On me répond que ces différences résultent de l'influence multiple des croisements, de la domesticité et des climats. Examinons cette réponse.

Écartons d'abord l'influence des croisements. Les croisements, convenablement dirigés, peuvent produire des variétés et même des races nouvelles, pourvu qu'ils s'effectuent entre animaux déjà différents de forme ou d'organisation. Il suffirait d'admettre dans le groupe des chiens un petit nombre de types primitifs, trois, par exemple, ou même deux seulement, pour comprendre, à la rigueur, comment la volonté persévérante de l'homme a pu en tirer, par des croisements méthodiques, les races nombreuses et disparates que l'on connaît aujourd'hui. Mais la première condition pour obtenir des croisements est de mettre en présence au moins deux animaux dissemblables. Des animaux semblables entre eux ne peuvent que perpétuer leur race, ils ne peuvent pas la changer. En mariant les gros avec les gros, les petits avec les petits, pendant plusieurs générations, on obtiendra des différences de taille, et non de forme. L'explication tirée de l'influence des croisements est donc entièrement illusoire.

L'influence de la domesticité a été grande sans doute. Presque partout l'homme a associé le chien à sa propre destinée ; il en a fait le compagnon de ses travaux et de ses loisirs ; il a modifié ses instincts, il lui a imposé ses goûts et jusqu'à ses passions. Mais on remarquera d'abord que tout ce qu'on a dit sur la perfectibilité du chien, sur la malléabilité de son caractère, est un peu exagéré. Ce n'est pas l'éducation seule qui a initié le chien à toutes les fonctions qu'on lui fait remplir. L'homme s'est attaché surtout à profiter des aptitudes et des qualités propres à chaque race. Ce n'est pas parce que les lévriers sont employés à courir le lièvre qu'ils ont acquis de longues jambes et des formes élancées ; c'est parce qu'ils sont naturellement bons coureurs et avides de chasse qu'on utilise leur instinct et leur agilité. Ce n'est pas parce que les terre-neuve sont employés au sauvetage qu'ils aiment l'eau et qu'ils sont bons nageurs ; c'est au contraire la connaissance de leurs dispositions innées qui a présidé au choix de leur fonction. On en peut dire autant des chiens qui gardent les maisons, de ceux qui gardent les troupeaux, de ceux qu'on dresse au combat ou à la chasse des bêtes féroces. La force, l'adresse, l'intelligence, le courage, les penchants dévolus par la nature aux différentes races dépendent, avant tout, de leur organisation primitive. L'éducation ne fait que les développer.

Mais j'accorde, si l'on veut, que les diversités d'instinct, de caractère et d'aptitude, qui font de la grande tribu des chiens domestiques un ensemble si disparate, puissent s'expliquer par l'influence spéciale que la domination de l'homme a exercée sur chaque race. Cette concession, qui est grande, va-t-elle au moins avancer la solution du problème? Nullement; car il y a, parmi les chiens, des différences d'organisation extérieure et de structure anatomique tout à fait incompatibles avec l'hypothèse d'une espèce unique. Ajoutons, à l'influence de la domesticité, celle de la nourriture et des climats. Faisons la plus large part possible à toutes les conditions hygiéniques; exagérons au centuple l'action du froid, celle de la chaleur, celle du milieu où l'animal est obligé de chercher sa subsistance. Rien de tout cela ne nous permettra de comprendre comment le crâne du type primitif a pu s'allonger ou se raccourcir, se rétrécir ou s'élargir, s'élever ou s'affaisser, pour revêtir les formes si tranchées qui permettent, en entrant dans un musée ostéologique, de reconnaître au premier coup d'œil les têtes des principales races canines; ni de comprendre comment, dans certaines races de la grande famille des dogues, les membres postérieurs sont devenus pentadactyles, par suite du développement d'un cinquième doigt, aussi rudimentaire chez les autres chiens que l'est chez l'homme la troisième paupière; ni de comprendre comment le nombre des vertèbres caudales a pu varier de quatorze à vingt-cinq; ni comment le nombre des mamelles a pu descendre de dix à huit; ni comment les oreilles, courtes et droites chez le chien de berger, ont pu devenir longues, larges et pendantes chez le basset, le braque, le dogue anglais, le chien courant, etc.; ni comment le nez du lévrier s'est allongé, ni comment celui du braque à deux nez s'est fendu, ni comment s'est formé le sillon qui, dans certaines races de la famille des dogues, divise profondément la lèvre supérieure.

Je pourrais pousser plus loin cette énumération; mais à quoi bon? N'est-il pas évident qu'il existe entre les diverses tribus canines des différences infiniment plus tranchées qu'entre le cheval et l'âne, animaux appartenant à des espèces distinctes, et qui ont d'ailleurs subi, comme les chiens, l'influence de la domesticité et celle des climats? Un dernier mot cependant sur le pelage, si variable non-seulement par la couleur, mais surtout par la longueur et par la nature des poils. Comparez les races presque nues avec celles qui possèdent une épaisse et longue fourrure; celles qui ont des poils droits, comme le lévrier, et celles qui ont des poils bouclés, comme le barbet, celles qui ont un manteau soyeux et celles qui possèdent une véritable toison laineuse. Ces variations du pelage, et en particulier la transformation du poil en laine, n'ont pas peu embarrassé les partisans de l'hypothèse unitaire. Ils ont été obligés de faire intervenir la Nature naturante, *Natura naturans*, de supposer que les productions pileuses se sont modifiées suivant les exigences de la température, qu'elles se sont réduites au minimum sous les tropiques, qu'elles se sont développées au maximum dans les régions polaires, et que les chiens des Esquimaux, pour se garantir du froid, ont acquis un manteau de laine (1). Ce qu'il y a de plus curieux, c'est que les mêmes naturalistes, après avoir attribué la laine du chien des Esquimaux à l'influence du froid, attribuent à l'influence de la chaleur la laine qui couvre la tête des nègres éthiopiens. Deux poids et deux mesures. C'est la fatalité des systèmes.

Que de subtilités, que d'hypothèses superposées, que de contradictions n'éviterait-on pas si l'on admettait, conformément aux probabilités naturelles, je devrais presque dire conformément à l'évidence, l'existence primitive de plusieurs types de chiens ! Toutes les variétés, toutes les races secondaires s'expliqueraient alors très-bien par les croisements ; et l'on comprendrait tout aussi bien la conservation de certains types non croisés qui, depuis quarante siècles et plus, se sont maintenus sans altération, malgré les influences combinées de l'alimentation ou des climats, de la domesticité ou du retour à l'état sauvage. On trouve aujourd'hui, sur les bords du Nil, une race indigène autrefois soumise à l'homme, maintenant libre et nomade, et à qui trente siècles de civilisation, suivis de mille ans de barbarie, n'ont fait subir aucun changement. Ces chiens, qu'on désigne vulgairement sous le nom indien de *parias*, se sont tout à fait semblables à ceux dont les corps embaumés se retrouvent en grand nombre dans les plus anciens tombeaux de l'Egypte. C'est leur image qui forme le signe unique et invariable du mot *chien* dans toutes les inscriptions hiéroglyphiques. Ce type indigène n'était certainement pas le seul qui existât dans

(1) Hollard, *De l'homme et des races humaines*, Paris, 1853, in-12, p. 229-230.

le pays de Menès et de Sésostris. On y connaissait aussi le lévrier, le chien de chasse et le basset, dont les formes si caractéristiques sont reproduites exactement sur des bas-reliefs et des peintures qui datent de quatre mille ans environ. Je citerai en particulier les scènes figurées sur le tombeau de Roti, célèbre amateur de chasse, qui vivait sous la douzième dynastie, plus de deux mille ans avant notre ère. Sur les monuments plus anciens, on ne trouve guère que le chien hiéroglyphique, ce qui permet de supposer que les autres races étaient d'origine étrangère. Il n'en est pas moins curieux de constater que le type du lévrier et celui du basset étaient alors aussi distincts, aussi bien caractérisés qu'ils le sont aujourd'hui, et que ces types ont persisté sans altération notable, depuis l'origine des temps historiques, sous les climats les plus divers et dans les conditions les plus changeantes. Quant au mâtin proprement dit (*canis lanarius*), il ne figure pas sur les monuments de l'Egypte, mais il ne laisse pas que d'avoir encore une généalogie assez respectable, car ses ancêtres avaient déjà des statues à Babylone et à Ninive, plus de six cents ans avant Jésus-Christ. M. Nott, dans son intéressant travail sur l'*Histoire monumentale des chiens* (1), a donné la gravure d'un magnifique bas-relief trouvé dans les ruines de Babylone et sculpté, au dire des archéologues orientalistes, sous le règne de Nabuchodonosor. On y voit un superbe mâtin, dont la forme et les proportions, la physionomie et les allures se retrouvent, sans aucune modification, dans la race des mâtins actuels. Il ne s'agit pas ici d'une simple ressemblance, mais d'une identité complète, à tel point que ce dessin paraît calqué sur l'image photographique d'un de nos plus beaux chiens de garde.

Ainsi, malgré les croisements fortuits ou méthodiques qui ont produit un grand nombre de races secondaires et des variétés nuancées à l'infini, certains types de chiens, le basset, le lévrier, le mâtin, le chien de chasse, le chien d'Égypte, se sont perpétués sans changement depuis l'antiquité la plus reculée jusqu'à l'âge moderne. Quarante siècles au moins ont passé sur eux sans

(1) *Monumental History of Dogs*. Cet article fait partie d'un remarquable chapitre sur l'hybridité, publié dans le bel ouvrage de MM. Nott et Gliddon, *Types of Mankind*, Londres, 1854, in-4°, p. 386-394.

en altérer la pureté. Les sociétés humaines ont été cent fois bouleversées jusque dans leurs bases; les migrations des peuples ont été sans limites ; à plusieurs reprises, la civilisation a fait place à la barbarie, la barbarie à la civilisation ; tour à tour, chasseur, pasteur ou guerrier, nomade ou sédentaire, agriculteur ou artisan, l'homme a toujours trouvé dans le chien un auxiliaire obéissant, un serviteur infatigable; il l'a plié aux fonctions les plus diverses, il l'a transporté sous toutes les zones, depuis l'équateur jusqu'au pôle; il l'a soumis à tous les genres de vie; il a réussi à faire de ce carnivore un être omnivore comme lui. Eh bien, ni le temps, ni les climats, ni le régime, ni les habitudes n'ont pu effacer le sceau de la nature; les croisements ont fait surgir des races nouvelles et des nuances infinies, mais les types primitifs sont restés intacts et se sont transmis jusqu'à notre époque, tels qu'ils sont représentés sur les pages les plus anciennes et les plus authentiques de l'histoire, sur ces pages de pierre où les premiers despotes de l'Orient faisaient graver leurs exploits.

Ceux qui font descendre tous les chiens d'une espèce unique se trouveront peut-être embarrassés en présence de ce fait : que la plupart des grands types actuels étaient, il y a quatre mille ans, aussi caractérisés, aussi distincts les uns des autres qu'ils le sont aujourd'hui. Mais ils se raviseront bientôt et répondront que le chien était déjà depuis longtemps rallié à l'homme, qu'il avait vécu dans la domesticité pendant un grand nombre de générations, qu'il avait suivi ses maîtres dans leurs migrations lointaines, et que, sous ces influences combinées, son organisation avait déjà subi les modifications diverses, profondes et héréditaires qui caractérisent les races. Ainsi, pour expliquer l'origine des races, on est obligé d'abandonner le connu pour l'inconnu, de remonter au-delà des âges historiques et de s'enfuir vers les temps fabuleux où l'imagination seule peut pénétrer. Pour échapper à un fait démontré par l'observation et par l'histoire, on est obligé de faire, sur les époques inaccessibles qui ont précédé les plus anciens souvenirs de l'humanité, des hypothèses gratuites aussi indémontrables que celles de Telliamed (1).

(1) Telliamed (anagramme du nom de l'abbé de Maillet) a supposé que l'homme

C'est pourtant quelque chose qu'une expérience de quarante siècles, et si, pendant cette longue période, qui embrasse tout le passé connu, certains types sont restés immuables, sur quoi peut-on se baser pour dire qu'auparavant ces types avaient varié? Il ne faut rien moins que le besoin de défendre un système pour égarer des esprits sérieux dans de semblables hypothèses. Dira-t-on que quatre mille ans d'observation sont insuffisants et que ce laps de temps est peu de chose en comparaison des siècles innombrables qui nous séparent de la création? Mais j'entends déjà les théologiens qui se récrient et demandent ce qu'on fait du déluge universel, survenu, comme on sait, deux mille trois cent quarante-huit ans avant la grâce, c'est-à-dire quatre mille deux cent seize ans avant le présent jour de juin 1858, et trois ou quatre siècles à peine avant le célèbre chasseur égyptien qui comptait déjà dans sa meute, outre les chiens autochthones de la vallée du Nil, des bassets, des lévriers et des chiens courants. C'est donc pendant ces trois ou quatre siècles que les descendants du chien de Noé ont dû perdre l'uniformité de leur organisation et se diviser en races distinctes, qui depuis lors n'ont plus changé. La chose est difficile à comprendre, et c'est pourquoi bon nombre de naturalistes éminents, il faut bien l'avouer, se sont vus forcés de rejeter la chronologie du peuple juif.

Suivons-les sur ce terrain où fleurit l'hérésie ; traversons à pied sec le déluge universel et reculons indéfiniment l'époque de la dernière création. Qu'en résultera-t-il? Saurons-nous un mot de plus sur l'origine des races? Non, pas même un seul iota. Nous nous trouverons lancés dans un vaste champ de conjectures, et chacun pourra supposer à sa guise ce qu'il lui plaira d'inventer à l'appui de son système. L'abbé de Maillet, plus connu sous le nom de Telliamed, soutiendra que le chien fut jadis un poisson; Buffon, moins aventureux, mais encore trop hardi, devinera que tous les chiens descendent du chien de montagne; d'autres retrouveront le type primitif dans le dingo de la Nouvelle-Hollande, que sa position géographique a mis à l'abri des croisements; d'autres plaideront en faveur du chien des hiéroglyphes, qui a sur tous ses rivaux l'avantage d'une

était primitivement un animal marin. Il a écrit tout un volume à l'appui de son rêve neptunien.

généalogie plus longue. Puis Hunter, l'illustre John Hunter, imaginera que le loup, en se soumettant à l'homme, s'est transformé en chien ; que le chien, en secouant le joug, s'est transformé en chacal, de telle sorte que celui-ci, déjà représenté sur les monuments de l'Égypte à côté du chien et du loup, est un produit de la barbarie, comme le chien est un produit de la civilisation, le loup seul étant un produit de la nature ! *Quandoque bonus dormitat Homerus.* Je pourrais grossir la liste, mais à quoi bon ? Ces exemples contradictoires ne suffisent-ils pas pour prouver que la recherche des origines est entièrement livrée à l'arbitraire, et que là où on ne possède aucun document quelconque, là où l'imagination seule est en jeu, on ne fait que des romans au lieu de faire de la science ?

Ceux qui ont besoin pour défendre leur système de remonter au-delà des âges historiques n'accepteront pas ce jugement. Ils reconnaîtront que les faits positifs leur manquent complétement ; mais, à défaut d'observations directes sur les temps inaccessibles où, suivant eux, il n'y avait qu'une seule race de chiens, ils invoqueront ce qu'ils appellent l'analogie : ils compareront l'histoire des chiens avec celle des hommes. Si on leur demande comment le type canin a pu se transformer et se subdiviser en plusieurs types, qui étaient déjà distincts il y a quatre mille ans, ils répondront qu'ils l'ignorent, mais que la chose est possible, puisqu'à la même époque le type humain s'était déjà transformé et divisé en races parfaitement distinctes. Si on les prie d'expliquer pourquoi le crâne et la face des premiers chiens ont subi les changements considérables qui établissent des différences si tranchées entre les trois grands groupes des mâtins, des épagneuls et des dogues, ils ne l'essayeront pas, mais ils répondront que ces changements ont bien pu se produire, puisque des différences aussi prononcées existent entre les têtes des Européens, des Nègres, des Mongols et des Australiens, qui cependant descendent d'une souche unique. Si on leur demande par quel mécanisme l'influence des climats a modifié si profondément le pelage des chiens, ils avoueront que cet effet est difficile à comprendre, mais qu'il est fort admissible, puisque le soleil a bronzé la peau des Éthiopiens, doré celle des Mongols et cuivré celle des Américains, qui sont tous issus d'une race blanche.

Enfin, si on leur objecte qu'on a trouvé des chiens de types différents dans presque tous les pays habités et qu'il faudrait dire au moins par quelle voie une espèce unique, créée n'importe où, en Mésopotamie ou ailleurs, a pu se disséminer et se répandre par toute la terre, gagner l'Amérique, la Polynésie et la Nouvelle-Hollande, — ils confesseront qu'effectivement ce problème est insoluble, mais que, les hommes ayant pu, à une époque inconnue, franchir sans boussole les mers immenses pour aller peupler tous ces continents et toutes ces îles, les chiens ont bien pu les suivre et les accompagner jusqu'aux antipodes; — jusqu'en cette Australie lointaine, dont le climat tempéré est presque semblable au nôtre, et où cependant on ne trouve que des êtres sans analogues dans le reste de la création, où toute la nature animée, les mammifères comme les oiseaux, les poissons comme les reptiles, les insectes comme les mollusques, les plantes elles-mêmes, en un mot tout ce qui a vie, à l'exception peut-être de l'homme et du chien, diffère tellement des créatures qui composent les faunes des autres pays, que le voyageur étonné, en débarquant sur ce sol fantastique, parmi les kanguroos et les ornithorhynques, est porté à se demander s'il ne vient pas de changer de planète! Quels arguments ne pourrait-on pas tirer contre l'hypothèse d'une création unique et centrale, de ces variations des faunes zoologiques, variations que ne peuvent expliquer ni les latitudes, ni les climats, ni les migrations, ni les déluges partiels, ni les grands cataclysmes du globe, et qui forcent les esprits les plus obstinés à reconnaître l'ubiquité de la puissance créatrice! Mais je ne me propose point d'examiner ici dans son ensemble la cosmogonie classique, et je n'insisterai pas plus longtemps sur la distribution géographique des espèces animales. Je n'ai pu toutefois me dispenser d'en dire quelques mots, parce que cette discussion se présente inévitablement lorsqu'on se demande si tous les chiens de l'univers peuvent descendre d'une souche commune.

Nous pouvons maintenant résumer la discussion précédente. — Deux opinions sont en présence : l'une, simple, claire, presque évidente, et surtout naturelle, explique la diversité des effets par la diversité des causes, et attribue à des différences originelles les énormes divergences de forme et d'organisation qui existent dans la grande tribu des chiens plus ou moins domestiques; l'autre, admise uniquement pour les besoins d'un système, suppose, contrairement aux probabilités et aux apparences, que tous ces animaux, quelque dissemblables qu'ils soient, ne forment qu'une seule espèce et sont issus du même sang. La première rend compte immédiatement, et sans la moindre difficulté, de tous les phénomènes connus, soit dans le présent, soit dans le passé; la seconde est en contradiction flagrante, en opposition absolue avec plusieurs faits d'une importance capitale, et ne réussit à expliquer les autres qu'en accumulant hypothèse sur hypothèse, paradoxe sur paradoxe.

On peut dire hardiment que si tous les hommes avaient la même forme et la même couleur, que si l'unité de l'espèce humaine était assez évidente pour être à l'abri de toute contestation, personne n'eût jamais songé à confondre tous les chiens dans une seule espèce, à faire descendre tous ces types disparates d'un type unique et primordial. Mais il fallait démontrer que tous les types humains sont les rameaux d'un même tronc; on avait contre soi l'histoire et l'observation, l'étude du présent et celle du passé, en un mot tous les témoignages; alors on a supposé qu'avant les premières ébauches de la civilisation l'influence du climat et du genre de vie, continuée pendant quelques siècles suivant les uns, pendant des myriades d'années suivant les autres, avait fini par produire des races humaines de toute forme et de toute couleur, et comme cette assertion, contredite par les résultats des colonisations modernes, ne reposait sur aucune preuve, comme il fallait pourtant l'étayer d'un raisonnement quelconque, on a invoqué l'analogie. Voyez les chiens, a-t-on dit, ils diffèrent entre eux bien plus que les hommes, et cependant ils ne forment qu'une seule espèce. L'ensemble des conditions physiques qui les a modifiés a agi également sur les hommes et a bien pu les modifier aussi. — Fort bien; mais je demande la preuve de cette assertion sur l'origine des races canines, on me répond: — Pourquoi n'en serait-il pas ainsi? N'est-ce pas un ensemble de conditions analogues qui a divisé en races distinctes l'espèce unique des hommes? — Et grâce à cet ingénieux artifice, à ce va-et-vient perpétuel de l'homme au chien et du chien à l'homme, on démontre alternativement l'unité de l'espèce humaine par l'exemple de l'espèce canine, et l'unité de celle-ci par l'exemple de celle-là, c'est-à-dire toujours la question par la question. Il y a longtemps qu'on tourne dans ce cercle vicieux.

L'analogie sans doute est bonne à invoquer dans beaucoup de cas; car, si elle ne fournit jamais de certitude complète, elle donne du moins des présomptions, des probabilités dont la science fait son profit. Mais, pour avoir le droit de raisonner par analogie, il ne suffit pas de reconnaître une certaine connexité entre les deux phénomènes que l'on rapproche; il faut, avant tout, que l'un d'eux soit connu et expliqué, et alors seulement il est permis de se demander jusqu'à quel point la connaissance de ce premier phénomène peut concourir à l'explication du second. Procéder autrement, comparer deux choses également inconnues et croire qu'il suffise de renvoyer de l'une à l'autre pour les éclairer toutes deux, au bénéfice d'un système, c'est violer tous les principes de la logique et se placer en dehors du bon sens le plus élémentaire.

Laissons donc de côté les raisonnements par analogie, qui ne font qu'embrouiller le problème. Ecartons les arguments tirés de l'unité de l'espèce humaine, et, restant face à face avec la seule question des types canins, avouons que la diversité de ces types est inexplicable dans l'hypothèse d'une origine commune.

Souvenons-nous maintenant que nous n'avons entrepris cette étude que pour mettre à l'épreuve la doctrine générale de la permanence des espèces. Le premier exemple que nous avons choisi n'a pas été favorable à cette doctrine, puisqu'il ne nous a pas été possible de rattacher à une espèce primitive et unique toutes les races canines dont les croisements produisent pourtant des métis féconds. Prenons donc maintenant un second exemple, et séparons-nous des chiens pour nous occuper des hommes.

§ III. *Tous les hommes sont-ils de la même espèce?*

Il est bien entendu que je ne me propose pas d'étudier dans tous ses détails la question si controversée des origines de l'humanité. On a écrit sur ce sujet de longs volumes que je n'essayerai même pas de résumer. Mon but est seulement d'examiner si l'histoire naturelle du genre humain confirme ou infirme la doctrine de la permanence des espèces, et le système de zootaxie basé sur les résultats des croisements.

Tous les types humains peuvent, en se mariant, donner des produits féconds ; donc ils proviennent d'une souche commune. Tel est le raisonnement de l'école unitaire. Mettons ce raisonnement aux prises avec les faits.

C'est un fait universellement reconnu et admis, même par les théologiens les plus inflexibles, que, dès l'origine des temps historiques, les hommes étaient déjà divisés en plusieurs races parfaitements distinctes, dont les types se sont, sans la moindre altération, perpétués jusqu'à nos jours. Si les documents écrits ne paraissaient pas assez démonstratifs, ou si l'on mettait en doute l'identité des types anciens avec certains types modernes, il suffirait, pour faire cesser toute hésitation, de renvoyer aux sculptures ou aux dessins qui ont été retrouvés sur les monuments de l'Egypte, et qui remontent à l'antiquité la plus reculée. Dans plusieurs des scènes qui y sont figurées, on aperçoit, parmi les hommes blancs des diverses races caucasiques, des nègres absolument semblables aux Ethiopiens modernes. Je citerai en particulier *la grande procession de Tothmès IV*, qui date de 1700 ans avant Jésus-Christ, et les sujets représentés sur les monuments d'Aménophis III, de Horus, de Rhamsès II, Rhamsès III, etc. Les artistes égyptiens ont merveilleusement rendu les caractères du type éthiopien ; cette tête laineuse, étroite, *prognathe*, ce front fuyant, ce nez épaté, ces dents obliques, ces lèvres saillantes, et même, chose très-remarquable, cet angle facial aigu, compris entre 65 et 70 degrés, dont la signification zoologique n'a été reconnue que depuis la fin du dernier siècle. Le savant Samuel Morton, dans son intéressant ouvrage sur l'ethnographie égyptienne, a reproduit neuf têtes éthiopiennes tirées du tableau qui représente la victoire de Rhamsès II sur les nègres, dans le temple de Beyt-el-Wâlee, en Nubie (1). La tête de Rhamsès, dessinée sur la même page, contraste de la manière la plus frappante avec celles des vaincus ; on croirait voir un Grec moderne

(1) Sam. Georges Morton, *Crania Ægyptiaca*, Philadelphia, 1844, in-folio, p. 62. Les figures reproduites par Morton sont empruntées aux dessins publiés par Champollion et par Rosellini.

au milieu des populations du Congo. On notera que, sur tous les monuments de l'antiquité égyptienne, les nègres figurent comme une race déjà asservie et méprisée. Ce sont tantôt des esclaves courbés et presque écrasés sous le trône de leur maître, tantôt des fuyards consternés, tantôt des vaincus qui déposent en tremblant, aux pieds du roi d'Egypte, les tributs les plus humiliants.

Rosellini a reproduit un autre tableau représentant le combat de Rhamsès III (Sésostris) contre les Scythes. On remarque, parmi ces derniers, une troupe alliée ou mercenaire de guerriers tout à fait semblables aux Mongols actuels de l'Asie centrale. Les traits du visage, la forme du crâne, la moustache étroite et longue, les cheveux rasés sur le devant, rassemblés sur le derrière en forme de queue, tout concourt à rendre cette ressemblance frappante.

Enfin, personne n'ignore que les peintures et les sculptures égyptiennes abondent en têtes de Juifs ou d'Arabes parfaitement caractérisées ; on y trouve même quelques têtes qui rappellent le type hindou.

Ainsi, il est bien certain que, depuis l'origine des temps historiques, c'est-à-dire depuis plus de quarante siècles, il existe dans le genre humain un certain nombre de types bien distincts, qui, malgré les migrations, les alternatives de civilisation et de barbarie, les révolutions politiques, religieuses et sociales, ont persisté d'âge en âge sans subir le moindre changement. Les Juifs, les Ethiopiens et les Mongols modernes semblent sortis des mêmes moules que leurs prédécesseurs du temps d'Aménophis et de Sésostris. C'est là un fait incontestable et incontesté.

Les types répandus en Amérique, en Polynésie, en Australie, dans le sud de l'Afrique, et généralement dans tous les pays inconnus aux anciens, existaient-ils déjà à cette époque reculée? Sur ce point, l'histoire est muette. Tout ce qu'on peut dire, c'est que les races découvertes par les voyageurs modernes n'ont subi, depuis qu'on les connaît, aucune modification physique appréciable. Il est donc permis de croire qu'elles sont aussi fixes que les autres, et de supposer qu'elles sont aussi anciennes. Cette question, au surplus, n'a pour nous qu'une importance secondaire. Nous ne cherchons pas à préciser le nombre, l'origine et les caractères de tous les types primitifs de l'humanité. Nous nous demandons seulement s'il n'y en a qu'un seul ou s'il y en a plusieurs ; et, sans nous inquiéter de ce qui se passait il y a quatre mille ans dans les pays nouvellement découverts, il nous suffit de savoir qu'à cette époque les nations de l'Orient connaissaient le type éthiopien et le type mongol, et que dès lors, par conséquent, l'humanité était déjà divisée au moins en trois groupes de races : les unes blanches, les autres noires, les autres jaunes.

Laissons de côté, pour un moment, les races jaunes. Les documents historiques et graphiques qui s'y rapportent ne sont pas contestables ; mais ils ne sont peut-être ni assez nombreux ni assez précis pour établir, avec une complète évidence, l'identité des types mongoliques actuels et de ceux qui existaient vingt ou vingt-cinq siècles avant notre ère. Accordons, si l'on veut, que les types américains, polynésiens et australiens, sur l'origine desquels nous n'avons pas de renseignements, ne fussent pas encore distincts des types de l'ancien monde. Allons plus loin encore : supposons, pour simplifier le problème, qu'il n'y eut, à l'origine des temps historiques, que des hommes blancs occupant l'Europe, l'Asie et le nord de l'Afrique, et des hommes noirs habitant les zones tropicales du continent africain. Voilà certes bien des concessions qui témoignent de notre désir de faciliter aux unitaires l'explication des variétés du genre humain. La question se trouve donc ainsi ramenée aux termes suivants : Comment les hommes blancs et les hommes noirs, représentés sur les monuments de l'Egypte, ont-ils pu descendre d'une souche commune ?

Ici encore, comme nous l'avons vu tout à l'heure en étudiant l'origine des espèces canines, les unitaires se divisent en deux camps. Les uns admettent sans restriction le déluge biblique et la chronologie des Juifs. Les autres osent s'affranchir des traditions sacrées et accordent à l'humanité une antiquité en quelque sorte illimitée. Les premiers attribuent la dégradation physique et morale des nègres à la malédiction prononcée, par le patriarche Noé, contre Cham, son second fils. Les derniers, substituant une explication naturelle à une explication surnaturelle, attriuent à l'influence indéfiniment prolongée de la température du climat la transformation graduelle de l'homme blanc en homme noir. Tous, du reste, ou presque tous, s'accordent à proclamer que les premiers hommes étaient blancs.

Examinons rapidement ces deux théories.

La théorie biblique, ou plutôt soi-disant biblique, suppose l'intervention d'un miracle qui, par sa nature même, se place en dehors de la sphère des investigations scientifiques. Nous n'aurions donc qu'à nous incliner devant ce mystère s'il reposait réellement sur la révélation, comme on l'a admis presque universellement avec une légèreté qui touche de près à la sottise. Faut-il que la science soit obligée de rappeler la théologie au respect de l'Ecriture sainte ?

Le rédacteur de la *Genèse* n'a rien écrit qui pût se rattacher, de près ou de loin, à la distinction des races après le déluge. Loin d'avoir dit que la malédiction de Noé ait eu la conséquence singulière de changer la forme et la couleur des descendants de Cham, il a indiqué précisément le contraire, et il ne faut rien moins que le besoin de détruire une croyance opposée à la foi orthodoxe pour me décider à raconter ici cette vieille histoire dont tout le monde parle sans la connaître.

Noé, comme on sait, planta la vigne, but et s'enivra. En revenant de son ivresse, il se courrouça contre son second fils, par un motif dont il ne m'appartient pas de sonder la profondeur. Toutefois, par un effet de sa bonté paternelle, il voulut bien épargner le fils qui avait surpris sa honte, et se borna à maudire la lignée de Chanaan, quatrième fils de Cham. Cham lui-même et ses trois autres fils ne furent pas maudits. Quant aux descendants de Chanaan, ils furent voués à l'esclavage, rien de plus, rien de moins. Voici le texte :

« 25. Noé dit : Que Chanaan soit maudit ; qu'il soit l'esclave des esclaves de ses *frères*.

« 26. Il dit encore : Que le Seigneur le Dieu de Sem soit béni, et que Chanaan soit son esclave.

« 27. Que Dieu multiplie la postérité de Japhet, et qu'il habite sous les tentes de Sem, et que Chanaan soit son esclave. » (*Genèse*, chap. IX.)

Jusqu'ici il est question de malédiction et de servitude, et non de changement de couleur. Mais on pourrait supposer que cette dégradation a suffi pour constituer une race inférieure, et que, malgré le silence du texte, le type nègre s'est produit dans la famille maudite. Qui prouve, en effet, qu'il n'en ait pas été ainsi? Ce qui le prouve? La *Genèse* elle-même, dans ce fameux chapitre x qui a à la fois éclairé et embarrassé les historiens et les géographes d'une certaine école. Quelques-unes des indications qu'on y trouve manquent de précision et de clarté, mais les six versets (v. 15 à 20) consacrés à la postérité de Chanaan ne peuvent être l'objet d'aucune hésitation. Les onze fils de ce personnage furent les chefs d'autant de tribus qui prirent le nom général de peuples chananéens, et qui occupèrent le pays dit de Chanaan. Où était ce pays? Le texte va nous le dire :

« 19. Les limites de Chanaan furent depuis le pays qui est en venant de Sidon à Gerora jusqu'à Gaza, et jusqu'à ce qu'on entre dans Sodome, dans Gomorrhe, dans Adama et dans Seboïm, jusqu'à Leza. »

Personne n'ignore, d'ailleurs, que ce pays de Chanaan devint plus tard la Judée, plus tard encore la Palestine, et qu'il n'a jamais été habité que par des peuples blancs. Par conséquent, la race maudite par Noé a toujours conservé sa couleur et il faut chercher ailleurs l'origine des nègres.

A l'époque où, suivant la tradition juive, la *Genèse* a été écrite, les Hébreux, déjà sortis d'Egypte, erraient encore dans le désert et convoitaient la terre promise. La base de leurs prétentions sur cette terre était précisément la malédiction prononcée depuis 600 ans contre les peuples blancs qui l'habitaient, et que la colère de Noé avait voués à l'esclavage. Quant à la race nègre, elle existait déjà dans une autre contrée, où les descendants de Chanaan n'étaient point parvenus. Qui pouvait supposer alors que trente et quelques siècles plus tard, grâce à l'ignorance des uns, à la mauvaise foi des autres, des hommes blancs, soi-disant chrétiens, issus peut-être des peuplades chananéennes, appliqueraient la malédiction de Noé aux malheureux habitants de la Guinée et du Congo, et s'arrogeraient pieusement le droit de réduire en esclavage des hommes noirs qui à coup sûr ne descendent pas de l'infortuné Chanaan?

J'en pourrais dire long sur ce sujet; mais en voilà bien assez renvoyer les théologiens à l'école, et pour les autoriser à ne plus faire intervenir la Bible dans la question de l'origine des nègres. *Magis magnos clericos non sunt magnos sapientes* (1).

Le problème que nous cherchons à résoudre étant ainsi débarrassé de tout élément surnaturel, nous pourrons en toute liberté discuter les explications plus ou moins physiologiques au moyen desquelles les unitaires ont essayé de concilier la multiplicité des types humains avec l'hypothèse d'une souche commune.

J'éprouve le besoin de rappeler que le type éthiopien est resté invariable depuis l'origine des temps historiques, et qu'il est représenté avec l'exactitude la plus frappante sur des monuments égyptiens antérieurs à toutes les histoires écrites. La date précise de ces monuments n'est pas suffisamment déterminée, mais on avoue qu'ils ont environ quatre mille ans d'existence, et qu'ils sont au plus postérieurs de trois ou quatre siècles à l'époque fixée par les Juifs pour le déluge universel (2328 av. J.-C.). C'est dans cet intervalle, relativement si court, qu'a dû s'opérer la transformation *naturelle* de l'homme blanc en homme noir.

La chose est-elle acceptable? Evidemment non. Il y a près de quatre cents ans que les Européens se sont établis dans les contrées tropicales, et ils n'y ont pas perdu leur couleur. Ils n'ont pas fait le moindre pas vers la transformation que les premiers habitants de l'Afrique auraient dû subir en un temps à peu près égal. Notez que les nègres des monuments de l'Egypte n'étaient pas en voie de transformation, mais qu'ils étaient déjà complétement transformés, si bien que depuis lors leur type n'a pas subi le moindre changement. De ce fait et d'une foule d'autres aussi embarrassants, est venue la nécessité de remanier la chronologie. On a cherché à diminuer l'antiquité de la civilisation égyptienne et à augmenter l'antiquité du déluge (2). On a ainsi gagné trois ou quatre siècles; accordons-en huit ou dix, et

(1) Cette phrase burlesque, échantillon du latin du frère Jean des Entommeures, n'aurait certainement pas trouvé place ici, si le sage Montaigne ne l'eût jugée digne d'être conservée (voy. Rabelais, *Gargantua*, liv. I, chap. XXXIX; Montaigne, *Essais*, liv. I, chap. XXIV).

(2) Je ne saurais trop inviter le lecteur à prendre connaissance de l'ingénieuse chronologie de M. Eusèbe de Salles (*Histoire générale des races humaines*, Paris, 1849, in-12, p. 338). Cet auteur, qui se croit chrétien et orthodoxe, fait venir le déluge universel plus de cinq mille ans avant Jésus-Christ, et attribue ce cataclysme, non aux

la question ne sera pas résolue. S'il est démontré que trois siècles de séjour dans le pays des hommes de couleur ne font subir aucune modification au type des hommes blancs, trois siècles de plus et trois autres encore ne feront qu'ajouter zéro à zéro et le résultat sera toujours nul. C'est pourquoi M. Eusèbe de Salles suppose ingénieusement que la distinction des races est antérieure au déluge et qu'elle s'est continuée, à travers ce grand cataclysme, par le sang des trois femmes qui surnagèrent dans l'arche avec les trois fils de Noé (1). Ne sait-on pas, en effet, qu'avant l'inondation universelle l'humanité était déjà divisée en deux races, les enfants de Dieu et les enfants des hommes, dont les unions produisirent la race croisée des géants (2)? Les sceptiques auront peut-être envie de rire, mais cette explication, du moins, lève toutes les difficultés. Il est fâcheux seulement qu'on n'y ait pas songé plus tôt. Faute d'avoir médité sur l'ethnologie antédiluvienne, beaucoup de savants unitaires ont éprouvé le besoin d'allonger indéfiniment la période qui a précédé les temps historiques, de faire écouler plusieurs milliers, plusieurs myriades d'années, entre l'origine commune des hommes et la formation définitive des races et, par conséquent, de déchirer plusieurs pages de la *Genèse*. — Comme il est toujours permis de donner beau jeu à ses adversaires, je ne les chicanerai pas sur le déluge et je leur accorderai tout ce qu'ils voudront sur l'antiquité de la création. Cela posé, je leur demanderai à quelle influence ils attribuent la production de la race nègre, qui, pour eux, n'est qu'une dégradation de la race blanche caucasique.

Parmi les caractères anatomiques qui distinguent l'Ethiopien

cataractes du ciel, mais à l'éruption du continent américain, jusqu'alors enseveli sous les eaux. M. Prichard ne paraît pas disposer de renseignements aussi précis; néanmoins, la chronologie biblique s'étant trouvée en travers de son système, il a bien fallu la sacrifier. Les phrases suivantes ont dû beaucoup coûter à son orthodoxie, d'ailleurs très-fervente : « De cette contradiction, nous pouvons, je pense, conclure avec certitude que les écrivains de la Bible n'ont eu aucune révélation sur le sujet de la chronologie... La durée du temps est une matière sur laquelle la lumière surnaturelle n'a pas été donnée aux hommes. » (*Researches into the Physical History of Mankind*. Third edit., vol. V, p. 557. London, 1857, in-8°.) On voit que ces messieurs, malgré leur soumission apparente, regimbent encore contre l'aiguillon.

(1) Eusèbe de Salles, *Histoire des races humaines*. Paris, 1849, in-12, p. 528.

(2) *Genèse*, chap. VI, v. 1 à 4.

du Caucasien, je choisirai d'abord, sinon le plus grave, du moins le plus apparent, la couleur de la peau. Les cellules les plus profondes de l'épiderme, formant ce qu'on appelle le corps muqueux de Malpighi, sont transparentes chez les blancs, et pleines de pigment chez les noirs. Voilà la différence réduite au minimum. Il ne s'agit plus que de savoir comment les cellules du corps muqueux ont pu se remplir de pigment. La réponse est prête depuis longtemps : c'est la chaleur du climat en général, et en particulier l'action des rayons solaires qui fait déposer une matière colorante à la surface du derme. Je demande la preuve de cette assertion ; on m'en donne deux au lieu d'une : 1° l'homme blanc qui s'expose au soleil ne tarde pas à brunir, et certains paysans du Midi ont le visage aussi foncé que les mulâtres ; 2° la couleur des races humaines varie avec le climat qu'elles habitent. « Il est évident, dit le docteur Prichard, dont les unitaires ne récuseront pas l'autorité, que la zone torride est le siège principal des races noires, que les zones tempérées sont celui des races blanches, et que dans les climats en dehors des tropiques, mais qui en sont encore assez voisins, se trouvent des nations dont la couleur est intermédiaire entre la teinte la plus foncée et la teinte la plus claire (1). »

Examinons la valeur de ces deux arguments.

Le premier ne pèse pas un fétu. Le hâle du soleil, quoi qu'on en dise, donne des teintes qui n'ont aucune analogie avec celle des nègres. Il n'atteint que les parties exposées au grand air, et, chez les peuples noirs qui portent des vêtements, les régions découvertes ne sont pas moins colorées que les autres ; il paraît même que chez les Hawaïens (îles Sandwich) les teintes les plus sombres sont l'apanage de la classe aristocratique, qui est beaucoup moins exposée à l'ardeur du soleil que la classe populaire. Ce fait est reproduit et accepté par M. Prichard lui-même (2). Quoi qu'il en soit, les effets de la radiation solaire sont passagers ; ils disparaissent au bout de quelques mois ou de quelques années lorsqu'on change de climat ou de genre de

(1) Prichard, *Histoire naturelle de l'homme*, trad. fr. Paris, 1843, t. II, p. 237, in-8°. Nous avons déjà cité du même auteur, un autre ouvrage plus étendu, qui n'a pas été traduit, et qu'on ne confondra pas avec celui-ci.

(2) *Loc. cit.*, t. II, p. 47.

vie ; et en aucun cas ils ne peuvent se transmettre par hérédité. On n'hérite pas plus d'un teint brûlé qu'on n'hérite d'une brûlure, et le fils du paysan le plus hâlé est aussi blanc, toutes choses égales d'ailleurs, que celui du plus raffiné des citadins.

Mais, objecte-t-on, une influence toute locale et tout individuelle, répétée sur plusieurs générations, peut à la longue avoir donné lieu à un caractère héréditaire. Hypothèse pure, contraire au bon sens et à l'expérience. Autant vaudrait dire qu'après vingt générations successives les enfants des laboureurs naissent avec des mains calleuses ; que les Juifs circoncis de père en fils depuis Abraham, mettent au jour des enfants sans prépuce ; que les Polynésiens nouveau-nés sont couverts de tatouages comme leurs ancêtres, et que les Australiens viennent au monde avec un trou héréditaire dans la cloison du nez. L'observation démontre que les modifications accidentelles et locales produites sur certains organes par les agents extérieurs, sont propres à l'individu qui les subit et ne se transmettent pas à sa postérité. Donc si, par impossible, un homme blanc pouvait acquérir sous le soleil des tropiques la couleur bronzée des nègres, ses enfants n'en seraient pas moins blancs pour cela et n'en conserveraient pas moins tous les caractères primitifs de leur race.

En voilà bien assez sur le premier argument. Voyons donc si le second sera plus sérieux.

On s'efforce de démontrer que les modifications de la couleur dépendent de l'influence des climats, en disant que les races noires occupent la zone torride et les races blanches les zones tempérées. Notons d'abord que si cela était vrai, cela ne prouverait absolument rien, car si les uns soutenaient que l'œuvre primitive du Créateur a été dénaturée par les agents extérieurs, les autres soutiendraient, avec tout autant de probabilité et avec plus de sagesse, que la nature, en créant partout des hommes, a mis l'organisation de chacun d'eux en harmonie avec le milieu où elle les plaçait. Toutefois, s'il était bien établi que la couleur des hommes est toujours la même dans le même climat ou dans des climats analogues, que leur peau, noire sous l'équateur et dans la zone intertropicale, s'éclaircit graduellement à mesure qu'on s'avance vers l'un ou l'autre pôle, et que, dans les deux hémisphères, elle présente la même teinte sur chaque point des diverses lignes isothermes; si, en un mot, on trouvait une relation constante ou à peu près constante entre le climat et la couleur, l'opinion des unitaires sur la question du pigment, sans être démontrée, prendrait du moins une apparence sérieuse. Mais rien n'est plus inexact que le prétendu fait sur lequel on se base. Les anciens, qui ne connaissaient que le sud de l'Europe, le nord de l'Afrique et la sixième partie de l'Asie, voyant que les Germains étaient plus blancs que les Grecs, et les Numides moins foncés que les Ethiopiens, les anciens, dis-je, étaient autorisés à croire que la couleur de la peau variait avec la température, et que les habitants de la zone torride devaient leur teint de charbon à l'action brûlante du soleil. Comme tous les grands phénomènes de la nature rentraient alors dans le domaine de la fable, les poëtes racontaient que l'imprudent Phaéton, dans sa course aventureuse qui faillit mettre le feu à la terre, avait calciné l'Ethiopie et ses habitants :

> Sanguine tum credunt in corpora summa vocato
> Æthiopum populos nigrum traxisse colorem (1).

Lecat, qui cite mal ces vers d'Ovide, raconte que de son temps, en plein dix-huitième siècle, de savants commentateurs du Pentateuque, invoquant à la fois l'astronomie et la géographie, ont calculé que le soleil était précisément au-dessus de l'Ethiopie lorsque Josué l'arrêta dans son chemin, et ont substitué cette explication à celle des païens d'autrefois (2); mais on s'accorde généralement aujourd'hui à croire que le *sta sol* de Josué n'a failli brûler que Galilée et n'a noirci que l'Inquisition.

C'est un phénomène très-remarquable que l'obstination avec laquelle l'homme s'attache aux débris des anciennes croyances. Il n'est pas de sacrifice qu'il ne soit disposé à faire pour conserver, pour implanter au milieu des connaissances modernes, des théories inventées dans les temps d'ignorance, et devenues incompatibles avec les faits, depuis que la science a étendu son domaine. Lorsqu'on ne connaissait qu'un petit coin du globe, on avait cru trouver une certaine relation entre la couleur des

(1) Ovide, *Métamorph.*, liv. I.

(2) Lecat, *Traité de la couleur de la peau humaine*. Amsterdam, 1865, in-8°, p. 9.

hommes et les climats où ils vivaient. Les peuples à peau blanche supposaient donc que les nègres étaient des blancs bronzés par le soleil d'Afrique ; c'était permis jusqu'à un certain point. Les nègres, à la même époque, prétendaient de leur côté qu'ils étaient les plus anciens des hommes (1), et supposaient sans doute que les Européens étaient des noirs blanchis par les frimas du Nord ; cette interprétation étaient aussi légitime que l'autre. Mais au dix-neuvième siècle, dans l'ère nouvelle ouverte par les Gama, les Colomb et les Magellan, après toutes les découvertes de la géographie et de l'ethnologie, de semblables hypothèses ne peuvent plus servir qu'à amuser des enfants.

Les Lapons, les Samoyèdes, les Kamtschadales, les Esquimaux, les Groënlandais, en un mot tous les peuples hyperboréens qui occupent les limites de la terre habitable, ont le teint basané, jaune-brun ou olivâtre, les cheveux noirs, les yeux noirs, le visage à peu près imberbe. On pourrait au premier abord les prendre pour des mulâtres si la roideur de leurs cheveux, la forme de leur tête et l'ensemble de leurs traits ne les rattachaient aux types mongoliques. Quelle est la cause qui a coloré leur peau et qui a développé chez eux tout l'appareil pigmentaire ? A coup sûr ce n'est ni la chaleur du climat ni la radiation solaire. Éloignons-nous maintenant de ces régions glacées et dirigeons-nous vers l'équateur, en traversant successivement du nord au sud l'Asie, l'Europe et l'Amérique.

En Asie, depuis le pays des Samoyèdes, qui entoure le golfe Taïmour, jusqu'à l'extrémité de la presqu'île de Malacca, c'est-à-dire depuis le 78e degré de latitude nord jusqu'à l'équateur, dans une étendue longitudinale d'environ dix-neuf cents lieues sur une largeur moyenne de plus de mille lieues, se trouvent répandues les races mongoliques à peau jaune, qui occupent la Sibérie, la Mongolie, le pays des Mantchoux, la Tartarie, la Chine, le Japon, le Tibet, toute l'Inde au-delà du Gange, — plus des deux tiers de l'Asie et près du quart de la terre habitable. La couleur de la peau n'est pas invariablement la même chez tous ces peuples ; elle est plus claire chez les Chinois proprement dits que chez les Samoyèdes, et surtout que chez les

(1) Diodore de Sicile, *Histoire universelle*, liv. III, § 2.

Birmans, les Cochinchinois et les Malais, mais elle est toujours jaune, et ces variations sont renfermées dans des limites plus restreintes que celles qu'on observe parmi les peuples à peau blanche. Ce premier exemple porte déjà une rude atteinte à la prétendue loi de Prichard sur la dégradation des teintes, de zone en zone, à mesure qu'on s'éloigne de l'équateur; car si les peuples mongoliques intertropicaux sont plus colorés que les Chinois, ceux-ci le sont moins que les Samoyèdes. Le froid aurait-il, comme la chaleur, la propriété de faire secréter le pigment? et la peau blanche serait-elle exclusivement l'apanage de l'habitant des zones tempérées? Si cette proposition était vraie, elle serait fort gênante pour la théorie des unitaires; elle renverserait même toutes les hypothèses qu'ils ont faites sur la coloration des races, mais elle leur laisserait du moins la facilité de faire d'autres hypothèses, et, à défaut d'explications physiologiques, ils pourraient dire du moins que les climats exercent une influence déterminée, quoique inexplicable, sur la couleur de la peau. Cherchons donc à vérifier l'exactitude de cette proposition, et pour cela remontons de nouveau vers le pôle, pour descendre vers l'équateur, en traversant cette fois l'Europe et le nord de l'Afrique.

Au sortir de la mer Glaciale, nous rencontrons d'abord le cap Nord, situé à l'extrémité la plus septentrionale de la péninsule scandinave, et nous entrons dans la Laponie. Là vit ou plutôt végète une race de petits hommes à demi sauvages, à tête mongolique comme les Samoyèdes et les autres hyperboréens, et distincts de tous les Européens par leur teint d'un jaune brunâtre qu'accompagne une chevelure roide et noire. Puis nous franchissons cette ligne idéale qu'on nomme le cercle polaire, et tout à coup, sans transition, la scène change : nous ne voyons plus que des hommes grands, extrêmement blancs, au crâne caucasique, à l'iris bleu, à la chevelure fine et blonde. Ne cherchons pas l'explication de ce singulier contraste, qui dénonce la différence des origines, et avançons vers le Sud, à travers les populations germaniques et celtiques, vingt fois croisées par les migrations et les conquêtes. Peu à peu, la chevelure se fonce, l'iris devient brun, la peau perd sa blancheur éblouissante; et finalement, dans le midi de l'Europe, en Grèce, en Italie, en

Espagne, nous trouvons des peuples de taille moyenne, appartenant toujours à des races blanches, mais dont le teint est déjà tant soit peu obscurci. Passons maintenant la mer et entrons dans la zone septentrionale de l'Afrique. Cette zone, comprise entre la Méditerranée et le tropique du Cancer, et étendue depuis l'Atlantique jusqu'à la mer Rouge, est habitée par des nations que modifièrent successivement la domination romaine, l'invasion vandale et la conquête arabe, sans parler de l'occupation française, trop récente pour être prise en considération. Mais ces populations superposées, quoique provenant de races fort distinctes, peuvent pour la plupart se rattacher aux types caucasiques. La peau des Africains du Nord n'est jamais beaucoup plus foncée que celle des Européens méridionaux, et elle est souvent aussi claire. Certaines tribus de Touaregs, dans le désert de Sahara, sont même remarquables par la blancheur de leur teint. Descendons enfin au-delà du tropique, et, soit que nous remontions le Nil pour atteindre la Nubie, soit que nous traversions le désert pour pénétrer dans le Soudan, nous ne rencontrons plus que des hommes noirs. Nous cherchons en vain ces teintes intermédiaires, ces nuances progressives de la couleur que la loi de Prichard nous avait annoncées, et que nous avions pu suivre dans l'Asie orientale sur plusieurs peuples mongoliques. Ici, le passage est brusque ; il l'est surtout dans les régions où l'interposition d'un désert a mis obstacle au contact des races. Depuis le cercle polaire jusqu'au tropique du Cancer, dans une étendue de plus de mille lieues, la peau des hommes est restée blanche, avec des différences légères, que l'histoire explique aisément par la diversité des races, et il nous a suffi de franchir quelques degrés de plus pour tomber tout à coup dans la couleur opposée.

Mais ce résultat, quoique inexplicable dans ses détails, peut à la rigueur, lorsqu'on le considère dans son ensemble, fournir un argument aux unitaires. Il est certain, en effet, qu'en faisant abstraction des Lapons, les Européens du Nord sont plus blancs que les Siciliens, et que les habitants de Tripoli sont moins foncés que ceux du Soudan. Nous pourrions comparer ces variations du blanc au noir avec la permanence des teintes jaunes chez les peuples mongoliques, qui s'étendent en Asie depuis océan Polaire jusqu'à l'équateur; nous pourrions demander pourquoi le climat de la zone torride, qui charbonne les Africains, se borne à déposer une teinte dorée sur la peau des Birmans et des Siamois. Mais n'insistons pas sur ces objections invincibles, allons chercher d'autres faits dans le nouveau monde, et, pendant qu'il en est temps encore, hâtons-nous de jeter un coup d'œil sur les populations indigènes de l'Amérique, dont la cupidité des chrétiens aura bientôt achevé l'extermination.

Don Antonio Ulloa, écrivain espagnol, qui, pour effacer la souillure des crimes épouvantables commis dans le nouveau monde par ses compatriotes, imagina de dire que les Américains, grâce à la structure particulière de leur peau, étaient moins sensibles à la douleur que les autres espèces d'hommes (1), ajouta, pour compléter son système, que tous les habitants de ce continent immense étaient exactement semblables entre eux. « Celui qui a vu un Indien d'une région quelconque, dit-il, peut dire qu'il les a tous vus (2). » Cet aphorisme fit fortune; on admit pendant longtemps l'unité des nombreuses nations américaines, et on les considéra comme formant une seule race ou une seule espèce, celles des *hommes rouges*. Les documents nombreux et authentiques que nous possédons aujourd'hui sur les débris de l'ancienne population des deux Amériques ont réduit à néant cette hypothèse erronée, et M. Prichard, dont la doctrine climatologique était incompatible avec la permanence de l'uniformité de la couleur des hommes depuis le détroit de Behring et le Groënland jusqu'à la Terre de Feu, dans une étendue de plus de trois mille lieues comptées sur le méridien, M. Prichard, disons-nous, a énergiquement et victorieusement combattu l'assertion d'Ulloa : « Les Américains, dit-il, ne nous offrent pas tous cette teinte dite *rouge*, c'est-à-dire cuivrée. Quelques tribus, ainsi que nous le verrons, sont aussi blanches que beaucoup de nations européennes; d'autres sont brunes ou jaunâtres; d'autres sont noires, car les voyageurs les dépeignent comme ressemblant beaucoup, par la couleur, aux nègres

(1) Ulloa, *Noticias americanas*, Madrid, 1772, in-4°, p. 313, cité dans Robertson, *Histoire de l'Amérique*, trad. fr., Paris, 1780, in-12, t. II, p. 521 (note).
(2) Cité dans Prichard, *loc. cit.*, t. II, p. 171 de l'édition française.

d'Afrique (1). » Ainsi, voilà un continent où sont heureusement rassemblées toutes les variétés de la peau humaine, et comme ce continent s'étend, au nord et au sud, jusqu'aux limites de la terre habitable, nous ne saurions désirer de meilleures conditions pour vérifier l'exactitude de la loi formulée par M. Prichard. C'est donc dans le livre de cet auteur que nous puiserons nos renseignements. Nous devons nous attendre à trouver les hommes noirs groupés sous l'équateur ; les bruns, les jaunes et les rouges se succéderont sans doute régulièrement de zone en zone, au-dessus et au-dessous de la ligne jusqu'aux climats tempérés, et les blancs occuperont les zones suivantes. Telles sont les prévisions de la théorie. Passons maintenant aux faits.

L'examen successif de toutes les races américaines nous entraînerait dans des détails fort longs, qui pourraient devenir fastidieux. Nous nous bornerons donc à parcourir rapidement le littoral de l'océan Pacifique, sur le versant occidental de l'immense chaîne des Cordillères, depuis le détroit de Behring jusqu'au détroit de Magellan, en passant par l'isthme de Panama. Nous laisserons ainsi de côté près des neuf dixièmes de l'Amérique et nous ne rencontrerons pas de races jaunes, celles-ci ne se trouvant qu'au Brésil, au Paraguay et dans plusieurs autres contrées de l'Amérique méridionale, toutes situées à l'est des Cordillères. Mais, malgré cette omission, le tableau ne laissera pas que d'être encore fort varié.

Depuis le détroit de Behring, situé sous le cercle polaire, jusqu'au mont Saint-Élie, sous le 60ᵉ degré de latitude nord, le territoire de l'Amérique russe est habité par des Esquimaux, dont le teint peut être considéré comme un mélange de jaune, de rouge et de brun. M. Prichard, je ne sais pourquoi, garde le silence sur ce point, mais une planche coloriée, annexée au texte (2) et représentant une femme des îles Aléoutiennes, vaut mieux que toutes les descriptions. Entre le mont Saint-Élie et la rivière Calédonienne, qui se jette dans l'océan Pacifique, au niveau de la grande île Quadra-et-Vancouver, vers le 50ᵉ degré de latitude, les indigènes ont, sous leurs épaisses peintures, la

(1) Prichard, t. II, p. 73, édit. frnaç.

(2) T. II, p. 104, pl. 24. Les îles Aléoutiennes sont situées au sud de la mer de Behring, qu'elles séparent du grand Océan boréal.

peau aussi blanche que les Européens. Je ne puis résister au plaisir d'emprunter à M. Prichard un passage extrait du récit du capitaine Dixon. Il s'agit d'une jeune femme qui avait consenti à se laisser laver les mains et le visage. « Nous fûmes confondus du changement produit chez elle par cette ablution. Son teint avait la vivacité de celui d'une laitière anglaise, et le vermillon de ses joues faisait un contraste frappant avec la blancheur de son cou. Son front était si poli, et la peau en était tellement transparente, qu'on pouvait distinguer au travers les moindres rameaux veineux (1). » M. Prichard ajoute que ces renseignements sont parfaitement d'accord avec ceux des autres voyageurs. Ainsi, il est bien établi qu'entre le 60e et le 50e degré de latitude nord, les indigènes de la côte occidentale de l'Amérique ont la même couleur que les Anglais, qui sont situés à la même distance de l'équateur.

Au sud de la rivière Calédonienne, jusque vers le 42e degré de latitude, dans tout le district de l'Orégon (ou de Columbia), qui est exactement contenu dans la même zone que la France, habitent des tribus cuivrées, désignées par M. Prichard, d'après le docteur Scouler, sous le nom de tribus Nootka-Columbiennes (p. 154-159). Ces indigènes sont moins colorés que les Iroquois, les Sioux, les Hurons et les autres peuplades à peau rouge qui habitent encore sur le versant oriental des Cordillères, et qui occupaient autrefois l'immense territoire des États-Unis jusqu'à l'océan Atlantique. Mais, quoique un peu plus clairs que leurs voisins, les Nootka-Columbiens sont encore d'un assez beau rouge, ainsi que le prouve la planche 35 de l'ouvrage de M. Prichard.

En descendant toujours vers l'équateur, nous trouvons, au sud du district de l'Orégon, le territoire de la Nouvelle-Californie, compris entre le 42e et le 34e parallèle, à peu près sous les mêmes latitudes que l'Espagne. Les naturels de ce pays sont beaucoup plus noirs que les Hottentots, presque aussi noirs que les habitants de la Guinée; leur couleur est assez exactement celle des noirs de l'Abyssinie. La Vieille-Californie, qui fait suite au territoire précédent, est cette étroite presqu'île, longue

(1) Prichard, *loc. cit.*, éd. franç., t. II, p. 159-160.

d'environ deux cent cinquante lieues, comprise entre le golfe de Californie et l'océan Pacifique, et dont l'extrémité méridionale s'étend jusqu'à quelques lieues au-delà du tropique du Cancer (23e degré lat. nord). Les peuplades qui habitent cette contrée, dont la latitude correspond à celle de l'Égypte, sont aussi noires que les nègres de la Guinée (p. 149 et p. 33), avec lesquels d'ailleurs elles n'ont pas d'autre ressemblance. A vingt-cinq lieues de là, sur la rive opposée du golfe de Californie, sous la même latitude et sous le même ciel, nous trouvons les indigènes du Mexique, population mélangée, selon toute probabilité, par suite des invasions successives des Toltèques, des Chichimèques et des Aztèques. Ces trois nations venues du Nord, et paraissant appartenir à la même race, envahirent successivement, au sixième, au onzième et au douzième siècle de notre ère, les vastes territoires du Mexique et de l'Amérique centrale, jusqu'à l'isthme de Panama, et se superposèrent aux Olmécas, aux Othomès, aux Totonaques et aux autres tribus aborigènes. Il est vraisemblable, par conséquent, qu'il y a eu de nombreux croisements entre ces diverses races, et il est difficile de retrouver le type des premiers habitants du Mexique. Quoi qu'il en soit, les Mexicains actuels, d'après Prichard, ont la peau couleur olive (t. II, p. 96). J'ai lieu de croire toutefois que cette assertion, empruntée à Clavigero, n'est pas tout à fait exacte. Il est possible que certains Mexicains présentent une teinte aussi foncée, mais cela n'est pas général, car la plupart des indigènes de cette partie de l'Amérique sont simplement olivâtres ou colorés d'un mélange de rouge et de brun.

Au surplus, cela importe assez peu pour la question qui nous occupe. Notre auteur (1) nous a appris que les Américains noirs habitent tous au nord du tropique du Cancer; et il reconnaît que les peuples situés entre cette ligne et l'équateur dans le Mexique et le Guatémala sont d'une couleur beaucoup moins foncée. Cela nous suffit parfaitement.

Suivons maintenant l'isthme de Panama, qui nous conduit dans l'Amérique méridionale, et, parcourant toujours le littoral de l'océan Pacifique, sur le versant occidental de la chaîne des

(1) Prichard, t. II, p. 150 et planche 34. Comparez cette planche avec la planche 11, p. 387, de l'édition française.

Andes, traversons successivement la Nouvelle-Grenade, la république de l'Equateur, le Pérou, le Chili, et enfin la Patagonie jusqu'à la Terre de Feu. Dans cette bande étroite et longue, dont la largeur moyenne et à peine de 25 lieues, et qui s'étend depuis le 10e degré de latitude nord jusqu'au 55e degré de latitude sud, en tout 65 degrés ou 1600 lieues comptées sur le méridien, tous les naturels passent, à tort ou à raison, pour appartenir à une seule race, qu'on a désignée sous le nom de race *ando-péruvienne*. Leur couleur est d'un brun plus ou moins foncé, sans mélange de rouge ou de jaune (p. 173). Les plus bruns sont les Péruviens proprement dits, qui occupent toute la zone torride, jusqu'au tropique du Capricorne. Les Araucaniens du Chili, depuis le tropique jusque vers le 40e degré de latitude sud, sont un peu plus clairs (p. 176, 196, 197 et planche 37) ; les Pécherais, qui leur succèdent, sur le rivage occidental de la Patagonie, jusqu'au détroit de Magellan et jusque dans la Terre de Feu, sont plus clairs encore. « Leur couleur, olivâtre ou basanée, dit M. Prichard, est plus pâle que celle des Péruviens et de leur voisins les Araucaniens (p. 198). »

On peut dire par conséquent que, sur le rivage occidental de l'Amérique méridionale, les teintes de la peau vont en s'éclaircissant à mesure qu'on s'éloigne de l'équateur, et qu'on avance vers les terres australes. M. Prichard attribue naturellement ce résultat à l'influence des latitudes et des climats. Il n'y a pas lieu pourtant de s'en prévaloir beaucoup, car la différence des nuances n'est pas plus prononcée entre le Péruvien du Nord et le Pécherais du Sud qu'entre les divers peuples de l'Europe, et si l'excessive différence des climats, depuis la Nouvelle-Grenade au sol brûlant jusqu'à la Terre de Feu au sol glacé, n'a pu produire sur la peau des Ando-Péruviens que des variations presque insignifiantes, comment pourra-t-on comprendre que les Africains blancs et les Africains noirs soient séparés à peine par quelques degrés de latitude ? Les Pécherais, qui sont les plus méridionaux de tous les hommes, puisque la Terre de Feu est, de tous les pays habitables, le plus rapproché du pôle austral, sont, quoique vivant au milieu des glaces, incomparablement plus basanés que les Egyptiens et les Maures voisins du tropique. Mais ils le sont beaucoup moins que leurs voisins immédiats, les Patagons, sur lesquels on a tant débité de fables, et qui vivent sous la même latitude. Ceux-ci sont d'une couleur bronzée que M. Prichard compare, d'après M. d'Orbigny, à celle des mulâtres (p. 205); mais aucun mulâtre n'est d'un aussi beau noir que les Charruas, tribu patagonienne, aujourd'hui presque entièrement exterminée, et M. Prichard l'avoue lui-même dans une note de la page 205. Sa trente-huitième planche coloriée représente quatre Charruas qui furent conduits à Paris lorsqu'on détruisit leur nation ; ils sont aussi noirs que les noirs de l'Abyssinie (1), avec lesquels, d'ailleurs, ils n'ont aucune autre ressemblance.

Récapitulons maintenant les résultats que nous avons obtenus dans cette promenade du nord au sud sur le rivage occidental des deux Amériques. Nous avons rencontré successivement, dans l'Amérique russe, sous la latitude de la Norwége, une race d'un *jaune brun mêlé de rouge ;* sous la latitude de l'Angleterre une race *parfaitement blanche ;* sous celle de la France, une race *rouge ;* sous celle de l'Espagne et de l'Algérie, une *race noire ;* de là jusqu'à l'équateur, dans le Mexique et l'Amérique centrale, sous la latitude de la Guinée et du Soudan, des races simplement *brunes*, incomparablement plus claires que la précédente ; de l'équateur à la Terre de Feu, des races toujours *brunes*, mais dont la couleur s'éclaircit de plus en plus ; en Patagonie, enfin, sous un ciel rigoureux, une ou plusieurs races *noirâtres* ou presque entièrement *noires*. — Et nous avons laissé de côté, je le répète, les neuf dixièmes de l'Amérique ! Que pourrions-nous ajouter à ce tableau ? Qui osera soutenir encore qu'il y ait quelque relation entre la latitude et la couleur ? Et que devient la loi de Prichard, loi fausse dans l'ensemble comme dans les détails, fausse en Asie, absurde en Europe et en Afrique, ridicule en Amérique ? On objecte que la latitude ne fait pas le climat, que les lignes *isothermes*, sensiblement parallèles à l'équateur dans la zone intertropicale, s'écartent notablement de cette direction dans les zones plus tempérées ; qu'il faut encore distinguer les lignes *isothères*, où la température est la même en été, et les lignes *isochimènes*, où la température est la même en hiver ; que la température décroît plus rapidement

(1) Comparez la planche 38 (t. II, p. 205) de l'ouvrage de M. Prichard, avec la planche 11 (t. I, p. 387).

dans les zones australes que dans les zones septentrionales ; que le climat dépend encore du voisinage de la mer, du voisinage des montagnes, de l'étendue des continents, de la direction des vents, etc., etc. Et comme toutes ces questions de climatologie sont extrêmement complexes, qu'elles cachent presque toujours quelque élément inconnu, qu'à défaut d'une condition on peut toujours, à tort ou à raison, en invoquer ou en inventer une autre, comme enfin on a l'esprit aveuglé par un système, opprimé par une idée préconçue qui a ses racines dans des croyances presque universelles et dont il est difficile de secouer le joug, pour toutes ces raisons, et pour quelques autres encore que je juge inutile de préciser, — on répète imperturbablement qu'il est difficile d'expliquer rigoureusement, pour tous les cas particuliers, les changements innombrables qu'a subis la couleur primitive de la peau humaine, mais que d'*une manière générale* ces changements sont dus à l'influence des climats. On abandonne les détails, mais on conserve l'ensemble ; on reconnaît qu'on a perdu tous les coups, mais on soutient qu'on a gagné la partie. Inconséquence singulière, qui pourrait faire naître des doutes sur la bonne foi des unitaires, si elle ne s'expliquait plus honorablement par des motifs supérieurs, ou plutôt extérieurs à la science.

Je me reprocherais d'avoir consacré tant de temps à l'étude de la coloration des races humaines, s'il ne m'avait paru nécessaire d'en finir une fois pour toutes avec la croyance populaire et naïve que M. Prichard a formulée en loi. Il a bien fallu conduire successivement les unitaires dans toutes les parties du monde, mettre leur doctrine aux prises avec les principaux faits ethnologiques, faire ressortir ceux qu'ils ont l'habitude de laisser dans l'ombre, et examiner la valeur des hypothèses auxquelles ils ont recours pour expliquer les autres. Nous allons maintenant, tout en supprimant une multitude de détails, jeter un coup d'œil rapide sur les races africaines, parce que c'est en Afrique que les monogénistes vont chercher un refuge lorsqu'ils voient le reste du monde échapper à leur système. Partout ailleurs l'évidence des faits les écrase. La nature semble s'être fait un jeu de les contrarier ; on dirait qu'elle a pris des précautions particulières pour déjouer à l'avance toutes leurs explications, et qu'en présidant à la distribution des races, elle a eu l'intention arrêtée de démontrer qu'il n'y a aucune relation entre le climat et la couleur. Livrant l'Amérique tropicale à des races faiblement colorées, elle a placé des hommes noirs en Californie sous un climat tempéré, en Patagonie sous un climat glacial (1). Plus capricieuse encore, si c'est possible, dans la répartition de la couleur parmi les races océaniennes, elle a donné une peau presque blanche aux naturels des îles Marquises et de l'Archipel de la Société sous la latitude du Congo, et une peau noire au contraire aux Tasmaniens de la terre de Diémen, sous une latitude analogue à celle de l'Italie, sous un climat analogue à celui de la France ; elle a semé au hasard, dans l'Océanie immense, le blanc, le noir, le brun, le rouge, le jaune, toutes les couleurs de sa palette, sans s'inquiéter de l'équateur ni des tropiques, ni de la température, ni du climat, ni des connexions, ni des distances, mélange inexplicable que n'expliquerait pas même la célèbre hypothèse du grand continent polynésien, cette autre Atlantide abîmée sous les flots. Puis, afin que nul ne pût méconnaître que la cou-

(1) Je ne puis me dispenser de consigner ici un détail dont le lecteur appréciera l'importance. D'après les témoignages que j'ai pu consulter, j'ai classé les *Charruas* de la Patagonie au nombre des peuples à peau noire ou à peu près noire (voyez plus haut, p. 364). J'ai spécialement emprunté mes citations à M. Prichard, qui n'avait certes aucun intérêt à placer dans la Patagonie des hommes dont le teint, d'après ses propres expressions, *est aussi foncé que celui de beaucoup de nègres* (Prichard, *Hist. nat. de l'homme*, trad. fr., 1843, t. I, p. 111 en note). Cet auteur parlait d'ailleurs, non de ce qu'il avait *lu*, mais de ce qu'il avait *vu* de ses propres yeux. Toutefois, mes deux collègues, MM. Vulpian et Jacquart, aides-naturalistes au Muséum, après avoir entendu à la Société de biologie la lecture de mon travail, m'engagèrent à vérifier le fait ; ils m'annoncèrent qu'un buste colorié d'après nature, et représentant un des Charruas qui sont morts à Paris il y a une vingtaine d'années, était déposé au Muséum dans la galerie d'anthropologie, et que la couleur de cet individu était simplement basanée. Peu de jours après je me rendis au Muséum, et je m'assurai que le renseignement fourni par mes deux honorables collègues était parfaitement exact. Je ne pouvais oublier cependant que M. Prichard avait examiné lui-même les Charruas, que M. Flourens avait disséqué leurs peaux, qu'il y avait trouvé un réseau pigmentaire semblable à celui des nègres. (Flourens, *Recherches anatomiques sur le corps muqueux ou appareil pigmentaire de la peau, dans l'Indien Charrua, le nègre et le mulâtre*. Dans *Annales des sciences naturelles*, 2e série, Zoologie, t. VII, p. 156.) M. Jacquart, témoin de mon anxiété, m'annonça que les belles préparations de M. Flourens avaient été déposées dans le laboratoire de ce professeur, et M. le docteur Philipeaux eut la bonté de me les montrer. Ces pièces sont parfaitement conservées ; j'en ai vu environ une vingtaine, et une longue macération dans l'alcool n'a pu faire disparaître la couleur noire de la couche pigmentaire.

leur des races est originelle et qu'elle est permanente, l'Asie orientale est devenue le partage des races jaunes mongoliques qui forment à elles seules plus du tiers de la population du globe, et qui s'étendent sans interruption depuis l'équateur jusqu'à l'océan Polaire. L'Europe enfin a été dévolue aux races blanches, mais pour qu'il fût bien établi que leur couleur claire ne dépend pas de la fraîcheur de leur climat, un peuple basané, aux yeux et aux cheveux invariablement noirs, a été placé sur les bords de la mer Glaciale, de telle sorte que les Lapons sont à la fois les plus septentrionaux de tous les Européens et ceux dont le teint est le plus sombre.

Devant ces faits évidents, incontestés et innombrables, dont un seul suffirait pour anéantir leur système, les monogénistes ont dû reculer ; ne pouvant les nier, ils en ont récusé la valeur ; ils leur ont opposé une fin de non-recevoir uniforme et invariable ; ils ont déclaré purement et simplement qu'en Europe, en Asie, en Amérique, en Océanie, les déplacements des populations avaient fréquemment mêlé toutes les races ; que tous les

Outre ces pièces disséquées qui ne représentent que des fragments de peaux, nous avons vu, dans plusieurs grands bocaux, le reste de la peau de tous les Charruas qui sont morts à Paris. L'une de ces peaux, provenant probablement de l'individu qui a été moulé pendant sa vie, est simplement basanée comme le buste de la galerie ; mais les autres peaux sont à peu près noires, et M. Prichard a eu raison de dire qu'elles sont aussi foncées que celles de beaucoup de nègres. Il résulte de cette enquête que parmi les Charruas qui survécurent à l'extermination de leur race et qui vinrent mourir à Paris, il y en avait au moins un dont la couleur n'était pas noire, mais que la plupart des autres et probablement même tous les autres étaient noirs. On m'a raconté au Muséum que le Charrua au teint clair paraissait supérieur aux autres. Il exerçait dans sa tribu quelque chose de comparable à la profession de médecin ou, si l'on veut, de devin. Etait-ce un Charrua de race pure ? sa supériorité relative, et la couleur mitigée de son teint ne permettent-elles pas de supposer que cet individu descendait, par voie de croisement, de quelque autre tribu environnante ? Je pose ces questions sans les résoudre. Il me semble difficile d'admettre qu'un contraste aussi frappant que celui qui existait entre cet homme et ses compagnons d'infortune, ait été le résultat d'une simple variation individuelle. Mais je me garde bien de dire que la chose soit impossible. On me pardonnera peut-être la longueur de cette note, si l'on songe que la race des Charruas est entièrement éteinte et que le seul spécimen de cette race qui soit exposé dans la galerie ouverte au public, représente un individu exceptionnel. Tout en remerciant MM. les aides-naturalistes du Muséum de leur gracieux concours, j'émets le vœu que quelques-unes au moins des pièces importantes qu'il m'a été permis d'examiner soient déposées dans les galeries publiques et soustraites aux chances d'accidents qui menacent tôt ou tard les collections particulières (octobre 1858).

peuples dont la couleur n'était pas en harmonie avec leurs climats avaient dû infailliblement changer de zone à une époque encore peu éloignée ; que s'il ne restait dans l'histoire aucune trace de leurs migrations, c'était tant pis pour l'histoire, mais que ces migrations, pour être les unes invraisemblables, les autres en contradiction manifeste avec les documents les plus authentiques, n'en étaient pas moins certaines, et qu'en tout cas les faits ethnologiques tirés de l'Amérique, de l'Océanie, de l'Asie et de l'Europe, n'avaient aucune signification et devaient être considérés comme non avenus. Argumentation merveilleusement commode, qui ne nécessite ni frais d'étude, ni frais d'imagination ! Notez qu'il n'est pas besoin de dire si les peuples expatriés ont cheminé par terre ou par mer, ni de savoir d'où ils sont venus, ni d'indiquer à mille ans près à quelle époque ils ont fait le voyage ; il suffit d'affirmer, s'ils sont noirs, qu'ils viennent d'un pays tropical ; s'ils sont blancs, qu'ils viennent d'un pays tempéré ; s'ils sont d'une autre couleur, qu'ils viennent on ne sait d'où, du Nord ou du Sud, peu importe, mais qu'ils sont en voie de transformation. Qui peut savoir, en effet, si le jaune et le rouge ne sont pas les teintes transitoires des peuples blancs qui noircissent ou des peuples noirs qui se décolorent ? Cela doit être, donc cela est, et avec de pareils raisonnements on n'est jamais pris au dépourvu.

Pourtant il faut bien qu'une doctrine repose ou du moins ait l'air de reposer sur quelque chose, et dans les sciences naturelles, ce quelque chose doit être tiré de l'observation. Or, à mesure que le cercle des connaissances ethnologiques s'est élargi, les unitaires ont vu se rétrécir proportionnellement les bases de leur antique édifice. Repoussés successivement de tous les pays où l'œil de la science avoit pénétré, ils se sont réfugiés dans la plus inexplorée des cinq parties du monde, dans cette Afrique inhospitalière dont on n'avait visité que le littoral, et dont les régions intérieures, presque entièrement inconnues, se prêtaient naguère encore à toutes les suppositions. C'était là, disait-on, qu'on trouvait les preuves vainement cherchées dans le reste de l'univers ; c'était là qu'on voyait enfin les races se modifier avec le climat, et les nuances de la peau humaine, à peu près uniformes sous les mêmes latitudes, se succéder régulièrement, s'assombrir vers l'équateur, s'adoucir vers les tropiques, et s'éclaircir de plus en plus au-delà de la zone torride ; c'était là, en un mot, que l'action nigrifiante du soleil devenait évidente, et que la loi fondamentale du système unitaire, éclipsée partout ailleurs, brillait de tout son éclat. Telles étaient les illusions des monogénistes, il y a à peine un demi-siècle ; mais elles ont dû se dissiper, comme les songes de la nuit, lorsque le jour de la science s'est enfin levé sur l'Afrique. Quoique ce vaste continent cache encore bien des mystères, quoique nos voyageurs héroïques en aient à peine exploré la moitié, ce qu'on sait aujourd'hui est plus que suffisant pour prouver qu'ici, comme dans les quatre autres parties du monde, la prétendue loi de Prichard ne trouve que des démentis.

La distribution des races, la répartition des couleurs n'obéit à aucune règle. Des peuples presque blancs vivent sous l'équateur (les Gallas-Edjows), et des peuples noirs vivent en dehors des tropiques (les Cafres, les Fezzanais, les Wadreagans, les Wurgelahs) (1). La zone de Soudan recèle à la fois la race blanche des Touarics ou Touaregs, la race rouge ou cuivrée des Fellatahs, et plusieurs races au teint d'ébène. Les nations de la côte orientale sont d'autant plus noires qu'elles sont plus éloignées de l'équateur ; une disposition analogue se retrouve sur la côte occidentale. Le noir le plus pur et le plus foncé s'observe au nord du Sénégal, chez les Yolofs, qu'entourent les Maures simplement basanés, les Foulahs au teint de cuivre, et les Mandingues couleur de tabac. Les Hottentots, si jaunes, qu'on a essayé d'en faire des Mongols, ont pour voisins immédiats les Cafres, qui sont de vrais nègres ; et à l'autre extrémité de l'Afrique, les nègres laineux du Sahara septentrional, les descendants des anciens Mélano-Gétules, sont enclavés au milieu des Mozabies, des Biscaries, des Touarics, et autres Berbères à peau blanche. Enfin, parmi les faits de l'ethnologie africaine, il n'en est pas un seul qui ne soit en contradiction évidente avec la loi dite de Prichard. Après avoir mis hors la loi tous les autres peuples de la terre, il faut

(1) J'ai adopté, pour les noms de ces peuples, l'orthographe de M. Prichard. Voyez le grand ouvrage de cet auteur intitulé : *Researches into the Physical History of Mankind*, 3e éd., vol. II, p. 20. London, 1837. Pour la couleur des Gallas-Edjows, voyez la belle planche insérée à la page 158 du même volume. Les Wurgelahs sont plus communément appelés *Ouarglas*.

donc y mettre aussi les habitants de l'Afrique; de telle sorte que les unitaires, chassés de leur dernier asile, sont obligés de remonter au ciel, et d'aller chercher sur quelque autre globe l'occasion d'appliquer leur loi.

Nous pouvons maintenant revenir à notre point de départ. La longue discussion qui précède avait pour but de chercher si les colorations diverses des principales races humaines sont originelles ou acquises, s'il a été une époque où tous les hommes avaient la même nuance, et s'il est possible que le noir, le blanc, le rouge, le jaune, pour ne parler que des teintes pures, soient des modifications naturelles de la couleur primitive et inconnue, que le Créateur imprévoyant avait donnée à l'humanité. La réponse à ces questions ne saurait être douteuse : les explications que les unitaires ont essayé de donner jusqu'ici sont tellement arbitraires, les influences climatériques qu'ils ont invoquées tellement nulles, les hypothèses historiques qu'ils ont appelées à leur secours tellement fabuleuses, qu'il est permis de se demander comment de pareilles aberrations ont pu se produire dans la science et trouver crédit auprès des gens sérieux. Je pourrais aisément dévoiler la cause de ce phénomène psychologique; je prie le lecteur de m'en dispenser, et de croire que cette réticence ne cache aucune pensée injurieuse pour des adversaires dont la bonne foi ne peut être mise en doute.

N'y eût-il entre les races humaines d'autre différence que celle de la couleur, ce caractère suffirait à lui seul, comme je viens de le prouver, pour dénoncer la multiplicité de leurs origines, et pour prouver par conséquent que les races actuelles sont issues, en droite ligne ou par croisements, de plusieurs espèces primitives. Mais la couleur de la peau est loin d'être l'élément le plus important du parallèle des races. Si c'est le plus frappant aux yeux du vulgaire, ce n'est ni le plus grave ni le plus évident aux yeux du zoologiste. On a même cherché à en atténuer la signification; on a cité pour cela l'exemple de quelques animaux chez lesquels la couleur des téguments ne présente rien de fixe; le même père et la même mère peuvent faire des petits très-dissemblables sous ce rapport, et les chiens d'une même portée peuvent varier du blanc au noir. Mais ces variations, qui s'observent presque exclusivement chez certains animaux domestiques de sont propres à un petit nombre d'espèces. Chez la plupart des autres animaux, le caractère de la couleur est tout à fait invariable ; il constitue un caractère spécifique, et il n'est pas douteux que les hommes appartiennent à cette dernière catégorie. Jamais le commerce d'un blanc et d'une blanche n'a donné autre chose que des enfants blancs ; jamais des parents à peau noire n'ont eu de rejetons à peau blanche ; car l'exemple des albinos, que Lecat a mis à la mode, et sur lequel les monogénistes modernes ont écrit tant de puérilités, n'a absolument aucune signification. L'albinisme est un état pathologique, une anomalie, un vice de formation qui s'observe chez les blancs aussi bien que chez les nègres ; les albinos, comme les hommes pie, comme les individus atteints de mélanisme, sont des êtres imparfaits, anormaux, qui diffèrent également de tous les types humains, et qui n'ont rien de commun avec la question des races. Prétendre que la couleur de la peau n'est pas un caractère fixe, en se basant sur ces cas d'anomalie, c'est comme si, de l'exemple des sexdigitaires, on concluait que le nombre des doigts ou des orteils n'est pas un caractère fixe. On peut donc affirmer hardiment que, dans le genre Homme, la diversité des colorations a une haute signification zoologique. Je le répète, si les blancs et les nègres ne différaient que par la couleur, si, sous tous les autres rapports, ils possédaient une organisation identique, cette seule et unique différence suffirait déjà pour détruire les prétentions des monogénistes, puisque rien, dans l'ordre des choses naturelles, ne permet d'admettre la possibilité de la transformation des hommes blancs en hommes noirs, puisque tout au contraire concourt à démontrer que cette transformation n'a jamais eu lieu. Mais il y a entre les divers types de l'humanité un grand nombre d'autres différences anatomiques, superficielles ou profondes, locales ou générales, aussi inexplicables les unes que les autres, aussi incompatibles que les précédentes avec le dogme unitaire, et plusieurs sont relatives à des caractères qui tiennent le premier rang parmi ceux qui servent de base aux classifications zoologiques.

Si nous devions examiner un à un tous ces caractères, les suivre de race en race comme nous l'avons fait pour la couleur de la peau, et, à propos de chacun d'eux, passer de nouveau en revue toute la population du globe, nous serions conduit à écrire plusieurs volumes, et nous courrions risque de perdre de vue le but que nous voulons atteindre. Notre travail n'est pas un traité d'anthropologie ; nous ne nous proposons ni de décrire les nombreuses races d'hommes qui peuplent notre planète, ni de les comparer entre elles sous le double rapport de leur organisation et de leurs origines, ni de préciser le nombre des types primitifs auxquels on peut les rapporter ; nous cherchons seulement s'il est possible que tous ces types, quel qu'en soit le nombre, dérivent d'une forme unique et primordiale, et si les caractères anatomiques qui sont propres à chacun d'eux peuvent être attribués à autre chose qu'à des différences originelles. C'est à ce point de vue que nous allons jeter un coup d'œil rapide sur quelques-uns de ces caractères, sans descendre dans les détails et sans nous astreindre à donner des descriptions complètes.

L'état du système pileux présente dans les diverses races des variations excessives, sous le rapport de la couleur, de la répartition, de la quantité et de la nature des poils. Vivant dans un pays dont la population descend de plusieurs races bien distinctes qui se sont croisées et recroisées indéfiniment depuis bon nombre de siècles, nous sommes habitués à considérer la couleur des cheveux comme un caractère essentiellement variable, parce que nous voyons souvent dans la même famille des chevelures noires, blondes, rouges, ou présentant des nuances intermédiaires, comme si ces particularités ne dépendaient que du caprice de la nature. Mais dans les races pures, dans celles qui n'ont subi que des mélanges très-limités, dans celles enfin qui, bien que fortement croisées, proviennent de la fusion de deux ou plusieurs races semblables, au moins quant à la couleur des cheveux, cette couleur ne présente que des variations très-restreintes ; souvent même elle est entièrement fixe, et elle établit entre les peuples aux cheveux blonds et les peuples aux cheveux noirs une ligne de séparation parfaitement tranchée. Aucune influence connue, autre que celle des croisements, ne peut modifier la couleur de la chevelure humaine ; il n'y a pas d'exemple que les changements de climat ou de genre de vie aient agi à un degré quelconque sur ce caractère ethnologique. Enfin, il n'y a aucune relation entre la coloration du système pileux et la répartition géographique des races (1). Les cheveux blonds ou roux n'appartiennent qu'à un certain nombre de races à peau blanche. Les autres races blanches et toutes les races de couleur, sauf un très-petit nombre d'exceptions, ont la chevelure complétement noire, quelle que soit d'ailleurs leur résidence, près du pôle, sous l'équateur ou dans les zones tempérées, les Patagons et les Pêcherais de la Terre-de-Feu, comme les Groenlandais et les Esquimaux, les Malais comme les Mongols, les Océaniens comme les Africains. Il y a cependant, vers le mont Auress, dans le nord-est de l'Afrique, et jusque dans le Sahara, une ou plusieurs races blondes déjà connues du temps de Bélisaire. Ajoutons que les Apaches Lee-Panis, dans le Nouveau-Mexique, entre le 30e et le 35e degré de latitude septentrionale, se distinguent des autres peuples de l'Amérique par leur chevelure blonde (2), et que des cheveux blonds et châtains se rencontrent également chez les naturels des Marquises et des îles de la Société, entre l'équateur et le tropique du Capricorne (3). On peut donc affirmer que l'influence des climats sur la coloration des poils est tout à fait nulle, et les différences qui existent sous ce rapport entre les diverses races ne peuvent se concilier avec l'hypothèse des monogénistes.

Le degré de développement du système pileux n'est pas moins variable que sa couleur. Dans beaucoup de races les hommes sont complétement imberbes et ont le corps aussi glabre que celui des femmes ; dans la plupart des races supérieures, blanches, brunes ou jaunes, la barbe est au contraire un des attributs les plus constants de la virilité ; elle est en général beaucoup

(1) Il paraît que quelques familles, professant la religion israélite, se distinguent des familles juives proprement dites par une peau plus blanche, des yeux clairs et les cheveux blonds. Mais tous les Israélites ne sont pas juifs. Plusieurs parties de la Russie, et surtout de la Pologne, avaient, en partie du moins, embrassé le judaïsme entre le huitième et le onzième siècle. Le christianisme ne tarda pas à y supplanter la religion israélite ; mais la conversion ne fut pas générale, et beaucoup de familles indo-germaniques restèrent fidèles à la loi de Moïse, adoptée par leurs ancêtres ; elles furent persécutées et dispersées au même titre que les Juifs véritables. Les Israélites aux cheveux blonds ne sont pas rares dans les États barbaresques et dans l'Afrique française, et on ne peut pas dire, par conséquent, que ce soit la fraîcheur du climat qui ait éclairci la couleur de leur chevelure. Voyez Gliddon, *The Monogenists and the Polygenists*, dans *Indigenous Races of the Earth*, Philadelphia, 1857, in-8°, p. 579-580.

(2) Prichard, *Hist. nat. de l'homme*, trad. fr., Paris, 1843, t. II, p. 144.

(3) *Loc. cit.*, p. 44 et 45.

plus développée chez les peuples blancs que chez ceux dont la peau est plus ou moins colorée. Cependant les plus velus de tous les hommes sont les Aïnos, qui ont le teint presque noir ou du moins d'un brun très-foncé, comparable à la couleur des écrevisses vivantes (1). Les Aïnos occupaient autrefois toute l'île d'Yeso, qui fait aujourd'hui partie du Japon ; toute la chaîne des îles Kouriles comprises entre Yeso et la pointe du Kamtschatka, l'extrémité méridionale de cette péninsule, la grande île de Saghalien et une partie du littoral de la Mantchourie, autour de l'embouchure du fleuve Amour. Etablis dans ces contrées depuis une époque antérieure aux plus anciennes histoires, connus déjà au temps de Confucius et désignés dans les livres sacrés des Chinois sous le nom significatif d'*hommes velus*, ils formaient encore au septième siècle de notre ère une nation assez importante pour entretenir avec l'imperméable empire de Chine des relations diplomatiques (2). Aujourd'hui, presque expulsés du continent, de Saghalien et d'Yeso, et devenus tributaires des Japonais, ils ne possèdent plus que les îles Kouriles, archipel long et étroit, étendu comme un chapelet depuis le Japon jusqu'au Kamtschatka, entre le 40e et le 50e degré de latitude septentrionale, sur une longueur de 250 lieues.

La race des Aïnos, bien décrite par Desmoulins sous le nom d'espèce kourilienne, diffère profondément de toutes les autres races humaines, mais elle diffère surtout des races qui l'entourent, aussi bien par la conformation du crâne, par celle du visage et par les proportions du corps, que par la couleur de la peau et par l'état du système pileux. Nous ne voulons parler ici que de ce dernier caractère. Eh bien! tandis que les Kamtschadales sont imberbes, que les Mantchoux, les Japonais, les Coréens, les Chinois même ont le visage presque nu, à l'exception de la lèvre supérieure, et que tous ces peuples ont le corps et les membres à peu près complétement glabres, les Aïnos, au contraire, enclavés au milieu d'eux depuis un temps immémorial, sont à la fois les plus barbus et les plus velus de tous les peuples de la

(1) Prichard, *loc. cit.*, t. I, p. 307, et Desmoulins, *Hist. nat. des races humaines*, Paris, 1826. in-8°, p. 287.

(2) Desmoulins, *loc. cit.*, p. 289.

terre. Les cheveux leur poussent jusque dans le dos (1), une barbe épaisse et noire leur masque presque entièrement le visage (2), et tout leur corps est couvert de longs poils noirs (3); leurs enfants sont quelquefois velus dès la plus tendre jeunesse (4); beaucoup de femmes enfin sont, dit-on, aussi velues que les hommes (5). D'après cela il n'est pas étonnant qu'on ait comparé les Aïnos à des ours; la fable s'est même emparée de ce fait singulier; on raconte que les Kouriliens élèvent dans chaque maison un ours, dont leurs femmes allaitent les petits (6), et une peinture japonaise, reproduite par Desmoulins (7), représente un ourson suspendu à la mamelle d'une Kourilienne. Rien n'est plus propre que cette légende à donner une idée de l'étonnement que l'aspect des Aïnos inspire aux peuples qui les entourent. Le contraste est si frappant, la différence si tranchée, que quelques auteurs, dominés par les préjugés unitaires, après avoir en vain cherché dans les races glabres de l'Asie orientale l'origine des Aïnos, ont fini par se retourner vers l'occident de l'Europe, et ont imaginé que ce peuple velu descendait d'une colonie de Celtes (8). Les Celtes, dont le système pileux est, comme on sait, fort développé, formeraient ainsi la transition généalogique et ethnologique entre la première famille humaine et la race des Aïnos actuels. Les ancêtres de ces derniers, partis de la Mésopotamie, comme tout le monde, se seraient dirigés vers la mer du Japon, en passant par la France ou plutôt par l'Angleterre, car on ajoute, comme complément de preuves, qu'il n'y a pas moins de trois mots anglais dans la langue kourilienne (9).

Je demande la permission de ne pas réfuter cette odyssée. M. Prichard lui-même n'a pu la prendre au sérieux, mais comme il fallait bien dire quelque chose sur l'origine d'une race aussi excentrique, il a insinué que l'organisation des Aïnos dépendait

(1) Prichard, *Hist. nat. de l'homme*, trad. fr., t. I, p. 153.
(2) Desmoulins, *loc. cit.*, p. 287.
(3) Prichard, *loc. cit.*, t. I, p. 308.
(4) Desmoulins, p. 287, Prichard, p. 308.
(5) Desmoulins, *loc. cit.*, p. 293.
(6) Desmoulins, p. 291.
(7) Desmoulins, pl. VI, à la fin du volume.
(8) Desmoulins, p. 289 et 290.
(9) *Tou* (two), deux; *tri* (three), trois, et *chip* (ship), vaisseau.

de leur climat. C'est ce qui résulte du passage suivant : « Sous le rapport du climat et de la situation, les îles Kouriles diffèrent de la côte habitée par les Samoyèdes; c'est peut-être à cela que tient la grande dissemblance des hommes de ces deux pays. » Si cette phrase dubitative n'est qu'un artifice de langage, une simple transition oratoire destinée à amortir l'impression d'étonnement que le lecteur va éprouver en passant tout à coup des hyperboréens glabres et imberbes aux Aïnos barbus et velus, qui sont leurs voisins immédiats, nous reconnaissons volontiers que ce procédé est ingénieux, quoique peu scientifique, se *non vero, bene trovato*. Mais si M. Prichard a dit la chose sérieusement, s'il a réellement cru que le climat des Kouriles ait pu enfanter la fourrure des Kouriliens, si en un mot, sans chercher à mystifier les autres, il s'est mystifié lui-même, il a donné la mesure de la solidité de son jugement, car il n'a certes point péché par ignorance. Il savait bien que de toutes parts les Aïnos sont entourés de peuples à peau nue, qu'ils diffèrent autant des uns que des autres; qu'ils ont pour voisins au nord les Kamtschadales glabres, au sud les Japonais glabres, à l'occident les Mantchoux glabres. Je ne parle pas de l'orient, où ils n'ont d'autres voisins que les poissons de l'océan Pacifique. Il savait encore que, de tous les peuples qui vivent sous un climat semblable à celui des Kouriles, les Aïnos seuls possèdent ce système pileux exubérant qui leur a valu d'être comparés à des ours, et qui n'a point d'analogue dans le reste de l'humanité. La moindre lueur de bon sens eût donc suffi pour lui faire comprendre que le développement des poils ne dépend ni du chaud, ni du froid, ni de la longitude, ni de la latitude, ni de l'exposition au levant ou au couchant, ni de l'élévation au-dessus du niveau de la mer, ni de la pluie, ni de la neige, ni du vent, ni de l'alimentation, ni du genre de vie, ni d'aucune influence physique imaginable. A cela, les unitaires répondront sans doute que la religion n'est pas responsable des erreurs de ses ministres, et qu'ils n'acceptent pas la solidarité de l'explication ridicule de M. Prichard. Mais je leur demanderai à mon tour quelle explication ils entendent substituer à celle-là. Je leur demanderai à quelle cause naturelle ils attribuent la transformation de la race primitive en race kourilienne. M. Prichard est le seul que j'aie eu à réfuter, parce que seul il a osé aborder la difficulté; les autres l'ont éludée, et le silence qu'ils ont gardé est un aveu de leur impuissance.

J'ai parlé des Aïnos parce qu'il fallait bien prendre un exemple; j'ai choisi l'un des plus frappants, mais non le plus inexplicable, car, à vrai dire, toutes les différences que présente le développement du système pileux, considéré comme caractère de race, échappent également aux explications des monogénistes. Je n'ai pas besoin de rappeler que la répartition des peuples plus ou moins barbus, chevelus ou velus, n'obéit à aucune règle, à aucune influence climatérique. La seule cause capable de modifier profondément le système pileux est le croisement des races, mais l'idée même de ce croisement suppose nécessairement des différences préalables, et celles-ci, ne pouvant être produites par les agents extérieurs, doivent être originelles, au moins pour un certain nombre de races. Pour donner une idée de l'embarras où se trouvent les unitaires, lorsqu'on les met en présence de ce fait ethnologique, je citerai l'explication singulière à laquelle Blumenbach et Eble se sont arrêtés : ils ont supposé que l'habitude de l'épilation avait fini, au bout de plusieurs générations, par fatiguer la nature; que celle-ci, de guerre lasse, avait renoncé à produire des poils, et que telle était l'origine des races glabres (1). Notez que ces dernières forment plus de la moitié de la population de la terre. Pour compléter cette théorie, il faudrait ajouter que l'usage national des pommades trichogènes a fini par produire les races velues; à moins qu'on ne préférât faire descendre les Aïnos de cet honnête et malheureux Esaü, à qui un imposteur, déguisé sous la peau d'un bouc, déroba la bénédiction paternelle! Mais en voilà bien assez sur le développement des cheveux et des poils : un mot maintenant sur leur nature.

Les cheveux, considérés suivant les races, sont longs ou courts, gros ou fins, durs ou flexibles, roides ou soyeux, droits, ondulés, bouclés ou frisés. Dans les populations croisées, comme celles de la France, on observe la plupart de ces différences qui ne sont plus chez nous que des variétés individuelles; mais,

(1) Prichard, *loc. cit.*, p. 153.

dans les races pures, les variations de la chevelure sont infiniment plus restreintes, elles sont même souvent tout à fait nulles, et tous les auteurs s'accordent à considérer la nature des cheveux comme un bon caractère ethnologique. Ajoutons que ce caractère n'est susceptible d'être modifié que par les croisements; qu'il s'est montré permanent chez tous les peuples dont on possède l'histoire; qu'il a constamment résisté aux expatriations les plus lointaines; qu'enfin, il est tout à fait indépendant de l'influence des latitudes et des climats. Il serait aisé de développer ces diverses propositions, et de prouver qu'elles sont inconciliables avec la doctrine des monogénistes; mais nous pouvons nous en dispenser; il nous suffira d'insister sur une autre particularité bien autrement grave que les précédentes; on devine que nous voulons parler de ce type de chevelure qui a valu à certaines races le nom de *races laineuses*.

Il serait superflu de décrire la chevelure laineuse; quiconque a vu un seul nègre se souvient à jamais de cette toison crépue, inextricable, de ces petites boucles sphériques, formées de poils roulés, tortillés, feutrés, qu'aucun peigne ne peut démêler, qu'aucune pommade ne peut soumettre. Lorsqu'on compare la laine des nègres aux cheveux, même les plus frisés, des autres hommes, on est obligé de reconnaître que la distinction de beaucoup d'espèces animales repose sur des traits moins concluants que celui-là. Ce caractère, aussi frappant et au moins aussi grave que celui de la couleur de la peau, est absolument permanent; il se transmet invariablement par hérédité et se perpétue éternellement dans les races non mélangées. Il n'y a dans l'histoire aucun exemple de la transformation des cheveux lisses en cheveux laineux, ni de la transformation inverse; et les unitaires, qui ne peuvent se dispenser de croire au moins à l'une de ces transformations, sont contraints d'avouer qu'elle a eu lieu à une époque antérieure aux plus anciens souvenirs des hommes.

Pour admettre la réalité d'un phénomène contraire à l'observation, il faut du moins avoir un prétexte, et s'il n'est pas donné d'en constater les effets, il faut du moins en indiquer les causes. Je demande donc aux monogénistes à quelle cause ils attribuent la production de la laine qui couvrait déjà, il y a plus de quatre mille ans, la tête des nègres représentés sur les monuments de l'Égypte. Ils me répondent sans hésiter que c'est la chaleur du climat et l'action des rayons solaires qu'il faut accuser de cette dégradation de la chevelure primitive du genre humain.

Il n'est pas douteux que si les hommes laineux habitaient sur les bords de la mer Glaciale, ce serait le froid et non le chaud, les nuits polaires et non les journées tropicales que les unitaires invoqueraient pour expliquer la formation de la laine humaine, comme ils l'ont fait du reste pour ce qui concerne l'épaisse toison des chiens arctiques (1). Mais, à l'époque où leur système a été bâti, on croyait que tous les peuples à tête laineuse vivaient sous la zone torride. On imagina alors de dire que la chaleur du climat fait friser les cheveux. Il fallait une grande légèreté d'esprit pour accepter une pareille conclusion ; car la coïncidence de deux phénomènes ne suffit pas pour établir entre eux une relation de causalité. Mais ce qui n'était dans l'origine qu'une simple erreur de raisonnement est devenu une absurdité grossière lorsque le cercle des observations s'est agrandi. Les faits ethnologiques constatés depuis trois siècles permettent de formuler les deux propositions suivantes :

1° Quoique la plupart des peuples à chevelure laineuse habitent sous la zone torride, plusieurs d'entre eux vivent dans les zones tempérées et quelques-uns même occupent des pays dont le climat est aussi froid que celui de la France ;

2° Quoique plusieurs races tropicales aient les cheveux laineux, un très-grand nombre de races, fixées sous la même zone depuis une époque antérieure aux temps historiques, ont les cheveux parfaitement lisses.

Pour démontrer ces deux propositions, jetons un coup d'œil sur la répartition géographique des races laineuses.

A l'exception des Hottentots et des Boschismans, qui ont la peau d'un jaune enfumé, tous les peuples à tête laineuse sont plus ou moins noirs. Mais tous les noirs n'ont pas les cheveux laineux : ceux d'Amérique (Californiens et Charruas) ont les cheveux lisses, ainsi que les habitants du continent australien. En Afrique même, surtout dans l'Afrique orientale, en Nubie et en Abyssinie, par exemple, on trouve plusieurs races noires dont

(1) Voy. plus haut, p. 358.

les cheveux sont ou tout à fait lisses, ou simplement bouclés comme ceux de beaucoup d'Européens. Il n'y a donc aucune connexité entre la couleur noire de la peau et l'état laineux de la chevelure ; et si quelque monogéniste endurci s'obstinait encore à prétendre que la noirceur du teint dépend du climat, il serait au moins forcé de reconnaître que les cheveux laineux dépendent d'une autre cause, puisque d'une part il y a des races laineuses dont la peau n'est pas noire, et que d'une autre part il y a des races noires dont la chevelure ne frise pas.

On peut parcourir toute l'Europe, toute l'Asie, les deux Amériques et la Polynésie, sans rencontrer dans la population indigène une seule tête laineuse. L'Afrique, Madagascar et l'Océanie occidentale sont les seules régions où la nature ait placé des hommes laineux, et ceux-ci vivent sous des climats fort divers, compris entre le 32ᵉ degré de latitude nord et le 43ᵉ degré de latitude sud. Il y a donc près de 1 900 lieues, en distance comptée sur le méridien, entre la limite boréale et la limite australe des pays habités par les races laineuses. Un écartement aussi énorme ne peut se concilier avec la prétendue influence des climats. Les hommes laineux les plus septentrionaux sont les Wurgelahs et les Wadréagans, dont nous avons déjà parlé, et qui occupent la partie septentrionale du Sahara, non loin du mont Atlas, au sud de l'Algérie, sous le 32ᵉ parallèle nord. Les plus méridionaux sont les Tasmaniens, race aujourd'hui presque exterminée, qui, il y a cinquante ans à peine, possédait toute l'île de Van-Diémen, au sud de la Nouvelle-Hollande, sous le 43ᵉ degré de latitude australe. Mais ce qu'il y a de plus remarquable, c'est que, dans les trois régions où l'on a trouvé des races indigènes à tête laineuse, on a trouvé également d'autres races non laineuses enclavées au milieu des précédentes.

En Afrique, dans la zone du Sahara, les Wadréagans, les Wurgelahs, les Fezzanais, peuples aux cheveux laineux, sont entourés de Kabyles, de Touarics, d'Arabes, dont la chevelure est entièrement différente. Dans la zone du Sénégal et du Soudan, les Fellatahs et les Foulahs ont conservé de longs cheveux lisses au milieu des Yolofs, des Mandingues, des Bornouens et autres peuples de race laineuse. Plus à l'est et dans la même zone, les Nubiens et les Abyssins se divisent en plusieurs races, les unes à chevelure lisse, les autres à chevelure laineuse. Dans la zone suivante, qui s'étend jusqu'à l'équateur et qui comprend, à l'ouest, la Guinée septentrionale, à l'est, la côte d'Ajan et le pays des Gallas, on connaît au moins deux groupes de peuples aux cheveux lisses ; ce sont d'une part, au sud de l'Abyssinie, une partie des nations désignées sous le titre générique des Gallas ; d'une autre part, dans la Guinée, au voisinage de la côte d'Or, les Intas, les Fantis et les Ashantis. Ces derniers ont de longs cheveux bouclés qui quelquefois tombent jusque sur leurs noires épaules (1). Au sud de l'équateur, toutes les races africaines ont les cheveux laineux ; mais, chose bien remarquable et qui prouve combien ce caractère est peu en harmonie avec le climat, les deux races dont la chevelure diffère le plus de la nôtre, sont celles qui vivent au sud du tropique du Capricorne, vers le cap de Bonne-Espérance, dans la zone tempérée. Je veux parler des Hottentots et des Boschismans, que quelques ethnologistes ont confondus à tort en une seule race. Leurs cheveux ne forment pas une couche continue à la surface de la tête ; ils sont disposés en petites touffes laineuses, implantées isolément à quelque distance les unes des autres, et laissant entre elles des intervalles libres où la peau du crâne est tout à fait glabre. Cette implantation singulière, qu'on a comparée à celle des pinceaux partiels d'une brosse, est sans analogue dans le reste de l'humanité. Lorsque les cheveux sont tondus de près, chaque petit flocon de laine constitue une masse tordue et roulée grosse comme un pois. Lorsqu'on laisse croître la chevelure, les touffes isolées restent toujours distinctes les unes des autres et, en s'allongeant, elles forment des espèces de torsades dures qui ressemblent à de grosses franges (2). Celui qui aurait assez d'imagination pour dire en quoi le climat de l'Afrique australe a pu contribuer à dénaturer si profondément la chevelure humaine, rendrait un véritable service à la cause unitaire, car les esprits les plus inventifs ont reculé jusqu'ici devant cette diffi-

(1) Prichard, *Researches*, etc., 2e édit., 1826 ; vol. I, p. 266. *Histoire naturelle de l'homme*, trad. fr., 1843, t. II, p. 3.

(2) Prichard, *Researches*, etc., 1826, 2e édit., vol. I, p. 334. Cette chevelure singulière a été désignée sous le nom de *chevelure à grains de poivre*. Voy. Eusèbe de Salles, *Races humaines*, 1849, in-12, p. 238.

culté ; M. Prichard, ordinairement si courageux dans ses explications, s'est trouvé cette fois tout à fait déconcerté, et, dans son dernier ouvrage sur l'*Histoire naturelle de l'homme*, il n'a trouvé d'autre ressource que de supprimer entièrement toute allusion à la chevelure des Hottentots et des Boschismans.

La seconde région habitée par des hommes laineux est la grande île de Madagascar, qui, bien qu'assez voisine du continent, possède une faune et une flore tout à fait distinctes. Là encore, comme en Afrique, nous trouvons, suivant les nations et suivant les races, deux types de chevelures. Les Madécasses du littoral ont la peau noire et la tête laineuse ; mais, dans les régions centrales de l'île, vivent des peuples au teint plus clair, aux traits presque caucasiques, et à la chevelure longue et plate (1). La nation des Ovas, celles des Wirzimbers et des Antamayas appartiennent à ce dernier groupe, qui contraste avec l'autre d'une manière bien remarquable.

Un contraste plus frappant encore existe dans l'Océanie occidentale, qui est la troisième et dernière région habitée par des hommes laineux. On sait que les îles Andaman, toute la Mélanésie et une partie du grand archipel Indien recèlent des peuples à peau noire, qu'on a désignés sous le nom général de Nègres pélagiens. Dans plusieurs des grandes îles de ce dernier archipel, des races noires, à la chevelure laineuse, vivent à côté des Malais aux cheveux longs et plats. Premier échec pour les unitaires ; mais on objecte que la race malaise n'est peut-être pas autochthone, qu'elle a pu et même dû venir du continent à une époque inconnue, il est vrai, mais probablement trop rapprochée (2), qu'elle n'a pas encore eu le temps de subir l'action du climat au même degré que les premiers occupants du sol ; qu'enfin, si l'on prend seulement la peine d'attendre encore pendant dix ou vingt siècles, on verra sans doute les Malais devenir noirs et laineux à leur tour, comme l'ont fait les autres peuples qui les ont pré-

(1) Prichard, *Researches*, etc., 1826, vol. I, p. 44.

(2) Il est probable, au contraire, que les Malais sont originaires des îles méridionales du grand archipel Indien. Les Malais de la péninsule de Malacca viennent de Sumatra. C'est en l'an 1160 qu'ils s'y sont établis. (Voy. Prichard, *Researches*, etc., 2e édit., 1826, vol. I, p. 458). Avant qu'on connût l'histoire des peuples malais, on les considérait comme des Mongols qui, en gagnant les terres équatoriales, avaient subi une transformation en rapport avec leur nouveau climat.

cédés dans le même archipel. Nous ne pouvons que faire des vœux pour que cet espoir se réalise, car nous n'avons pas la prétention de vivre jusque-là ; mais nous pouvons, en attendant, étudier la chevelure des hommes à peau noire, que l'on considère comme les premiers habitants du grand archipel Indien. Subissant depuis un temps immémorial l'influence d'un climat à peu près uniforme, ces hommes, à qui la prétendue action du soleil a donné la même peau, vont, sans doute, aussi nous présenter la même chevelure ? C'est ici qu'un second échec attend les unitaires : les noirs des îles Andaman, de Bornéo, des Moluques, et une partie de ceux des îles Philippines ont la tête couverte de laine ; mais, dans ces mêmes îles Philippines, on trouve une autre race, tout aussi noire, qui se distingue de la précédente par une chevelure lisse, longue, fine et brillante (1). Ce n'est pas la seule différence qui existe entre les deux races noires des Philippines ; par la physionomie, les mœurs, l'intelligence, ces deux races contrastent d'une manière si frappante, qu'on a supposé que l'une venait de l'Afrique et l'autre de l'Inde. M. Prichard avoue que ces deux conjectures sont également insoutenables (2), mais il n'explique pas comment deux races, vivant dans le même archipel, et quelquefois dans la même île, peuvent différer d'une manière aussi complète. Dira-t-on que la race aux cheveux lisses est une race croisée, provenant de l'union des nègres laineux avec les Malais ? Mais, pour que ce croisement eût entièrement changé la nature de la chevelure, il faudrait que le sang malais prédominât considérablement sur le sang nègre ; et, s'il en était ainsi, la couleur de la peau aurait subi une atténuation proportionnelle. Au lieu de cela, elle *est tout à fait noire*, et c'est M. Prichard qui nous l'apprend (3). — D'ailleurs, c'est à ce même croisement des Malais avec les nègres pélagiens qu'on attribue la production de la chevelure des Papouas à *tête de vadrouille*. Tout le monde connaît cette énorme coiffure naturelle, qui rappellerait les bonnets à poil de nos hussards si elle n'était crépue, frisée et presque laineuse. Lorsqu'on la compare aux cheveux plats, lisses et soyeux de l'une des races noires des Philippines, on

(1) Prichard, *Histoire naturelle de l'homme*, trad. fr., t. II, p. 60.
(2) *Loc. cit.*, p. 62.
(3) Page 60.

reconnaît qu'il n'est pas possible d'assigner la même cause à deux choses aussi radicalement différentes ; de telle sorte que si les Papouas sont des métis de Malais et de nègres, — ce dont il est permis de douter, — la race noire et non laineuse des îles Philippines provient nécessairement d'une autre origine, et réciproquement. J'invite les unitaires à mettre ces deux faits en présence ; je leur laisse le choix d'en expliquer un par l'hypothèse du croisement ; mais à condition qu'ils trouveront pour l'autre une explication différente. S'ils croient pouvoir invoquer l'influence du climat, qu'ils le fassent, mais qu'ils ne se renferment pas dans une assertion vague et nuageuse ; qu'ils précisent les faits ; qu'ils ne craignent pas d'indiquer les latitudes ; enfin, qu'ils formulent leur pensée avec netteté, comme des hommes convaincus, qui ne reculent pas devant la discussion. Tant qu'ils ne l'auront pas fait, on sera dans le droit de leur dire que leur doctrine a reçu un rude échec dans le grand archipel Indien.

Mais puisqu'ils se sont à tort ou à raison retranchés derrière l'idée d'un croisement de races, prions-les de nous suivre vers le sud, dans la Mélanésie proprement dite, là où ne pénétrèrent jamais ni les Malais, ni les Polynésiens, ni aucun peuple étranger quelconque avant l'arrivée des Européens. On n'a trouvé dans cette partie du monde que des hommes à peau noire appartenant à deux groupes de races, ou plutôt à deux types essentiellement différents. Le caractère de la chevelure, entre autres, établit entre ces deux types principaux une ligne de démarcation parfaitement tranchée. Le premier type comprend les races à tête laineuse ; les races du second groupe ont, au contraire, les cheveux roides et lisses. Les nombreuses tribus du continent australien et les Alfourous-Endamènes de la Nouvelle-Guinée rentrent dans cette seconde catégorie. Presque tous les autres naturels de la Mélanésie viennent se ranger dans la première. Cela posé, j'ose encore prier les monogénistes de m'expliquer comment la nature s'y est prise pour faire sortir d'un même moule ces deux fractions de l'humanité, et sans pousser l'indiscrétion jusqu'à leur demander la cause des autres différences physiques, je m'en tiens au seul caractère de la chevelure : c'est sur ce point seulement que je prends la liberté de les interroger.

« Eh quoi! répondent-ils, oubliez-vous que la Mélanésie s'étend depuis l'équateur jusqu'au 43ᵉ degré de latitude australe? Qu'elle a, du nord au sud, plus de mille lieues et plus de quinze cents de l'est à l'ouest? Est-il donc possible que le type humain soit invariable dans une région aussi vaste, qui renferme des climats si divers? C'est pour le coup que les polygénistes triompheraient et qu'ils auraient le droit de nier l'influence des climats. Mais il n'en est heureusement pas ainsi; l'inégale action du soleil a produit des effets inégaux sur ces hommes qui, après avoir noirci sous l'équateur, se sont échelonnés d'île en île jusqu'à la terre de Diémen. Il ne faut donc pas s'étonner si les uns ont des cheveux proprement dits, et les autres de la laine. On ne pourrait s'étonner que s'il en était autrement. »

Je suis tout disposé à accepter cette explication, mais ma curiosité n'est pas satisfaite encore; j'ai besoin d'un détail de plus. On me parle de l'influence du climat sur la nature des cheveux, c'est fort bien; je vais faire tous mes efforts pour y croire, je ne demanderai même pas qu'on me fasse comprendre le mode d'action de cette influence, je demanderai seulement dans quel sens elle agit. Voyons: la Mélanésie est divisée par le tropique du Capricorne en deux zones à peu près égales, l'une torride, l'autre tempérée. Est-ce sous la première ou sous la seconde de ces zones que je dois chercher les races laineuses? en d'autres termes, est-ce la chaleur ou le froid, ou la température moyenne qui a la propriété de transformer la laine en cheveux ou les cheveux en laine? On me répondra probablement que c'est la chaleur, puisque c'est à cette cause que les nègres d'Afrique sont censés devoir leur chevelure laineuse. S'il en est ainsi, nous devons nous attendre à trouver les deux types opposés groupés respectivement aux deux limites extrêmes de la Mélanésie. Dans la Nouvelle-Guinée, qui dessèche sous l'équateur, les hommes auront la tête laineuse; et si nous devons rencontrer quelque part des peuples aux cheveux lisses, ce sera dans l'île fraîche et brumeuse de Diémen ou de Tasman, qui est la terre la plus australe de toute la Mélanésie. Mais, ô déception cruelle! les Tasmaniens, chez lesquels la nature s'est plu à accumuler tous les caractères physiques et intellectuels des types inférieurs de l'humanité, les Tasmaniens, dis-je, sont entièrement laineux tandis que les Alfourous-Endamènes de la Nouvelle-Guinée, qui ne valent guère mieux, ont la chevelure roide et lisse (1). C'est exactement le contraire de ce que les unitaires nous avaient annoncé. Il leur reste la ressource de dire que c'est le froid et non le chaud qui engendre la laine dans cette partie du globe. Par malheur, à côté des Alfourous aux cheveux lisses, vivent dans la Nouvelle-Guinée les Papous aux cheveux laineux, qui sont leurs ennemis implacables, et qu'il ne faut pas confondre d'ailleurs avec les Papouas à tête de vadrouille dont nous avons déjà parlé. Puis, tout près des Tasmaniens laineux, de l'autre côté du détroit de Bass, les Australiens du sud ont les cheveux tout à fait lisses. Mais, les Alfourous occupant surtout le centre de la Nouvelle-Guinée, dont le littoral appartient aux Papous, on suppose peut-être que l'air de la mer, l'humidité des rivages, l'usage de la chair de poisson, en un mot, toutes les conséquences de l'habitation dans les climats maritimes, ont pu contribuer à faire pousser de la laine sur la tête des Papous comme sur celle des Tasmaniens? Par malheur encore, tous les habitants de la vaste Australie, ceux du centre comme ceux du littoral, ceux du nord comme ceux du sud, ceux des contrées marécageuses et ceux des plaines de sable, ceux des forêts et ceux des montagnes, ceux qui mangent des poissons et ceux qui mangent de l'herbe, des chenilles ou des fourmis, tous, dis-je, sans exception, possèdent une chevelure lisse, roide, formée de poils longs et gros qu'on pourrait, sans calomnie, comparer aux crins du cheval. Et ce caractère coïncide avec une conformation particulière du crâne, du visage, du tronc et des membres, de telle sorte que toutes les races de la Nouvelle-Hollande, quoique présentant entre elles des différences accessoires, constituent dans le genre Homme un groupe naturel parfaitement distinct de tous les autres.

Je ne pourrais développer cette proposition sans perdre de vue la question spéciale que j'étudie actuellement. Je ne m'occupe ici que des variations de la chevelure humaine ; je cherche seulement si ces variations singulières sont compatibles avec la théorie des monogénistes. Je viens de faire avec eux le tour du

(1) Prichard, *Histoire naturelle de l'homme*, trad. fr., 1843, t. II, p. 67.

monde ; pour chaque fait particulier j'ai passé en revue toutes leurs explications, toutes leurs hypothèses, aucune n'a pu s'accorder avec la réalité ; toutes se sont trouvées en opposition avec l'évidence. Si j'en ai oublié quelqu'une, ou si leur imagination en invente quelqu'autre, je suis prêt à accueillir leurs réclamations, mais il est aisé de voir que ces réclamations n'arriveront pas. Il faudrait les formuler en termes précis, et jusqu'ici les unitaires ont évité de s'exprimer d'une manière catégorique, positive et scientifique sur l'origine des différences que présente le système pileux dans les diverses races humaines. Au lieu d'aborder franchement la question, ils l'ont plutôt éludée ; plusieurs même ont fait semblant de la dédaigner en déclarant que les caractères tirés de l'étude des poils n'avaient aucune valeur zoologique.

Nous connaissons déjà cet argument commode qui, inventé d'abord par les monogénistes pour concilier leur doctrine avec les variations de la couleur de la peau, a été ensuite appliqué par eux, avec une monotonie fatigante, à tous les caractères physiques qui établissent des différences entre les principales races d'hommes. Si l'exemple, d'ailleurs très-contestable, de quelques animaux domestiques réputés de même origine, semble montrer que le pelage peut beaucoup varier dans la même espèce, il n'en est pas moins vrai qu'il y a dans la série animale un grand nombre d'espèces parfaitement distinctes qui ne diffèrent les unes des autres que par leur système pileux. L'uniformité du pelage chez les animaux de même espèce est une règle qui souffre peu d'exceptions, et la plupart de celles-ci n'ont même aucune signification aux yeux des naturalistes qui tiennent compte des phénomènes de l'hybridité ; toutefois, admettons, si l'on veut, que ces exceptions soient bien réelles ; est-il permis d'en conclure que l'homme doive être rangé dans la catégorie des espèces qui restent en dehors de la règle ? Ce serait tout à fait illogique. La seule conclusion raisonnable, avant l'examen des faits, est que *probablement* l'homme obéit à la loi commune. La proposition inverse ne pourrait être admise que sur des preuves directes. Ces preuves, on les a cherchées en vain dans tous les coins du monde et, par suite de cette enquête, ce qui n'était d'abord qu'une probabilité s'est changé en certitude. Il est sans exemple dans l'histoire que l'état du système pileux, considéré comme caractère ethnologique, ait subi, par l'action du temps ou des changements de climats, quelque modification appréciable, chez les peuples qui ont échappé à l'influence des croisements. Les variations individuelles légères qui se présentent quelquefois dans les races à peu près pures, sont tout à fait insignifiantes lorsqu'on les compare aux différences considérables qui existent sous ce rapport entre les principales divisions du genre humain. Enregistrons ici un aveu précieux de M. Prichard : « Les variétés dans la couleur et la *structure* des cheveux, dit cet auteur, forment un des traits les plus remarquables parmi ceux dont l'ensemble constitue pour chaque nation le caractère physique distinctif (1). » Il est vrai que M. Prichard a cherché, suivant son habitude, à atténuer la portée de cet aveu : « Au reste, dit-il un peu plus loin, il est *probable* que ces diversités nationales ne dépassent point la mesure des variétés qui s'observent entre diverses familles appartenant à une même nation (2). » Pour qu'un unitaire aussi intrépide que M. Prichard se soit contenté de donner comme probable une proposition sans laquelle son système ne peut subsister, il faut qu'il se soit senti bien dénué de preuves. Cette proposition est d'ailleurs d'une fausseté tellement évidente, que je croirais, en la réfutant, faire injure au bon sens du lecteur. Je demanderai seulement aux élèves de M. Prichard s'ils ont jamais entendu dire qu'il se fût produit dans la nation anglaise, ou dans toute autre nation blanche, quelque famille caractérisée par une chevelure laineuse à grains de poivre comme celle des Hottentots ? En attendant leur réponse, j'examinerai un autre argument auquel les unitaires se sont rattachés, lorsqu'ils ont enfin compris qu'il leur était impossible d'expliquer les nombreuses différences que présente le système pileux dans l'humanité.

Le procédé auquel ils ont eu recours est des plus faciles. Ils ont purement et simplement nié l'existence de ces différences. Pour ce qui concerne en particulier la question des cheveux lisses ou laineux, ils ont prétendu que ces deux types de cheveux étaient à peu près identiques. Je dis à peu près, parce qu'aucun

(1) Prichard, *Histoire naturelle de l'homme*, trad. fr., 1843, t. I, p. 132.

(2) Page 133.

unitaire, pas même M. Prichard, qui a inventé cet argument, n'a osé soutenir que l'identité fût complète. Il le faudrait pourtant pour que le raisonnement fût valable, surtout au point de vue spécial où on est obligé de se placer pour arriver à cette conclusion singulière que deux choses extrêmement différentes ne sont qu'une seule et même chose. Mais négligeons ce détail, et voyons comment les unitaires s'y sont pris pour tourner la difficulté.

On sait qu'il y a toujours, dans le langage scientifique, un certain nombre d'expressions inexactes empruntées au langage vulgaire. Les hommes de science, en les adoptant pour simplifier le discours, ne deviennent pas pour cela solidaires des erreurs qu'elles consacrent. Lorsque les astronomes parlent du lever et du coucher du soleil, ils n'ont nullement l'intention de nier la rotation de la terre. Ils ont adopté ces termes parce que, pour les remplacer, il faudrait recourir à de longues périphrases. Or, de tout temps le vulgaire, frappé de l'apparence singulière des cheveux de certaines races noires, a comparé cette espèce de toison à celle des bêtes ovines. Lorsque, à leur tour, les ethnologistes ont eu à distinguer les deux principales variétés de la chevelure humaine, ils ont cru pouvoir se servir d'une expression depuis longtemps consacrée par l'usage, et ils ont désigné l'une de ces deux variétés sous le nom de chevelure laineuse. Sous ce rapport, il n'y a aucune différence entre les monogénistes et les polygénistes, et M. Prichard est probablement, de tous les auteurs présents ou passés, celui qui s'est le plus souvent servi de ce terme. Mais personne n'a voulu dire par là que les cheveux laineux des nègres eussent la même structure microscopique que la laine des moutons.

Cela posé, M. Prichard, bientôt suivi de toute l'école unitaire, s'est ménagé un facile triomphe en prouvant que les poils du mouton, quoique ayant à l'œil nu la même apparence que les cheveux des nègres éthiopiens, ont en réalité sous le microscope une structure toute différente. Après avoir enfoncé cette porte ouverte, il a comparé, toujours sous le microscope, les cheveux laineux aux cheveux lisses, et trouvant qu'ils possédaient les uns et les autres la même structure élémentaire, que, sans être absolument identiques, ils ne différaient que par leur degré de transparence et par la quantité de la matière colorante qui remplissait leur tube central (1), il s'est cru autorisé à en conclure qu'on ne peut établir aucune distinction essentielle entre les deux types principaux de la chevelure humaine.

Si cet auteur, et ceux qui ont après lui répété son raisonnement, avaient eu des notions plus saines et plus étendues sur l'histologie, ou science des tissus, ils auraient su que la composition élémentaire des parties ne fournit que très-rarement des caractères distinctifs entre les espèces. C'est la forme des organes, bien plus que leur structure, qui sert de base aux classifications des zoologistes. Le microscope ne découvre dans toute la série des êtres qu'un nombre très-restreint d'éléments anatomiques, nombre bien inférieur à celui des corps simples de la chimie. C'est avec ce petit nombre d'éléments microscopiques que la nature a construit le monde organisé. Le système osseux, le système cartilagineux, le système fibreux, le système musculaire volontaire, le système nerveux, etc., envisagés sous le rapport de leur structure, ne présentent chez la plupart des vertébrés, poissons ou reptiles, oiseaux ou mammifères, aucune différence essentielle, et les modifications, relativement très-légères, qui se rencontrent chez certaines espèces, n'ont le plus souvent aucun rapport avec la situation que ces espèces occupent dans la série. La structure des organes externes, tels que la peau, les poils, les ongles, les cornes, les dents, est beaucoup moins fixe que celle des organes internes; mais si, au lieu de comparer sous ce point de vue les animaux de classes différentes ou d'ordres différents, on compare les divers genres d'un même ordre, et surtout les diverses espèces d'un même genre, on voit presque toujours ces divergences de structure faire place à une uniformité à peu près complète. Or, quelque prononcée que soit la ligne de démarcation des races humaines, il est bien certain qu'elles rentrent toutes dans un seul genre, le genre

(1) Prichard, *Histoire naturelle de l'homme*, trad. fr., t. I, p. 140. M. Prichard, peu habitué à manier le microscope et ne possédant peut-être que des instruments défectueux, a écrit sur la structure des poils un chapitre où les erreurs fourmillent. Il s'est trompé en particulier sur le siége de la matière colorante. J'ai dû citer son opinion sur la structure des cheveux humains, parce qu'il fallait reproduire son argument; mais je n'accepte pas la solidarité de sa description.

Homme ; et quand même il serait universellement reconnu et mathématiquement démontré qu'il y a plusieurs espèces dans ce genre, on devrait s'attendre à ne trouver entre elles, par l'examen microscopique des tissus, aucune différence fondamentale. Mais il s'agit de s'entendre sur la valeur de ce mot : différence fondamentale. En microscopie, une différence fondamentale est en quelque sorte un abîme. Par exemple, le réseau de Malpighi, qui est le siége de la couleur noire de la peau du nègre, se compose de cellules microscopiques, remplies d'un pigment qui les rend opaques. Chez les blancs, ce réseau existe aussi, mais les cellules qui le constituent sont transparentes et ne renferment pas de pigment. Le microscope, par conséquent, confirme, complète et aggrave une distinction qui, à l'œil nu, était déjà évidente. Toutefois, on remarque que la cellule est l'élément principal, que le pigment est l'élément accessoire. On en conclut qu'il n'y a entre la peau du blanc et celle du nègre aucune différence histologique fondamentale. Mais, en se plaçant à ce point de vue, on trouve qu'il n'y a pas non plus de différence fondamentale entre la peau de l'homme et celle des singes, des chiens, des canards ou des grenouilles. Partout le derme est recouvert d'une couche de cellules qui présentent avec les nôtres une analogie incontestable. Voilà où conduit l'application de l'histologie transcendante à l'étude de la zoologie. Que dis-je ? n'y a-t-il pas des micrographes audacieux qui ont cru pouvoir affirmer que tous les tissus animaux ou végétaux, normaux ou pathologiques, dérivent d'une seule et même cellule, élément initial de toute organisation ; que toutes les parties du corps se confondent dans cette origine commune ; qu'en un mot il n'existe entre elles aucune différence primordiale et fondamentale (1) ? Auprès de ces unitaires de haute école ceux que nous combattons ici ne sont que des esprits bien timides ; car qu'est-ce que l'unité de l'espèce humaine à côté de l'unité de tout le monde organisé ? Et si la simple analogie de structure prouvait la communauté des origines, s'il fallait pour distinguer les espèces attendre que le microscope eût décou-

(1) On comprend que nous voulons parler ici de la théorie cellulaire, créée par l'ardente imagination de M. Raspail, développée par MM. Schwan et Schleiden, et acceptée encore aujourd'hui par une partie de l'école allemande.

vert entre elles des différences histologiques essentielles et capables de résister à tout rapprochement théorique, ce ne seraient pas seulement tous les hommes, mais tous les vertébrés et même tous les êtres vivants qu'il faudrait confondre en une seule et unique espèce. Les monogénistes reculeront sans doute devant cette fraternité universelle ; ils refuseront d'adopter la doctrine cellulaire ; ils diront que cette unité dans la cellule est le résultat d'une interprétation forcée, qu'il ne s'agit pas de voir avec l'esprit, mais avec les yeux, et qu'en dépit de toute théorie le tissu des os diffère de celui des muscles, celui des nerfs de celui des poils, celui du bois de celui de l'ivoire. Ils auront raison. Mais je leur dirai à mon tour que, puisqu'il faut regarder avec les yeux et non avec l'esprit, la structure de la peau du nègre diffère absolument de celle de la peau du blanc, que le microscope découvre ici des cellules transparentes, là des cellules pigmentaires dont l'origine est inexplicable, et que ce fait est supérieur à tous les raisonnements.

On voit donc que les monogénistes ont été mal inspirés en faisant appel au témoignage du microscope. Ils ne pouvaient rien y gagner, car lors même qu'ils auraient réussi à prouver que tous les organes ont identiquement la même structure élémentaire dans toutes les races humaines, la signification zoologique de ce fait eût été entièrement nulle ; mais ils pouvaient y perdre, car la moindre différence histologique devait acquérir par là même une importance considérable, surtout si elle coïncidait avec des différences extérieures déjà évidentes à l'œil nu. C'est ce qui est arrivé encore pour la structure des poils, puisque M. Prichard, ayant trouvé sous le microscope les cheveux des nègres plus opaques que ceux des Européens, et plus chargés de matière colorante, attribue à l'abondance du pigment la propriété particulière qui fait friser les cheveux des races laineuses (1). En s'efforçant ainsi d'expliquer une inconnue par une autre, le chef des unitaires a montré combien il se sentait incapable de résoudre directement le problème des cheveux laineux et des cheveux lisses. Il a même été obligé, pour arriver à cette explication boiteuse, de tourner le dos à l'évidence, d'ou-

(1) Prichard, *loc. cit.*, p. 140-141.

blier que beaucoup de races ont à la fois la chevelure aussi noire que les nègres, et aussi lisse que les Européens (1), d'imaginer que les cheveux bouclés ou frisés qu'on observe fréquemment dans les races blanches sont le premier degré de la transformation laineuse, de raisonner enfin comme si cette prétendue transition se montrait exclusivement chez les sujets qui ont la chevelure la plus foncée. Voilà bien des erreurs accumulées. Eh bien, supposons que ce soient autant de vérités démontrées; accordons que toutes les variations de la chevelure humaine se réduisent à une simple question de pigment. Le problème sera-t-il enfin résolu? Évidemment non; car il faudra dire ensuite quelle est l'origine de ce pigment, chose aussi impossible, ni plus ni moins, que d'expliquer directement la formation des cheveux laineux.

Abordons maintenant un autre ordre d'idées, et puisqu'il plaît aux monogénistes de récuser la valeur des caractères superficiels tirés de l'étude de la peau et du système pileux, pénétrons plus profondément dans l'organisation des types humains. La nature de notre travail nous dispense de suivre minutieusement, dans les diverses races, toutes les modifications du crâne, de la face, du tronc et des membres. Nous nous bornerons donc à comparer, dans un parallèle incomplet et rapide, les hommes appartenant au type dit Caucasique, avec ceux qui se rattachent au type dit Éthiopien. Nous négligerons une foule de détails accessoires; nous ne parlerons que des points les plus importants, et ceux-ci sont tellement connus, qu'il nous suffira pour ainsi dire de les énumérer.

La physionomie des nègres (sans parler de la couleur) est caractérisée par un front étroit et fuyant, un nez écrasé à sa base et épaté au niveau des narines, des yeux très-découverts à iris brun et à sclérotique jaunâtre, des lèvres extrêmement épaisses, retroussées en dehors et repoussées en avant; enfin des mâchoires saillantes en forme de museau et supportant de longues dents obliques; tels sont les traits principaux

(1) Je n'ai point vu de nègres albinos, mais il résulte des descriptions que j'ai lues que, chez ces êtres imparfaits, les cheveux, quoique blancs, sont ordinairement aussi laineux que ceux des nègres proprement dits; si, comme j'ai lieu de le croire, ce fait est exact, c'est un argument de plus contre l'hypothèse de M. Prichard.

qui donnent à la figure éthiopienne un cachet tout à fait spécial. Il n'est pas une de ces particularités qui ne puisse çà et là se présenter à un faible degré dans les autres races; on a vu des blancs aux lèvres épaisses et retroussées, quelques-uns ont les dents un peu obliques, chez d'autres, enfin, la conformation du nez se rapproche plus ou moins du type nègre. Mais ces écarts sont toujours partiels, et jamais l'ensemble des traits d'un homme de race blanche ne reproduit, même approximativement, la physionomie dite éthiopienne.

Quoique le visage soit peut-être de toutes les parties du corps celle qui présente le plus de diversité, quoiqu'il soit rare de trouver, même parmi de proches parents, deux profils parfaitement semblables, il y a cependant une limite que les variétés individuelles ne dépassent jamais, de telle sorte que le type du visage constitue un caractère ethnologique permanent et inaltérable, abstraction faite de l'influence des croisements. Aussi voyons-nous que les Éthiopiens modernes sont exactement pareils à ceux qui sont représentés sur les antiques monuments de l'Égypte. Les lois de l'hérédité ont maintenu ce type, sans le moindre changement, depuis plus de quarante siècles; le type caucasique, pendant ce temps, a également conservé sa pureté. Le simple bon sens indique donc que ces deux types ont été distincts dès leur origine. Pour admettre le contraire, il faudrait prouver que l'un d'eux a précédé l'autre, et que celui-ci s'est produit naturellement par une modification de celui-là. Cette double preuve étant impossible à donner, il faudrait du moins trouver une explication, bonne ou mauvaise, ou, à défaut d'explication, une hypothèse quelconque. Je ne demande qu'un prétexte pour me ranger sous le drapeau des monogénistes; mais ce prétexte, il faut du moins qu'on me le fournisse. J'ai bien lu quelque part que les négresses compriment à dessein le nez et les lèvres de leurs enfants, et que le résultat de cette compression est de faire atrophier le nez et de faire hypertrophier les lèvres; s'il m'était permis de retourner un instant dans l'Océanie, j'ajouterais que le célèbre pirate Dampier attribuait la physionomie particulière des Australiens aux grimaces incessantes qu'ils sont obligés de faire pour se soustraire à la piqûre des insectes. C'est ce qui a été dit de plus scientifique sur l'origine des diversités de la face humaine. Mais je dois reconnaître, à la louange des monogénistes, qu'aucun d'eux n'a accepté ces explications ridicules. Quelle explication ont-ils donnée à la place? Aucune. Ils n'ont même pas essayé, tant la chose leur a paru impossible, de recourir à la ressource féconde des changements de climats. Ils ont gardé le silence, et, quand les monogénistes se taisent, on est autorisé à croire qu'ils n'ont rien à répondre. Cela simplifie d'autant notre tâche, car, par cela même, nous n'avons rien à réfuter. Nous avons donc le droit de dire purement et simplement que les deux grands types de la figure humaine, connus sous le nom de type éthiopien et de type caucasique, n'ont pu sortir du même moule, et qu'ils ont été distincts depuis le commencement.

Les caractères physiques que nous avons étudiés jusqu'ici s'aperçoivent au premier coup d'œil, et ils sont tellement évidents, que nul ne peut se flatter de les avoir découverts. On les connaissait bien longtemps avant que la science eût balbutié son premier mot. Ceux qui vont maintenant nous occuper ne se révèlent qu'aux anatomistes; mais pour être moins grossiers, ils ne sont ni moins graves ni moins concluants.

Les muscles du nègre sont plus colorés que ceux de l'Européen, ses tendons et ses cartilages moins blancs, ses os plus durs et plus compactes. Chez lui, les os du crâne, notablement plus épais que les nôtres, ont en même temps une densité bien supérieure; ils ne renferment presque pas de diploé, et leur résistance est telle, qu'ils peuvent supporter sans se rompre des chocs vraiment extraordinaires. Les os du bassin sont extrêmement épais; la fosse iliaque n'est point transparente comme chez nous. Nous reviendrons tout à l'heure sur les formes du squelette; nous ne parlons ici que de sa structure. Les capsules surrénales du nègre sont plus grosses et beaucoup plus colorées que celles du blanc. Il ne serait pas impossible que ce fût là, et non dans les circonstances extérieures, qu'il fallût chercher la cause de la coloration des races; les recherches récentes de M. Brown-Séquard donnent à cette opinion quelque probabilité. Mais continuons : on dit que, chez les nègres, la substance grise du cerveau est d'une couleur plus foncée; que la substance blanche offre une apparence légèrement bleuâtre, et que le tissu de la glande pinéale est d'un bleu tirant sur le noir. Quoique cette remarque, déjà faite par Meckel (1) et par Lecat (2), ait été confirmée par plusieurs observateurs modernes (3), quoique le fait ait été récemment vérifié, à la Société de biologie, sur des pièces présentées par M. Rayer, je n'ose affirmer que cette coloration soit constante. Cela me paraît assez probable toutefois. Mais ce qui est incontestable, c'est que, dans les races éthiopiennes pures, le système nerveux périphérique est beaucoup plus développé que chez les Européens, bien que le système nerveux central soit, au contraire, notablement plus petit. C'est le célèbre Sœmmering qui a découvert ce fait anatomique, constaté depuis lors par tous ceux qui ont disséqué des nègres. Une magnifique pièce d'ensemble, préparée par M. Jacquart et déposée dans la galerie d'anthropologie au Muséum d'histoire naturelle, met en évidence cette prédominance des cordons nerveux chez les individus de race éthiopienne. Il semble, suivant l'expression de Virey, que le cerveau du nègre se soit, en partie, écoulé dans ses nerfs, comme si la vie animale s'était développée aux dépens de la vie intellectuelle.

Sœmmering a indiqué une autre particularité infiniment moins grave que la précédente, mais digne cependant de quelque attention. On sait que certains animaux possèdent une troisième paupière, dirigée verticalement, insérée sur l'angle interne de l'œil, et capable de s'étendre transversalement au-devant du globe. Chez les animaux supérieurs, cette *membrane clignotante*, devenue rudimentaire, ne forme plus qu'un pli semi-lunaire situé au niveau de la caroncule lacrymale. Celle de l'orang-outang recouvre encore toute la caroncule. Dans le genre Homme, la troisième paupière s'efface de plus en plus, mais elle est beaucoup moins prononcée chez l'Européen que chez le nègre, qui, sous ce rapport, se rapproche de l'orang-outang (4).

(1) *Mém. de l'Acad. des sciences* de Berlin, 1755, t. IX de l'édition in-4. Trad. fr., Paris, 1770, in-12, t. III, p. 356. Art. 47, § 2. Meckel insiste sur cette particularité que les tranches de la substance blanche du cerveau du nègre sont bleuâtres au moment où l'on pratique la coupe, mais qu'elles blanchissent au contact de l'air.

(2) Lecat, *Traité de la couleur de la peau humaine*, Amsterdam, 1765, in-8, p. 52-54.

(3) Voyez encore *Dict. des sciences méd.*, article Nègre, par Virey, t. XXXV, p. 388.

(4) Sœmmering (Th.), *Icones oculi humani*, Francfort, 1804, fol. 3, et *Dictionnaire des sciences médicales*, t. XXXV, p. 390.

Il est bien entendu, une fois pour toutes, qu'il y a dans l'échelle animale un vaste hiatus entre les singes les plus élevés et les types inférieurs de l'humanité. La distance zoologique qui existe entre le Caucasien et l'Ethiopien, quelque grande qu'on la suppose, est donc fort minime eu égard à l'espèce d'abîme qui sépare profondément l'homme des singes anthropomorphes. Après cette profession de foi, il nous sera permis de dire que la conformation physique du nègre est en quelque sorte intermédiaire entre celle de l'Européen et celle du singe. Le petit détail de la membrane clignotante ne suffirait certes pas pour légitimer une assertion aussi grave ; nous n'aurions donc pas parlé de ce caractère, s'il ne coïncidait avec plusieurs autres, beaucoup plus significatifs, qui déposent dans le même sens. Le pied de l'Ethiopien est plus plat que le nôtre, son talon plus saillant, ses métatarsiens plus étalés, son gros orteil plus séparé et plus mobile. On a dit que ce pouce était même un peu *opposable*, c'est une grande exagération, mais il est certain que le pied du nègre rappelle un peu la main postérieure des quadrumanes. La longueur du membre thoracique, comparée à celle du membre abdominal, est moindre chez le Caucasien que chez l'Ethiopien ; lorsqu'on compare dans les deux races la longueur de l'avant-bras à celle du bras, on trouve une différence analogue et même plus prononcée. Ces deux caractères zoologiques placent encore le nègre entre l'Européen et le singe. La petitesse et l'aplatissement des os du nez chez l'Ethiopien, leur soudure fréquente et précoce, la saillie considérable des mâchoires, l'obliquité des dents, l'étroitesse du bassin, le peu de capacité du crâne, le peu d'ouverture de l'angle facial de Camper, l'ouverture considérable de l'angle métafacial de M. Serres, etc., viennent encore à l'appui de notre thèse ; sous tous ces rapports la conformation du nègre se dirige manifestement vers celle des singes. Nous ne pousserons pas plus loin ce parallèle ; nous ne l'étendrons pas aux phénomènes psychologiques qui ne rentrent pas dans notre sujet, et sur lesquels les partisans de l'esclavage, juges dans leur propre cause, ont débité tant d'exagérations.

Les nombreux caractères anatomiques que nous venons d'examiner prouvent que le blanc et le nègre ne diffèrent pas seulement par la surface, comme on a pu le croire à une certaine époque, et qu'ils sont distincts l'un de l'autre jusque dans les parties les plus profondes de leur organisation. Les unitaires modernes sont obligés de reconnaître qu'il y a entre les deux types des divergences multiples, héréditaires et tellement prononcées, qu'elles sortent évidemment des limites de la variation individuelle. Notez qu'il existe dans le genre humain plusieurs autres types tout aussi bien caractérisés. Mais nous n'avons pas besoin de les passer en revue. Il sera toujours temps de le faire si les monogénistes parviennent à concilier avec leur doctrine l'exemple isolé que nous venons de choisir. Nous cherchons autant que possible à simplifier leur tâche, et pour cela nous éviterons de leur présenter plusieurs difficultés à la fois. Nous nous bornerons donc à leur demander comment le type caucasien et le type éthiopien, qui diffèrent l'un de l'autre par des caractères si précis, ont pu se produire naturellement, c'est-à-dire sans miracle, dans une espèce primitivement unique.

Leur système exigerait impérieusement que, examinant un à un tous ces caractères différentiels, ils trouvassent pour chacun d'eux une explication bonne ou mauvaise, comme ils ont essayé de le faire pour la couleur de la peau et la nature du système pileux. Il faudrait qu'ils nous fissent voir, ou entrevoir, ce qui a pu modifier chez l'Ethiopien les formes du squelette et la structure des parties. Il faudrait chercher, par exemple, dans l'une ou l'autre des conditions spéciales auxquelles les nègres ont été soumis, la cause réelle ou apparente de chacune des particularités anatomiques qui les distinguent des races blanches, se demander si c'est le climat, ou quelque autre influence, qui a produit chez eux l'atrophie des os propres du nez, si c'est le mode d'alimentation ou quelque habitude nationale qui a déterminé l'allongement relatif de leur radius, si c'est la nature des chaussures ou une gymnastique particulière qui a altéré la forme de leur pied, etc., etc. Car, enfin, il n'y a pas d'effet sans cause, et, pour admettre dans le passé un phénomène qui, de nos jours, ne s'observe plus, c'est-à-dire la transformation spontanée des types humains, il faut avoir au moins un prétexte. Voilà comment on procède lorsqu'on se sent capable de soutenir une discussion scientifique ; on énonce une proposition sur un fait déterminé et l'on donne un argument précis pour prouver qu'on est prêt à répondre aux objections. Au lieu de cela, qu'ont fait les monogénistes? Ils ont écarté les détails analytiques pour se réfugier dans une synthèse illusoire. Ils se sont renfermés dans une formule vague, et ils ont dit, pour toute explication, que le retour à l'état sauvage avait la propriété de diminuer graduellement la distance qui sépare l'organisation de l'homme de celle de la brute.

De toutes les théories partielles dont l'ensemble constitue la théorie unitaire, celle-ci est à coup sûr la plus étrange et la plus ridicule. En premier lieu les nègres d'Afrique, les Ethiopiens proprement dits ne sont ni sauvages ni voisins de l'état sauvage. Ils vivent en société, ils forment des nations, ils bâtissent des villes très-populeuses, ils cultivent le sol; quelques-uns savent fabriquer des tissus, d'autres élèvent des troupeaux. Ils ont des rois, des armées, des esclaves, une sorte de religion, une sorte de législation. Ils n'ont jamais su rendre leurs institutions durables : ce défaut de stabilité sociale les a toujours empêchés de sortir de la barbarie et de s'élever jusqu'à l'état de civilisation. Mais ils ne sont pas plus sauvages que ne l'étaient nos ancêtres francs ou gaulois. On a trouvé en Amérique, en Océanie, et même dans l'Afrique australe, des peuples vraiment sauvages, et il y a infiniment plus de distance sociale entre les Australiens, par exemple, et les nègres du Soudan qu'entre ceux-ci et les plus civilisés des Européens. Quelques-uns de ces peuples sauvages ont une conformation qui les rapproche plus ou moins du type éthiopien; mais d'autres appartiennent à des types entièrement différents; beaucoup sont presque semblables aux Européens, et quoique incomparablement plus voisins que les nègres de l'état de nature, ils s'écartent incomparablement moins qu'eux des formes du type caucasique. Il est donc absurde de dire que le type nègre soit une dégradation consécutive au retour de l'homme à l'état sauvage, puisque, d'une part, les vrais nègres d'Afrique, depuis qu'on les connaît, n'ont jamais vécu à l'état sauvage; et que, d'une autre part, la plupart des sauvages appartiennent à des types considérés, à tort ou à raison, comme supérieurs au type éthiopien, avec lequel ils n'ont d'ailleurs aucune analogie.

En second lieu, on a trouvé en Amérique, dans la Polynésie,

et même en Asie, beaucoup de peuples dans un état de barbarie, c'est-à-dire de civilisation rudimentaire comparable à celui où vivent les races éthiopiennes. Ces peuples barbares ressemblent souvent à leurs voisins civilisés ou sauvages, mais aucun d'eux ne ressemble ni de près ni de loin, si ce n'est quelquefois par la couleur, qui ne saurait être en cause ici, aux peuples de l'Afrique intertropicale.

Enfin les nations les plus policées du globe ont traversé, avant ou depuis les temps historiques, une longue période de barbarie. Plusieurs peuples, après avoir tenu pendant longtemps la tête de l'humanité, sont retombés ensuite dans un état de dégradation intellectuelle, d'abaissement social qui a été passager pour les uns, durable et peut-être définitif pour les autres. Eh bien! malgré les alternatives de splendeur et de décadence, malgré le changement radical des institutions et des mœurs, des connaissances et des croyances, l'étude des peintures et des sculptures antiques, celle des momies et des ossements épars dans le sein de la terre, prouve que les anciens types se sont conservés sans altération. Les crânes de nos barbares ancêtres n'étaient ni plus ni moins caucasiques que les nôtres, quoique près de vingt siècles se soient écoulés depuis que les légions de César disséminèrent sur notre sol fécond les premières semences de la civilisation. Il suffit de jeter les yeux sur les magnifiques planches de l'ouvrage publié à Londres sous le titre de *Crania Britannica* pour reconnaître que les anciens Bretons, les aborigènes antérieurs à l'occupation romaine, avaient le crâne aussi beau, aussi vaste, aussi caucasique que celui des Anglais modernes (1). D'un autre côté les paysans de la vallée du Nil, désignés aujourd'hui sous le nom de *Fellahs*, ont exactement conservé le type des anciens Egyptiens, chose d'autant plus remarquable que depuis la conquête arabe ils ont fréquemment croisé leur race

(1) Il est bien entendu que nous parlons du *type* et non de la *race*. La population anglaise, plus que toute autre peut-être, est une population croisée. Le sang des Romains, celui des Anglo-Saxons et celui des Normands s'y est étroitement mêlé avec celui des premiers occupants ; il y a donc entre les Bretons primitifs et les Anglais actuels d'inévitables différencese thnologiques, différences d'ailleur assez légères, parce que tous ces peuples superposés appartenaient à la grande classe des races dites *caucasiques*. Le croisement des races ne pouvait donc porter aucune atteinte au type proprement dit.

avec celle des vainqueurs. L'identité des Fellahs actuels et des Égyptiens de l'époque pharaonique a été établie par le savant Morton, d'après la comparaison des crânes, et elle n'a pas paru moins évidente à M. Jomard, qui l'a exprimée énergiquement dans la phrase suivante : « A l'aspect des hommes du territoire d'Esné, d'Ombos, ou d'Edfoû, ou des environs de Selsélé, il semblerait, dit-il, que les figures des monuments de Latopolis, d'Ombos ou d'Apollinopolis Magna, se sont détachées des murailles et sont descendues dans la campagne (1). »

Ces exemples incontestables prouvent jusqu'à l'évidence que les races humaines peuvent passer tour à tour de la civilisation à la barbarie, et de la barbarie à la civilisation, sans que ces modifications profondes de l'état social, quelque prolongées qu'elles soient, puissent altérer leur type soit en bien, soit en mal. Ce n'est donc pas à cette cause imaginaire qu'il faut attribuer la production du type éthiopien, et comme c'est la seule explication qui se soit présentée jusqu'ici à l'esprit des unitaires, nous sommes autorisés à dire que la diversité des principaux types humains ne peut dépendre que de la diversité de leur origine.

Nous avons dû citer des faits parce que les arguments matériels sont plus frappants que les autres, mais en vérité nous aurions pu nous en passer. Quand même l'histoire serait muette, quand même aucun document ostéologique ou archéologique ne nous éclairerait sur l'antiquité des types actuels ; quand même enfin, dans toute la population du globe, il y aurait entre l'état social et la conformation anatomique un rapport assez invariable pour permettre de déduire l'un de l'autre, *et vice versa ;* en un mot, quand même toutes les notions acquises seraient aussi conformes aux assertions des unitaires qu'elles leur sont opposées, nous aurions encore le droit de rejeter comme non avenue la prétendue explication que nous venons de réfuter. — Nous aurions le droit de dire à nos adversaires qu'ils ont pris partout la cause pour l'effet et l'effet pour la cause ; que la nature, en créant les différents types humains, leur a donné des aptitudes différentes, qu'elle a façonné à son gré les instruments de la vie

(1) Morton, *Crania Ægyptiaca*, Philad. 1844, in-4°, p. 42. Jomard, dans Mengin, *Histoire de l'Egypte*, p. 408.

physique et ceux de la vie intellectuelle et morale, et que le développement spontané des sociétés a été la conséquence de ces dispositions originelles. Si, en l'absence de documents historiques, on nous objectait que cette opinion n'est ni démontrée ni démontrable, nous répondrions que l'opinion opposée est encore moins démontrée et encore moins démontrable, et que, à défaut de preuves directes et rigoureuses, toutes les probabilités du moins sont en notre faveur. Mais nous n'avons pas besoin de ce raisonnement *à posteriori ;* nous ne l'avons ébauché que pour faire voir combien la logique est inconnue aux monogénistes. Les faits ont parlé, et ils sont supérieurs à toutes les argumentations. Des peuples de types très-différents vivent ou ont vécu pendant une longue suite de siècles dans un état intellectuel et moral un peu près équivalent ; d'autres ont traversé, sans modifier leur type, de longues périodes de progrès et de décadence ; ces deux ordres de faits sont également certains, et également incompatibles avec l'explication des unitaires.

Cette explication, au surplus, n'en est pas une, car elle n'explique rien, et elle a à son tour besoin d'être expliquée. Si les types n'étaient caractérisés que par le volume du cerveau ou par les proportions relatives du crâne et de la face, et si l'on nous disait que le cerveau se développe chez les peuples qui pensent beaucoup, qu'il s'atrophie chez les peuples qui pensent peu, il y aurait lieu de peser la valeur de cet argument, sur lequel nous reviendrons d'ailleurs tout à l'heure. Mais les types diffèrent par une foule de caractères tout à fait indépendants du développement cérébral. Quelle influence veut-on que l'habitude de penser puisse exercer sur la densité des os, sur la forme du pied ou de la jambe (1), sur les proportions des membres et de leurs diverses parties, sur la conformation et les dimensions du bassin? Par exemple, la comparaison de l'humérus au radius, c'est-à-dire du bras à l'avant-bras, dans le type éthiopien et dans le type caucasique, donne ce résultat remarquable que, les bras

(1) On a répété depuis Pallas que les Tartares devaient leurs jambes arquées à l'habitude de l'équitation. C'était une puérilité, qui est devenue ridicule depuis qu'on a retrouvé cette même forme de jambes, à l'état de caractère ethnologique, chez des peuples éthiopiens à qui toute espèce d'équitation était absolument inconnue, et qui n'avaient même jamais vu de cheval.

étant supposés égaux en longueur, et le radius de l'Européen étant représenté par 100, celui du nègre sera représenté par 107,84. Ce chiffre différentiel de près de 8 pour 100 résulte des recherches que j'ai faites sur les squelettes des divers musées de Paris (1). Personne, j'imagine, ne supposera que l'état intellectuel, moral ou social, puisse modifier à ce point la longueur relative du radius. Si quelqu'un avait ce courage, je serais obligé de dire que le radius est encore plus court chez les Esquimaux que chez nous, que celui des Boschismans se rapproche beaucoup du nôtre, et que nous n'avons pas lieu de nous enorgueillir de ce caractère ethnologique.

En attendant que les monogénistes trouvent le moyen d'expliquer ces différences typiques, que nous considérons comme originelles, examinons de plus près ce qu'ils ont dit des variations de forme et de volume du crâne et du cerveau. Renfermée dans ces limites, leur doctrine repose du moins sur un fait bien réel : c'est que les peuples les plus intelligents, les plus civilisés et les plus perfectibles, sont ceux qui possèdent en moyenne le cerveau le plus volumineux et le crâne le plus caucasique. Pour nous restreindre au parallèle des Ethiopiens et des Européens, nous dirons d'abord que les auteurs sont loin de s'accorder sur la capacité relative du crâne dans les deux types. Tiedemann et Hamilton ont prétendu que la différence était à peu près nulle. Mais déjà Sœmmering avait trouvé que la cavité crânienne du nègre était notablement plus petite que celle du blanc. Virey et Palisot de Beauvois ont déduit de leurs observations et de leurs expériences que la différence est d'un neuvième, c'est-à-dire de 11 centièmes environ. D'après leur évaluation, le crâne du blanc pourrait contenir 9 onces de liquide de plus que celui du nègre (2).

Les recherches plus rigoureuses et plus complètes, faites par M. Meigs, suivant le procédé de Morton, sur les crânes de

(1) Je publierai prochainement les résultats de ces recherches, plus précises, je pense, que celles de mes prédécesseurs, et étendues d'ailleurs à plusieurs questions qu'ils ont négligées. Mais je ne veux pas attendre jusque-là pour remercier M. le professeur de Quatrefages du gracieux empressement qu'il a mis à faire ouvrir pour moi les armoires des galeries anthropologiques du Muséum.

(2) *Dictionnaire des sciences médicales*, article NÈGRE, t. XXXV, p. 389.

la riche collection mortonnienne, ont établi que la capacité moyenne du crâne, exprimée en pouces cubes, est de 93.5 chez les Européens et les Anglo-Américains, et de 82.25 seulement chez les nègres (1). La différence de ces moyennes est de 11,25 pouces cubes, c'est-à-dire que le cerveau du blanc l'emporte d'un peu plus de 12 centièmes sur celui du nègre. Virey et Palisot étaient arrivés, par un autre procédé, à un résultat très-voisin de celui-là. Néanmoins, pour échapper à toute exagération, nous descendrons au-dessous de ces deux évaluations et nous réduirons, si l'on veut, à 8 ou 10 pour 100 la différence moyenne qui existe entre le cerveau de l'Ethiopien et celui de l'Européen.

La portée de ce résultat est bien plus grande encore que ne semblerait l'indiquer le simple examen des chiffres. En effet, le centre nerveux encéphalique se compose de plusieurs parties très-distinctes. Les fonctions respectives de ces organes partiels sont encore bien obscures, mais on sait du moins que les unes président à la vie intellectuelle, les autres aux sensations ou aux mouvements, c'est-à-dire à la vie animale, — et quoique tous soient, à des degrés inégaux, le siége de phénomènes de centralité, plusieurs d'entre eux sont principalement, comme la moelle épinière, des organes de transmission. Il n'y a donc qu'une partie de la masse de l'encéphale qui soit affectée à la pensée, partie plus noble et plus importante, mais probablement moins volumineuse que l'autre, car on s'accorde assez généralement à placer dans les seuls lobes cérébraux le siége des facultés intellectuelles.

Cela posé, il est clair que la vie animale du nègre est au moins aussi développée que celle du blanc ; son organisation cérébrale, sous ce rapport, est tout aussi complète, tout aussi

(1) Meigs, *The Cranial Characteristics of the Races of Men*, dans *Indigenous Races of the Earth*, by Nott and Gliddon. Philad., 1857, in-8°, p. 257. Le nombre des crânes mesurés par M. Meigs est de 663 pour toutes les races réunies. La capacité moyenne du crâne atteint son maximum, 93,5, dans les races teutoniques. Elle descend à 87 dans les races mongoliques, à 85 dans les races malaises et polynésiennes, à 82 dans les races indigènes de l'Amérique, enfin à 75 ou 76 chez les Hottentots, les Australiens et les nègres océaniens. On voit que les races éthiopiennes, sous ce rapport comme sous beaucoup d'autres, sont loin d'occuper, comme on l'a dit, le dernier degré de l'échelle humaine.

parfaite que la nôtre, et, si elle laissait quelque chose à désirer, ce serait seulement dans les parties qui servent d'instrument à la pensée. C'est donc exclusivement sur ces parties pensantes que paraissent devoir porter les variations du volume moyen de l'encéphale, considéré dans les diverses races, et une différence qui, répartie sur la masse totale, s'élève déjà à 8 ou 10 pour 100, s'élèverait peut-être à un chiffre double, s'il était possible de ne comparer entre elles que les parties du cerveau où la nature a placé le siége de la vie intellectuelle.

Au surplus, il importe assez peu pour la doctrine des polygénistes que la capacité de la boîte crânienne varie peu ou beaucoup ou même pas du tout, suivant les races ou suivant les types; car, en zoologie, on se préoccupe moins du volume absolu des organes que de leurs formes. D'ailleurs nous ne cherchons pas à établir la supériorité ou l'infériorité de telle ou telle partie du genre humain; nous cherchons seulement si les Ethiopiens et les Caucasiens ont pu sortir de la même souche, et si les différences considérables que présentent les formes de la tête considérées dans les deux types peuvent s'expliquer autrement que par la diversité des origines. Le volume du cerveau n'est donc pour nous qu'une question de curiosité. Mais pour les monogénistes la question est bien autrement importante; et beaucoup d'entre eux, faute d'y avoir réfléchi, ne soupçonnent certainement pas jusqu'où vont sur ce point les exigences de leur système. Quelques-uns ont cru qu'il était de leur intérêt d'atténuer autant que possible les différences ethnologiques que présente le volume du cerveau ou de ses diverses parties. Ils ont ainsi ôté tout fondement à une explication sans laquelle leur doctrine ne peut subsister.

Comment veulent-ils, en effet, que le changement d'état social ait pu modifier la conformation de la tête, si ce n'est en agissant sur le volume ou sur la forme du cerveau? Quoiqu'ils n'aient jamais jugé convenable de formuler nettement leur pensée sur ce point, il est clair qu'ils n'ont jamais pu croire que le développement des os du crâne et de la face fût sous la dépendance immédiate de l'éducation intellectuelle ou morale, et de la direction donnée aux facultés de l'esprit; car peut-on songer à établir une liaison, une relation directe quelconque entre une cause psychologique et un résultat ostéologique? Le seul organe sur lequel cette cause puisse agir, c'est l'instrument de la pensée, c'est-à-dire le cerveau. Je n'ai pas besoin de chercher si cette influence est réelle; je dis seulement que les monogénistes ne peuvent en invoquer aucune autre. Je reconnais d'ailleurs avec eux qu'un changement de forme ou de volume du cerveau, si ce changement était possible, et s'il était réel, pourrait modifier d'une manière notable l'ensemble du squelette de la tête. Cela n'expliquerait que la moindre partie des particularités ostéologiques qui caractérisent chaque type; mais cela en expliquerait du moins quelques-unes. Ainsi, les unitaires se trouvent réduits à la nécessité d'admettre que l'état psychologique des diverses fractions de l'humanité est la cause des variations de volume ou de forme du cerveau. Or, pour un appareil complexe comme l'encéphale, pour un appareil composé de nombreux organes partiels, divers par leur *structure* aussi bien que par leurs fonctions, qu'est-ce qu'un changement de forme, sinon l'augmentation ou la diminution d'un ou plusieurs de ces organes partiels?

Tout se réduit donc, comme on le voit, à une question de volume absolu ou de volume relatif. Nier ces différences de volume, qui sont d'ailleurs évidentes, ce serait renoncer à expliquer la production des diverses conformations de la tête, et abandonner par conséquent le dogme unitaire. Mais les admettre serait bien plus grave encore. S'il était vrai que l'état anatomique du cerveau fût déterminé chez les hommes par leur état social, par l'usage qu'ils font de leurs facultés, par la direction qu'ils donnent à leur vie cérébrale, il faudrait en conclure que l'habitude de faire fonctionner ou de laisser en repos tel ou tel organe encéphalique a pour conséquence de faire hypertrophier ou atrophier cet organe, comme s'atrophie un muscle longtemps immobile, comme s'hypertrophie une glande qui fonctionne outre mesure; et il en résulterait que le cerveau est à l'âme ce que le muscle est à la contractilité, ce que le rein est à la sécrétion urinaire. Conséquence inévitable d'une doctrine qui a pu se croire orthodoxe! Il n'y a point de milieu. Il faut se séparer de cette doctrine ou prendre place parmi les matérialistes les plus radicaux.

Certes, lorsque les monogénistes ont entrepris d'expliquer la production des diverses formes de la tête, ils ne prévoyaient pas qu'ils seraient mis en demeure de faire ce choix douloureux entre le spiritualisme et l'unité du genre humain. Je n'en dirai pas plus long sur ce sujet. J'ai voulu seulement leur montrer où conduit le chemin dans lequel ils se sont engagés.

Nous venons de passer en revue quelques-uns des caractères anatomiques qui établissent des différences profondes entre les principaux types de l'humanité. Il en est un grand nombre que nous avons entièrement passés sous silence; d'autres que nous avons simplement indiqués; nous n'avons discuté que ceux dont nos adversaires ont entrepris l'explication, et nous avons reconnu qu'aucune des influences invoquées par eux n'avait pu produire l'effet qu'ils leur attribuent. Ces caractères, considérés un à un, se sont montrés héréditaires et inaltérables, et les types qui résultent de leur réunion, de leurs combinaisons diverses, ont présenté depuis une longue suite de siècles le même degré de fixité et de permanence. Nous faisons abstraction bien entendu de l'incontestable influence des croisements, car cette influence suppose nécessairement l'existence préalable des différences anatomiques dont on cherche l'explication. Puisque aucun fait ne vient à l'appui de la théorie des monogénistes, puisque aucune hypothèse ne peut rendre compte de la production des types, il faut bien admettre que ces types ont été créés distincts les uns des autres. Nous ne chercherons pas si, dans l'origine, il y en avait seulement deux ou trois, ou si, comme cela nous paraît probable, il y en avait un plus grand nombre. Cette discussion, quoique fort intéressante en elle-même, serait étrangère à notre sujet. Il nous suffit d'avoir démontré que, dans l'ordre des faits anatomiques, il y a, entre les principales divisions du genre homme, des différences tout à fait incompatibles avec l'hypothèse d'une origine commune.

C'est pourquoi les monogénistes, se sentant faibles sur le terrain de l'anatomie, ont cherché depuis longtemps à transporter la discussion sur un autre terrain. Ils ont espéré un instant que l'étude des langues leur donnerait enfin gain de cause ; c'était à l'époque où la découverte du sanscrit venait de révéler la parenté des langues indo-germaniques. Mais il a fallu renoncer à cette espérance lorsque le champ de la philologie comparée s'est étendu; lorsqu'on a reconnu l'impossibilité de rattacher les langues dites sémitiques à celles qui se groupent autour du sanscrit; lorsqu'on a dû avouer que le chinois, le basque, les dialectes américains, africains, polynésiens, australiens, n'ont aucune connexion soit entre eux, soit avec les autres. On s'est attaché alors à établir ce qu'on a appelé l'unité morale du genre humain; mais toutes les recherches qu'on a faites dans ce sens ont abouti à démontrer au contraire que la diversité intellectuelle et morale des principales races est plus grande encore que leur diversité anatomique. Alors, en désespoir de cause, et se sentant vaincus sur tous les points, les monogénistes se sont ralliés autour d'un argument physiologique, le seul, il faut bien le dire, qu'ils aient su revêtir d'une apparence scientifique. Sans cet argument qu'ils ont pu croire décisif, il y a longtemps que leur système serait banni de la science sérieuse. Toutes les races humaines, suivant eux, descendent d'une origine commune, et appartiennent à la même espèce, parce que toutes sont susceptibles de produire, en s'unissant, des métis féconds.

J'ai consacré la première partie de mon travail à la réfutation générale de cette doctrine illusoire. J'ai démontré non-seulement qu'elle est entièrement hypothétique, mais encore qu'elle est en opposition avec les vrais principes de la méthode naturelle, qu'elle repose sur un cercle vicieux, sur une définition arbitraire de l'Espèce, sur une application paradoxale de cette définition à la recherche des origines. J'ai prouvé ensuite qu'elle est en contradiction flagrante avec tous les faits observés, qu'aucune interprétation, aucune hypothèse ne peut la concilier avec la réalité anatomique, ni avec la réalité historique. Le phénomène physiologique de la fécondité des croisements, quelque important qu'il soit d'ailleurs, ne peut donc servir de base, ni à la distinction des espèces, ni à la détermination de leurs origines. Mais je n'ose pas me flatter que cette réfutation paraisse suffisante à tout le monde. Ceux-là seuls la trouveront rigoureuse, qui apportent dans l'étude des sciences naturelles cette méthode sévère, cette logique serrée, cet esprit calme, positif et avide de certitude qui président à l'étude des sciences exactes. Mais ceux-là sont en minorité. Les autres trouveront plus commode de dire que le raisonnement n'est pas applicable à ces choses-là, qu'il faut bien que la définition des espèces repose sur quelque chose, qu'à défaut de faits anatomiques, il faut bien se contenter de faits physiologiques, que d'ailleurs on ne peut pas tout comprendre, qu'on n'est pas tenu de tout expliquer, et que si les causes de la diversité des types humains sont inconnues et impénétrables, l'unité de toutes les races et la communauté de leur origine sont suffisamment démontrées par la fécondité illimitée de leurs croisements. Otez aux monogénistes cet argument suprême, et leur système, privé de son dernier appui, s'écroulera de lui-même.

Ceci nous ramène à la question de l'hybridité qui est l'objet principal de nos recherches, et à laquelle d'ailleurs les discussions précédentes se rattachent directement. Pour comprendre le sens et la portée du phénomène de l'hybridité, pour étudier les conditions à la faveur desquelles ce phénomène peut se manifester, il fallait d'abord apprécier la gravité des caractères zoologiques qui établissent la distinction de certaines espèces très-voisines les unes des autres, et susceptibles de produire des métis féconds. Mais cette fécondité est-elle toujours illimitée? Est-elle toujours en rapport direct et rigoureux avec le degré de proximité des espèces? A-t-elle une signification zoologique assez fixe, assez constante pour qu'on puisse sans erreur subordonner les classifications à ce caractère physiologique? Dans quelles limites enfin peut s'effectuer le croisement des espèces? Tels sont les problèmes qu'il faudrait maintenant aborder. Je n'ai point la prétention de les résoudre; l'étude de l'hybridité, à peine ébauchée jusqu'ici, présente trop de lacunes pour qu'on puisse espérer de construire avec des matériaux isolés et insuffisants un ensemble méthodique.

Je me bornerai donc à poser quelques principes généraux, à établir un certain nombre de faits bien significatifs et à examiner les deux questions suivantes :

1° Est-il vrai que toutes les espèces d'hommes soient également susceptibles de produire, par leur croisement, des métis indéfiniment féconds, et que l'étude des fonctions génératrices dépose en faveur de l'unité du genre humain?

2° N'y a-t-il pas des espèces animales assez distinctes pour qu'on n'ait jamais pu songer à les confondre, et capables cependant de produire par leur croisement des métis aussi féconds et même plus féconds que certains métis humains?

Nous répondrons d'abord à cette dernière question et nous réserverons pour la fin de notre travail l'examen et la discussion des faits relatifs à l'hybridité humaine.

DEUXIÈME PARTIE.

DE L'HYBRIDITÉ ANIMALE.

(Journal de la physiologie de l'homme et des animaux, dirigé par Brown-Séquard, t. II, nº 2, avril 1859, p. 218-250, et nº 3, juillet 1859, p. 545-590.)

---

§ I. *Des caractères, des conditions et des degrés de l'hybridité.*

L'hybridité est le croisement des espèces, mais cette définition ne serait régulière que s'il était possible de faire reposer la distinction des espèces sur des caractères anatomiques précis, invariables et inaltérables; je crois avoir montré, dans les premières pages de mon travail, combien la science est loin d'avoir atteint ce but, vainement poursuivi par les naturalistes, et destiné peut-être à échapper éternellement à leurs efforts. Quant au caractère physiologique adopté depuis Buffon par la plupart des auteurs, et tiré précisément de l'étude de l'hybridité, c'est une de ces conceptions paradoxales qu'enfante la science aux abois lorsqu'elle se trouve aux prises avec les dogmes. Faire de l'hybridité la pierre de touche des espèces, et des espèces la pierre de touche de l'hybridité, n'est-ce pas tourner dans un cercle vicieux?

Je suis loin de vouloir dire par là que l'hybridité, convenablement étudiée, ne puisse jeter aucun jour sur la question des espèces. Son rôle, si je puis ainsi m'exprimer, est plutôt négatif qu'affirmatif. Les résultats qu'elle donne suffisent, lorsqu'ils sont négatifs, pour établir des distinctions radicales, mais lorsqu'ils sont positifs ils ne suffisent pas pour légitimer la réunion de deux espèces en une seule.

En effet, si deux êtres ne peuvent pas se croiser, ou si leurs produits ne jouissent que d'une fécondité incomplète, il est permis d'affirmer que ces êtres ne sont pas de la même espèce (1). L'étude de l'hybridité fournit ici un caractère distinctif irrécusable, car une collection d'individus privés de la faculté de se reproduire indéfiniment n'aurait qu'une existence passagère; il est bien clair que de pareilles espèces, s'il y en avait jamais eu, auraient dû nécessairement s'éteindre au bout de quelques générations et qu'elles ne seraient pas parvenues jusqu'à nous.

Mais lorsque les hybrides sont doués d'une fécondité suffisante pour donner naissance à une série de générations ultérieures, à une race mixte intermédiaire entre les deux races mères, est-on autorisé pour cela à affirmer que celles-ci ne sont que des variétés d'une même espèce? A-t-on le droit de dire qu'elles descendent soit d'une souche commune, soit d'une collection d'individus parfaitement semblables entre eux? En aucune façon. La seule conclusion qu'on puisse tirer de ces faits est que les deux races, considérées sous le point de vue des fonctions génitales, ont un caractère commun. Or, un seul caractère commun ne suffit pas pour identifier deux espèces, et, quelque important que puisse être celui-là, il ne saurait avoir la prétention d'annuler tous les autres. Supposons, par exemple, que la semence du chien ait la propriété de féconder parfaitement les ovules de la sarigue; oserait-on, d'après cette analogie fonctionnelle, ranger dans la même espèce deux animaux aussi différents? Il est évident que les esprits les plus systématiques reculeraient devant une pareille conclusion. Mais, dira quelqu'un, vous choisissez un exemple impossible. C'est précisément parce que je le crois impossible que je l'ai choisi : j'ai pris une supposition extrême comme on le fait dans toutes les réductions à l'absurde. J'ai voulu simplement faire sentir que, s'il se présentait un cas où l'analogie fonctionnelle démontrée par la fécondité des croisements coïncidât avec une différence d'organisation démontrée par l'évidence, il faudrait bien se résigner à abandonner comme trompeur un principe de zootaxie reconnu contraire aux divisions établies par la nature.

Ainsi, d'une part, l'hybridité stérile ou incomplétement fé-

(1) Il est bien entendu que nous faisons abstraction ici des conditions accidentelles de stérilité absolue ou relative qui se présentent chez un certain nombre d'individus dans les espèces les plus pures, et qui sont propres à ces individus.

conde permet d'affirmer que les deux races ne sont pas de la même espèce.

D'une autre part, l'hybridité la plus féconde ne permet de réunir les deux races en une seule espèce qu'autant que l'ensemble de leurs caractères physiques confirme ce rapprochement.

Telle est la signification des phénomènes de l'hybridité et le rôle qu'ils doivent jouer dans la classification des espèces. S'il a plu à la nature de donner à des êtres, divers d'ailleurs par leur organisation et par leur origine, la faculté de se féconder mutuellement, ou s'il lui a plu de la leur refuser, c'est une question qu'il est impossible de résoudre *à priori* par des considérations théoriques, et à laquelle l'expérience seule est capable de répondre. La constitution anatomique, la composition chimique, la couleur, l'odeur et les autres qualités du liquide fécondant sont souvent tout à fait les mêmes chez des animaux appartenant manifestement à des espèces, à des genres, et même à des ordres différents. Quel est le micrographe qui oserait essayer de classer les animaux d'après la seule inspection de leurs spermatozoaires? C'est à peine si, dans toute la série des mammifères, on pourrait établir cinq ou six groupes basés sur la forme, le volume et l'aspect des animalcules auxquels le sperme doit sa propriété fécondante, et ces groupes factices ne correspondraient nullement aux divisions naturelles. La théorie et le raisonnement n'ont donc rien à faire ici. Celui qui, comparant les semences de deux animaux, et ne trouvant entre elles aucune différence appréciable, en conclurait que ces deux animaux sont de la même espèce, que chacun d'eux peut féconder la femelle de l'autre, et que leurs spermes, semblables quant aux caractères physiques, jouissent des mêmes propriétés, celui-là commettrait sans doute une grave erreur de jugement, parce qu'on ne peut pas conclure avec certitude de l'identité des qualités extérieures appréciables à l'identité des qualités vitales. Mais celui qui, dans les mêmes circonstances, émettrait une opinion inverse, et soutiendrait que deux spermes anatomiquement et chimiquement semblables ne peuvent pas être semblables également par leurs propriétés, raisonnerait bien plus mal encore. S'il fallait comparer, au point de vue de la logique pure, ces deux raisonnements opposés, le premier paraîtrait à coup sûr moins imprudent que le second; mais ils ne sont valables ni l'un ni l'autre, et la seule chose qu'on puisse dire *à priori*, c'est qu'il n'y a aucune raison théorique pour rejeter la possibilité du croisement des espèces, et pour faire de cette négation la base d'un système.

J'ai dû prouver, contrairement à l'assertion de Buffon, trop légèrement acceptée par ses successeurs, que l'idée du mélange, même illimité, des espèces n'est pas en opposition avec les notions acquises sur les phénomènes essentiels de la génération. Si la possibilité de ce mélange venait à être démontrée, il n'y aurait rien à ajouter aux principes généraux de l'embryogénie; il n'y aurait rien à en retrancher. La fécondité des hybrides ne nous étonnerait ni plus ni moins que celle des individus de race pure, et nous ne les comprendrions ni mieux ni plus mal l'une que l'autre. Voilà pour le point de doctrine dont on a fait une question préalable, lorsqu'il aurait fallu le réserver pour la fin.

Au lieu de commencer par la recherche du fait, on a commencé par la construction d'une théorie. On a dit à la nature : « Tu iras jusque-là, tu n'iras pas plus loin! » — Puis, quand les faits sont venus, il a fallu les torturer et les mutiler pour les faire entrer dans le lit de Procuste. Or, je ne puis me dissimuler que la plupart de ceux qui liront les pages suivantes ont été sans doute, comme moi, élevés dans cette croyance que le croisement durable des espèces est contraire aux lois de la physiologie. J'ai dû, par conséquent, avant toute chose, pour rendre à leur jugement toute sa liberté, leur dévoiler la fausseté d'un préjugé qui s'oppose à la saine appréciation des faits.

Abordons maintenant l'étude de l'hybridité, et d'abord établissons quelques divisions, et définissons quelques mots dont nous aurons besoin de nous servir.

Sous le rapport des conditions au milieu desquelles elle se produit, l'hybridité peut être *naturelle* ou *provoquée*. La première est le croisement spontané des espèces libres ou sauvages. La seconde est le croisement obtenu par la volonté de l'homme, et à la faveur de la domesticité ou de la captivité, entre des espèces qui, livrées à leurs goûts et à leurs instincts naturels, refuseraient de s'accoupler. Nous apprécierons plus loin l'influence de ces conditions factices sur la production de l'hybridité. On peut ranger dans une troisième division, sous le titre d'hybridité *artificielle*, celle qu'on obtient en transportant la semence du mâle sur les parties sexuelles de la femelle d'une autre espèce, suivant les procédés connus de la fécondation artificielle. Tous les exemples d'hybridité artificielle connus jusqu'à ce jour sont tirés du règne végétal. On n'a pas encore fait les expériences nécessaires pour savoir si la fécondation artificielle pourrait produire de semblables résultats dans les espèces animales qu'une répulsion invincible empêche de s'accoupler. Je ne serais point étonné que ces expériences fussent quelquefois couronnées de succès; mais je me garde bien de rien affirmer à cet égard. Je laisserai donc de côté, jusqu'à nouvel ordre, l'hybridité animale artificielle. Je ne m'occuperai que de celle qui est la conséquence de l'accouplement.

Cela posé, pour que deux espèces puissent produire des hybrides, il faut qu'elles réunissent deux conditions : il faut d'abord qu'elles consentent à s'accoupler, et ensuite qu'elles soient capables de se féconder. Ces deux conditions, que nous examinerons successivement, sont loin d'être inséparables : la première peut très-bien exister sans la seconde, et on découvrira peut-être plus tard que la seconde existe quelquefois sans la première.

Les animaux qui vivent en pleine liberté et n'obéissent qu'à leurs instincts naturels recherchent ordinairement dans leurs amours les êtres qui leur sont tout à fait semblables, et sé marient presque toujours dans leur propre espèce. Toutefois, lorsque le sens génital les presse, ils s'accouplent quelquefois avec des animaux d'une autre espèce, surtout lorsque celle-ci est zoologiquement très-voisine de la leur. Sous ce rapport, les mâles sont en général moins difficiles dans leur choix que les femelles, mais je ne prétends certes pas que cette règle soit sans exception.

Jusqu'à quelle limite, jusqu'à quelle distance zoologique s'étend la possibilité de ces unions hétérogènes? C'est ce qu'il est très-difficile de dire, attendu que la plupart des animaux sauvages fuient les regards de l'homme. Il est permis de croire néanmoins que les animaux d'espèces très-différentes ne s'accouplent pas en état de liberté, ou ne le font du moins que fort exceptionnellement.

Mais il n'en est plus de même chez ceux dont la domination de l'homme a modifié les instincts et le genre de vie. La domesticité, l'alimentation abondante, le repos régulier, la captivité et l'oisiveté, mauvaise conseillère, développent d'une manière extraordinaire la salacité de beaucoup d'animaux (1), les rendent moins scrupuleux dans le choix de leurs amours, et cette lubricité factice va souvent jusqu'à la dépravation la plus excentrique. En voici quelques exemples dont l'authenticité ne peut être mise en doute. Nous donnerons la parole à Buffon : « Rien, dit ce grand écrivain, ne paraît plus éloigné de l'aimable caractère du chien que le gros instinct brut du cochon, et la forme du corps dans ces animaux est aussi différente que leur naturel ; cependant j'ai vu deux exemples d'un amour violent entre le chien et la truie. Cette année même (1774), dans le courant de l'été, un chien épagneul de la plus grande taille, voisin de l'habitation d'une truie en chaleur, parut la prendre en grande passion ; on les enferma ensemble pendant plusieurs jours, et tous les domestiques de la maison furent témoins de l'ardeur mutuelle de ces deux animaux. Le chien fit même des efforts prodigieux et très-réitérés pour s'accoupler avec la truie, mais la disconvenance dans les parties de la génération empêcha leur union. » Après avoir sommairement mentionné un autre fait semblable au précédent, Buffon raconte encore qu'en 1767, dans sa terre de Buffon, un taureau s'enflamma pour la jument du meunier. « Ils prirent tant de passion l'un pour l'autre que, dans tous les temps où la jument était en chaleur, le taureau ne manquait jamais de la couvrir trois ou quatre fois par jour dès qu'il se trouvait en liberté. Ces accouplements, réitérés nombre de fois pendant plusieurs années (où la fidélité va-t-elle se nicher!), donnaient au meunier de grandes espérances d'en voir le produit. Cependant il n'en est jamais rien résulté (2). » Réaumur

(1) Il y a pourtant quelques animaux qui, dans l'état de domesticité, refusent de s'accoupler même avec leur femelle. L'éléphant est de ce nombre. On ne cite qu'un très-petit nombre d'exemples de fécondité chez l'éléphant domestique.

(2) Buffon, *Des mulets* (Supplément de la *Dégénération des animaux*) dans le tome III des *Suppléments*, p. 55 et 57. Paris, 1776. In 4°, édit. de l'Imprimerie

a décrit dans un style fort pittoresque les amours bien plus étranges encore d'une poule et d'un lapin, et les procédés, aussi ingénieux qu'efficaces, qu'ils imaginèrent pour assouvir leur passion (1). Le même auteur a assisté plus d'une fois aux faits et gestes d'une cane qui se prostituait avec tous les coqs de l'endroit pendant que son canard était à la promenade (2). Cet accouplement du coq et de la cane est loin d'être rare; on l'observe dans beaucoup de basses-cours. M. Fouquier, inspecteur des domaines de l'État, a vu de ses propres yeux à Écoville (Calvados), dans une ferme appartenant à M. Calenge, un chien de moyenne taille prendre pour maîtresse une oie de Guinée à qui cette union excentrique ne déplaisait nullement (3). Une perruche de la volière de M. Delon, bien que mariée à un mâle de son espèce, s'éprit d'une singulière passion pour un serin des Canaries, et commit avec lui de nombreux adultères (4). Disons

royale. C'est cette édition que je citerai toujours quand il n'y aura pas nécessité de recourir aux autres.

(1) Réaumur, *Art de faire éclore et d'élever en toute saison des oiseaux domestiques.* Paris, 1749. In-12, 4e mémoire, t. II, p. 311-324. Ce fut l'abbé Fontenu qui découvrit cette union scandaleuse et qui procura à Réaumur le plaisir d'en être témoin. Un autre abbé, l'abbé Dicquemare, décrivit plus tard dans le journal de l'abbé Rozier les amours d'un lapin et d'une femelle de pigeon. Celle-ci, au dire de l'observateur, pondit un œuf d'où sortit un oiseau couvert de poils, incapable de voler et mangeant du son avec son père le lapin !!! L'abbé Dicquemare ne manquait pas de crédulité : il parle, dans son article, des métis du chat et du lapin, de ceux du chat et du rat, etc. (*Journal de physique et d'histoire naturelle de l'abbé Rozier*. Paris, 1774. In-4o, p. 212). Les abbés du dernier siècle aimaient beaucoup le chapitre de la génération. Nous citerons plus loin les expériences de l'abbé Gaglieri, contrôlées par l'abbé Amoretti.

(2) Réaumur, *loc. cit.*, p. 309.

(3) Communication orale.

(4) Pendant la durée de ses amours avec le serin, la perruche commença à pondre. Parmi ses œufs, on en vit un différent des autres et présentant quelque ressemblance avec les œufs des serines. De cet œuf sortit un oiseau étrange, ayant le bec et la tête de la mère, le corps couvert de plumes jaunes, la queue jaune et très-courte comme celle du serin, les trois doigts dirigés en avant, le pouce seul dirigé en arrière, comme chez le serin. L'animal a vécu deux ans et demi, il ne s'est pas accouplé; ses ailes sont restées si courtes, qu'il n'a jamais pu voler. M. Delon montra ce prodige à beaucoup de personnes dignes de foi, parmi lesquelles je citerai mon collègue et ami M. Moissenet, médecin de l'hôpital Lariboisière. Quoique convaincu d'avance qu'il s'agissait d'un monstre et non d'un métis, je demandai à voir cette bête curieuse. Mais pendant que je m'y préparais, une belette s'introduisit dans la volière, et le prétendu métis de la perruche et du serin fut au nombre des victimes. La perruche en question était de l'espèce *psittacus pulchellus*.

enfin, à la honte du genre humain, que l'abomination de la bestialité, rare, mais non sans exemple aujourd'hui, avait pris autrefois de telles proportions dans l'Orient, que les Juifs durent la réprimer par une loi spéciale (1). En voilà bien assez sur ce chapitre scandaleux.

Toutes ces unions contre nature sont stériles, et c'est précisément parce qu'elles sont stériles que nous disons qu'elles sont contre nature. Mais certaines alliances qui répugnent aux animaux libres, et qui ne s'obtiennent que dans l'état de domesticité ou d'esclavage, donnent naissance à des hybrides qui peuvent même être féconds. C'est ainsi que l'homme est parvenu à produire des espèces croisées plus ou moins fixes et plus ou moins durables qui, sans lui, n'auraient jamais vu le jour. C'est ainsi en particulier que M. Roux, d'Angoulême, a pu croiser le sang du lièvre avec celui de la lapine. Chose bien digne de remarque, ce ne sont pas toujours les espèces les plus faciles à marier qui donnent les métis les plus féconds. Ceci nous amène à étudier la seconde condition de l'hybridité.

On vient de voir que toutes les espèces susceptibles de s'accoupler ne sont pas susceptibles de procréer ensemble. Le croisement ne s'effectue, et l'hybridité n'existe que lorsque la constitution réciproque de la semence et des ovules est assez analogue dans les deux espèces pour permettre la fécondation. Si le lecteur veut me pardonner un néologisme que je crois utile, je désignerai cette analogie fonctionnelle sous le nom d'*homœogénésie*, qui exprime une similitude dans les fonctions de la reproduction. Similitude, ici, ne veut pas dire identité, et on va voir en effet qu'il y a des degrés très-divers d'homœogénésie.

Lorsque le mâle de l'espèce A peut engendrer avec la femelle de l'espèce B, le croisement inverse, entre le mâle B et la femelle A, s'opère ordinairement avec une égale facilité. Dans les cas de ce genre nous dirons que l'hybridité est *bilatérale*. Mais il arrive quelquefois que, le mâle A pouvant féconder sans diffi-

(1) *Lévitique*, chap. XVIII, v. 23. « Vous ne vous approcherez d'aucune bête, et vous ne vous souillerez point avec elle. La femme ne se prostituera point aussi en cette manière avec une bête, parce que c'est un crime... » V. 29 : « Quiconque aura commis quelqu'une de ces abominations périra du milieu du peuple. » (*Trad. de Sacy.*)

culté la femelle B, le mâle B ne peut féconder la femelle A : c'est ce que nous appellerons l'hybridité *unilatérale*. Les deux espèces des moutons et des chèvres domestiques qui appartiennent, comme on sait, à des genres différents, nous en offrent un exemple. « Nous avons reconnu par expérience, dit Buffon, que le bouc (mâle de la chèvre) produit aisément avec la brebis, mais que le bélier (mâle de la brebis) ne produit point avec la chèvre (1). » L'hybridité unilatérale absolue est assez rare, et l'hybridité bilatérale absolue, impliquant une aptitude *égale* aux croisements réciproques, n'est pas beaucoup plus commune. Il arrive très-souvent que les deux croisements sont possibles, mais que l'un est plus facile et plus productif que l'autre. Par exemple, le mulet, fils de l'âne et de la jument, s'obtient plus sûrement que le bardeau, métis du cheval et de l'ânesse, et le premier de ces hybrides est un peu moins imparfait que le second. L'homœogénésie paraît donc plus prononcée entre les parents du mulet qu'entre ceux du bardeau. Néanmoins, la différence n'étant pas très-grande, nous rangerons l'hybridité des chevaux et des ânes dans la catégorie de l'hybridité bilatérale. Nous rangerons de même dans la catégorie de l'hybridité unilatérale les cas où l'un des croisements réussit habituellement, et où cependant le croisement inverse ne réussit que par exception. Ainsi quand même, en multipliant les expériences, on obtiendrait de loin en loin un chétif produit de la chèvre et du bélier, nous n'en continuerions pas moins à citer l'exemple des espèces caprine et ovine comme un exemple d'hybridité unilatérale. On ne doit pas s'attendre à trouver dans la classification des hybrides plus de rigueur que dans la classification des espèces proprement dites. Là, comme partout, la nature procède par gradation, et les divisions que nous pouvons établir ont rarement des limites absolument fixes.

Lorsque l'étude de l'hybridité sera plus avancée, lorsque des expériences nombreuses, variées et scientifiques, auront multiplié les faits et substitué des documents précis, des observations complètes aux renseignements insuffisants que nous possédons aujourd'hui, la physiologie découvrira peut-être l'explication de

(1) Buffon, *Quadrupèdes*, art. MOUFLON. Édit. citée, t. XI, p. 365. 1754, in-4°.

cette variété singulière d'homœogénésie qui produit l'hybridité unilatérale, et j'entrevois déjà plusieurs questions qui pourront trouver leur solution dans l'analyse de ce cas particulier. Il y aura lieu de chercher si l'hybridité unilatérale résulte d'une homœogénésie partielle limitée soit à la similitude des semences, soit à la similitude des ovules, ou si elle est en rapport avec le degré de fécondité relative des mâles et des femelles de chaque espèce, ou si elle dépend de la position hiérarchique que les deux espèces occupent dans la série animale. Répondre à ces questions serait faire un pas vers la solution d'un problème plus général relatif à la spécificité du sperme, à celle des ovules et à la part d'influence qui revient à chaque sexe dans la fécondation ordinaire. Mais c'est le secret de l'avenir.

Les chèvres et les moutons appartenant à des espèces plus éloignées que ne le sont ordinairement celles qui peuvent se croiser, on pourrait être tenté de considérer l'hybridité unilatérale comme le degré le plus inférieur de l'hybridité, comme l'expression d'une homœogénésie réduite au minimum et au-dessous de laquelle il n'y a plus que des accouplements absolument et constamment stériles. Cette appréciation serait pourtant tout à fait erronée. Le croisement du bouc et de la brebis donne des résultats qui dénotent au contraire une homœogénésie très-prononcée. La semence du bouc s'adapte si bien à l'ovule de la brebis, que ces deux animaux, quoique différents d'espèce *et de genre*, produisent ensemble un agneau couvert de poils et capable de se reproduire. « Ce n'est point un mulet stérile, dit Buffon, c'est un métis qui remonte à l'espèce originaire, et qui paraît indiquer que nos chèvres et nos moutons ont quelque chose de commun dans leur origine (1). » Pour que Buffon en ait été réduit à écrire cette phrase compromettante, et à prouver ensuite, en trois ou quatre pages plus éloquentes que vraies, que toutes les espècees de chèvres et toutes les espèces de moutons ont pu sortir de la même souche, il faut que ses expériences lui aient démontré sans réplique la grande fécondité des métis du bouc et de la brebis. Nous pouvons donc tenir pour certain que l'hybridité unilatérale est quelquefois

(1) Buffon. Edit. citée, art. MOUFLON, t. XI, p. 365 (1754, in-4°).

plus parfaite que l'hybridité bilatérale, puisque beaucoup d'espèces, capables de se féconder réciproquement, ne donnent que des mulets peu ou point fertiles.

L'exemple qui précède prouve en même temps que le degré de perfection des hybrides ne dépend pas du degré de proximité des espèces. L'homœogénésie elle-même, qu'elle soit unilatérale ou bilatérale, est tellement peu en rapport avec les caractères génériques ou spécifiques, que rien ne permet de deviner avec certitude si deux espèces sont ou non capables de se croiser. L'expérience seule en décide, et jusque-là on ne peut faire que des suppositions plus ou moins probables; à plus forte raison est-il impossible de déterminer *à priori* si le produit d'un croisement sera stérile ou fécond. Cuvier reconnaît qu'il y a infiniment plus de ressemblance entre les ânes et les chevaux, qu'entre les barbets et les lévriers; et pourtant ces deux dernières espèces produisent des métis féconds, tandis que les deux premières n'engendrent que des hybrides à peu près stériles. La seule chose qu'on puisse dire, c'est que les chances de l'hybridité diminuent ordinairement à mesure qu'on met en présence deux espèces plus dissemblables, et réciproquement; on peut ajouter que l'homœogénésie s'étend *rarement* au-delà des limites qui séparent les genres; qu'enfin étant données deux espèces très-voisines, il est *probable* qu'elles pourront se croiser. Voilà tout ce que les faits connus jusqu'à ce jour permettent de formuler. Aucune conclusion plus générale, aucun principe de zootaxie ne peut ressortir de l'étude de l'hybridité, et pour surcroît de preuve je ne puis faire mieux que de citer un passage des Études de M. Flourens sur les travaux de Cuvier.

M. Flourens, renchérissant sur la doctrine de Buffon, cherche à faire reposer sur les caractères de l'homœogénésie non-seulement la distinction de l'*espèce*[1], mais encore la distinction du *genre*, et s'exprime de la manière suivante :

« Que deux individus mâle et femelle, semblables entre eux, se mêlent, produisent, et que leur produit soit susceptible à son tour de se reproduire, et voilà l'*espèce :* la succession des individus qui se reproduisent et se perpétuent. A côté de ce premier fait, que deux individus mâle et femelle, moins semblables entre eux que n'étaient les deux précédents, se mêlent, produisent et que leur produit soit infécond, ou immédiatement ou après quelques générations, et voilà le *genre*. Le caractère de l'espèce est la fécondité qui se perpétue, le caractère du genre est la fécondité bornée. La *génération* donne donc ainsi les *espèces* par la *fécondité qui se perpétue*, et les *genres* par la *fécondité bornée.*

« Je sais bien que le groupe que je propose et qui résulterait du *croisement fécond* des espèces, ne correspondrait plus aux *genres* ordinaires des naturalistes, formés par la seule comparaison des ressemblances ; mais on pourrait donner à ce groupe tel nom qu'on voudrait, le point essentiel est ici de le constater. Je sais bien encore que les expériences nécessaires pour en généraliser l'établissement sont loin d'être faites, et ne le seront peut-être jamais (1). »

Tel est, de l'aveu de M. Flourens, le secours que l'histoire naturelle peut tirer de l'étude des croisements : les groupes naturels remplacés par des groupes factices, tellement factices, qu'il faut attendre, pour les établir, d'avoir fait des expériences « qui ne seront peut-être jamais faites. » L'auteur, croyant concourir à la classification des animaux, n'a travaillé qu'à la classification des hybrides. Il en a formé deux groupes bien réels que nous retrouverons tout à l'heure, et nous n'avons que deux choses à lui objecter : c'est que, d'abord, les individus dont le croisement produit une postérité féconde ne sont pas toujours plus semblables entre eux que ceux dont le croisement produit des hybrides stériles. Le témoignage de Cuvier sur les ânes et les chevaux d'une part, les barbets et les lévriers d'autre part, témoignage invoqué plusieurs fois dans le livre de M. Flourens, prouve jusqu'à l'évidence que l'homœogénésie n'est nullement proportionnelle aux analogies anatomiques. Nous remarquerons, en second lieu, que M. Flourens a négligé toute une catégorie d'hybrides, dont l'existence paraît incompatible avec la division qu'il propose : nous voulons parler de ceux qui sont inféconds avec leurs pareils, mais qui sont féconds et indéfiniment féconds avec l'une ou l'autre des espèces mères. Si la fertilité des produits constitue l'espèce, si leur stérilité constitue le

(1) Flourens, *Histoire des travaux de Cuvier*. Paris, 1845. In-12, p. 299.

genre, à quelle division devra-t-on rattacher ce troisième cas, cette hybridité intermédiaire, dont la fécondité est à la fois bornée comme dans l'hybridité de genre, et pourtant capable de se perpétuer comme dans l'hybridité d'espèce?

Nous venons de voir qu'il n'y a aucun rapport certain entre l'homœogénésie et les caractères zoologiques. Certaines espèces très-voisines ne peuvent pas se croiser, tandis que certaines espèces beaucoup plus éloignées donnent des hybrides et même des hybrides féconds. Il y a pourtant une limite au-delà de laquelle les chances de l'hybridité deviennent à peu près nulles, et si le croisement des genres est aujourd'hui incontestable, aucun fait authentique n'établit la réalité du croisement des individus qui appartiennent à des ordres différents. Le professeur Rafinesque, du Kentucky, raconte, il est vrai, qu'une chatte, fécondée par un sarigue (*didelphis virginianus*, ou *opossum*), mit au jour « cinq petits monstres semblables aux chats par le corps et le poil, mais ayant la tête, les pattes et la queue semblables à celles du didelphe commun des États-Unis. Ces animaux furent montrés comme une curiosité et moururent jeunes sans s'être propagés (1). » Mais personne n'ayant assisté à un accouplement aussi extraordinaire, et personne n'ayant prouvé que la chatte en question n'eût rencontré aucun mâle de son espèce, rien n'autorise à donner comme un fait une supposition basée uniquement sur la forme des petits monstres. Le croisement du raton, *raccoon*, plantigrade voisin de l'ours, avec le renard rouge d'Amérique n'est pas moins hypothétique, quoique M. Rafinesque ait décrit avec quelques détails le produit présumé de cette alliance invraisemblable (2). Je me suis déjà expliqué sur le petit monstre que M. Delon a pu croire issu d'une perruche et d'un serin (3) ; la fécondation d'une femelle de l'ordre des grimpeurs par un mâle de l'ordre des passereaux ne pourrait être admise que s'il était démontré que la femelle n'eût pas connu d'autre mâle, et il est certain que cette perruche

(1) C.-S. Rafinesque, *Considérations sur quelques animaux hybrides*. Je n'ai pu me procurer le texte original de ce mémoire qui a été publié en anglais, et traduit en français dans le *Journal universel des sciences médicales*. Paris 1821. In-8°, t. XXII, p. 112.

(2) *Loc. cit.*, p. 113.

(3) Voyez plus haut, p. 417 en note.

lascive vivait avec un mâle de son espèce, quoiqu'elle accordât surtout ses faveurs au serin. Le seul exemple jusqu'ici qui ait paru établir la possibilité de l'hybridité entre deux espèces d'ordres différents, est celui des *jumarts*, qui proviennent, dit-on, de l'union du taureau et de la jument, ou du cheval et de la vache. Beaucoup d'auteurs anciens et modernes ont parlé de ces métis; on raconte que les jumarts sont très-communs dans les montagnes de l'Atlas et dans les Alpes du Piémont; on décrit le procédé employé par les éleveurs pour tromper la jument et la décider à recevoir les caresses du taureau; enfin on assigne au produit de cet accouplement des caractères qu'on croit intermédiaires entre ceux du bœuf et ceux du cheval. Tous ces témoignages, empruntés à des hommes dignes de foi et même à des savants, établissent d'une manière irrécusable l'existence de l'animal qui porte le nom de jumart; mais ce qui est douteux et même plus que douteux, c'est l'origine qu'on lui assigne, car tous les prétendus jumarts qui ont été étudiés attentivement par des zôologistes éclairés n'étaient que des bardeaux, métis du cheval et de l'ânesse (1).

Il serait peut-être imprudent, en pareille matière, d'assigner des bornes au possible; néanmoins, si l'on n'accepte que les faits rigoureusement constatés, on est autorisé à dire que le domaine de l'hybridité ne s'étend pas au-delà des limites qui circonscrivent les ordres zoologiques.

Dans l'hybridité la plus inférieure, la propriété de se féconder réciproquement est plutôt l'apanage de quelques individus que celui des espèces elles-mêmes; le croisement ne réussit que par exception, et le produit est toujours plus ou moins défectueux. Lorsque l'homœogénésie devient plus grande, les chances de la fécondation s'accroissent d'une manière notable; enfin, lorsqu'on approche de l'hybridité supérieure, de celle qui donne les produits les plus parfaits, ces chances paraissent à peu près

(1) Voyez, sur l'existence des jumarts, un savant article de M. Heckmeyer, traduit du hollandais par M. Demarbaix, pour les *Annales de médecine vétérinaire belge*, 1855, et reproduit dans le numéro de septembre 1858, de la *Revue populaire des sciences* de M. Husson, t. I, n° 9, p. 285. L'origine de l'article n'est pas indiquée, mais on voit dans le numéro d'octobre, p. 353 du même recueil, que cet article est emprunté à M. Heckmeyer. Voy. aussi Buffon, *Suppléments*, t. III, p. 4.

égales à celles qui accompagnent l'accouplement de deux individus de même espèce. Il y a donc une certaine relation entre la facilité avec laquelle le croisement s'effectue et l'état de perfection ou d'imperfection de l'hybride qui en résulte. Mais ce n'est point une règle absolue, parce que la fécondité du premier croisement ne dépend pas seulement de l'homœogénésie : elle dépend aussi en partie de la fécondité absolue de chacune des deux espèces mères. Buffon a longuement insisté sur cette influence, qu'il a peut-être exagérée, mais qui n'en est pas moins réelle. Il y a vraisemblablement d'autres influences qui agissent dans le même sens ou en sens inverse, de telle sorte que les circonstances du premier croisement ne permettent jamais de prévoir avec certitude si le métis pourra ou non se reproduire. Mais on aurait tort d'en conclure que la comparaison de la fécondité absolue de deux espèces avec la fécondité relative de leur croisement ne puisse fournir aucun renseignement utile. Ainsi, lorsque deux espèces se fécondent difficilement, il est probable que leur produit sera un hybride imparfait. De même lorsque deux groupes d'individus sont beaucoup moins féconds dans leurs alliances croisées que dans leurs alliances directes, il est permis de croire, jusqu'à preuve du contraire, que ces deux groupes d'individus ne sont pas de la même espèce.

Parmi les conditions qui précèdent et favorisent l'hybridité, l'une des plus importantes sans contredit, l'une de celles qui permettent de prévoir avec le plus de probabilité le résultat d'une tentative de croisement, c'est l'analogie ou la dissemblance des deux espèces considérées sous le rapport de la durée de la gestation pour les mammifères, de l'incubation pour les oiseaux. Je ne sais s'il existe un seul exemple d'hybridité entre deux espèces très-différentes sous ce rapport. Il n'est pas nécessaire toutefois que la similitude soit parfaite pour que la fécondation soit possible : ainsi la louve porte soixante-treize jours, la chienne de soixante à soixante-trois jours seulement (1), c'est une différence d'un sixième ; le chien, cependant, féconde

(1) Voyez le tableau donné par Buffon, le tome III des *Suppléments*, p. 25 (1776. in-4°). La gestation de la chienne y est fixée à soixante-trois jours, mais on lit dans le chapitre *Du chien* qu'elle peut descendre jusqu'à soixante jours.

la louve, et leur métis est même un des plus parfaits que l'on connaisse, puisqu'il est fécond et indéfiniment fécond. Le mulet de l'âne et de la jument est stérile, au contraire, quoique la durée de la gestation soit la même chez les femelles des deux espèces.

On voit, d'après ce qui précède, que les circonstances du premier croisement, celles dont l'ensemble constitue ce que j'appellerais volontiers l'étiologie de l'hybridité, ne fournissent, soit qu'on les isole, soit qu'on les réunisse, aucun caractère qui soit en rapport constant avec l'homœogénésie. Ni le degré de proximité des espèces, ni la nature de leurs instincts, ou de leur genre de vie, ni la comparaison de leur fécondité, ni même la durée de leur gestation, ne permettent de prévoir avec certitude le résultat de leurs alliances. La méthode *à priori* doit donc céder le pas à la méthode *à posteriori* dans l'étude de l'hybridité. L'homœogénésie ne se devine pas ; elle ne se découvre que par l'expérience ; ce n'est que par l'expérience qu'elle se laisse mesurer, et si l'on veut la soumettre à une appréciation régulière, ce n'est pas dans ses causes, c'est dans ses effets qu'il faut en chercher les éléments.

Lorsque le produit réunit tous les caractères, toutes les qualités qui appartiennent à un animal parfait, c'est la preuve que la fécondation a été complète, et c'est par conséquent l'indice d'une homœogénésie très-grande. Lorsque, au contraire, le produit est défectueux, cela veut dire que la fécondation a été insuffisante, et on en conclut que l'homœogénésie est peu prononcée. On peut donc formuler la proposition suivante : *L'homœogénésie est directement proportionnelle au degré de perfection des hybrides*. Il s'agit maintenant de déterminer les caractères des hybrides plus ou moins parfaits et des hybrides plus ou moins imparfaits, et, afin que certains faits particuliers, qui sont encore en discussion, ne puissent nous arrêter dès le début de cette étude, nous décrirons d'abord deux types abstraits auxquels nous accorderons tous les caractères qu'on peut s'attendre à rencontrer aux deux limites extrêmes de l'hybridité. Nous aurons à voir ensuite si ces types sont réels ou imaginaires.

L'hybride le plus parfait possède une organisation aussi complète que celle des animaux d'espèces pures ; il est capable, comme eux, de prendre racine dans le présent et dans l'avenir, de subsister sans secours étrangers et de perpétuer sa race. Aucun caractère anatomique ou dynamique ne permet de le considérer comme inférieur aux créations primitives de la nature ; il peut même, à certains égards, être supérieur aux deux individus qui l'ont engendré. Pouvant se reproduire sans limites en se mariant avec ses pareils, il constituerait bientôt une espèce nouvelle aussi durable et aussi fixe que les autres, si la propriété qu'il possède de se mêler en toutes proportions avec les deux espèces d'où il est issu, ne donnait naissance à une multitude de nuances intermédiaires et n'établissait de l'une à l'autre une transition insensible ; de telle sorte qu'on peut se demander si toutes ces formes graduées résultent de la fusion de deux espèces primitivement distinctes, ou de la division en races et en variétés d'une espèce primitivement unique. Pour qu'un pareil résultat puisse se produire, il faut nécessairement que les deux espèces mères possèdent une organisation sexuelle extrêmement analogue et presque identique : c'est le plus haut degré de l'homœogénésie.

L'hybride le plus imparfait, au contraire, est un être incomplet et en quelque sorte inachevé, toujours inférieur à ses parents, plus faible qu'eux, moins vivace qu'eux ; véritable avorton qui traverse difficilement les diverses périodes de la vie, qui périt souvent avant de naître, plus souvent encore avant d'avoir atteint l'âge adulte. La nature refuse à cet animal défectueux la faculté de se reproduire ; les organes génitaux chez lui n'existent que pour la forme ; il ne connaît ni les désirs ni les sensations de l'amour, et il ne peut procréer ni avec ses pareils ni avec les deux espèces mères. Celles-ci, séparées par des différences ineffaçables, resteront à jamais distinctes ; une obscure analogie fonctionnelle leur permet, à la rigueur, de se féconder mutuellement, mais cette fécondité, aussi incertaine qu'insuffisante, ne produit que de chétives ébauches, et cette analogie, si faible qu'elle ne pourrait s'affaiblir encore sans disparaître tout à fait, constitue le degré le plus inférieur de l'homœogénésie.

Tels sont les deux termes extrêmes de la série des hybrides.

L'esprit ne peut concevoir l'hybridité ni supérieure à celle du premier type, ni inférieure à celle du second. Plus haut, l'homœogénésie serait l'homogénéité complète ; plus bas, elle deviendrait l'hétérogénésie, c'est-à-dire la stérilité absolue. Tous les hybrides sont donc compris entre les limites que nous venons de tracer ; mais comme tout dans la nature se fait par transitions, on doit s'attendre à trouver entre le minimum et le maximum de l'hybridité une suite de gradations formant les termes intermédiaires de la série, et correspondant, de bas en haut, aux degrés croissants de l'homœogénésie.

Il me paraît vraisemblable qu'il y a un degré, le plus inférieur de tous, où la femelle conçoit, mais ne peut conserver son fruit, soit qu'il périsse avant terme, soit qu'il meure en naissant ou peu de temps après : ce serait la transition entre l'hétérogénésie et l'homœogénésie. J'avoue que je n'en connais pas d'exemple, et on conçoit d'ailleurs combien il serait difficile de constater ce degré d'hybridité, fût-il réel, fût-il même fréquent. On ne pourrait le faire qu'en instituant des expériences spéciales, et il faudrait une attention perpétuelle pour en saisir les résultats, car on sait que beaucoup de femelles mangent les produits de leurs avortements. Si cette vue, conforme au principe de la série, était confirmée par l'expérimentation, on pourrait donner le nom d'*hybridité abortive* au croisement des espèces qui ne produisent ensemble que des avortons, c'est-à-dire des êtres peu ou point viables, incapables de parcourir toutes les phases du développement physiologique.

Immédiatement au-dessus de ce degré encore hypothétique, l'homœogénésie est suffisante pour assurer à l'hybride une existence solide, et pour lui permettre de vivre au moins jusqu'à l'âge adulte. L'animal est donc parfait sous le rapport de la vie individuelle, mais il est entièrement privé de la faculté de se reproduire. Un très-grand nombre de croisements rentrent dans cette catégorie, que je propose de désigner sous le nom d'*hybridité agénésique*, pour constater l'impuissance absolue du produit.

L'homœogénésie croissant toujours, l'hybride s'améliore un peu. Ses fonctions génitales ne sont plus absolument nulles. Il éprouve des désirs amoureux, quelquefois même assez vifs, il s'accouple volontiers ; la sexualité chez lui n'est plus purement anatomique comme chez l'hybride agénésique, elle commence déjà à être physiologique aussi. Un certain degré de fécondité coïncide avec cette apparition du sens génital, fécondité bien obscure qui d'ailleurs n'est pas l'apanage de tous les individus, mais seulement d'un petit nombre d'entre eux, et qui n'est jamais suffisante pour permettre à l'hybride de procréer avec ses pareils. Celui-ci ne peut se reproduire qu'en s'alliant à l'une ou à l'autre des deux espèces d'où il est issu, et encore cet accouplement est-il presque toujours stérile. C'est par exception seulement qu'il en résulte un produit animé. qui est souvent abortif, rarement vigoureux et toujours infécond. Les hybrides du groupe que nous étudions ne sont donc pas absolument stériles, mais ils ne possèdent qu'une puissance génératrice très-restreinte, et ne produisent que très-difficilement. Voilà pourquoi je propose de donner à cette hybridité le nom d'*hybridité dysgénésique* (1). Les métis des espèces du genre *equus*, et en particulier les *mulets*, rentrent dans cette catégorie (2).

Si nous continuons encore à monter dans la série de l'hybridité, nous trouverons des espèces plus homœogénésiques que les précédentes, et produisant dès lors, par leur croisement, des métis moins imparfaits. La fécondité de l'hybride agénésique est tout à fait nulle, et celle de l'hybride dysgénésique est tellement faible, qu'elle ne se manifeste que par exception. Le nouvel hybride qui nous occupe est mieux doué sous ce rapport ; sa fécondité, il est vrai, n'est pas suffisante pour lui permettre de produire avec ses pareils, mais lorsqu'il s'unit à un animal parfaitement fécond, lorsqu'il s'allie à l'une ou à l'autre des deux espèces mères, il donne le jour sans difficulté à des métis de *second sang* qui possèdent toutes les qualités nécessaires pour engendrer une postérité durable. Cette hybridité se distingue encore de l'hybridité dysgénésique par la facilité avec laquelle s'effectue le second croisement. Le métis de premier sang, en s'accouplant avec un animal d'espèce pure, produit

(1) Δυς-γένεσις. Génération difficile.

(2) Les faits relatifs à la fécondité des mules ont été plus d'une fois mis en contestation. Le lecteur trouvera un résumé critique de ces faits dans un article spécial, inséré à la suite du présent mémoire.

aussi sûrement, ou presque aussi sûrement que pourraient le faire deux animaux de la même espèce. Le métis de second sang, à son tour, peut s'allier indistinctement, et avec un égal succès, soit avec les métis de premier sang, soit avec l'espèce pure la plus voisine ; il n'est pas moins fécond avec ses pareils, et ses descendants directs, comme ses descendants croisés, sont encore féconds soit entre eux, soit avec les autres.

Pour donner une dénomination convenable à cette catégorie d'hybridité, nous considérerons, comme précédemment, les métis de premier sang. Il leur manque la faculté de se reproduire en ligne directe, mais leur fécondité est complète en ligne collatérale avec les deux souches paternelle et maternelle. Nous proposerons, par conséquent, de les désigner sous le nom d'*hybrides paragénésiques* (1).

Nous ferons rentrer également dans l'hybridité paragénésique le cas où les métis de premier sang, un peu plus perfectionnés que dans le cas qui précède, peuvent engendrer *inter se* avec plus ou moins de difficulté des êtres semblables à eux, mais moins féconds qu'eux, lesquels à leur tour, en s'unissant à leurs pareils, ne produisent rien ou ne donnent qu'une progéniture de moins en moins féconde, de telle sorte que leur race, à moins de croisement nouveau, s'éteint nécessairement au bout d'un petit nombre de générations. L'hybridité paragénésique est donc caractérisée d'une manière générale par ce grand fait que les métis de premier sang, dans leurs alliances en ligne directe, n'ont qu'une fécondité restreinte, tandis que dans

(1) Παρα-γένεσις. J'ai choisi après quelques hésitations la préposition παρά, qui en composition exprime l'idée de latéralité, rendue en français par la locution : *à côté de*. J'étais arrêté par la crainte de faire une équivoque, le mot παραγένησις ayant déjà en grec une signification particulière, tirée d'un des sens les moins usités du verbe γίγνομαι. Mais ce mot s'écrit avec η et non avec ε, comme γένεσις (génération). D'ailleurs l'usage permet de former des mots scientifiques avec des racines grecques, sans s'inquiéter des mots que les Grecs avaient tirés des mêmes racines. Le mot *hybride* nous en offre un exemple. Le verbe ὑβρίζω, d'où il est dérivé, signifie à la fois, comme notre verbe *violer*, employer la violence en général, et attenter à la pudeur en particulier. Du sens le plus général les Grecs avaient tiré le substantif ὕβρις, ὕβριδος, qui désignait un oiseau de proie, et qui, traduit en latin (hybrida), fut appliqué aux animaux demi-sauvages, *hybrida seu semiferus* (Pline, VIII, 53). Du sens érotique, les modernes ont tiré le mot *hybride* qui ne désigne maintenant que les métis.

leurs alliances avec les deux espèces mères, ou au moins avec l'une d'elles, ils possèdent, eux et leurs descendants, une fécondité indéfinie.

Pour passer de cette hybridité à l'hybridité parfaite, il n'y a plus qu'un pas à franchir. Il ne manque au métis du premier croisement qu'un léger degré de fécondité de plus pour devenir apte à perpétuer sa race, et pour posséder dès lors toutes les qualités qui appartiennent aux animaux d'espèce pure. Il suffit pour cela que les deux espèces mères soient un peu plus homœogénésiques que dans le cas précédent. L'hybridité qui correspond à ce nouveau degré d'homœogénésie mérite le nom d'*hybridité eugénésique*, parce que sous le rapport de la fécondité l'hybride ne laisse rien à désirer. Non-seulement il se croise et se mêle en toutes proportions avec les deux espèces qui l'ont produit, et avec les métis de tout sang qui résultent de ces alliances, mais encore il enfante avec ses pareils des êtres féconds comme lui, dont les descendants directs ou croisés sont féconds eux-mêmes.

Ainsi, en laissant de côté l'hybridité abortive, encore douteuse, quoique probable, nous pourrons répartir tous les hybrides connus dans les quatre catégories suivantes, dont la distinction repose sur les qualités des métis de premier sang.

1° *Hybridité agénésique.* — *Métis de premier sang* tout à fait inféconds soit entre eux, soit avec les deux espèces mères, et ne pouvant produire par conséquent *ni descendants directs, ni métis de second sang.*

2° *Hybridité dysgénésique.* — *Métis de premier sang* presque entièrement stériles ;

a) Ils sont inféconds entre eux, partant, *point de descendants directs.*
b) Ils peuvent quelquefois, mais rarement et difficilement, se croiser avec l'une ou l'autre des espèces mères. Les *métis de deuxième sang*, issus de ce second croisement, sont inféconds.

3° *Hybridité paragénésique.* — *Métis de premier sang* possédant une fécondité partielle.

a) Ils sont peu ou point féconds entre eux, et lorsqu'ils produisent des *descendants directs*, ceux-ci n'ont qu'une fécondité décroissante, nécessairement épuisée au bout de quelques générations.

b) Ils se croisent aisément avec l'une au moins des deux espèces mères. Les *métis de deuxième sang*, issus de ce deuxième croisement, sont féconds, eux et leurs descendants, soit entre eux, soit avec les métis de premier sang, soit avec l'espèce pure la plus voisine, soit avec les métis intermédiaires qui résultent de ces croisements divers.

4° *Hybridité eugénésique.* — *Métis de premier sang* tout à fait féconds.

a) Ils sont féconds entre eux, et leur *descendants directs* le sont également.

b) Ils se croisent aisément et indistinctement avec les deux espèces mères ; les *métis de deuxième sang*, à leur tour, sont indéfiniment féconds eux et leurs descendants, soit entre eux, soit avec les métis de tout ordre qui résultent du mélange de deux espèces mères.

Tels sont les types autour desquels on peut grouper tous les cas connus d'hybridité. Je ne veux point dire par là que chaque cas particulier doive réunir nécessairement tous les caractères assignés à l'un de ces groupes ; il y a beaucoup de faits *incertæ sedis* qui tiennent le milieu entre le second et le troisième type, entre le troisième et le quatrième ; mais on aura beau multiplier les divisions, on n'échapera jamais à cette incertitude, parce que la série de l'hybridité présente des nuances presque innombrables, et le cadre qui précède me paraît suffire aux besoins actuels de la science. Le savant et respectable Morton, qui a couronné ses grands et beaux travaux sur les races humaines par d'importantes recherches sur le croisement des espèces animales (1), a admis également quatre degrés d'hybridité,

(1) George Samuel Morton, *Hybridity in Animals considered in reference to the Question of the Unity of the Human Species*. Ce travail, lu en novembre 1846, à l'Académie des sciences naturelles de Philadelphie, a été publié l'année suivante dans le journal de MM. Silliman et Dana (*the American Journal of Science and Arts*, seconde série, vol. III, n° 7, p. 39-50 ; n° 8, p. 203-212). Il a été tiré à part sous le titre de *Essay on Hybridity*, Philadelphie, 1847, in-8°. Morton a encore publié sur le même sujet dans le *Charleston Medical Journal and Review*, vol. V, 1850, deux articles en réponse aux attaques dirigées contre lui, à ce propos, par le révérend John Bachman (*Letter to the Reverend John Bachman on the Questions of Hybridity*, et *Additional Observations on Hybridity in Animals and on some collateral Subjects being a Reply to the Objections of the Reverend John Bachman*). Ces deux articles ont également été tirés à part sous forme de brochures, Charleston, 1850, in-8°. Enfin le

mais ses divisions diffèrent des miennes à plusieurs égards. Dans le *premier degré* il range tous les cas où l'hybride est absolument infécond. C'est ce que j'ai appelé l'hybridité agénésique.

Le *second degré* comprend tous les cas où l'hybride, infécond avec ses pareils, est plus ou moins fécond avec les races mères ; on y trouve par conséquent, réunies par un rapprochement inexact, l'hybridité dysgénésique et l'hybridité paragénésique, dont les résultats, comme on l'a vu, sont si différents.

Le *troisième* et le *quatrième degré* correspondent à l'hybridité que j'ai appelée eugénésique, et les motifs qui ont décidé M. Morton à diviser en deux ce groupe si naturel me semblent tout à fait insuffisants. Parmi les animaux dont le croisement produit des métis féconds entre eux et capables d'engendrer une postérité durable, il en est qui, comme les chiens et les loups, comme les chèvres et les moutons, appartiennent sans contestation à des espèces différentes. Le croisement de ces espèces constitue, pour M. Morton, le *troisième degré de l'hybridité*. Mais il y a des animaux qui, bien que très-dissemblables par leurs caractères physiques, bien que se rattachant à des types parfaitement distincts, sont considérés par beaucoup de naturalistes comme issus d'une même origine, et représentant simplement les diverses races d'une seule espèce, tandis que d'autres naturalistes les regardent comme différents à la fois d'espèce et d'origine ; telles sont, par exemple, les principales races de chiens, les principales races de bœufs, de chevaux, de moutons, etc., et enfin les principales races humaines. D'après la première hypothèse, les croisements qui s'effectuent dans chacun de ces groupes ne sont que des mélanges de races, mais ils constituent un cas d'hybridité véritable aux yeux de ceux qui adoptent la seconde opinion, et c'est pour éviter de confondre ces cas où l'hybridité est encore en litige, avec ceux où elle n'est contestée par personne, que Morton a rangé ceux-ci dans le *troisième degré* de l'hybridité, et ceux-là dans le *quatrième*. Mais cette distinction n'est évidemment qu'un sacrifice aux exigences du moment, et

Journal de Charleston (vol. VI, n° 3, May 1851, p. 373-383) a publié un dernier travail du même auteur, intitulé : *Notes on Hybridity in Animals and on some collateral Subjects.*

il est évident encore que le quatrième degré de l'hybridité est entièrement imaginaire. Il ne s'agit pas de savoir ce qu'on peut croire aujourd'hui, ou ce qu'on pourra croire demain. Ce qui n'est pas, n'est pas; ce qui est, est; et les oscillations de la science n'y peuvent rien changer. En prenant un à un tous les faits que Morton a groupés dans le quatrième degré de l'hybridité, on peut dire successivement de chacun d'eux : de deux choses l'une, ou bien le père et la mère sont de la même espèce, et alors il n'y a pas d'hybridité, ou bien ils ne sont pas de la même espèce, et alors l'hybridité est du troisième degré et non du quatrième. On se trompe donc infailliblement toutes les fois qu'on classe un fait dans le quatrième degré de l'hybridité. Ce degré, tel que l'a défini Morton, n'existe pas; il ne saurait exister; et si, comme je le pense, il doit arriver un moment où la connaissance plus complète des faits permettra d'établir une ou plusieurs catégories dans le groupe de l'hybridité eugénésique, ce sera sur d'autres caractères que ces subdivisions devront reposer.

Les quatre groupes d'hybrides que nous avons reconnus, peuvent être répartis en deux classes distinctes sous le titre d'*hybridité inférieure* comprenant le premier et le second groupe, et d'*hybridité supérieure* comprenant les deux derniers.

L'hybridité agénésique et l'hybridité dysgénésique ont en effet ceci de commun qu'elles ne peuvent exercer aucune influence sur les espèces mères; ne produisant point de lignée durable, elles ne créent ni races, ni variétés nouvelles. Elles ne sont point sans utilité pratique; mais dans l'ordre des choses scientifiques elles appartiennent à la physiologie bien plus qu'à l'histoire naturelle. Si l'homœogénésie ne s'élevait jamais au-dessus de ce niveau, on pourrait dire avec raison que les espèces sont séparées par des barrières infranchissables, et qu'elles sont par conséquent tout à fait permanentes. Mais cette doctrine de la permanence des espèces, compatible avec les faits de l'hybridité inférieure, ne peut subsister à côté des faits de l'hybridité supérieure. Il est clair, en effet, que l'hybridité paragénésique peut modifier les espèces en formant des races nouvelles d'origine mixte, et que l'hybridité eugénésique peut, au gré des circonstances, et suivant la direction des croisements, multiplier le nombre apparent des espèces, si les types nouveaux se conservent à peu près sans mélange, ou le diminuer, si la fusion des deux espèces mères s'effectue d'une manière à peu près uniforme ; et s'il arrivait par hasard que trois ou quatre espèces primitives, ou un plus grand nombre, fussent toutes, les unes par rapport aux autres, homœogénésiques à un degré suffisant pour que tous leurs croisements fussent féconds, et que tous leurs métis fussent féconds sans limite, soit entre eux, soit avec les autres, la conséquence de cet ordre de choses serait qu'au bout d'un grand nombre de générations certains types primitifs pourraient s'effacer, d'autres types en nombre indéterminé se produire, des races plus nombreuses encore se former, se défaire, se fusionner, se modifier, se combiner de cent manières, et au milieu de tous ces types, de toutes ces races, sous-races et variétés, à travers ces croisements inextricables, il deviendrait impossible non-seulement de caractériser les types primitifs, mais encore d'en déterminer le nombre. La doctrine de la permanence des espèces serait donc à jamais renversée, si les deux ordres supérieurs de l'hybridité étaient une fois admis sans contestation ; c'est pourquoi les partisans de cette doctrine se sont trouvés dans la double nécessité : 1° d'arranger à leur façon l'histoire de l'hybridité paragénésique ; 2° de nier purement et simplement l'existence de l'hybridité eugénésique.

Pour apprécier la valeur de leur assertion et de leur interprétation, nous serons donc obligé d'étudier séparément les deux groupes de l'hybridité supérieure. Nous nous attacherons à discuter seulement un petit nombre de faits. Il nous serait facile, sans doute, de multiplier les exemples ; mais, en disséminant l'attention du lecteur sur des détails trop nombreux, nous courrions le risque de rompre l'enchaînement de notre travail. Nous ne nous proposons pas ici d'examiner tous les cas particuliers de l'hybridité, ni d'en étudier toutes les conditions, ni même d'en faire ressortir toutes les conséquences. Notre but est simplement de l'examiner dans ses rapports avec la question générale de l'Espèce. Pour cela, il nous suffira d'employer comme pierre de touche quelques-uns des faits acquis à la science, et comme les principes que nous voulons combattre, ceux que nous cherchons à établir, tirent leur principale importance de leur connexion avec le problème de l'origine unique ou multiple du genre Homme, nous nous attacherons à choisir nos exemples parmi les espèces animales des deux classes les plus élevées. Nous ne parlerons donc ni de l'hybridité végétale, ni de celle des animaux inférieurs ; nous laisserons également de côté l'hybridité agénésique et l'hybridité dysgénésique qui, n'ayant rien de commun avec la grande question des origines, n'ont donné lieu à aucune contestation ; et notre attention se concentrera, dans les deux paragraphes suivants, sur la discussion de quelques exemples de l'hybridité paragénésique et de l'hybridité eugénésique, considérées dans les espèces supérieures. Quant à ceux de mes lecteurs qui sont curieux de connaître des faits plus nombreux et plus variés, je ne saurais mieux faire que de les renvoyer aux travaux déjà cités de l'infatigable Morton (1).

§ II. *L'hybridité paragénésique peut-elle modifier les espèces d'une manière durable ?*

Les partisans de la permanence des espèces répondent à cette question par la négative.

Suivant eux, l'hybridité paragénésique ne peut exercer aucune influence ni sur les espèces ni sur les types, parce que de deux choses l'une :

Ou bien les métis de second sang et leurs descendants directs n'ont qu'une fécondité restreinte, et alors la race croisée s'éteint au bout de quelques générations, laissant les deux espèces mères aussi pures qu'auparavant ;

Ou bien ces métis ont une fécondité illimitée, et alors la race ne s'éteint pas, mais la nature conservatrice, jalouse de maintenir dans les espèces qu'elle a créées, sinon la pureté du sang, du moins l'inviolabilité des formes, oblige promptement la race hybride à revêtir tous les caractères de l'espèce primitive la plus voisine et à se confondre entièrement avec elle.

Dans le premier cas, la race intermédiaire disparaît intégralement ; dans le second cas, elle ne dure qu'à la condition de renoncer à son individualité et de retourner à l'un des types d'où

(1) Voyez, plus haut, la note de la page 432.

elle est sortie; dans les deux cas, elle est anéantie comme race, et la permanence des espèces est définitivement assurée.

Examinons la valeur de ce raisonnement.

La première partie du dilemme n'est applicable qu'aux hybrides situés sur la limite qui sépare l'hybridité dysgénésique de l'hybridité paragénésique. Ces hybrides, en se croisant avec l'une des races mères, produisent des métis de second sang dont la fécondité s'épuise au bout de quelques générations. Ainsi, *dans une expérience de laboratoire*, où on tiendrait les métis de second sang à l'abri de tout croisement nouveau, quand même on aurait la précaution, rarement observée, de les soustraire à l'influence énervante des mariages consanguins, on n'obtiendrait qu'une race passagère, qui s'éteindrait tôt ou tard sous les yeux de l'observateur. Mais, *dans la nature*, les choses se passent tout autrement, soit que les animaux restent abandonnés à leurs instincts, soit que l'homme dirige leurs unions sans vue scientifique et dans le seul but d'améliorer ou de varier leurs produits. Dans la nature donc, ou, si l'on veut, dans la pratique, les métis de second sang ne s'allient pas exclusivement avec leurs pareils, ils s'allient tout aussi bien avec l'espèce pure la plus voisine, et, retrempant leur fécondité au contact d'une fécondité plus grande, ils donnent le jour à des métis de troisième sang, ceux-ci à des métis de quatrième sang, de plus en plus voisins de l'espèce pure, et de plus en plus féconds à mesure qu'ils s'en rapprochent, jusqu'à ce qu'enfin, après un nombre quelconque de croisements superposés et dirigés dans le même sens, les métis aient une fécondité suffisante pour fonder une race durable. Cette race, à la fondation de laquelle les deux espèces mères A et B ont contribué dans des proportions si inégales, sera formée, par exemple, de sept huitièmes de sang A et d'un huitième de sang B, et ceux qui l'observeront, constatant qu'elle ressemble infiniment moins à celle-ci qu'à celle-là, la rangeront sans hésiter dans l'espèce A. Ainsi, le cas prévu dans la première partie du dilemme que nous examinons ne laisse pas nécessairement les deux espèces primitives aussi pures qu'auparavant, puisqu'il peut surgir dans l'une ou dans l'autre des races nouvelles, surtout si l'homme y trouve agrément ou profit. Il est possible, il est même probable que certaines races d'animaux domestiques ont été obtenues ainsi par le procédé des croisements successifs ; et s'il est difficile de le prouver rigoureusement, il est plus difficile de le nier d'une manière absolue. Examinons maintenant le second membre du dilemme.

Est-il vrai que, dans l'hybridité paragénésique complète, où les métis de deuxième sang sont indéfiniment féconds, les descendants en ligne droite de ces métis reviennent nécessairement, naturellement, et sans croisement nouveau, à l'espèce pure la plus voisine, c'est-à-dire à celle des deux espèces mères qui a contribué pour les trois quarts à la formation de la race hybride? Est-il vrai que la nature pousse l'horreur des nouveaux types jusqu'à intervertir les phénomènes ordinaires de l'hérédité, et jusqu'à contraindre tôt ou tard *tous* les hybrides paragénésiques à revêtir, au lieu des formes de leurs parents et de tous leurs ascendants depuis trois ou quatre générations, les formes d'un ancêtre plus éloigné, sous prétexte que celui-ci était réputé d'espèce pure, et que ceux-là sont certainement de race croisée? Certes, il n'est pas rare que les ressemblances héréditaires franchissent une ou plusieurs générations pour s'imprimer de nouveau sur un ou plusieurs des représentants d'une famille ; ce phénomène est surtout apparent dans les races croisées et dans les espèces croisées ; mais qu'à un moment donné le type d'un bisaïeul ou d'un trisaïeul reparaisse *absolument inaltéré* sur *tous* ses descendants du troisième ou du quatrième degré, et que ce type, interrompu pendant trois ou quatre générations, devienne ensuite *absolument permanent* pendant toutes les générations suivantes, sans que les traits des autres ancêtres puissent jamais y reparaître, voilà une chose tout à fait insolite, que toutes les analogies permettent de considérer comme improbable, et qui dès lors ne peut être admise qu'après une démonstration expérimentale rigoureuse. Notez que cette démonstration ne devra pas rouler seulement sur un cas particulier de l'hybridité paragénésique, ni même sur quelques-uns ou sur plusieurs, mais sur un très-grand nombre, parce que les conditions de l'hybridité varient avec les espèces, et que ce qui est vrai dans un cas peut être tout à fait faux dans un autre. Notez encore que, le fait en question fût-il reconnu exact dans la majorité des cas, il suffirait d'un petit nombre d'exceptions, et même d'une seule, il suffirait qu'un seul croisement d'espèces donnât lieu à un type nouveau et durable, pour que la permanence des espèces cessât d'être une loi, pour qu'elle ne fût plus qu'une règle, et personne n'a nié que ce ne fût une règle ; on a dit seulement que cette règle n'était pas générale. Mais le moment où ces remarques pourraient trouver leur application est loin d'être venu, et tout permet de croire qu'il ne viendra pas. Le retour complet et spontané de *toute* une race de métis paragénésiques à l'un des types primitifs est un phénomène jusqu'ici hypothétique, et aucune expérience scientifique n'en a démontré la réalité.

On invoque, il est vrai, comme un argument décisif, les célèbres recherches de M. Flourens sur le croisement des chiens et des chacals ; mais ceux qui les citent n'en ont sans doute point pris connaissance. Elles sont simplement étrangères à la question. Les voici telles que ce professeur les a exposées dans ses leçons de physiologie comparée (1) :

Première génération. — Union d'un chacal mâle et d'une chienne produisant des hybrides ou métis de premier sang (type intermédiaire, moitié chien, moitié chacal).

Deuxième génération. — Un métis mâle de premier sang est à son tour uni à une chienne ; il en naît des métis de deuxième sang (un quart chacal, trois quarts chien).

Troisième génération. — Un métis mâle de deuxième sang féconde une troisième chienne ; il en résulte des métis de troisième sang (un huitième chacal, sept huitièmes chien).

Quatrième génération. — Un métis mâle de troisième sang est enfin marié à une quatrième chienne ; cette union, féconde comme les précédentes, donne naissance à des métis de quatrième sang (un seizième chacal, quinze seizièmes chien).

L'expérience s'arrête là. Les métis de quatrième sang ont entièrement perdu les caractères de l'espèce chacal, et peuvent être considérés comme de véritables chiens. Le retour des métis à l'une des espèces primitives est désormais accompli, et, en montrant à la fois, à la fin de la leçon, toute la série de ces hybrides, avec le chacal leur aïeul commun, le professeur fait remarquer

(1) Cours de physiologie comparée de M. Flourens, recueilli par Charles Roux et revu par le professeur. Paris, 1856, in-8, p. 50-51. (11e leçon.)

à ses élèves qu'à chaque nouvelle génération les caractères empruntés au chacal se sont atténués de plus en plus.

Dans une autre expérience, qui peut servir de contre-partie à la précédente, M. Flourens a ramené les hybrides à l'espèce chacal, en faisant couvrir successivement par le chacal une femelle de premier sang, puis une femelle issue de ce second croisement, puis une femelle issue de ce troisième croisement, et ainsi de suite. « En poursuivant cette expérience, j'ai enfin un individu *entièrement* chacal (1). » « Il dépend donc de ma volonté, ajoute ce physiologiste, de ramener les métis soit au chacal, soit au chien (2). »

Et maintenant, je le demande, quel rapport peut-on trouver entre ce retour des métis à l'une ou l'autre espèce, sous l'influence des croisements successifs, et la question qui nous occupe? Si je mets un litre d'eau avec un litre de vin, puis un litre de ce mélange avec un second litre de vin, puis un litre du second mélange avec un troisième litre de vin, et ainsi de suite, il arrivera un moment où le résultat de ces opérations pourra passer pour du vin pur, et où les dégustateurs seront aussi incapables que les chimistes de reconnaître la fraude. Ira-t-on conclure de là que le premier mélange abandonné à lui-même se serait transformé en vin? Un phénomène de ce genre s'est, dit-on, produit une fois, mais il a passé pour un miracle. Le retour spontané des races hybrides à l'une des espèces mères ne serait sans doute point un miracle. Ce n'est pas une raison toutefois pour l'admettre sans preuve. Que serait-il arrivé si M. Flourens, au lieu de croiser et de recroiser ses hybrides, les avait alliés entre eux, ou s'il avait marié les métis du premier sang avec ceux du second sang, ou s'il avait retrempé alternativement le sang de ces divers métis dans le sang du chacal et dans le sang du chien? Que serait-il arrivé si, après un grand

(1) *Loc. cit.*, p. 52. (12e leçon.)

(2) Cette dernière phrase ne se trouve pas textuellement dans l'édition française du cours de M. Flourens. Je l'extrais du *Charleston Medical Journal and Review* (janvier 1856, vol. XI, no 1, p. 102), où M. Ford a publié en anglais le cours de ce professeur. Le croisement de la femelle du chacal avec les chiens avait déjà été étudié par John Hunter, mais seulement jusqu'à la seconde génération, tandis que M. Flourens a poussé l'expérience jusqu'au bout. (*Œuvres complètes* de John Hunter, trad. franç. par Richelot. Paris, 1843, in-8, t. IV, p. 420.)

nombre de tâtonnements, ayant obtenu entre les deux espèces mères une race bien vivace, il l'avait cultivée, soignée et conservée pure de toute alliance nouvelle, comme le font souvent les éleveurs de bestiaux? Nul ne le sait, mais si l'on ne tient compte que des probabilités, on est autorisé à penser, jusqu'à preuve du contraire, que la nouvelle race se serait maintenue, ou que, si elle n'avait pu acquérir le même degré de fixité que les races pures, elle serait du moins restée intermédiaire entre les deux espèces mères.

Lorsque les Européens s'établirent dans l'Amérique du Nord, ils y trouvèrent une espèce du genre bœuf entièrement différente des espèces de l'ancien monde. Ces animaux bossus, connus aujourd'hui sous le nom de bisons d'Amérique (*bos americanus*), étaient tout à fait sauvages, et il fallut, pour les besoins de l'agriculture, importer dans le nouveau continent le bétail d'Europe. Mais depuis le commencement de ce siècle (1), on a réussi, à force de soins et de persévérance, à domestiquer l'espèce américaine, et aujourd'hui, dans le Kentucky, l'Ohio, le Missouri et plusieurs autres États de l'Ouest, les bœufs et les bisons sont employés aux mêmes travaux.

« Le bison, » dit M. Rafinesque, professeur d'histoire naturelle à l'Université de Lexington, en Kentucky (2), « le bison est devenu presque aussi traitable que le taureau et la vache; il aime leur compagnie, et s'unit sans difficulté avec la vache, tandis que le taureau domestique a souvent de la répugnance pour la femelle du bison. Les métis qui en résultent, nommés *half-breed buffaloes* (buffles demi-sang) (3), participent de ces deux animaux; ils ont la forme de la vache, mais ils conservent la couleur et la tête du bison ainsi qu'une demi-toison; ils per-

(1) De la Nux avait déjà réussi au dernier siècle à croiser le bétail d'Europe avec les bisons ou bœufs à bosse des Indes et de l'Afrique, qui d'ailleurs diffèrent entièrement du bison américain. Il résulte, en outre, d'un passage assez ambigu emprunté par Buffon au voyage de Kalm, qu'on avait déjà, à la même époque, obtenu dans la Caroline le croisement des bisons d'Amérique avec les vaches d'Europe; mais ces essais n'avaient pas été poursuivis. (*Voyage de Pierre Kalm dans l'Amérique septentrionale*. Gœttingue, 1757, cité dans Buffon, *Quadrupèdes*, t. XI, p. 306, en note.)

(2) Cette université est plus connue sous le nom d'*Université de Transylvanie*.

(3) Ce nom vulgaire est fort inexact; l'espèce du buffle diffère à la fois de celle du bœuf et de celle du bison.

dent la bosse, mais ils ont encore le dos incliné. Ils s'unissent indifféremment entre eux ou avec leurs père et mère, *produisent de nouvelles races*, et fournissent de bon lait comme la vache (1). » Si cette relation était parfaitement exacte, le croisement du bœuf et du bison d'Amérique rentrerait dans l'hybridité eugénésique; mais le professeur Rafinesque écrivait en 1821, à une époque trop rapprochée du début de ces expériences, et il put croire, d'après les résultats obtenus pendant les premières générations, que les métis du bœuf et du bison étaient également féconds dans toutes leurs alliances. Or, on a reconnu depuis que les hybrides de premier sang ne possèdent entre eux qu'une fécondité restreinte; c'est ce qui résulte des renseignements recueillis par Morton, il y a quelques années. Mais les métis de second sang sont indéfiniment féconds, pourvu qu'on ait soin d'en élever ensemble un certain nombre; sans cette précaution les incestes répétés du frère avec la sœur, du fils avec la mère pourraient finir par stériliser la race (2). L'hybridité du bœuf d'Europe et du bison d'Amérique est donc une hybridité paragénésique, et personne jusqu'ici n'a dit que les *half-breed buffaloes* eussent la moindre tendance à revenir spontanément au type de l'une ou l'autre espèce.

Supposera-t-on, comme l'avait fait Buffon, qui connaissait fort peu les bœufs de l'ancien continent et moins encore le bœuf d'Amérique, supposera-t-on, pour atténuer la valeur de cet exemple, que tous les bœufs de la nature soient de la même espèce (3), que les bisons ou bœufs à bosse ne diffèrent des bœufs sans bosse que par un caractère artificiel — que la bosse, produite, dans l'origine, chez les bœufs domestiques, par le poids des fardeaux, se soit perpétuée ensuite de père en fils chez ces

(1) Rafinesque, *Considérations sur quelques animaux hybrides*, dans *Journal universel des sciences médicales*, Paris, 1821, t. XXII, p. 114.

(2) Morton, *Letter to the reverend John Bachman on the Question of Hybridity in Animals*. Brochure in-8. Charleston, 1850, p. 13.

(3) Buffon faisait pourtant une exception pour le buffle, parce qu'il n'avait pu réussir à croiser cet animal avec la vache; il n'avait même pu décider ces animaux à s'accoupler. Plusieurs tentatives semblables ont échoué depuis lors. Mais il paraît que dans la vallée du Mississipi on a pu obtenir des hybrides du buffle et de la vache. (Morton, *On Hybridity in Animals*, dans *Charleston Medical Journal*, mai 1851, n° 3, vol. VI, p. 379.) Il paraît qu'on en a obtenu aussi à Madagascar.

animaux redevenus sauvages (1), qu'enfin les bisons d'Amérique aient habité autrefois les forêts de la Germanie, où leurs ancêtres se seraient réfugiés après avoir secoué le joug de l'homme (2)? Mais la fécondité limitée des hybrides du bison et du bœuf prouverait déjà que ces animaux ne sont pas de même espèce, et un grand nombre de caractères anatomiques déposent dans le même sens. Le bison se distingue du bœuf par son poil laineux, ses cornes courtes et latérales, par sa bosse qui est due principalement à l'excessive longueur des premières apophyses épineuses dorsales, par la brièveté de son os intermaxillaire, qui s'arrête à une distance notable de l'articulation naso-maxillaire; enfin, et surtout, il a trente côtes, tandis que le bœuf n'en a que vingt-six. J'ai lu quelque part que la durée de la gestation est de dix mois chez la femelle du bison; c'est un mois de plus que chez la vache, mais je ne suis pas suffisamment sûr de ce renseignement; ce qui est certain c'est que la gestation et la parturition de la vache couverte par le bison sont très-pénibles (3). En tout cas, on peut dire que ces deux espèces sont aussi distinctes, aussi différentes que puissent l'être celles d'un même genre, et la grande fécondité de leur croisement contraste avec la stérilité presque constante de l'union du bœuf et du buffle, qui sont pourtant beaucoup plus rapprochés.

Personne, que je sache, n'a jusqu'ici étudié comparativement l'anatomie des *half-breed buffaloes* des divers sangs. Je signale cette lacune à ceux de mes lecteurs qui habitent les États-Unis de l'Ouest. La seule étude du squelette de ces animaux jettera le plus grand jour sur une foule de questions encore douteuses, et permettra surtout d'apprécier l'influence respective qu'exercent le père et la mère sur l'organisation du produit. C'est une occasion précieuse qu'on retrouverait difficilement chez les autres hybrides, parce qu'ici le père et la mère ne diffèrent pas seulement par la forme et les proportions, mais par le *nombre* des os. Les métis de premier sang ont-ils trente côtes comme l'espèce paternelle (bison), ou vingt-six comme l'espèce maternelle (vache), ou vingt-

(1) Buffon, *Quadrupèdes*, article BISON, AUROCHS, etc., t. XI, p. 327.
(2) *Loc. cit.*
(3) *Journal universel des sciences médicales*, 1821, t. XXII, p. 115 (en note).

huit comme les espèces pures de l'yack et de l'aurochs? Quel est le nombre des côtes chez les métis de second sang nés du croisement des premiers soit avec les bisons, soit avec les bœufs ou les vaches? Et dans le retour graduel de leurs descendants à l'une ou l'autre espèce par des croisements successifs, quel est le moment où le squelette de la cage thoracique revient au type originel correspondant? Notez qu'il ne s'agit pas ici de ces modifications relatives qui, portant seulement sur la forme et le volume de certains organes, s'effectuent par des transitions peu sensibles, par des nuances difficiles à saisir; il s'agit d'un fait palpable, la présence ou l'absence de certains os, et le changement doit nécessairement se faire en une seule fois, car il n'y a pas de milieu entre l'existence et le néant. C'est ce qui donnera un degré de certitude tout spécial aux observations anatomiques faites sur les métis du bœuf et du bison, et si j'ai choisi cet exemple de préférence au milieu des faits de l'hybridité paragénésique, c'est en grande partie dans l'espoir que l'importance des questions qui s'y rattachent pourra frapper l'attention des naturalistes américains et provoquer leurs recherches.

D'après ce qui précède, il me paraît certain que l'hybridité paragénésique *peut*, par ses résultats durables, modifier plus ou moins profondément les espèces en y faisant surgir de nouvelles races, ou en y produisant du moins de nombreuses variétés, et il me paraît fort probable que l'homme a profité de cette possibilité pour créer, dans les espèces soumises à son pouvoir, par l'infusion d'un sang étranger, beaucoup de races qu'on considère aujourd'hui comme des dégénérations des types primitifs. L'influence de la domestication, que je ne conteste pas, mais qu'on a singulièrement exagérée, serait ainsi ramenée à des limites plus étroites, et les effets inexplicables qu'on lui attribue dépendraient surtout de l'influence des croisements.

Les résultats de l'hybridité paragénésique peuvent-ils aller jusqu'à établir entre les deux souches mères des races intermédiaires assez nombreuses et assez rapprochées les unes des autres pour aboutir à la fusion apparente des deux espèces en une seule, et pour rendre difficile ou impossible la recherche des types primitifs? Rien ne permet de l'admettre jusqu'ici. Mais, où s'arrête la sphère d'action de l'hybridité paragénésique commence celle de l'hybridité eugénésique, et il est parfaitement certain que, si deux ou plusieurs espèces sont capables de se croiser et se recroiser à tous les degrés, si tous leurs métis sont également et indéfiniment féconds dans toutes les directions, elles pourront se mêler en toute proportion, produire des races très-nombreuses, très-diverses, des sous-races plus nombreuses encore, des variétés presque infinies, et finalement se fusionner, en apparence du moins, d'une manière à peu près complète. En face de ces conséquences subversives, les partisans de la permanence des espèces n'ont plus d'autre ressource que de nier résolûment la possibilité de l'hybridité eugénésique. C'est ce qu'ils font tous les jours avec une persévérance digne d'une meilleure cause, et le moment est venu de mettre leur dénégation aux prises avec les faits.

§ III. *De l'hybridité eugénesique.*

La démonstration de l'hybridité eugénésique, eu égard aux idées préconçues que nous y rencontrons à chaque pas, présente une double difficulté.

Si nous prouvons que deux animaux d'espèce différente ont pu produire des métis de premier sang féconds en ligne directe, on nous objecte invariablement que l'expérience n'a pas duré pendant un nombre suffisant de générations, et que, si on l'eût prolongée plus longtemps, il serait arrivé un moment où la fécondité se serait éteinte.

Puis, si nous réussissons à trouver une expérience poussée assez loin pour échapper à cette objection, on change de tactique, et on nous affirme que nous nous sommes trompés, que tous les naturalistes se sont trompés jusqu'ici, que nos deux animaux ne sont pas d'espèce différente, et qu'ils sortent d'une souche commune, dont les divers rameaux ont été modifiés et dénaturés par la domesticité, la nourriture ou les climats. On n'a pas oublié que Buffon a poussé l'intrépidité jusqu'à prétendre que les chèvres et les moutons sont de la même espèce (1) ; il a même ajouté « que ce n'est pas par de petits caractères particuliers

(1) Voy. plus haut, p. 420.

qu'on peut juger la nature et en différencier les espèces; que les méthodes, loin d'avoir éclairci l'histoire des animaux, n'ont au contraire servi qu'à l'obscurcir...; que nos *nomenclateurs* se trompent à tous moments et écrivent presque autant d'erreurs que de lignes, et *qu'il faudrait une prévention bien aveugle pour pouvoir en douter* (1). » — Je ne pense pas que les nomenclateurs modernes soient disposés à accepter ce jugement. « La plupart des naturalistes, dit ailleurs Buffon, ne font que des remarques partielles. Il vaut mieux avoir un faux système; il sert du moins à lier nos découvertes, et c'est toujours une preuve qu'on sait penser (2). » L'illustre écrivain n'avait pas besoin de faire de faux systèmes pour prouver qu'il savait penser; mais s'il n'avait jamais écrit et pensé que des choses de cette force, il est probable que ses faux systèmes n'eussent obtenu aucun crédit chez les savants.

Il ne se trouve plus personne aujourd'hui pour confondre en une seule espèce les chèvres et les moutons, animaux que tout le monde classe dans deux *genres* parfaitement distincts. Dès lors on est obligé de soutenir que leurs hybrides ne peuvent pas se reproduire en ligne directe, et le révérend John Bachman, adversaire opiniâtre de Morton, a déclaré formellement que M. le professeur Chevreul avait dit des niaiseries (*crudities*) sur la fécondité de ces hybrides. Dussé-je m'exposer à de semblables aménités, je ne puis me dispenser de déclarer à mon tour que les *crudities* de M. Chevreul sont des vérités parfaitement démontrées.

Tous ceux qui ont répété les expériences de Buffon dans des conditions convenables, ont obtenu comme lui des métis de bouc et de brebis parfaitement féconds (3). Si les essais qui ont

(1) Cette phrase couronne la dissertation de l'auteur sur les chèvres et les moutons, et fait partie du dernier alinéa de l'article MOUFLON, t. XI, p. 370 (1754).

(2) Cette phrase curieuse est tirée des *Nouveaux Mélanges*, extraits des manuscrits de Mme Necker, t. II, p. 9. Elle a été reproduite par M. Flourens dans son *Histoire des travaux de Buffon*, Paris, 1850, in-12, p. 272 (2e édit.).

(3) Voy. Buffon, *Quadrupèdes*, art. MOUFLON, t. XI, p. 365, et *Suppléments*, t. III, p. 3, 5 et 7. Le croisement du bélier de Finlande avec la biche de Sardaigne (*cervus capreolus*, L.) a été obtenu par Carl Hellenius. Les métis furent féconds, mais la race ne fut pas conservée pure; elle fut constamment recroisée avec les béliers de Finlande, et, au bout de trois générations, elle revint au type de ces derniers. Le travail original d'Hellenius a paru en suédois dans les *Nouveaux Mémoires de l'Académie de*

été faits au Jardin des Plantes ont échoué, c'est probablement parce que les animaux, renfermés dans des espaces trop étroits, n'y jouissaient pas d'une liberté suffisante (1). Mais toutes les fois que dans une bergerie on parque un bouc avec des brebis, il en résulte des alliances et des hybrides féconds.

Pallas, qui a eu l'occasion de constater ce fait dans ses voyages en Russie, pense que les chèvres et les moutons peuvent se croiser *à l'état sauvage*, et il soupçonne même que la race des chèvres angora du mont Taurus est issue d'un de ces croisements (2). Cela me semble fort douteux; j'ai peine à croire que des espèces aussi différentes consentent à s'unir en pleine liberté. Quoi qu'il en soit, les métis du bouc et de la brebis s'obtiennent aisément en domesticité. Ils sont connus sous le nom de *chabins*, que je leur conserverai; il serait peut-être préférable de les désigner sous le nom d'*ovicapres*, qui serait tout aussi commode, et qui aurait l'avantage d'indiquer leur origine.

Jusqu'ici, nos éleveurs n'ont trouvé aucun avantage à multiplier les chabins, mais dans plusieurs pays on les préfère aux

Stockholm, 1790. Une traduction allemande de cette collection existe au Muséum d'histoire naturelle. C'est là que j'ai consulté le travail d'Hellenius (*Der Königl. Schwedischen Akademie der Wissenschaft neue Abhandlungen auf das Jahr* 1790. Leipzig, 1792, in-8, Bd IX, S. 269).

(1) Je tiens de source certaine que beaucoup d'espèces d'animaux, quoique conservées à l'état de pureté, deviennent stériles au Jardin des Plantes au bout de trois ou quatre générations. La domesticité diminue rarement la fécondité des animaux et l'augmente même souvent; mais il paraît que le défaut d'exercice, ou la nature de l'alimentation, peuvent, dans beaucoup de cas, nuire à la reproduction.

(2) Cité dans *Dictionnaire classique d'histoire naturelle* de Bory de Saint-Vincent, t. III, p. 575. Paris, 1823, in-8. Voy. aussi *American Journal of Science and Arts*, 1847, vol. III, p. 44. Je n'ai pu retrouver jusqu'ici ce passage de Pallas, mais j'ai vu dans son *Voyage en Russie méridionale*, trad. fr., Paris, 1805, in-4, t. I, p. 601, en note, qu'il considère nos chèvres domestiques comme des races hybrides provenant du croisement de la chèvre à bézoard et du bouquetin. Au surplus, on sait que les bergers des montagnes accouplent fréquemment les chèvres avec des bouquetins apprivoisés. Les métis qui en résultent ont en général les cornes de la mère et la couleur du père. Il arrive même quelquefois que les bouquetins sauvages saillissent et fécondent les chèvres (Gervais, article Chèvre, du *Dictionnaire pittoresque d'histoire naturelle*, Paris 1835, in-fol., t. II, p. 135. Desmoulins, article Chèvre, du *Dictionnaire classique d'histoire naturelle*, Paris, 1823, in-8, t. III, p. 577). Mon ami le professeur Lebert, de Zurich, m'a écrit il y a quelques jours qu'on s'est assuré à Vienne, dans des expériences méthodiques, de la fécondité de ces hybrides de la chèvre et du bouquetin; mais je ne sais si ces faits ont été publiés jusqu'ici.

animaux d'espèces pures; il paraît qu'il y en a beaucoup dans certaines îles du grand archipel indien, il y en a davantage encore dans les diverses parties de l'Amérique méridionale. Au Chili cette espèce croisée est devenue l'objet d'une exploitation régulière.

Déjà l'abbé Molina, dans son *Histoire naturelle du Chili*, publiée en 1782, avait annoncé que les Pehuenches, habitants des Andes chiliennes, croisaient avec succès les chèvres et les moutons. « Les individus de cette race intermédiaire, disait-il, sont deux fois plus gros que les autres brebis, et sont couverts d'un poil très-long et doux comme celui de la chèvre d'Angora. Ce poil est un peu crépu, et ressemble beaucoup à la laine. Il s'en trouve qui ont plus de 2 pieds de long (1). » L'abbé Molina, né, élevé et longtemps établi au Chili, où sa famille était fixée, comme il nous l'apprend lui-même un peu plus loin, depuis au moins trois générations, était placé de manière à obtenir des renseignements positifs. On émit pourtant des doutes sur l'exactitude de son assertion, et on lui objecta probablement que ses métis devaient être stériles, car il crut devoir ajouter dans sa seconde édition (1810): « Cette race se propage constamment (*costantamente*) en dépit de la différence spécifique qu'on suppose exister entre la chèvre et la brebis (2). » Aujourd'hui les chabins ont acquis une grande importance commerciale; on les élève dans les plaines aussi bien que dans les montagnes, pour se nourrir de leur chair et surtout pour vendre leurs peaux qui, convenablement préparées et revêtues de leur longue toison à demi laineuse, se débitent dans le commerce sous le nom de *pellions* (3). On exporte chaque année des milliers de pellions du Chili au Pérou; mais la plupart de ces peaux restent dans le pays, où on les emploie aux usages les plus divers. On en fait des descentes de lit, des tapis, des couvertures. Les gens du peuple n'emploient que des matelas formés de trois pellions superposés. Les *shabraques*, ou grosses

(1) Giov.-Ignaz. Molina, *Saggio sulla storia naturale del Chili*, Bologna, 1782, in-8, lib. IV, p. 332.

(2) Même ouvrage, 2e édit., Bologna, 1810, grand in-4, p. 271.

(3) Par extension, le nom de *pellions* a été appliqué aux chabins eux-mêmes, lesquels, dans tout le Chili, sont connus sous cette dénomination.

selles des bêtes de somme, se composent d'un plan de bois recouvert sur chaque face de deux ou trois couches de pellions, etc. Ces détails donneront une idée de l'extension qu'a prise au Chili la production des chabins. M. Gay, membre de l'Académie des sciences, qui a publié, aux frais du gouvernement du Chili, un savant et magnifique ouvrage sur l'histoire politique, économique, physique et naturelle de cette contrée, a rapporté à Paris plusieurs pellions qu'il a bien voulu me montrer. Le cuir, plus solide que celui du mouton, supporte une épaisse toison de poils longs de 20 à 25 centimètres (il en est de beaucoup plus longs), légèrement ondulés, mais nullement frisés, et cependant aussi souples que la laine.

Ceux qui élèvent des chabins, ayant principalement en vue d'obtenir de beaux pellions, dirigent vers ce but spécial les croisements du bouc et de la brebis. Les métis de premier sang ont les formes de la mère et le pelage du père; leurs poils sont plus longs, mais presque aussi durs et aussi roides que ceux du bouc; aussi leurs peaux sont-elles peu estimées. On ne s'attache donc pas à multiplier ces métis qui sont d'ailleurs parfaitement féconds *entre eux*. On n'en élève que le nombre nécessaire pour entretenir et régénérer de temps en temps la race issue du second croisement. Les chabins de second sang, qui fournissent les meilleurs pellions, s'obtiennent en croisant avec les brebis les métis mâles de premier sang. Ces chabins de second sang sont indéfiniment féconds *entre eux*, tout permet au moins de le croire; mais au bout de trois ou quatre générations, leurs descendants directs subissent une modification qui en diminue la valeur commerciale; leur poil devient plus gros et plus dur, et se rapproche par conséquent de celui des chèvres, chose vraiment remarquable, puisque ces métis de second sang, un quart chèvre et trois quarts mouton, sont trois fois plus rapprochés du mouton que de la chèvre. Ce qui est plus remarquable encore, c'est que, pour rendre aux générations suivantes la souplesse et la finesse du poil, il faut croiser les femelles de second sang avec les mâles de premier sang: on obtient ainsi un hybride intermédiaire entre les demis et les trois quarts, contenant trois huitièmes de sang de chèvre et cinq huitièmes de sang de mouton, plus éloigné de la brebis que sa mère, et possédant pourtant une toison plus souple et plus douce, dont la supériorité se maintient ensuite pendant plusieurs générations. Les chabins des divers sangs se comportent donc comme nos races croisées de chevaux, de bœufs, de chiens, de moutons, c'est-à-dire qu'au bout d'un certain nombre de générations ils perdent quelques-unes de leurs qualités, et que pour les leur rendre il faut retremper la race dans de nouveaux croisements. J'ai insisté auprès de M. Gay pour savoir si le but de ces croisements plus ou moins périodiques n'était pas de ranimer la fécondité décroissante des métis, mais il n'a jamais entendu dire que leur fécondité fût limitée à un degré quelconque, et si on les mitige de temps en temps, c'est uniquement pour embellir et assouplir leur toison (1).

M. Gay m'a dit également que les métis du bélier et de la chèvre sont inconnus au Chili. Est-ce parce que ce croisement, inverse du précédent, n'a pas été essayé, ou parce qu'il a échoué, ou parce qu'il n'a donné que des produits inutiles? M. Gay n'a pu répondre à ces questions. Mais on a vu plus haut que les tentatives faites par Buffon ont été sans résultat, et les faits recueillis au Chili tendent à confirmer la distinction que nous avons établie entre l'hybridité unilatérale et l'hybridité bilatérale.

Il ressort évidemment de ce qui précède que les chabins sont doués d'une fécondité indéfinie, car, d'une part, on n'a jamais constaté que cette fécondité fût limitée à un degré quelconque, et, d'une autre part, les croisements périodiques auxquels on a recours dans un but tout spécial s'effectuent entre des hybrides de premier et de deuxième sang; ce ne sont donc pas des croisements *de retour*. Mais je pressens une objection que ne manqueront pas de me faire les partisans de la permanence des espèces. Ils me diront que les expériences n'ont pas été dirigées par des hommes de science; qu'on n'a aucune preuve que les chabins

(1) Je me fais un devoir et un plaisir de remercier ici M. Gay de l'accueil bienveillant dont il m'a honoré. Les faits qu'il a bien voulu me communiquer de vive voix n'ont été publiés qu'en abrégé dans la partie zoologique de son ouvrage : *Historia fisica y politica de Chile*, par Claudio Gay (*Zoologia o Fauna Chilena*, t. I, p. 166. Paris, 1847, in-8). L'auteur annonce des détails plus précis qui paraîtront plus tard dans la partie statistique de son grand ouvrage. Au reste, plusieurs détails qui n'ont pas été consignés dans la *Fauna Chilena* ont été publiés, il y a treize ans, par M. Chevreul dans le *Journal des Savants*, année 1846, in-4, p. 357 (en note).

de premier sang soient indéfiniment féconds *entre eux;* qu'il faudrait en prendre un certain nombre, les séparer à jamais des autres métis ainsi que des races mères, et suivre leurs descendants directs pendant plusieurs générations. A cela je n'ai rien à répondre, si ce n'est que les chabins de premier sang sont *positivement féconds* entre eux, qu'on ne connaît pas de limites à cette fécondité, et que c'est procéder un peu légèrement de déclarer non avenus tous les faits dont l'origine n'est pas exclusivement scientifique. Une fécondité bien constatée, et dont personne n'a reconnu les limites, doit être considérée comme indéfinie jusqu'à preuve du contraire; quant à l'expérience demandée, elle n'a pas été faite sur les chabins, mais elle n'a pas été faite non plus sur les races croisées de chèvres, ni sur les races croisées de chevaux, de bœufs, de moutons. Si je disais que les chiens issus du croisement des épagneuls et les dogues n'ont en ligne directe qu'une fécondité restreinte, et que, tenue à l'abri de tout croisement nouveau, cette race croisée s'éteindrait au bout de quelques générations, on serait fort embarrassé pour me citer un seul fait contraire à mon assertion et il faudrait, pour la confirmer ou la renverser, qu'un physiologiste consacrât des sommes considérables et dix ans d'attention continuelle à l'exécution de cette expérience. Pour ma part, je pense (je suis loin de l'affirmer) que les races croisées de chiens ont en général une fécondité inférieure à celle des races pures, et c'est ainsi que je m'explique la perpétuité de certains types qui, malgré la promiscuité illimitée des races, se sont maintenus sans altération pendant plus de quatre mille ans (1) ; mais ce n'est qu'une hypothèse, et quand même elle serait exacte, cela n'empêcherait pas de dire que les croisements des chiens donnent des métis à la fécondité desquels on ne peut assigner aucune limite précise. Or, je prétends que les chabins sont précisément dans le même cas, et d'une manière générale lorsque je dis que des métis sont féconds sans limites, je veux dire seulement que ces limites sont inconnues, ou plutôt qu'elles sont indéfinies.

Mais cette expérience décisive, sans laquelle suivant nos adversaires la question de fécondité ne peut être résolue, et qui n'a

(1) Voy. plus haut, p. 338-9.

été faite ni sur les chabins, ni sur les animaux de sang mêlé dont les parents sont réputés de même espèce, cette expérience, dis-je, a été faite dans les conditions les plus authentiques et les plus scientifiques sur les hybrides du chien et du loup. C'est Buffon lui-même qui en est l'auteur, c'est lui qui a fourni l'argument le plus fort contre la doctrine de l'immutabilité des espèces, doctrine à laquelle il fut bien près de renoncer dans la dernière période de sa vie (1).

Buffon avait vainement essayé de croiser le chien avec la louve: une louve, prise toute jeune dans les bois, fut élevée avec un mâtin du même âge; ces deux animaux, enfermés seuls dans une grande cour où aucune autre bête ne pouvait entrer, ne connaissaient, ni l'un ni l'autre, aucun individu de leur espèce. Ils ne connaissaient même d'autre homme que leur gardien. Pendant les deux premières années ils vécurent en assez bonne intelligence; à la fin de la troisième année, ils commencèrent à éprouver l'ardeur du rut; mais cet état, loin de les adoucir, les rendit intraitables et féroces; ils ne s'approchaient que pour se battre, et, finalement, le chien tua la louve. L'expérience avait donc complétement échoué, mais elle avait été mal conduite. On avait élevé les animaux de telle sorte qu'ils étaient devenus sauvages. Le chien lui-même, mis en liberté après la mort de la louve, se montra tellement furieux, qu'il fallut le tuer. Or, on sait bien que les animaux sauvages ont peu de tendance à s'accoupler en dehors de leur espèce; lorsqu'on veut croiser deux animaux d'espèce différente, il est presque indispensable (au moins pour les animaux féroces comme le loup) de les adoucir par la domesticité. Cette condition fut heureusement remplie dans le cas suivant.

Une petite louve, âgée à peine de trois jours, fut prise dans les bois par un paysan et vendue au marquis de Spontin-Beaufort, qui la fit allaiter artificiellement jusqu'à ce qu'elle pût manger de la viande, et qui réussit

(1) Voy. sur la variation des opinions de Buffon, dans la deuxième partie du tome II de l'*Histoire naturelle générale des règnes organisés*, par M. Isid. Geoffroy Saint-Hilaire, le premier paragraphe du chapitre intitulé : *Résumé des vues sur l'espèce organique.* Le volume est encore sous presse, mais M. Isid. Geoffroy Saint-Hilaire a bien voulu me donner un exemplaire de ce chapitre qu'il a fait tirer à part. (Paris, 1859, in-8.)

à l'apprivoiser. Elle devint d'abord si familière, qu'on pouvait la mener à la chasse dans les bois sans risquer de la perdre ; mais dès qu'elle eut un an, elle commença à montrer des instincts sanguinaires ; elle étranglait la volaille, les chats ; elle attaquait les moutons et les chiennes, si bien qu'il fallut l'attacher. Un jour elle mordit le cocher de la maison avec une telle force, que le malheureux dut garder le lit pendant six semaines.

Première génération. — Le 28 mars 1773, la louve fut couverte pour la première fois par un chien braque qu'elle avait pris en grande affection ; l'accouplement fut réitéré deux fois par jour pendant deux semaines. Le 6 juin 1873, soixante-dix jours après le premier coït, elle mit bas quatre petits métis, trois mâles et une femelle (1).

Deuxième génération. — On ne put conserver qu'un seul mâle, qui fut élevé avec sa sœur. A l'âge de deux ans et demi, le 30 décembre 1775, ils s'accouplèrent pour la première fois, et le 3 mars 1776, après soixante-trois jours de gestation, la femelle mit bas une portée de quatre petits, deux mâles et deux femelles.

Troisième génération. — Un couple de cette portée fut envoyé par le marquis de Spontin à Buffon, qui les garda quelque temps à Paris et les fit conduire ensuite dans sa terre de Buffon. Il les fit élever ensemble et fit exercer sur eux une surveillance assidue pour les empêcher de s'allier avec les chiens de l'endroit. Ils ne s'accouplèrent que le 30 ou le 31 décembre 1778, à l'âge d'environ deux ans et dix mois, et il en résulta une portée de sept petits qui vinrent au monde le 4 mars 1778. La gestation avait duré soixante-trois ou soixante-quatre jours. Le gardien de ces animaux ayant eu la curiosité de prendre les petits dans sa main pour les examiner, la mère furieuse se jeta presque aussitôt sur ses nouveau-nés et dévora tous ceux qui avaient été touchés. Il n'en resta qu'un seul, c'était une femelle.

Quatrième génération. — Cette femelle fut élevée avec son père et sa mère, dans un grand caveau où aucun autre animal ne pouvait pénétrer. Au commencement de l'année 1781, étant âgée de près de deux ans, elle fut couverte par son père, et mis bas dans le courant du printemps une

(1) Cette première partie de l'observation a été publiée par Buffon dans son chapitre des MULETS, t. III, des *Suppléments*, p. 9 à 14 (1776). L'expérience alors n'était pas encore terminée. La suite de l'observation a paru dans le tome VII des *Suppléments*, p. 161-209. Lacépède a complété la narration du fait en publiant à la suite du texte de Buffon une lettre écrite à ce dernier par le directeur de la ménagerie de Versailles. D'autres faits du même genre, communiqués à Buffon par diverses personnes, ont été également publiés par Lacépède. L'édition, défectueuse d'ailleurs à beaucoup d'égards, connue sous le titre de *Buffon de Sonnini*, est celle où il est le plus commode d'étudier l'ensemble des recherches de Buffon sur le croisement du chien et du loup, parce que les faits éparpillés en plusieurs volumes dans les éditions précédentes y ont été réunis en un seul faisceau. Voyez *Œuvres de Buffon*, édit. de Sonnini, t. XXIII, p. 257 à 332. Paris, an VIII, in-8. Sept figures des planches 24 à 27 représentent les métis des diverses générations.

portée de quatre petits ; elle en mangea deux, et il n'en resta que deux : l'un mâle, l'autre femelle. Ces *jeunes animaux* étaient doux et caressants ; cependant ils étaient un peu voraces, et attaquaient la volaille qui était à leur proximité.

Si l'on songe aux frais considérables que coûta cette longue expérience, on ne s'étonnera pas qu'elle n'ait pas été poussée plus loin. D'ailleurs, Buffon était déjà presque octogénaire et ne pouvait guère se flatter de vivre assez longtemps pour observer les générations ultérieures de ses métis. L'expérience fut donc abandonnée, et *personne n'a dit* ce qu'étaient devenus les deux animaux de la quatrième génération. On vient de voir qu'ils étaient encore jeunes, lorsque l'observation fut rédigée pour la dernière fois. Comme tous les hybrides des générations précédentes, ils tenaient à la fois du chien et du loup. Buffon a tracé de main de maître la description de ces divers animaux, et ceux qui la liront pourront se convaincre que la race intermédiaire ne tendait à revenir ni à l'espèce du chien ni à l'espèce du loup (1). Cette question du retour à l'un ou à l'autre des deux types primitifs était pour Buffon l'objet principal de son expérience (2).

(1) Voyez les sept planches publiées par Buffon, et reproduites dans l'édition de Sonnini, t. XXIII, pl. XXIV et suiv. Nous devons ajouter, pour compléter cette importante série d'observations, que les deux métis (mâle et femelle) de la deuxième génération, devenus inutiles après qu'ils eurent fait leur première portée, furent donnés par Buffon à la ménagerie de Versailles, où ils firent au bout de deux ans une seconde portée de trois petits (Sonnini, t. XXIII, p. 278). M. Leroi, lieutenant des chasses et inspecteur du parc de Versailles, fournit les renseignements suivants dans une lettre adressée à Buffon (édit. de Sonnini, t. XXIII, p. 317). Deux des petits métis de la seconde portée furent donnés au prince de Condé On ne sait ce qu'ils sont devenus. Le troisième, qui était un mâle, ressemblait beaucoup au loup ; à six mois on fut obligé de l'enchaîner ; il aboyait rarement le jour, et la nuit il ne poussait que des hurlements. Lorsqu'il eut un an, on le mena à la chasse ; il se jeta sur un sanglier qui le tua roide. Le père de ce métis était resté à la ménagerie de Versailles, et on l'avait marié à une jeune louve. Il en était résulté trois métis quarterons (un quart chien, trois quarts loup). Ceux-ci tenaient beaucoup moins du chien que les métis de premier sang ; entre autres choses, leur poil était pareil à celui des louveteaux. M. Leroi faisait élever deux de ces quarterons pour les dresser à la chasse ; il gardait le troisième pour le faire accoupler avec sa mère la louve, et pour étudier les résultats de ce croisement de retour. Il est probable que ces projets ne furent pas mis à exécution, car la révolution française, qui grondait déjà dans l'air, ne devait pas tarder à bouleverser les chasses royales.

(2) « Mon objet était de voir si au bout d'un certain nombre de générations ces métis ne retourneraient pas à l'espèce du loup ou à celle du chien, et il était essentiel de conserver la race toujours pure, et ne faisant allier ensemble que les individus qui en proviendraient. »

la question de fécondité ne le préoccupait pas, et dans toute sa relation on ne trouve pas un seul mot qui s'y rattache. L'idée que cette race mixte, maintenue pendant quatre générations, pût s'éteindre par stérilité, ne lui était pas même venue. Elle ne vint pas davantage à ceux qui conservèrent les métis de la quatrième génération. C'est seulement dans notre siècle, lorsqu'il n'était plus temps de recourir à la vérification, que cette idée a été émise ; on a prétendu que si les deux derniers représentants de l'espèce croisée eussent été accouplés ensemble, ils se seraient montrés inféconds. Puis, ce qui n'était d'abord qu'une hypothèse fort imprudente s'est transformé peu à peu en affirmation catégorique ; pour ma part, on m'avait toujours enseigné que dans l'expérience de Buffon (la seule où la race hybride fût restée pure), les métis de la quatrième et dernière génération avaient été tout à fait stériles, et grande a été ma surprise, lorsque je suis remonté à la source, de voir que cette tradition était fausse. Puis, la vérité s'altérant toujours de plus en plus, il est arrivé un moment où l'on a affirmé et imprimé que les métis du chien et du loup devenaient inféconds dès la troisième génération. « Les métis du loup et du chien, de la chèvre et du bélier, dit un savant physiologiste, cessent d'être féconds dès les *deux ou trois* premières générations (1). » Et ailleurs : « Le mulet de l'âne et du cheval est stérile dès la première, et au plus tard dès la seconde génération ; le mulet du chien et du loup est stérile *dès la deuxième ou troisième génération.* » D'où suppose-t-on que soit extrait ce dernier passage ? D'un livre, d'ailleurs fort intéressant, intitulé *Histoire des travaux de Buffon* (2). Mais il était réservé à la physiologie anglaise d'aller plus loin encore dans cette voie. « Le loup et le chien », dit M. Carpenter, auteur d'un article fort monogéniste sur les *Variétés du genre humain*, « le loup et le chien produisent ensemble ; leur produit est fécond avec l'une et l'autre race. Mais si ces hybrides sont féconds entre eux, *c'est ce qui n'a pas encore été démontré* (3) ». Puis,

(1) Flourens, *Histoire des travaux de Cuvier*, 2e édit., Paris, 1845, in-8, p. 293-294.

(2) Flourens, *Histoire des travaux de Buffon*. Paris, 1850, in-12, p. 98 (en note).

(3) Todd's *Cyclopædia of Physiology*, vol. IV. Londres, 1852, grand in-8, p. 1309, art. VARIETIES OF MANKIND, par Carpenter.

comme cette expression pourrait laisser place au doute, l'auteur se ravise dans son *Traité de physiologie*, et, après avoir dit que chez les plantes l'hybridité ne persiste jamais au-delà de la quatrième génération, il ajoute : « Parmi les animaux, les limites de l'hybridité entre les individus d'espèces différentes sont plus étroites encore, puisque l'hybride est tout à fait incapable de continuer sa race avec un de ses pareils. On cite un ou deux cas où un *hybride* (1) a produit avec un animal semblable à lui, mais c'est certainement (*certainly*) l'extrême limite, puisque *personne n'a jamais dit que la race pût se continuer au-delà de la seconde génération*, sans mélange avec l'une des espèces mères (2). » Après cela, il n'y a plus qu'à tirer l'échelle.

Ainsi, une expérience aussi authentique que possible, exécutée par un des naturalistes les plus célèbres et publiée en toutes langues, dans les innombrables éditions d'un ouvrage que l'on considère partout comme un des chefs-d'œuvre de l'esprit humain, une expérience faite dans les conditions les plus défavorables, puisque le mariage continuel du frère avec la sœur, du père avec la fille, tarit tôt ou tard, dans les races croisées et peut-être aussi dans les races pures, les sources de la génération, une expérience enfin dont les résultats, contraires à l'attente de celui qui l'a dirigée, ont été cependant constatés et divulgués par lui avec une bonne foi qu'il serait insensé de mettre en doute, cette expérience, dis-je, établit de la manière la plus décisive et la plus éclatante que les métis de la louve et du chien braque jouissent en ligne directe d'une fécondité qui s'est maintenue de femelle en femelle pendant *au moins* quatre générations ; et voilà qu'en moins de trois quarts de siècle, pour satisfaire aux exigences toujours croissantes d'une cause de plus en plus mauvaise, on l'altère si profondément par une série non interrompue de mutilations méthodiques, que le nombre des

(1) Il y a dans le texte *a mule*, mais il ne s'agit nullement du produit de l'âne et de la jument. Le mot *mule* est pris dans un sens général, comme on le fait souvent en français pour le mot *mulet*.

(2) W.-B. Carpenter, *Principles of Human Physiology*, etc. Amer. Edit. Philad., 1855, in-8, p. 1039. Le même passage se trouve à peu près textuellement dans les *Principles of General and Comparative Physiology*, du même auteur, V th. Edit. Lond., 1855, in-8, p. 885.

générations, indéfini dans l'origine, limité plus tard, puis réduit de quatre à trois, et de trois à deux, promet de descendre bientôt de deux à un, en attendant qu'on le réduise à zéro ! Mais Jupiter lui-même, disait le proverbe antique, ne peut pas changer le passé ; rien, pas même l'entente unanime de tous les grands prêtres de la science, ne pourra détruire la réalité d'un fait parfaitement constaté ; et aussi longtemps qu'il y aura dans une seule bibliothèque un seul exemplaire des œuvres de Buffon, il restera bien et dûment acquis à la science : que le croisement du chien et du loup est fécond, que leurs métis sont féconds, que cette fécondité étudiée pendant quatre générations s'est maintenue jusque-là sans la moindre atténuation, et que rien ne permet encore de lui assigner des limites.

L'hybridité du chien et du loup est donc un exemple d'hybridité eugénésique (1) ; mais ce fait, une fois démontré, ne suffira probablement pas pour dissiper les illusions des défenseurs de l'*espèce*. On peut s'attendre qu'ils changeront de tactique, et que, ne pouvant plus raisonnablement nier la fécondité des hybrides du chien et du loup, ils en viendront à dire que le chien et le loup ne sont qu'une seule espèce. Buffon, dans sa jeunesse, n'eût pas manqué de le faire, comme il le fit pour les moutons et les chèvres, pour les chameaux et les dromadaires, pour les aurochs, les bisons et les bœufs. Devenu plus réservé sur ses vieux jours, il publia sans commentaires l'histoire de ses quatre générations de métis ; il comprit qu'il avait fait fausse route, et qu'il ne fallait pas aller plus loin dans cette voie. Mais John Hunter, presque à la même époque, soutenait que le chien, le loup et même le chacal ne forment qu'une seule espèce, et M. Hollard, plus récemment, a avancé que cette question n'était pas encore décidée (2). « Bien

(1) Il ne s'agit, bien entendu, que de l'hybridité du loup et du chien *braque*. Il n'en résulte nullement que le croisement du loup avec toutes les espèces de chiens doive se faire avec le même succès. Jusqu'ici, l'accouplement des chiens et des loups a toujours été productif, quelle que fût l'espèce ou la race des chiens ou des chiennes. Mais les métis n'ont pas été conservés à l'état de pureté, et on ne sait s'ils eussent été féconds en ligne directe. Le lecteur trouvera dans un article spécial, à la suite de ce mémoire, le résumé des expériences qui ont été faites sur le croisement des chiens avec les loups, les chacals et les renards.

(2) Hollard, *Nouveaux Éléments de zoologie*. Paris, 1858, in-8, p. 558.

des gens, dit M. Prichard, doutent encore que le chien et le loup soient d'espèces distinctes (1). » Enfin M. Carpenter, précisément dans ce même passage où il prétend que la fécondité directe des chiens-loups hybrides n'est pas démontrée, s'efforce de prouver que les chiens domestiques peuvent très-bien n'être que des loups apprivoisés (2). On voit que les monogénistes ont pris leurs précautions pour échapper aux conséquences de la grande expérience de Buffon. Je pourrais aisément prouver que les différences qui séparent les espèces de chiens des espèces de loups, n'ont pas pu se produire sous la seule influence de la domestication des chiens ; que ceux-ci, rendus à l'état sauvage depuis plusieurs siècles dans l'Amérique méridionale, sont restés chiens et ne sont pas devenus loups ; que l'aboiement n'est pas un résultat de l'éducation comme on l'a prétendu, mais que c'est un caractère spécifique, attendu que les chiens d'Europe, redevenus sauvages dans l'île longtemps déserte de Juan-Fernandès, continuèrent à aboyer (3) ; que toutes les tentatives faites pour domestiquer le loup ont été infructueuses, et que les petits chiens sauvages, pris au piége dans les bois de l'Amérique méridionale, et élevés dans les maisons, deviennent dès la première génération aussi soumis et aussi fidèles que les chiens domestiques, etc., etc. Mais cela m'entraînerait beaucoup trop loin, et ceux qui admettent sans hésitation qu'une seule espèce primitive a donné naissance à toutes les races de chiens, me répondraient toujours qu'il y a moins de différence extérieure entre le loup et le chien-loup, qu'entre celui-ci et le dogue, qu'entre le dogue et le lévrier. La discussion serait donc à peu près interminable, et il vaut mieux recourir à d'autres exemples.

Personne n'ignore que le chameau à deux bosses, originaire de la Bactriane (*camelus bactrianensis*) et le chameau à une

(1) Prichard, *Histoire naturelle de l'homme*, trad. fr. Paris, 1843, in-8, t. I, p. 67. Il est bon de remarquer qu'en 1826 M. Prichard croyait à la fécondité des vrais hybrides, et professait que le chien n'était pas de la même espèce que le loup. Mais il a changé de langage à mesure que les besoins de la doctrine unitaire l'ont exigé. Voyez *Researches into the Physical History of Mankind*. Lond. 1826, in-8, 2e édit., vol. I, p. 96.

(2) Carpenter, art. VARIETIES OF MANKIND, déjà cité, p. 1309.

(3) L'abbé Molina, *Essai sur l'histoire naturelle du Chili*, trad. fr. Paris, 1789, in-8, p. 251.

bosse, originaire de l'Arabie (*camelus arabicus*), réduits l'un et l'autre à la domesticité depuis un temps immémorial, se croisent avec la plus grande facilité. « Les individus qui proviennent de cette race croisée, dit Buffon, sont ceux qui ont le plus de vigueur et que l'on préfère à tous les autres. Ces métis, issus du dromadaire et du chameau, forment un race secondaire qui se multiplie pareillement, et qui se mêle aussi avec les races premières (1). » Ce témoignage est confirmé par toutes les relations modernes, et personne, que je sache, n'a prétendu que la fécondité des chameaux hybrides fût limitée. Buffon avait eu le courage de soutenir, d'après cela, que les chameaux et les dromadaires n'étaient que deux races d'une seule espèce; suivant lui l'espèce primitive sauvage n'existait plus (2), et les deux grandes races actuelles devaient leur diversité à la diversité des influences auxquelles l'homme les a soumises. Le caractère des bosses ne pouvait l'embarrasser : j'ai déjà dit comment il expliquait la formation accidentelle des bosses chez les bisons ; la même théorie mécanique s'appliquait aux chameaux et aux dromadaires. « On doit présumer aussi, disait-il, que la bosse ou les bosses du dos n'ont eu d'autre origine que la compression des fardeaux, qui, portant inégalement sur certains endroits du dos, auront fait élever la chair et boursoufler la graisse et la peau. Ainsi, les callosités et les bosses seront également regardées comme des difformités produites par la continuité du travail et la contrainte du corps, et ces difformités, qui d'abord n'ont été qu'accidentelles et individuelles, sont devenues générales et permanentes dans l'espèce entière (3). » Je pourrais réfuter de point en point cette théorie. Je me bornerai à dire que le chameau à deux bosses existe encore à l'état sauvage dans les grands déserts situés entre le Tibet et la Chine (4). Les rêveries plus littéraires que scientifiques de Buffon sur les chameaux et les bosses n'ont pu être acceptées par aucun naturaliste moderne, à l'exception peut-être du révérend John Bachman ; on s'accorde univer-

(1) Buffon, *Quadrupèdes*, t. XI, p. 211 (1754, in-4°).
(2) *Loc. cit.*, p. 229.
(3) *Loc. cit.*, p. 230.
(4) Pallas, *Voyage dans la Russie méridionale*, trad. franç. Paris, 1805. In-4°, t. I, p. 601, en note.

sellement aujourd'hui à ranger le dromadaire et le chameau dans deux espèces parfaitement distinctes, et il est digne de remarque que l'histoire de leurs croisements n'a point trouvé place dans l'argumentation des monogénistes (1). Pensent-ils que ces deux espèces n'en fassent qu'une ? Ou prétendent-ils que leurs hybrides soient inféconds ? Ils n'oseront soutenir sans doute ni l'une ni l'autre de ces propositions, mais il leur restera la ressource de dire que la fécondité directe des métis est probablement limitée, et, comme aucune expérience scientifique n'a été faite dans ce sens, comme le chameau n'est fertile qu'à quatre ans et porte toute une année, qu'il faut par conséquent cinq ans pour observer une génération et vingt ans au moins pour en observer quatre, comme enfin aucun homme de science ne paraît disposé à sacrifier vingt ans de sa vie et quelque chose comme un million pour aller en Afrique ou en Arabie répéter sur les chameaux l'expérience de Buffon, les monogénistes de longtemps n'ont rien à craindre de ce côté.

Le groupe des chameaux de l'Amérique méridionale pourrait leur préparer des embarras plus prochains. Ce groupe renferme, entre autres, trois espèces capables d'hybrider aussi aisément que les chameaux de l'ancien monde : ce sont les llamas, les alpacas et les vigognes (*camelus llama*, *camelus alpaca*, *camelus viconnia*). Je ne suis pas tout à fait sûr que la vigogne et le llama puissent donner des métis fertiles ; mais il est démontré que ces deux espèces se croisent très-bien avec l'alpaca (2). Les métis de vigogne et d'alpaca, connus sous le nom d'*alpa-vigognes*, sont féconds ; on dit même, et tout permet de le croire, qu'ils sont indéfiniment féconds (3). Mais ici encore on manque d'expériences scientifiques faites sur des hybrides alliés exclusivement entre eux, et surveillés pendant cinq ou six générations, pour les soustraire à tout croisement nouveau avec les espèces mères. Les propriétaires du haut Pérou, de la Bolivie, du Paraguay et des

(1) Voyez Morton, *Letter to the reverend John Bachman on the Question of Hybridity in Animals*. Charleston, 1850, in-8, p. 5.

(2) *Dictionnaire classique d'histoire naturelle*. Paris, 1823, in-8, t. III, p. 454, art. CHAMEAU.

(3) Hombron, *Zoologie du voyage au pôle sud de Dumont d'Urville*. Paris, 1846, in-8, t. I, p. 85-86. Aux trois animaux indiqués par les autres auteurs, M. Hombron ajoute le guanaque.

autres régions où on élève des alpa-vigognes, considèrent ces métis comme aussi féconds que les animaux d'espèce pure, et l'un d'eux que j'ai eu l'occasion d'interroger a paru surpris des questions que je lui faisais à cet égard. Il n'avait jamais entendu élever le moindre doute sur la fertilité des alpa-vigognes et de leurs descendants.

La classe des oiseaux fournit plusieurs exemples d'hybridité eugénésique ; je ne parle pas, bien entendu, des races domestiques réputées de même espèce, quoique provenant de contrées très-diverses, et présentant des différences anatomiques qui n'ont aucun rapport avec le climat, l'alimentation ou le genre de vie. Toutes les races de canards qui se croisent librement et donnent des métis féconds ; toutes les races de poules qui sont dans le même cas, passent pour des variétés d'une espèce primitive, au même titre que toutes les races de chiens, de chevaux, de bœufs, etc. On suppose que toutes ces variétés de volailles se sont produites sous l'influence des climats, de la nourriture et de la domesticité. N'est-on pas allé jusqu'à dire que le coq sans queue (*gallus ecaudatus*), animal à qui la nature n'a donné ni queue ni croupion, n'était qu'un diminutif du coq ordinaire? On citait même cet exemple comme une preuve des modifications presque sans limites que les circonstances artificielles peuvent faire subir aux animaux, et on le citerait peut-être encore, si on n'avait découvert que le *gallus ecaudatus* est originaire de Ceylan, où il est sauvage et où il porte le nom de *wallikikiti*. Il me paraît certain que pour les coqs, comme pour les canards, comme pour les chiens et les autres animaux domestiques, le croisement plus ou moins méthodique de plusieurs espèces eugénésiques a enfanté de nombreuses variétés de races qu'on rattache arbitrairement à une espèce primitive unique. Mais je ne me propose pas d'entrer pour chacun de ces groupes d'espèces dans une discussion qui deviendrait interminable. Il faudrait recommencer chaque fois une analyse aussi compliquée que celle dont l'étude des principales races de chiens, et des principales races d'hommes, nous a fourni l'inépuisable sujet. Laissons donc de côté les croisements eugénésiques des oiseaux réputés de même espèce, pour ne parler que de ceux où la différence des espèces mères est admise par les naturalistes classiques.

On a essayé d'acclimater en Europe trois espèces du genre *crax*, provenant des forêts de l'Amérique méridionale (*crax alector*, *crax rubra*, *crax globicera*). Je ne sais si l'on y a réussi, mais on a du moins élevé dans les ménageries de Hollande beaucoup de ces gallinacés, qui portent en langue vulgaire le nom générique de hoccos. On a pu croiser les trois espèces; leurs métis sont féconds, forment des *races croisées* (*bastard races*), et ont le plumage plus beau que les espèces pures (1). Mais je ne puis dire si l'on a fait les expériences dans le but de s'assurer que la fécondité des hybrides de premier sang se perpétue indéfiniment en ligne directe.

Le même doute existe pour les hybrides féconds du *cycnus olor* et du *cycnus immutabilis*, de l'*anser cycnoïdes* et de l'*anser cinereus*, de l'*anas boscas* et de l'*anas acuta*. Tous ces hybrides sont féconds et M. de Selys-Longchamps paraît même disposé à en conclure que le *cycnus olor* ou le *cycnus immutabilis* ne sont pas deux espèces différentes, mais ne sont que « deux races locales (2) ». La famille des anatidées fournit encore l'exemple de l'oie de Guinée (*anser cycnoïdes*) et de l'oie à cravate (*anser canadensis*). M. Lafresnais, en croisant le mâle de la première espèce avec la femelle de la seconde, a obtenu des métis « qui s'étaient déjà reproduits jusqu'à sept fois, » à l'époque où le fait fut publié par M. Chevreul (3). Les auteurs qui ont parlé de ces divers hybrides ont dit qu'ils étaient féconds et n'ont point assigné de limites à leur fécondité, mais ils n'ont pas distingué les alliances croisées avec les espèces mères, des alliances directes entre métis de même sang. On voudra bien remarquer toutefois que ce silence tend à faire croire que les métis sont féconds entre eux, car s'ils ne l'étaient pas, au moins à la première génération, on ne saurait ni l'ignorer ni le taire : je suis donc disposé à con-

(1) Griffith's *Cuvier*, vol. VIII, p. 113. Lond., 1829, in-4°. Voyez à la page suivante (p. 114) un passage important où M. Griffith annonce que l'hybridité féconde existe dans d'autres genres de l'ordre des gallinacés, et qu'en particulier les nombreuses races de coqs domestiques doivent leur origine à de semblables croisements bien plutôt qu'à la prétendue influence des climats et des autres causes accidentelles.

(2) Selys-Longchamps, *Récapitulation des hybrides observés dans la famille des Anatidées* dans le *Bulletin de l'Académie royale des sciences et belles-lettres de Bruxelles*, t. XII, IIe partie, p. 335. Bruxelles, 1845, in-8.

(3) *Journal des savants*, juin 1846, p. 357 en note. Paris, 1846, in-4°.

sidérer ces faits comme des exemples d'hybridité eugénésique. Mais peut-être ne faut-il voir qu'un cas d'hybridité paragénésique dans l'exemple suivant cité par M. Rafinesque : « L'oie à cravate ou du Canada (*anser canadensis*), dit ce naturaliste, a été complétement apprivoisée dans les Etats-Unis, où elle existe en parfaite domesticité. Elle s'est unie presque aussitôt avec l'oie domestique (*anser cinereus*), et a produit des individus féconds, lesquels ont produit de nouveaux métis féconds *par le croisement des races*, et qui participent plus ou moins de la nature des espèces dont ils proviennent, à mesure qu'ils s'éloignent des types originels. Cependant l'oie à cravate a été regardée comme une espèce bien distincte par tous les naturalistes et même par Buffon, quoiqu'il fût si porté à restreindre le nombre des espèces par esprit de système (1). » Cette rédaction manque de clarté et prête à deux interprétations. La remarque finale, et l'ensemble de l'article d'où ce passage est extrait, indiquent d'une part que l'auteur admet la fécondité absolue des métis de l'oie du Canada et de l'oie domestique; mais, d'autre part, si l'on s'en tient à la lettre de la rédaction, on peut douter que les métis soient féconds entre eux (2).

La nombreuse famille des *fringilliens*, ou passereaux conirostres, fournit des exemples presque innombrables d'hybridité plus ou moins féconde. Le moineau, le pinson, le serin, le tarin, le venturon, le chardonneret, le siserin, la linotte, le verdier, le bouvreuil, s'accouplent et se fécondent. Beaucoup de ces métis sont stériles, d'autres produisent avec les espèces mères, d'autres enfin produisent entre eux. Presque tous les degrés d'hybridité se trouvent donc réunis dans cette famille. Suivant Bory de Saint-Vincent, les métis du pinson et du moineau « sont ca-

(1) *Journal universel des sciences médicales*. Paris, 1821, in-8, t. XXII, p. 115.

(2) N'ayant pu me procurer le texte anglais de M. Rafinesque, j'ai dû m'en tenir à la traduction publiée par un journal français. Il serait possible que l'obscurité fût due à la négligence du traducteur. Les mots *par le croisement des races* que j'ai soulignés et qui peuvent à la rigueur s'appliquer aux métis dans le texte français, me paraissent se rapporter plutôt, dans la pensée de l'auteur, aux parents de ces métis. Il faudrait donc lire, si je ne me trompe : « Elle s'est unie avec l'oie domestique et a produit, par le croisement des races, des individus féconds, lesquels ont produit de nouveaux métis féconds, etc. » Et dans cette hypothèse, l'hybridité serait eugénésique.

pables de se reproduire à jamais (1) ; » mais l'auteur ne dit pas expressément que cette fécondité indéfinie se manifeste dans les alliances en ligne directe. Plusieurs expériences tendraient à faire admettre que les serins et les chardonnerets peuvent engendrer des hybrides eugénésiques. « M. Sprengel, » dit Haller, dans une lettre adressée à Charles Bonnet, « M. Sprengel a étudié la multiplication des bâtards qui naissent de l'accouplement des serins et des chardonnerets. Le bec plus épais de ceux-ci s'est conservé pendant plusieurs générations, car, dans des oiseaux aussi semblables, les bâtards ont multiplié *entre eux* et avec les espèces paternelles et maternelles (2). » — « Non-seulement le canari, le venturon et le serin peuvent produire ensemble, dit Buffon, mais les petits qui en résultent, et qu'on met au rang des mulets stériles, sont des métis féconds dont les races se propagent (3). » Aussi M. Hollard a-t-il dit, en parlant des serins et des chardonnerets : « Ces oiseaux sont séparés par des nuances si peu importantes, qu'on obtient de leur croisement des métis féconds (4). » D'après cela, l'auteur paraît disposé à fusionner les deux espèces en une seule ; mais, quoique l'expérience précédente ait été plusieurs fois répétée avec le même résultat, on peut dire que les métis du chardonneret et de la serine sont ordinairement inféconds entre eux, de telle sorte que cet exemple rentre dans l'hybridité paragénésique. Le croisement des venturons et des serins (*fringilla citrinella* et *fringilla canaria*) paraît beaucoup plus fécond que le précédent, et il est permis de croire qu'il donne des hybrides eugénésiques, puisque M. Vieillot, à la suite des expériences du comte de Riocourt et des siennes propres, en est venu à penser que ces deux espèces n'en font qu'une,

(1) *Dictionnaire classique d'histoire naturelle*, t. VIII, p. 278. Paris, 1825. In-8, article HOMME.

(2) Ch. Bonnet, *Considérations sur les corps organisés*, t. II, p. 251. Amsterdam, 1762. In-8. J'ai lieu de croire que le Sprengel dont parle Bonnet, n'est autre que Sprenger, défiguré par une faute d'impression qui s'est ensuite perpétuée dans tous les livres français. Tous les auteurs allemands, Treviranus, Rudolphi, Meckel, etc., en parlant de l'hybridité féconde des oiseaux, renvoient à une dissertation publiée par Sprenger, dans ses *Opuscula physico-mathematica*, Hann., 1753, p. 27. Je n'ai pu me procurer cet ouvrage. Le rapprochement des noms et des dates permet presque d'affirmer que ce Sprenger est le Sprengel de Bonnet.

(3) Buffon, *Histoire des oiseaux*, t. IV, p. 11 (1778, in-4°). Voy. aussi, p. 10 et 20.

(4) Hollard, *Nouveaux Éléments de chimie*. Paris, 1838, p. 453.

que ce sont deux races sorties d'une seule souche, et diversement modifiées par leurs climats respectifs.

On voit que nous nous trouvons toujours en présence du même raisonnement. Dès que l'hybridité eugénésique est établie, on se hâte de fusionner les espèces, procédé d'autant plus commode que, dans la plupart de ces croisements, l'une des espèces au moins étant domestique, et l'une ou l'autre ayant le plus souvent subi, par la volonté de l'homme, un changement de patrie, on peut attribuer les différences qui existent entre elles soit à la domesticité, soit aux climats ou à toute autre condition artificielle. S'agit-il du chameau et du dromadaire, on objecte que ces deux espèces sont depuis longtemps complétement soumises à l'homme, qu'elles n'existent plus à l'état sauvage, et qu'il est possible de les considérer comme deux races détournées l'une et l'autre de leur type primitif, qui, dit-on, a disparu (1). S'agit-il du chien et du loup, on fait remarquer qu'il n'y a pas de chiens sauvages, qu'il n'y a pas de loups domestiques ; que le chien, avant d'être civilisé, manié et en quelque sorte modelé par l'homme, était semblable au loup (2), et que, si ces animaux diffèrent aujourd'hui, c'est parce que l'un

(1) Pallas affirme pourtant que le chameau à deux bosses subsiste encore à l'état sauvage dans les grands déserts entre le Tibet et la Chine (Pallas, *Voyages dans la Russie méridionale en* 1793 et 1794, trad. franç. Paris, 1805, in-4°, t. I, p. 601, en note.)

(2) La conséquence de ce système est que le chien rendu à l'état sauvage devrait redevenir loup, ce qui n'est pas. Le dingo ou chien de l'Australie, animal à peu près sauvage, diffère autant du loup que beaucoup de nos races d'Europe. Les « chiens d'Europe, redevenus sauvages en Amérique depuis cent cinquante ou deux cents ans, ressemblent à nos lévriers, dit Buffon. » (*Mammifères*, art. CHIEN). « Le chien a été rendu à l'état sauvage, dit M. Flourens, et il n'est point passé à une autre espèce ; il est resté chien. » (Flourens, *Histoire des travaux de Cuvier*. Paris, 1850, in-12, p. 88). Ce qui n'empêche pas certains auteurs de dire encore que le chien sauvage passe peu à peu à l'état de loup. Dans un article déjà cité (*Varieties of Mankind*, dans *Cyclop. of Physiology*, Lond., 1852, in-8, vol. IV, p. 1309), M. Carpenter décrit la transformation successive des caractères anatomiques, et même (p. 1310) des caractères psychologiques (*sic*), qui doit ramener peu à peu au type loup les chiens, soustraits à la domesticité. M. Hollard a commis le lapsus de dire que les chiens « rendus à la vie indépendante, reprennent, quels qu'ils fussent auparavant, des formes très-analogues à celles du loup *et* du chacal. » (Hollard, *Races humaines*. Paris, 1853, in-12, p. 228). S'il en est ainsi, si le chien sauvage revient à son ancien type, et si cet ancien type est à la fois celui du loup et celui du chacal, le loup et le chacal sont de la même espèce ! Peut-être l'auteur a-t-il voulu dire *du loup* ou *du chacal* ?

d'eux n'est plus dans l'état de nature. S'agit-il du venturon et du serin, on note que depuis des milliers d'années celui-ci réside aux îles Canaries, celui-là dans les montagnes de l'Europe méridionale, et que cela suffit pour expliquer la différence de leurs caractères.

Le lecteur trouvera peut-être que ces arguments protéiques, qui changent de forme à chaque cas particulier, dénotent un parti pris systématique, une intention arrêtée d'avance de récuser ou de torturer les faits d'hybridité, pour les rendre compatibles, à force d'interprétations et d'hypothèses, avec une idée préconçue ; et quand on songe à toutes les conditions que devrait réunir une expérience, pour échapper à toutes les objections plus ou moins spécieuses que nous avons rencontrées sur notre chemin, on est tenté de croire que cette expérience ne pourra jamais être faite. Il faudrait découvrir deux animaux également sauvages, vivant l'un et l'autre dans le même pays, appartenant à des espèces incontestablement distinctes, et capables cependant de produire ensemble des hybrides eugénésiques. Il faudrait que ces animaux fussent sauvages, pour qu'on ne pût pas attribuer leur diversité à l'influence de l'homme ; il faudrait qu'ils fussent compatriotes, pour qu'on ne pût pas l'attribuer à l'influence des climats ; il faudrait encore qu'ils fussent aptes à se reproduire en état de captivité, pour que leurs croisements se fissent dans une direction déterminée, et qu'il fût possible de dresser la généalogie de leurs métis. Enfin, il faudrait que ces animaux fussent pris parmi les espèces supérieures, car sans cela il ne manquerait pas de gens pour dire que les phénomènes de la génération varient beaucoup dans les classes éloignées, et que la nature, en accordant l'hybridité eugénésique aux animaux inférieurs, a pu la refuser aux animaux plus élevés dans l'échelle.

Telles sont les conditions qu'il faudrait trouver réunies, et certes je ne prétends pas que cela mît fin à la controverse ; je sais d'avance que les systèmes ont la vie dure, et qu'ils s'agitent encore quelque temps alors même qu'ils sont frappés à mort.

Mais alors les chiens domestiques descendraient donc de deux espèces différentes ? Cette idée me répugne d'autant moins que je crois à la multiplicité des origines des chiens, mais elle n'était certainement pas dans la pensée de M. Hollard.

comme ces oiseaux décapités qui continuaient à courir dans le cirque. Je sais encore que cette expérience idéale, déclarée décisive aujourd'hui parce qu'on la croit impossible, cesserait d'être décisive le jour où elle serait faite ; qu'on songerait alors à exiger quelque autre condition de plus en plus difficile à réaliser, et qu'après celle-là on en exigerait d'autres encore. Il semble donc inutile de chercher à faire de nouvelles expériences. Elles ne convaincront pas ceux qui abordent l'étude de l'hybridité avec des idées préconçues, et les autres n'en ont vraiment pas besoin, car les faits qui existent déjà dans la science ont démontré d'une manière suffisante la réalité de l'hybridité eugénésique. Voyons toutefois s'il ne serait pas possible de répondre jusqu'à un certain point aux exigences *actuelles* des partisans de l'Espèce.

La plus grande difficulté est de trouver deux espèces eugénésiques résidant sous le même ciel depuis une longue suite de siècles, libres l'une et l'autre dans les mêmes forêts ou dans les mêmes prairies, et restées distinctes malgré la fécondité illimitée de leurs hybrides. N'est-il pas probable, en effet, que, s'il y avait eu autrefois des espèces placées dans de semblables conditions, elles seraient depuis longtemps fusionnées, soit que l'espèce la moins nombreuse et la moins prolifique eût été absorbée par l'autre, soit que, également fécondes toutes deux, elles eussent graduellement convergé vers un type moyen intermédiaire entre les deux types primitifs ? Et en admettant que ceux-ci se fussent maintenus à peu près purs à côté des races mélangées, comment éviterait-on de les confondre en une seule espèce, lorsqu'on trouverait de l'un à l'autre une série non interrompue de nuances progressives ? Que de pareilles fusions aient eu lieu dans chaque faune avant même que l'homme existât sur la terre, qu'elles se soient renouvelées plus tard à la suite de l'expatriation de certaines espèces, chassées de leur premier séjour par les défrichements ou par toute autre cause, c'est ce qui me paraît possible et même probable. Je suis porté à croire que, lorsqu'une espèce libre présente, sous le même climat et dans la même contrée, de notables variétés, la dissemblance des individus qui la composent dépend de la multiplicité de leurs origines ; et c'est cette hypothèse que j'ai déjà exprimée en disant, dans le premier chapitre de ce travail, que les espèces aujourd'hui ne se fusionnent plus, parce qu'elles ont déjà subi, par leurs croisements antérieurs, tous les changements qu'elles pouvaient naturellement subir.

L'expérience décisive que nous cherchons à instituer serait donc tout à fait impossible, si la nature n'avait élevé entre certaines espèces très-homœogénésiques une barrière qu'elles ne franchissent pas volontairement, en leur inspirant une haine profonde, ou du moins une répulsion instinctive qui s'oppose à leur croisement, de telle sorte que ces espèces ne se sont jamais mêlées, quoiqu'elles possèdent, suivant l'expression de Morton, « un pouvoir latent d'hybridité. » Restées pures depuis le commencement, elles resteraient donc pures jusqu'à la fin, si l'homme, par sa volonté persévérante, ne réussissait à vaincre leur répugnance réciproque (1). Cela permet de ne pas renoncer à l'espoir de réaliser l'expérience en question. Si mes yeux et mes oreilles ne m'ont pas trompé, les deux espèces du lièvre et du lapin remplissent parfaitement toutes les conditions exigées. Le moment est donc venu d'exposer les résultats fournis par le croisement de ces deux espèces, et d'étudier leurs métis, que je propose de désigner sous le nom de *léporides*.

§ IV. *Des léporides ou métis du lièvre et du lapin.*

Il semble superflu de prouver que le lièvre (*lepus timidus*) et le lapin (*lepus cuniculus*) forment deux espèces distinctes. Ils diffèrent certainement moins par leurs caractères anatomiques que beaucoup d'animaux réputés de même espèce, mais il y a une telle opposition dans leurs instincts, leurs goûts et leur genre de vie, qu'il est vraiment impossible de les confondre.

Le lièvre est un animal solitaire, le lapin vit en société.

Le lièvre vit à la surface du sol et gîte dans les broussailles;

(1) Il est fort probable que certaines espèces domestiques, dont le type actuel n'existe pas à l'état sauvage, ont été obtenues par le croisement de deux ou plusieurs espèces qui ne s'accouplent pas en état de liberté. Mais cette probabilité, quelque grande qu'elle soit, ne peut se changer en certitude, le fait en question s'étant passé dans des temps antérieurs aux observations scientifiques et même aux souvenirs historiques.

le lapin creuse des terriers, sortes de villes souterraines, où chaque famille a son nid et où les jeunes restent abrités jusqu'à la fin de l'allaitement.

Dans les deux espèces, la gestation dure trente jours, mais la hase, femelle du lièvre, ne fait à chaque portée que deux à quatre petits, et ne porte que deux ou trois fois par an. La lapine porte jusqu'à huit fois dans une année, et produit chaque fois au moins quatre petits, ordinairement six ou huit, souvent davantage.

Le lapin a été domestiqué de bonne heure et sans aucune difficulté. Tous les jours on prend dans les terriers de petits lapins qui s'apprivoisent aisément, qui se reproduisent en état de captivité et qui deviennent domestiques dès la seconde génération. Toutes les tentatives faites pour domestiquer les lièvres ont complétement échoué. On en a apprivoisé quelques-uns, mais ils n'ont pu se reproduire que par exception, et leurs descendants ont été à peu près stériles. Cette stérilité paraît devoir être attribuée exclusivement à la femelle. Enfin, on a pris au panneau des hases pleines et près de mettre bas, et sachant que ces femelles, comme beaucoup d'autres, ont l'habitude de tuer leur progéniture lorsqu'elles accouchent en captivité, on leur a enlevé leurs nouveau-nés, qu'on a allaités artificiellement ; mais ces petits animaux, qui n'avaient pourtant jamais connu la liberté, n'ont pu perpétuer leur race.

Enfin, personne n'ignore que les lièvres et les lapins sont des espèces ennemies. Le lièvre fuit devant le lapin, et lorsqu'il ose l'affronter, quoique plus fort, il est ordinairement vaincu. Les chasseurs savent bien que là où il y a beaucoup de lapins les lièvres sont rares, et que pour multiplier ceux-ci dans un parc, il faut détruire ceux-là.

On peut ajouter à ces caractères, que le lièvre a la chair rouge, et le lapin la chair blanche (1) ; que ces deux chairs exhalent une odeur très-différente ; que les oreilles du lièvre sont plus grandes, ses membres postérieurs plus forts et plus longs, son volume total plus considérable, son petit intestin plus court, son

(1) La chair du lapin sauvage est un peu moins blanche que celle du lapin domestique, mais elle est infiniment moins colorée que celle du lièvre.

cœcum beaucoup plus long, son gros intestin beaucoup plus court, son cuir plus épais, son poil plus ferme ; la couleur du lièvre est d'un roux fauve, celle du lapin sauvage et de la plupart des lapins domestiques est grise.

Le lièvre et le lapin sauvage habitent ensemble depuis un temps immémorial la zone tempérée de l'Europe occidentale (1). Vivant dans les mêmes lieux, soumis au même climat, mangeant les mêmes végétaux, libres enfin l'un et l'autre, il ne se sont pas croisés. La différence de leurs formes, de leur pelage, de leur chair, de leur odeur, de leur fécondité, de leur intelligence, de leurs mœurs, ne peut donc être attribuée à des influences accidentelles : elle est l'œuvre de la nature, et jamais personne n'a seulement songé que deux espèces aussi distinctes eussent pu sortir d'une commune origine.

Malgré l'antipathie qui existe entre ces deux espèces, on peut les faire croiser, mais le croisement ne s'obtient qu'avec la plus grande difficulté ; Buffon n'y put jamais réussir. « J'ai fait élever, dit-il, des lapins avec des hases, et des lièvres avec des lapines, mais ces essais n'ont rien produit. Un levraut et une jeune lapine, à peu près du même âge, n'ont pas vécu trois mois ensemble ; dès qu'ils furent un peu forts ils devinrent ennemis,

(1) Il paraît certain que le lapin n'existait pas en Grèce du temps d'Aristote. Polybe, pour désigner le lapin, a été obligé de gréciser le mot latin *cuniculus* (ὁ κούνικλος καλούμενος, *Histoire*, liv. XII). Strabon désigne le lapin par une périphrase. Après avoir parlé du lièvre, Élien décrit le lapin sous le nom de κόνιδος. Ces emprunts faits par les Grecs à la langue latine prouvent qu'il n'y avait pas de mot dans leur langue pour désigner le lapin. Voy. Camus, *Notes sur l'histoire des animaux d'Aristote*. Paris, 1783. In-4°, t. II, p. 278. Il semble résulter d'un texte de Pline (*Histoire naturelle*, lib. IX, cap. LV) que les lapins étaient originaires d'Espagne. Ces animaux pullulaient tellement aux îles Baléares, excepté à Iviça (in Ebuso), où il n'y en avait point (Pline, lib. IX, cap. LVIII), qu'ils affamèrent plus d'une fois les habitants, et que ceux-ci furent obligés de demander au divin Auguste, *divo Augusto*, un secours militaire (cap. LV) ! Le divin Auguste, sans doute, leur envoya une compagnie de furets. Il est possible que les Romains aient pour la première fois connu les lapins en Espagne ; mais il n'en résulterait nullement que cet animal n'existât pas déjà depuis longtemps dans les Gaules. En tous cas, les lapins existent dans notre pays au moins depuis la période romaine, ce qui représente certainement plus de 3 000 générations, car la lapine porte à l'âge de cinq ou six mois. Un aussi long séjour, qui, toutes proportions gardées, représenterait pour une race humaine une période de cinquante mille ans, ne permet même pas de supposer que les différences qui existent entre nos lièvres et nos lapins puissent dépendre d'influences climatériques antérieures à la rencontre de ces deux espèces sur le sol de la France.

et la guerre continuelle qu'ils se faisaient finit par la mort du levraut. De deux lièvres plus âgés, que je mis chacun avec une lapine, l'un eut le même sort, et l'autre, qui était très-ardent et très-fort, qui ne cessait de tourmenter la lapine en cherchant à la couvrir, la fit mourir à force de blessures et de caresses trop dures. Trois ou quatre lapins de différents âges, que je fis de même appareiller avec des hases, les firent mourir en plus ou moins de temps ; ni les uns ni les autres n'ont produit ; je crois cependant pouvoir assurer qu'ils se sont quelquefois réellement accouplés ; au moins y a-t-il eu souvent certitude que malgré la résistance de la femelle, le mâle s'était satisfait (1). »

On notera que, dans ces expériences, il n'y a point eu d'accouplement entre les lièvres et les lapines. Il paraîtrait, au contraire, que les hases auraient été saillies par les lapins. L'insuccès de Buffon n'est donc pas en contradiction avec les faits qui vont suivre. Nous savons aujourd'hui que la hase en captivité devient presque toujours stérile avec son propre mâle ; il est donc assez naturel qu'elle ne produise pas facilement avec le lapin. Nous savons encore que le lièvre captif féconde toujours la lapine lorsqu'il consent à l'épouser ; mais, dans les essais de Buffon, les animaux, au lieu de s'accoupler, se battirent jusqu'à la mort. On avait négligé sans doute de prendre certaines précautions que nous indiquerons tout à l'heure.

Les faits négatifs ont si peu de valeur dans les questions d'hybridité, que les deux croisements déclarés impossibles par Buffon, celui du lièvre avec la lapine et celui de la hase avec le lapin, ont été obtenus l'un et l'autre dans des expériences ultérieures, et le premier qui ait réussi est précisément celui qui présente le plus de difficulté.

Le 26 juillet 1773, un maçon prit par hasard au milieu des champs, près du bourg de Maro, dans l'Italie septentrionale (2), une hase toute jeune (una leprottina) et la porta à l'abbé Domenico Gagliari, qui l'éleva avec soin et la plaça, avec un petit lapereau du même âge, dans une chambre bien close. Les deux animaux grandirent ensemble et devinrent très-familiers. Sept mois après (février 1774) la hase parut pleine, et ne tarda pas à

(1) Buffon. *Quadrupèdes*, art. LAPIN.
(2) Principauté d'Oneglia, entre Nice et Gênes.

mettre au monde deux petits métis dont l'un était d'un gris brun comme sa mère, et l'autre roussâtre comme son père. Quatre mois plus tard, elle fit une seconde portée de quatre petits, qui vécurent tous comme les premiers. Deux des mâles devenus grands commencèrent à se battre ; pour rétablir la paix, l'abbé Dominique en fit tuer un et le mangea. La chair de cet animal était rouge comme celle du lièvre, elle avait le même goût, et était même, au dire de l'abbé, qui était connaisseur, un peu plus délicate. Affriandé par ce résultat gastronomique, l'abbé résolut de conserver et de propager la race qui lui donnait de si bons produits. Quelque temps après le père lapin mourut ; mais la hase continua à procréer avec ses fils déjà grands, puis avec ses petits-fils, et fit une nombreuse lignée. En même temps tous ces métis s'accouplaient et produisaient *entre eux*, « chose qui, dit Amoretti, n'a encore été, à ma connaissance, ni vue ni écrite. »

En apprenant cette merveille, l'abbé Carlo Amoretti, naturaliste bien connu, se rendit à Maro le 17 juillet 1780. L'abbé Dominique le reçut fraternellement, lui montra ses animaux, lui en fit manger un, et lui en donna la peau. La mère hase, déjà âgée de sept ans, ne portait plus, mais elle était robuste et vigoureuse, plus grande et plus forte que tous ses descendants ; elle était aussi plus familière qu'eux. Ceux-ci avaient les formes moins allongées et présentaient de grandes variations de couleur. Il y en avait de blancs, de noirs, de tachetés. Les femelles blanches creusaient des terriers pour leurs petits, les autres déposaient leurs portées comme les hases, à la surface du sol. Enfin, tous ces métis avaient la chair rouge, et pouvaient sous ce rapport passer pour des lièvres (1).

Il ne faut pas exagérer la portée de cette expérience, d'ailleurs très-authentique. Les métis, en effet, ne furent pas accouplés seulement entre eux, ils recroisèrent plusieurs fois leur sang avec celui de leur mère, et la race hybride, par conséquent, était bien plus voisine de l'espèce du lièvre que de celle du lapin. S'il n'y avait pas d'autre fait que celui-là, on ne serait pas en droit de dire que les léporides sont des hybrides eugénésiques ; il faudrait se borner à les ranger dans la catégorie des métis paragé-

(1) Carlo Amoretti, *Osservazione sull' accopiamento fecondo d'un Coniglio e d'una Lepre*, dans *Opuscoli scelti sulle scienze et sulle arti*, t. III, p. 258. Milan, 1780, in-4°.

nésiques. Mais d'autres faits recueillis dans notre siècle se prêtent à des conclusions plus positives : j'en citerai d'abord trois qui sont presque sans importance.

Le baron de Gleichen, dans sa *dissertation sur la génération*, rapporte, d'après un témoin oculaire, que « la génération des métis provenant de l'accouplement des hases et des lapins sauvages est un fait généralement connu à Hoching, canton de la Prusse polonaise ; mais, ajoute Desmoulins, à qui j'emprunte cette histoire, ce n'est pas assez du témoinage d'un seul homme, dont M. Gleichen tait même le nom, pour faire croire à l'existence de ces métis (1). » Les doutes de Desmoulins étaient d'autant plus légitimes qu'il ne paraissait pas connaître le fait publié par Amoretti.

Il y a une trentaine d'années on reçut, dans une ferme appartenant à la Société zoologique de Londres, un animal qui paraissait provenir du croisement du lièvre et de la lapine. Ce croisement, obtenu d'une manière en quelque sorte fortuite, mal dirigé d'ailleurs et mal observé, fut annoncé à la Société par une lettre de Richard Thursfield : « Un gentleman, qui élevait un couple de lapins domestiques, plaça avec eux, lorsqu'ils avaient environ deux mois, un petit lièvre qui paraissait à peu près du même âge. Celui-ci devint bientôt aussi familier que ses compagnons. Quand la lapine eut atteint la puberté, elle fut saillie par le lièvre et par le lapin, et mit bas une portée de six petits, dont trois ressemblaient entièrement au lapin, tandis que les trois autres était des mulets. Deux de ces derniers moururent promptement ; le troisième était une femelle ; elle fut élevée avec des lapins de son âge, et lorsqu'elle eut six mois elle fit un seul petit. Depuis lors, elle a eu huit portées, tant avec des lapins domestiques qu'avec un lapin sauvage ; mais on n'a pas trouvé l'occasion de l'accoupler avec un lièvre. Avec un lapin blanc elle a donné deux petits parfaitement gris, et deux autres qui sont tachetés. Ces derniers vivent encore et produisent régulièrement par portées de cinq à huit. Le poids moyen de ces métis à la fin de leur croissance est d'environ cinq livres, l'un d'eux cependant a atteint le poids de six livres et demie. »

(1) *Nouveau Dictionnaire d'histoire naturelle appliqué aux arts*. Paris, 1817, in-4°, t. XVII, p. 589, art. LIÈVRE.

La femelle, réputée de premier sang, qu'on croyait fille du lièvre et de la lapine, fut envoyée après sa mort à M. Richard Owen, qui la disséqua. « Sa taille et sa couleur étaient celles du lièvre, mais ses membres postérieurs n'étaient pas plus longs que ceux du lapin; la longueur de son intestin grêle était comme chez le lièvre, tandis que le cœcum avait sept pouces de moins que dans cette espèce, et le gros intestin un pied de plus (1). »

Cette observation, dont nous pouvons tenir compte aujourd'hui, et qui tire son principal intérêt du fait très-probable de la superfétation, ne pouvait être considérée comme décisive. L'expérience s'était faite sans direction et sans surveillance. La lapine, comme la perruche de M. Delon, avait reçu, outre les caresses du mâle étranger, celles d'un mâle de son espèce; elle avait fait à la fois trois hybrides et trois lapins pur sang, et le croisement du lièvre et du lapin, phénomène alors contesté, ne pouvait être admis qu'en admettant aussi le phénomène, également contesté, de la superfétation (2).

Une observation encore moins concluante fut communiquée par le révérend John Bachman à Samuel Morton, et publiée par ce dernier en 1850. M. Bachman annonçait qu'il possédait la dépouille de deux animaux sauvages appartant au genre *lepus*, semblables entre eux, mais différant de toutes les espèces connues. Après avoir pensé d'abord qu'il s'agissait d'une espèce nouvelle, il s'arrêta à l'idée que ces deux individus étaient des hybrides résultant du croisement du lapin gris d'Amérique (*lepus sylvaticus*) et du lièvre des marais (*lepus palustris*). Mais ce n'était qu'une hypothèse, et Morton fut fort indulgent d'accepter le fait comme un exemple « pleinement authentique » d'hybridité entre espèces sauvages (3). D'ailleurs les lièvres et les lapins d'Amérique ne sont pas de la même espèce que les nôtres, et

(1) *Proceedings of the Committee of Science and Correspondance of the Zoological Society of London.* Part. I (1830-1831), p. 66, in-8 (Séance du 10 mai 1831).

(2) La superfétation est rendue facile chez la hase et chez la lapine par la disposition de la matrice, dont le corps est tout à fait rudimentaire, et dont les deux cornes viennent s'ouvrir isolément dans le vagin. Aristote connaissait déjà le fait de la superfétation des hases et Pline le connaissait aussi pour les lapines.

(3) G. Sam. Morton, *Letter to the Reverend John Bachman on the Question of Hybridity.* Charleston, 1850, in-8, p. 9.

leurs croisements ne jetteraient aucun jour sur ceux des lièvres et des lapins d'Europe.

Ainsi, tandis que le fait cité par Amoretti, et déjà oublié, établissait la réalité du croisement du lapin et de la hase, rien ne prouvait encore que l'alliance du lièvre et de la lapine fût productive. C'est M. Alfred Roux, président de la Société d'agriculture de la Charente, qui a eu le mérite de combler cette lacune.

Les premiers essais de M. Roux remontent à 1847, mais c'est seulement depuis 1850 qu'il est sorti de la période des tâtonnements, et qu'il a donné à ses expériences les proportions d'une exploitation régulière. Les résultats qu'il a obtenus peuvent être considérés comme définitifs. Ces résultats sont connus de tous les habitants d'Angoulême, ils sont aussi importants au point de vue de l'économie domestique qu'au point de vue de la science, et pourtant, chose remarquable, ils n'ont point encore été publiés. Le hasard seul me les a fait connaître. Au mois d'octobre 1857, dans un voyage que je fis à Montauban, mon ami M. Léonce Bergis, agronome distingué, me conduisit à sa maison de campagne et me montra trois animaux métis qu'il avait rapportés d'Angoulême quelques mois auparavant, et qu'il tenait de M. Roux. Il y avait deux femelles hybrides de premier sang (moitié lièvre, moitié lapin) et un métis mâle de second sang (trois quarts lièvre, un quart lapin). Chaque femelle avait déjà fait une portée de cinq petits, lesquels, issus du mélange du premier et du second sang, c'est-à-dire demi-lièvres par leur mère, trois quarts lièvres par leur père, pouvaient être considérés comme lièvres pour cinq huitièmes, et lapins pour trois huitièmes seulement. M. Bergis voulut bien me donner un de ces jeunes métis que je présentai à la Société de biologie, quelques jours après mon retour. Par les soins de mon collègue M. Vulpian, cet animal a été élevé au Jardin des Plantes ; quoique enfermé dans une cage étroite, il s'est fort bien développé, et j'ai pu m'assurer encore, il y a quelques jours, qu'il est de plus belle venue que les lapins ordinaires.

L'existence des léporides étant une fois bien établie, il s'agissait de prendre des informations plus complètes sur la fécondité de ces hybrides. Je me rendis donc à Angoulême, et mon confrère et ami Macquet, mon ancien collègue d'internat, m'introduisit chez M. Roux, qui me montra son établissement avec l'empressement le plus gracieux. C'était au mois d'octobre 1857; déjà les léporides avaient fourni six ou sept générations, et constituaient une exploitation agricole assez lucrative. Dans le courant de l'année, M. Roux en avait vendu plus d'un millier sur le marché d'Angoulême. Il en avait encore un grand nombre de tout sang et de tout âge. Au bout de quelques instants, je fus en état de reconnaître, dès le premier coup d'œil, les métis des divers degrés. En voyant ces animaux jouer ensemble dans leur préau, en trouvant parmi eux trois ou quatre types principaux échelonnés graduellement entre l'espèce du lièvre et celle du lapin, je ne pus m'empêcher de songer au spectacle que présentent, les jours de fête, les places publiques de la Havane, où se mêlent et se heurtent des hommes de toute couleur, depuis le blanc jusqu'au noir.

Aujourd'hui (mars 1859), l'établissement de M. Roux est toujours en pleine prospérité. Je viens de faire, pour m'en assurer, un second voyage à Angoulême; les léporides en sont à la dixième génération. La race hybride ne s'est nullement étiolée, et les produits sont encore plus beaux que dans le commencement. Ils sont supérieurs en beauté, en force et en volume aux deux espèces d'où ils tirent leur origine. Abstraction faite de toute considération scientifique, M. Roux a donc obtenu un résultat pratique des plus importants. Il a créé une race nouvelle qui paraît appelée à rendre de véritables services, et qui probablement ne tardera pas à se répandre.

Mais si l'expérience pratique est terminée, l'expérience scientifique laisse encore quelque chose à désirer. M. Roux est un agronome intelligent, un observateur sagace, dont la persévérance égale la modestie, et j'attache autant d'importance à ses remarques qu'à celles de beaucoup de savants de profession. Toutefois, le programme qu'il s'est tracé n'est pas celui qu'exige la physiologie. Préoccupé avant tout de la question économique, il fort indifférent à la question de la permanence des espèces, il s'est attaché à créer la race la plus utile et la plus productive, et, ayant atteint son but après divers tâtonnements, il a cultivé cette race sans beaucoup s'inquiéter des autres. Il me paraît donc nécessaire de reprendre ces expériences et de leur donner une direction exclusivement physiologique, si l'on veut pouvoir en tirer des conclusions rigoureuses sur la question de l'Espèce. Je me suis mis à l'œuvre dans ce but, mais il s'écoulera encore cinq ou six ans avant que je puisse obtenir des résultats décisifs. Il ne s'agit pas de démontrer, en effet, si les lièvres et les lapins peuvent se croiser, ni si les léporides de premier sang sont féconds avec les deux espèces mères, ni s'ils sont féconds entre eux et avec les hybrides de second et troisième sang; — tout cela est déjà parfaitement démontré. Il s'agit de savoir si la fécondité des métis de premier sang se perpétue en ligne directe, et sans croisement nouveau, pendant un nombre considérable de générations, et je ne pourrai me prononcer définitivement sur ce point qu'après plusieurs années d'expérimentation. En attendant, je vais faire connaître les résultats que j'ai constatés de mes propres yeux dans mes deux visites à l'établissement de M. Roux, j'y joindrai quelques documents que je tiens de sa propre bouche, et dont rien ne me permet de mettre l'exactitude en doute.

Lorsqu'on met en présence un lièvre et une lapine arrivés à l'âge de la puberté, ces deux animaux se battent ordinairement jusqu'à la mort, et lorsqu'ils se décident à vivre ensemble, ils ne s'accouplent jamais. Il ne suffit même pas, pour obtenir l'accouplement, de prendre des animaux plus jeunes, âgés seulement de trois ou quatre mois et de les élever ensemble. L'expérience alors échoue souvent, comme l'ont prouvé les essais de Buffon. Les animaux vivent en bonne intelligence jusqu'à l'âge des amours; le mâle alors fait des avances à la femelle; mais celle-ci s'y refuse, et il en résulte des batailles continuelles. Il y a une autre cause d'insuccès qui a interrompu mes expériences de l'année dernière. Malgré toutes mes demandes, je n'avais pu me procurer de lièvres assez jeunes; le moins âgé avait environ trois mois. Tous ces animaux avaient déjà goûté la liberté des champs, et ne purent en perdre le souvenir. Je les élevai au jardin botanique de la Faculté, dans un local que M. Moquin-Tandon avait bien voulu mettre à ma disposition. Ils furent placés avec de jeunes lapines auxquelles ils firent bon accueil. D'abord très-sauvages, ils s'adoucirent peu à peu à tel point que leur gardien pouvait entrer dans leur parc sans les effaroucher, mais ils devinrent tristes, maigrirent, et finalement moururent au bout de trois mois sans avoir atteint l'âge de la puberté.

Il faut donc prendre des levrauts mâles à l'âge de trois ou quatre semaines, dès qu'ils peuvent se passer de mère, les élever avec des lapines domestiques de même âge, et les séparer complétement de tout autre animal de leur espèce. Les lapines, ne connaissant et n'ayant jamais connu de lapin, se persuadent que les lièvres sont leurs mâles naturels, et réciproquement. D'un autre côté, les jeunes levrauts s'habituent à la réclusion et, sans devenir jamais aussi familiers que les lapines, perdent, sous l'influence de l'exemple, une partie de leurs instincts sauvages. Lorsqu'ils arrivent à la puberté, on doit, pour éviter les guerres civiles, séparer les mâles les uns des autres en donnant à chacun d'eux une ou plusieurs des lapines avec lesquelles on les a élevés. Le croisement du lièvre et de la lapine réussit ainsi sans difficulté. Quant au croisement inverse entre la hase et le lapin, M. Roux ne l'a pas essayé.

Les lapines domestiques que M. Roux a choisies pour ses expériences donnent ordinairement avec les lapins des portées de huit à douze petits. Couvertes par les lièvres, elles font rarement plus de huit petits, quelquefois seulement cinq ou six. Enfin les portées des hases sauvages ne sont que de quatre petits, rarement plus et souvent moins. La lapine paraît donc un peu moins prolifique avec le lièvre qu'avec son propre mâle, et le lièvre l'est plus avec la lapine qu'avec sa propre femelle.

Pour diriger les croisements à son gré, et pour conserver ses lièvres étalons en évitant de les épuiser par des accouplements trop fréquents, M. Roux isole ces animaux dès qu'ils ont une fois fait leurs preuves. Il isole également, dans autant de cages distinctes, les femelles qu'il leur destine. Lorsqu'il veut obtenir un croisement, il place le lièvre à la nuit tombante dans la cage d'une femelle en chaleur, et le retire le lendemain matin. Cela suffit constamment. Cet accouplement réussit aussi sûrement que celui du lapin et de la lapine. Mais il y a ceci de particulier que le lièvre, plus chaste et plus craintif que le lapin, ne fonctionne jamais en plein jour, ni même la nuit lorsqu'il aperçoit quelqu'un dans la cour à travers les barreaux de la cage. Pour assister autant que possible à la copulation, M. Roux a été obligé de se placer derrière la cage et d'attendre patiemment et en silence le moment décisif. Il a pu s'assurer ainsi que le lièvre, au lieu de s'élancer aussitôt sur la femelle comme le ferait le lapin, s'approche d'elle doucement, et joue longtemps avec elle avant de la couvrir. Cette modération contraste avec les procédés audacieux du lièvre sauvage à la poursuite des hases.

Les léporides de premier sang qui résultent de ce premier croisement ressemblent beaucoup plus au lapin qu'au lièvre. Il y a à peine dans leur pelage une légère teinte de roux, et le gris prédomine toujours. Les oreilles sont un peu plus longues que chez le lapin ; les membres postérieurs sont aussi un peu plus allongés : la physionomie est moins sauvage, moins effarée que celle du lièvre. Le volume est à peu près le même que celui des deux parents. Somme toute, ces animaux pourraient être aisément confondus avec les lapins : pour les en distinguer il faut les considérer avec attention. M. Roux n'a trouvé aucun avantage à propager cette race.

Les léporides de premier sang accouplés entre eux produisent des animaux semblables à eux, et féconds comme eux. Accouplés avec les lapines, ils donnent des métis de second sang presque entièrement semblables aux lapins. M. Roux a jugé également que ces croisements de retour vers l'espèce du lapin étaient sans utilité pratique.

Mais il n'en est pas de même du croisement de retour vers l'espèce du lièvre. Les léporides du second sang, issus du père lièvre et d'une femelle de premier sang, sont plus beaux, plus forts et plus grands que les animaux d'espèce pure. Ces nouveaux hybrides, qui sont lièvres pour les trois quarts, et lapins pour un quart seulement, et que pour ce motif je désignerai sous le nom de *quarterons*, sont loin de présenter les caractères du lièvre à un degré aussi élevé qu'on pourrait s'y attendre. Dans le genre humain, les mulâtres quarterons ressemblent beaucoup plus à leurs deux grands-pères blancs et à leur grand'mère blanche qu'à leur grand'mère négresse. Les léporides quarterons au contraire tiennent autant de leur aïeule lapine que de leurs trois aïeuls lièvres. Par leur forme comme par leur couleur, ils semblent placés à égale distance du type lièvre et du type lapin, de telle sorte que si l'on ignorait leur généalogie, on serait tenté de les prendre pour des métis de premier sang. On peut dire par conséquent que l'espèce lapin, toutes choses égales d'ailleurs, imprime plus fortement ses caractères sur les léporides que ne le fait l'espèce lièvre. Il est permis de se demander si cela dépend d'une prédominance des facultés génératrices de la *lapine*, ou si cela ne dépendrait pas plutôt de l'influence prépondérante de la *femelle*. Cette dernière interprétation me paraît plus vraisemblable que l'autre, car on n'a pas oublié que, dans l'expérience d'Amoretti, les métis de premier sang nés de la hase et du lapin avaient comme leur mère la chair rouge du lièvre, et tenaient par conséquent du lièvre plus que du lapin.

Les léporides quarterons sont féconds entre eux et constituent une bonne race, mais ils sont peu prolifiques, et sous ce rapport ils se rapprochent beaucoup des lièvres. Leurs portées ordinaires sont seulement de deux à cinq petits, et, pour obtenir une race plus productive, M. Roux a eu l'idée de les recroiser avec les métis de premier sang.

L'union d'un léporide quarteron, trois quarts lièvre et un quart lapin, ou, si l'on veut, six huitièmes lièvre et deux huitièmes lapin, avec une femelle de premier sang, demi-lièvre demi-lapin, ou si l'on veut, quatre huitièmes lièvre et quatre huitièmes lapin, donne de nouveaux hybrides qui, comparés au lièvre, tiennent le milieu entre six huitièmes et quatre huitièmes, soit cinq huitièmes, et qui, comparés au lapin, tiennent le milieu entre deux huitièmes et quatre huitièmes, soit trois huitièmes. On peut dire par conséquent qu'ils sont lièvres pour cinq huitièmes et lapins pour trois huitièmes. Pour adopter une nomenclature uniforme, je les désignerai sous le nom de *léporides trois huitièmes*, ou plus simplement de *trois huit*, qui exprime leur degré de parenté avec l'espèce du lapin. Le léporide que j'ai donné au Muséum (après l'avoir montré à la Société de biologie) est un trois huit.

Les trois huit sont au moins aussi beaux que les quarterons, et beaucoup plus prolifiques. Leurs portées sont de cinq à huit petits : ceux-ci s'élèvent sans aucune difficulté, ils ont même la vie plus résistante que les lapins d'espèce pure. Ils prennent rapidement leur croissance, et sont déjà capables de se reproduire à l'âge de quatre mois. La femelle porte trente jours, comme la hase et comme la lapine; elle allaite environ trois semaines, et reçoit de nouveau le mâle dix-sept jours après avoir mis bas. Elle peut donc donner sans difficulté six portées par an. C'est cette race de trois huit que M. Roux cultive de préférence; c'est celle qui coûte le moins à élever et qui produit le plus de chair pour une quantité donnée d'aliments ; c'est elle par conséquent qui donne les plus beaux revenus.

Le poids moyen des lapins domestiques âgés d'un an est d'environ 6 livres, celui des lièvres sauvages dépasse très-rarement 8 livres, celui des lièvres élevés en captivité ne va guère au-delà de 6. Les léporides trois huit à l'âge d'un an, et même plus tôt, pèsent déjà 8 à 10 livres; plusieurs atteignent 12 à 14 livres; l'un d'eux s'est même élevé jusqu'à 16 livres : il avait 70 centimètres de long, et sa peau, conservée par M. de Rochebrune, porte une fourrure magnifique. Lorsque les lapins domestiques se vendent 1 franc au maximum sur le marché d'Angoulême, le prix ordinaire des léporides âgés de quatre mois est de 2 francs. Les animaux plus âgés acquièrent une valeur plus considérable à cause de leur fourrure, qui est souvent beaucoup plus belle que celle du lièvre, et qui peut, à elle seule, valoir jusqu'à 1 franc. On voit tout de suite quels services l'économie domestique pourra retirer des expériences de M. Roux, car les léporides ne consomment pas plus de nourriture que les lapins.

Le pelage des trois huit est d'un gris roux, intermédiaire entre la couleur du lièvre et celle du lapin, mais la consistance du poil est tout à fait comme chez le lièvre. Leurs oreilles sont aussi longues que celles du lièvre, et il y a ceci de remarquable que, chez tous les jeunes et chez beaucoup d'adultes, elles ne sont pas parallèles, comme chez les animaux d'espèce pure; l'une d'elles est dressée, l'autre pendante, et cela suffit pour donner à l'animal une physionomie toute particulière. Ce caractère est beaucoup plus prononcé chez les trois quarts et les trois huit que chez les léporides de premier sang; il semble donc qu'il se prononce davantage à mesure qu'on approche de l'espèce du lièvre. Chez les adultes, la seconde oreille se redresse plus ou moins, et quelquefois tout à fait, mais cela n'est pas constant, et le trois huit du Jardin des Plantes, âgé aujourd'hui de près de deux ans, a l'oreille du côté droit aussi pendante que lorsqu'il était tout petit.

Les léporides ont la tête plus grosse que les lapins, la physionomie plus éveillée, plus craintive, l'œil plus grand, c'est-à-dire plus ouvert, et, si je ne me trompe, un peu plus rapproché des narines, les membres postérieurs plus longs, presque aussi longs que chez le lièvre, les membres antérieurs plus longs d'une manière absolue, et par rapport à la longueur des membres postérieurs. La queue est plus courte que chez le lièvre, plus longue que chez le lapin. J'ai cité plus haut, relativement à la disposition du tube digestif, les résultats de la dissection faite par Richard Owen sur une femelle hybride de premier sang. Cette observation isolée n'a pas une valeur suffisante, et je ne puis la contrôler, n'ayant pas eu l'occasion de disséquer ces métis.

Les crottins des léporides sont notablement plus gros que ceux des lièvres et des lapins.

On voit souvent paraître parmi les léporides, comme parmi les lapins d'espèce pure, une variété albinos, et une autre variété aux longs poils, dont l'aspect rappelle celui des lapins angoras. J'avais été frappé, à ma première visite, du grand nombre des animaux de ces deux variétés ; ils m'avaient paru plus communs chez M. Roux que dans les clapiers ordinaires. Mais à ma seconde visite, je n'en ai trouvé qu'un très-petit nombre, et M. Roux m'a assuré que, somme toute, les variétés albinos et angoras sont plus rares chez les léporides que chez les animaux pur sang. On sait que l'albinisme sporadique, très-fréquent dans certaines races de lapins domestiques, ne se rencontre que très-exceptionnellement chez les lièvres sauvages. Les léporides albinos n'ont pas été accouplés ; M. Roux, les considérant comme inférieurs, a évité de les propager. On ne peut donc savoir si, comme cela s'observe dans quelques espèces, et notamment chez les hommes noirs, ces individus albinos sont moins féconds que les autres. Mais les angoras ont été accouplés entre eux, et ont donné lieu à plusieurs remarques. Ils produisent difficilement ; ils font des portées peu nombreuses ; leurs petits ne sont pas toujours angoras.

Tous les léporides, quels qu'ils soient, ont la chair semblable à celle du lapin sauvage, c'est-à-dire à peine plus foncée que celle du lapin domestique, et les quarterons eux-mêmes sous ce rapport sont beaucoup plus rapprochés du lapin que du lièvre, J'ai cru d'abord que c'était le résultat de la domesticité, mais je sais maintenant que les lièvres domestiques ont la chair presque aussi rouge que les lièvres sauvages. La couleur des muscles n'est donc pas le résultat du genre de vie, c'est un caractère spécifique, originel, que l'alimentation et l'exercice peuvent modifier dans une certaine limite, mais qui établit toujours une différence évidente entre le lapin le plus sauvage et le lièvre le plus sédentaire. Il est digne de remarque que l'influence du lapin soit ici prédominante, même chez les métis quarterons deux fois croisés de lièvre. La chair des léporides n'a pourtant pas le goût de la chair des lapins soit domestiques, soit sauvages; elle a un goût particulier qui n'est pas sans analogie, au dire de M. Macquet, avec celui de l'aile de dinde, et qu'on préfère généralement à celui des parties les plus estimées du lapin de garenne. Il serait intéressant de pousser les croisements de retour vers l'espèce lièvre, plus loin que ne l'a fait M. Roux. Il s'est arrêté au second croisement (1) ; il est probable qu'au troisième ou au quatrième, les métis, n'étant plus lapins que pour un huitième ou un seizième, auraient définitivement la chair du lièvre. Le problème de la domestication du lièvre serait ainsi résolu. Je me propose de diriger dans ce sens quelques-unes de mes expériences.

En résumé, quoique M. Roux n'ait pas satisfait à toutes les exigences de la physiologie, quoiqu'il n'ait pas inscrit sur un registre la généalogie particulière de chacun de ses léporides, quoiqu'il ne se soit pas attaché à propager principalement la race des métis de premier sang, et qu'il ait préféré, dans un but exclusivement pratique, la croiser avec celle des métis de second sang, pour créer la race plus productive et plus lucrative des

(1) M. Roux a une fois croisé une femelle quarteronne avec un lièvre. Cet accouplement a été productif; mais la portée n'étant que de deux petits, on n'a trouvé aucune utilité à poursuivre ces croisements de retour. Les deux métis *octavons* (un huitième lapin et sept huitièmes lièvre) ont été vendus, et M. Roux ignore quelle était la couleur de leur chair.

trois huit, — tout permet de dire que le croisement du lièvre et de la lapine constitue un exemple d'hybridité eugénésique. Jamais, en mariant les métis des divers sangs soit entre eux, soit avec les autres, M. Roux n'a trouvé d'exemple de stérilité. J'avais attiré son attention, en 1857, sur le cas particulier des métis de premier sang alliés en ligne directe avec leurs pareils, il m'avait répondu alors que ces alliances étaient fécondes ; il me l'a assuré de nouveau il y a quelques mois par l'intermédiaire de M. Macquet, et il me l'a rappelé encore dans ma dernière visite. On ne connaît donc pas les limites de la fécondité des métis de premier sang, mais on sait que celle des trois huit s'est maintenue pendant dix générations. Admettons si l'on veut que ce chiffre soit un peu exagéré, réduisons à cinq ou six le nombre des générations, il n'en sera pas moins certain que la fécondité de ces métis ne s'est pas encore démentie, et qu'elle s'étend bien au-delà du terme indiqué jusqu'ici par les partisans de la permanence des espèces. Que s'ils acceptaient le fait de la fécondité indéfinie des trois huit, pour objecter que celle des hybrides de premier sang n'a pas été suffisamment étudiée, je leur accorderais volontiers, contrairement à la réalité, que les hybrides de premier sang sont inféconds entre eux, et même, s'ils y tenaient, dès la première génération. Qu'auront-ils gagné à cette concession ? Ne restera-t-il pas toujours, entre les deux types primitifs du lièvre et du lapin, la race intermédiaire et durable des trois huit ; race nouvelle, qui ne retourne ni à l'une ni à l'autre des espèces mères, et qui, féconde avec toutes deux, féconde aussi par elle-même, obligera désormais les zoologistes, — ou bien à fusionner en une seule espèce les lièvres, les lapins et les léporides, chose parfaitement absurde, ou bien à confesser que des types nouveaux peuvent se produire par le croisement d'animaux entièrement différents d'origine, que les espèces par conséquent ne sont pas inviolables, que la nature n'a pas élevé entre elles de barrières infranchissables, et qu'enfin la doctrine classique de la *permanence des espèces* est tout à fait erronée ?

Dans les premiers chapitres de ce travail, après avoir jeté un coup d'œil d'ensemble sur la théorie que nous combattons, et prouvé *à priori* qu'elle repose sur une hypothèse pure et sur un raisonnement faux, nous avons montré *à posteriori* qu'il était impossible d'attribuer aux causes climatériques et aux influences accidentelles la formation des races si nombreuses et si diverses qui composent la famille des chiens domestiques, et celle des races tout aussi diverses et tout aussi nombreuses qui constituent le genre humain. Nous aurions pu aisément accumuler les exemples, car les races de chevaux, de bœufs, de chèvres, de moutons, de porcs, de coqs, de canards et de la plupart des espèces domestiques que l'homme a modifiées et multipliées par des croisements méthodiques, au gré de ses besoins ou de ses caprices, ne sont pas plus homogènes que les races canines et que les races humaines. On a vu tomber un à un tous les arguments spécieux, toutes les explications illusoires, toutes les hypothèses partielles que nos adversaires ont dû tirer de leur féconde imagination, pour plier tant bien que mal les faits à leur système. On a vu encore que, repoussés pied à pied de toutes leurs positions, et vaincus pour ainsi dire en détail, ils étaient toujours obligés de revenir à leur point de départ, et de se réfugier derrière cet argument suprême, ou plutôt derrière cette assertion toute gratuite que, « toutes les races qui peuvent par leurs croisements engendrer des métis parfaitement féconds, sont de la même espèce, que par conséquent il n'y a qu'une seule espèce de chiens et une seule espèce d'hommes. »

Le lecteur sait maintenant ce que vaut cette assertion, et où conduit ce raisonnement. Si l'hybridité eugénésique était la pierre de touche de l'espèce, il faudrait admettre que les loups, les chiens et les chacals descendent d'une souche commune; que les chèvres et les moutons, les chameaux et les dromadaires, les alpacas et les vigognes, les trois espèces de hoccos, le venturon et le serin, l'oie de Guinée, l'oie du Canada et l'oie cendrée, sont exactement dans le même cas, et qu'enfin les lièvres et les lapins ne forment qu'une seule espèce. Toutes les divisions établies par la méthode naturelle seraient bouleversées et remplacées par une nomenclature systématique, dont un caractère physiologique unique, et le plus souvent impossible à constater, formerait la base arbitraire. La zoologie tout entière serait sacrifiée, elle n'existerait plus par elle-même, elle ne serait plus que l'humble esclave d'un vieux dogme; elle aurait cessé d'être une science, non-seulement dans le présent, mais encore dans l'avenir, car il faudrait attendre, avant de classer les animaux, d'avoir fait sur leurs croisements des expériences innombrables et pour la plupart impossibles. « Ces expériences, dit M. Flourens, ne seront peut-être jamais faites. » S'il m'était permis de changer quelque chose à cette phrase, j'effacerais le mot *peut-être*, et je ne craindrais pas d'être démenti, même dans la postérité la plus reculée.

Ceux qui ne se sentiront pas assez de patience pour attendre jusque-là continueront, comme par le passé, à grouper et à classer les animaux suivant la méthode naturelle, c'est-à-dire d'après l'ensemble des caractères zoologiques propres à chaque type ; nous ferons comme eux, et toutes les fois que deux races seront bien distinctes, toutes les fois que leurs caractères différentiels sortiront de la limite des variations individuelles, et ne pourront être attribués à l'influence d'aucune cause accidentelle bien déterminée, nous nous croirons le droit de dire que ces deux races n'ont pas la même origine, soit que, pures l'une et l'autre, elles descendent en droite ligne de deux souches primitives, de deux espèces primordiales, soit que l'une d'elles, ou toutes deux aient été produites ultérieurement par le croisement de deux ou plusieurs espèces homœogénésiques. Nous procéderions ainsi quand même nous saurions par expérience que les deux races en question sont capables de se féconder réciproquement et de donner des métis indéfiniment féconds, parce que des exemples probants nous ont démontré la réalité de l'hybridité eugénésique ; et nous y serions autorisé à plus forte raison s'il arrivait que les expériences nécessaires pour prouver que les métis sont indéfiniment féconds n'eussent jamais été faites, s'il arrivait que cette fécondité n'eût jamais été mise à l'épreuve d'une manière suivie et méthodique, et que par conséquent elle fût encore hypothétique. Or je puis avancer sans aucune hésitation, que, si les expériences rigoureuses sur l'hybridité des animaux appartenant à des espèces incontestablement différentes sont rares jusqu'ici dans la science, les expériences faites sur l'hybridité des races réputées de même espèce sont bien plus rares encore. On dit que tous les chiens de la nature peuvent se croiser : on le croit, je le crois, mais qui l'a démontré ? Personne. C'est une probabilité, ce n'est pas une certitude, et nul ne peut affirmer, par exemple, que l'union du chien des Esquimaux avec le dingo de la Nouvelle-Hollande serait productive (1). Voilà pour la première génération. Pour la génération suivante, l'obscurité et l'incertitude deviennent plus grandes encore. Les chiens métis sont féconds; on le sait du moins pour la plupart d'entre eux, mais cela n'est que probable pour les autres. Sont-ils féconds indéfiniment en ligne directe, c'est-à-dire sans croisement nouveau? Nouvelle incertitude. On a bien obtenu des races croisées qui sont devenues aussi permanentes, aussi durables que les races réputées pures; et parmi les cinquante-cinq races que l'on compte aujourd'hui, il en est beaucoup sans aucun doute qui reconnaissent une semblable origine. Personne n'ignore toutefois combien il est difficile de créer une race nouvelle, et surtout, suivant l'expression de M. Flourens, « de l'empêcher de se défaire. » D'où vient cette difficulté? N'est-il pas fort probable que le succès de l'entreprise dépend en grande partie de la nature des races que l'on se propose de croiser; que toutes les races de chiens ne sont pas également homœogénésiques les unes par rapport aux autres; que certaines le sont beaucoup et donnent des hybrides indéfiniment féconds; que d'autres le sont moins, et donnent seulement des hybrides paragénésiques? Mais aucune de ces questions n'a encore été mise à l'étude. Les expériences scientifiques, faites dans les conditions rigoureuses qu'on exige lorsqu'il s'agit du chien et du loup, du chien et du chacal, du lièvre et du lapin, des chèvres et des moutons, ces expériences font ici complétement défaut. Je n'en connais qu'une seule, et je ne sais même pas jusqu'à quel point elle est concluante. Sam. Morton rapporte que l'expérience de Buffon sur le croisement du chien et du loup a été répétée sur le croisement du chien *ordinaire* (sic) et du dingo de la Nouvelle-Hollande. *Les métis sont devenus stériles à la quatrième génération* (2). Mais cette stérilité a pu être fortuite, ou due à l'influence des mariages

(1) M. Quoy fit accoupler un dingo de l'Australie occidentale (baie des Chiens marins) avec une chienne française dont la race n'est pas indiquée. Cette union fut stérile (*Dictionnaire classique d'histoire naturelle*, dirigé par Bory de Saint-Vincent, Paris, 1825, in-8, t. IV, p. 15, art. CHIEN). Cette expérience isolée ne prouve rien; il est certain que le dingo peut se croiser sinon avec toutes les races de chien, du moins avec quelques-unes, comme on le verra plus loin.

(2) *American Journal of Science and Arts*, ser. II, v. 3, p. 46. Janvier 1847.

consanguins, et dans ce genre de recherches les faits négatifs n'acquièrent une valeur décisive que lorsqu'ils sont en très-grand nombre. Quoi qu'il en soit, les faits connus jusqu'ici sur le croisement du dingo et des chiens d'Europe permettent de mettre en doute la fécondité illimitée de leurs métis, et si nous nous bornons à dire que personne n'a prouvé que ce croisement fût eugénésique, nous ferons preuve de beaucoup de modération. A-t-on seulement prouvé que tous les métis de premier sang obtenus par le croisement de nos races *européennes* fussent indéfiniment féconds? A-t-on démontré que les races croisées dont l'origine est connue fussent issues en ligne droite et sans croisement nouveau, d'une famille hybride *de premier sang?* Et ces chiens sans race et sans type, engendrés au coin des rues par le premier chien qui passe, ces bâtards que les Anglais désignent sous le nom méprisant de *curs*, sait-on s'il faut les ranger parmi les hybrides eugénésiques ou parmi les hybrides paragénésiques? Je suis persuadé pour ma part que la plupart d'entre eux ne sont que des hybrides paragénésiques, car sans cela on créerait des races à volonté et à l'infini, et si les *curs* sont méprisés, c'est précisément parce qu'ils ne peuvent pas former de race. Ils ne sont d'ailleurs ni plus laids, ni plus inutiles que beaucoup de chiens de race qu'un goût ridicule a mis à la mode. Je crois donc que beaucoup de *curs* ne sont que des hybrides paragénésiques. Je le crois, mais je ne le sais pas, et personne ne le sait mieux que moi, parce qu'aucun physiologiste n'en a fait méthodiquement l'expérience.

Il serait bon pourtant de ne pas avoir deux poids et deux mesures; et puisqu'on se montre si difficile sur les preuves de l'hybridité eugénésique entre le chien et le loup, pourquoi admet-on avec tant de légèreté que toutes les races de chiens donnent des hybrides eugénésiques? Dans le premier cas on exige une démonstration rigoureuse; on trouve que ce n'est pas assez d'avoir suivi les métis pendant quatre générations; qui sait? la cinquième ou la sixième eussent été inféconds peut-être. Dans le second cas, on s'en rapporte à la voix publique; on ne compte pas les générations; on ne prend pas la peine de vérifier; on accepte la chose comme un article de foi. Pourquoi cette contradiction? Parce qu'on a un système sur l'Espèce; parce qu'on sait que le chien et le loup sont d'espèces différentes, et qu'on croit que tous les chiens sont de la même espèce. Puis, la question des chiens n'est qu'accessoire; la question de l'Espèce elle-même, malgré sa généralité, n'est qu'accessoire. L'une et l'autre ont été placées sous la dépendance de la croyance à l'unité de l'espèce humaine. La première a été arrangée de manière à fournir un fait, la seconde de manière à fournir une théorie en harmonie avec le dogme unitaire. C'est parce qu'on avait besoin d'un exemple pour faire admettre la possibilité de la transformation des types humains qu'on a fait descendre tous les chiens d'une origine commune, et c'est parce qu'on croyait à la fécondité illimitée de tous les métis humains, qu'on a fait de la fécondité illimitée des métis la pierre de touche de l'Espèce. Tout cet édifice a été construit dans un but déterminé, et l'on eût procédé autrement sans aucun doute, si l'on eût pu supposer qu'il y eût une limite à la fécondité des hommes de race croisée.

« Un grand défaut, ou, pour mieux dire, un vice très-fréquent dans l'ordre des connaissances humaines, dit Buffon, c'est qu'une petite erreur particulière et souvent nominale, qui ne devrait occuper que sa petite place en attendant qu'on la détruise, se répand sur toute la chaîne des choses qui peuvent y avoir rapport, devient par là une erreur de fait, une très-grande erreur, et forme un préjugé général plus difficile à déraciner que l'opinion particulière qui lui sert de base (1). » En exprimant avec une si grande clarté, dans cette phrase remarquable, une vérité malheureusement trop générale, Buffon était loin de s'apercevoir qu'il prononçait la condamnation de son propre système, qu'il dévoilait la filiation vicieuse de ses propres idées. Parti de l'idée que tous les hommes descendent d'une origine commune, il ne se dissimulait pas que cette opinion était difficile à concilier avec l'extrême diversité des races humaines, que les trois influences invoquées par lui pour expliquer la transformation des types, savoir : le climat, l'alimentation et le genre de vie, étaient très-hypothétiques, très-douteuses, — et il sentait que son système ne pouvait se passer d'une preuve plus concluante. Or, il pensait,

(1) Buffon, *Suppléments*, t. III, p. 19 (1776, in-4°).

comme tous ses contemporains, et presque tous ceux qui l'ont suivi, que tous les métis humains étaient indéfiniment féconds, et il crut que ce caractère de l'hybridité eugénésique était une preuve suffisante de l'unité de l'espèce humaine ; à vrai dire, c'était la seule preuve, ou plutôt le seul argument sérieux, car tout le reste était d'une faiblesse à peine déguisée sous une forme littéraire des plus séduisantes.

Tel fut le point de départ de Buffon ; mais il en découlait logiquement une inévitable conséquence ; cette « petite erreur particulière se répandit sur toute la chaîne des choses qui pouvaient y avoir rapport. » Il fallut généraliser le principe admis pour l'espèce humaine, il fallut l'appliquer à toutes les espèces ; il fallut dire que les espèces ne peuvent jamais se croiser d'une manière durable.

Puis la doctrine une fois établie, il fallut en subir toutes les exigences, remanier la zootaxie, fusionner toutes les espèces capables de se croiser, la chèvre et le mouton, le dromadaire et le chameau, le bœuf, le bison et le zébu, et à plus forte raison réduire à une seule toutes les espèces de chiens, toutes les espèces de bœufs, toutes les espèces de chevaux, de porcs, de brebis, etc., etc. Et comme plusieurs de ses assertions étaient en contradiction avec la zoologie, il devint nécessaire d'attaquer les *nomenclateurs*, hommes à courte vue, préoccupés « de petits faits particuliers » et écrivant « autant d'erreurs que de lignes (1). » Alors, revenant à l'espèce humaine, Buffon put sans hésitation écrire le passage suivant, que M. Flourens a récemment reproduit et approuvé (2) :

« Si le nègre et le blanc ne pouvaient produire ensemble, si même leur production demeurait inféconde, si le mulâtre était un vrai mulet, il y aurait alors deux espèces bien distinctes ; le nègre serait à l'homme ce que l'âne est au cheval ; ou plutôt, si le blanc était homme, le nègre ne serait plus un homme ; ce serait un animal à part comme le singe, et nous serions en droit de penser que le blanc et le nègre n'auraient pas une origine commune. Mais cette supposition même est démentie par le fait,

(1) Voy. plus haut, p. 346.
(2) Flourens, *Histoire des travaux de Buffon*. Paris, 1850, in-12, p. 169, en note.

et puisque tous les hommes peuvent communiquer et produire ensemble, tous les hommes viennent de la même souche et sont de la même famille. »

Lorsque Buffon écrivait ces lignes, il ignorait encore que les métis de la louve et du chien braque sont indéfiniment féconds. Plus tard, après avoir exécuté sa célèbre expérience, il se fût probablement exprimé avec moins de hardiesse. Il est probable surtout qu'il eût modifié son langage, s'il eût connu autrement que par la voix publique la question du croisement des races humaines. Il y a en effet entre les divers groupes qui composent le genre Homme des différences fort remarquables sous le rapport des fonctions génitales ; les résultats fournis par le croisement de certaines races paraissent notablement inférieurs à ceux de l'hybridité eugénésique, de telle sorte que l'homœogénésie semble moins prononcée entre elles quelle ne l'est entre le chien et le loup, entre le lièvre et le lapin. On voit tout de suite quel coup fatal l'existence de ces phénomènes d'hybridité, si elle était bien constatée, porterait à la doctrine de l'unité de l'espèce humaine. En l'absence de toute autre considération, elle suffirait à elle seule pour démontrer sans réplique la pluralité des origines de l'humanité. Aussi n'aborderons-nous cette question qu'avec beaucoup de réserve, car on est en droit d'exiger ici une surabondance de preuves que nous ne pourrons pas toujours fournir. On comprendra toutes les difficultés d'un pareil sujet lorsqu'on songera à l'impossibilité physique et morale des expériences scientifiques. Si la physiologie est autorisée à expérimenter librement *in anima vili*, elle n'a ni le droit ni le pouvoir de porter atteinte à l'inviolabilité des êtres qui composent l'humanité. Il faut donc se borner à observer les résultats des alliances spontanées qui s'effectuent presque partout où deux ou plusieurs races d'hommes se rencontrent sur le même sol. Mais ces observations, quelque importantes qu'elles soient au point de vue politique et social, plus encore qu'au point vue physiologique, ont été jusqu'ici fort négligées. Il y a d'ailleurs à tenir compte d'un élément qui complique singulièrement la question : je veux parler de l'acclimatement. Pour que deux races bien distinctes se trouvent en contact, il faut que l'une d'elles au moins ait quitté son pays natal, et l'on sait que ce changement est capable à lui seul, dans beaucoup de cas, d'altérer profondément toutes les fonctions de la vie, sans en excepter les fonctions génératrices. Après ces réserves faites, nous allons aborder l'étude des phénomènes d'hybridité dans le genre humain, nous proposant moins de résoudre le problème que de le signaler à l'attention des observateurs. Si les faits qui vont suivre sont insuffisants pour constituer une démonstration rigoureuse, ils prouveront du moins que les monogénistes ont agi avec une certaine légèreté, en admettant sans preuve que tous les métis humains sont indéfiniment féconds.

TROISIÈME PARTIE.

DES PHÉNOMÈNES D'HYBRIDITÉ DANS LE GENRE HUMAIN [1].

(Journal de la physiologie de l'homme et des animaux, dirigé par Brown-Séquard, t. II, nº 4, octobre 1859, p. 601-625, et t. III, nº 2, avril 1860, p. 392-439.)

---

§ I. *Remarques générales sur le croisement des races humaines.*

Un écrivain fort ingénieux, qui s'est efforcé de répandre les lumières de l'ethnologie moderne sur l'histoire politique et sociale des peuples, mais qui, dans cette étude difficile et presque entièrement neuve, s'est plus d'une fois livré à des généralisations paradoxales, M. A. de Gobineau a cru pouvoir affirmer, dans son *Essai sur l'inégalité des races humaines* (1855), que le croisement des races produit constamment des effets désastreux, et qu'une dégradation physique et morale en est tôt ou tard l'inévitable résultat. C'est à cette cause, entre autres, qu'il attribue la décadence de la république romaine, et la chute de la liberté, bientôt suivie de la chute de la civilisation. Je suis loin, pour ma part, de partager son opinion, et, si c'était ici la place, je pourrais rapporter à d'autres causes bien autrement efficaces la corruption sociale et l'abaissement intellectuel qui préparèrent la ruine de la puissance romaine. La proposition émise par M. de Gobineau me semble donc beaucoup trop générale, et je repousse à plus forte raison l'opinion de ceux qui prétendent que toute race croisée, séparée des deux races mères, est incapable de se perpétuer (2). N'est-on pas allé jusqu'à dire que les États-

(1) M. Carter Blake a publié, au nom de la Société d'anthropologie de Londres, une traduction anglaise de cette troisième partie sous le titre : *On the Phenomena of Hybridy in the genus Homo*, Londres, 1864, un vol. in-8º.

(2) « La seule action des lois de l'hybridité, dit M. Nott, pourrait exterminer tout le genre humain si tous les divers types d'hommes qui existent actuellement sur la terre venaient à s'amalgamer d'une manière complète. » (*Types of Mankind*, Eigth

Unis d'Amérique, où la race anglo-saxonne est encore dominante, mais où plusieurs autres races envoient chaque jour de nombreux émigrants, sont menacés par cela même d'une décadence prochaine, et que l'immigration continuelle aura pour résultat d'y produire une race hybride portant en elle-même, en vertu de son hybridité, le germe d'une stérilité prochaine ? Ne sait-on pas que sur la foi de cette prophétie, il s'est formé, dans la patrie de Washington, un parti dont le patriotisme inintelligent réclame des lois restrictives contre l'arrivée des étrangers? En Angleterre, où l'orgueil national, après trois quarts de siècle, gémit encore de l'affranchissement de l'Amérique, il s'est trouvé des hommes sérieux qui ont prédit, au nom de l'ethnologie, la ruine des États-Unis, comme Ezéchiel prédisait la ruine d'Alexandrie (1).

Ce n'est pas lorsque la population, la prospérité et la puissance de cette nouvelle Europe s'accroissent incessamment avec une rapidité sans exemple dans l'histoire, qu'on peut ajouter foi à un pareil pronostic. Mais pour qu'on ait été conduit à le formuler, pour qu'on ait osé nier la viabilité de *toutes* les races croisées, pour que cette assertion ait été acceptée même par des monogénistes, il faut bien qu'un certain nombre de faits ou de données particulières aient servi de base à la généralisation. Il faut qu'on ait en vain cherché, parmi les nations de la terre, une race manifestement hybride, nettement caractérisée, intermédiaire entre deux races connues, et se perpétuant sans leur concours. « Quand les faits rapportés plus haut », dit M. Georges Pouchet, « ne suffiraient pas à prouver qu'une race de métis ne peut prendre naissance, en voyons-nous quelque part? Trouvons-nous un peuple conservant un type moyen entre deux autres? Nulle part nous ne voyons cela, pas plus qu'il n'existe de race de mulets. C'est qu'en effet, une telle race, un tel type, ne peut

Edition, Philadelphia, 1857, gr. in-8, p. 407.) M. Robert Knox n'est pas moins explicite : « Je ne pense pas, dit-il, qu'aucune race de métis puisse être maintenue par les métis *seuls* au-delà de la troisième ou quatrième génération ; il faut que ceux-ci s'allient avec les races pures ou qu'ils périssent. » (Rob. Knox, *The Races of Men*. Lond., 1850, in-12, p. 156.)

(1) Ézéchiel, XXX, v. 14, 15, 16. J'avais cru jusqu'ici qu'Alexandrie d'Égypte avait été fondée et nommée par Alexandre le Grand ; mais il paraît, d'après ce passage, qu'elle existait déjà au temps d'Ézéchiel, de Nabuchodonosor et du pharaon Néchao.

avoir qu'une existence subjective, éphémère (1). » D'autres, avant M. G. Pouchet avaient posé cette question : où trouve-t-on des races hybrides subsistant par elles-mêmes ? Et M. Prichard, pour y répondre, n'avait trouvé que trois exemples : 1° celui des *Griquas* issus des Hottentots et des Hollandais ; 2° celui des *Cafusos* des forêts de Tarama (Brésil), race décrite par MM. Spix et Martius et produite, suivant eux, par le mélange des Américains indigènes et des nègres transportés d'Afrique ; 3° celui des Papouas *à tête de vadrouille*, qui habitent l'île Waigiou, plusieurs îles voisines, et la côte septentrionale de la Nouvelle-Guinée, et qui, au dire de MM. Quoy et Gaimard, sont une race hybride, née de l'union des Malais et des Papouas proprement dits (2).

Ces trois exemples ont été contestés (3) et sont en effet contestables. On ne connaît presque rien sur les Cafusos, et nul ne peut savoir s'ils sont restés à l'abri de tout mélange avec la race indigène ; mais on sait très-positivement que la nation des Griquas s'est formée, depuis le commencement de ce siècle, autour d'une mission protestante, par la fusion de quelques familles de *Bastaards* ou métis Hollandais-Hottentots avec un très-grand nombre de familles appartenant à la race hottentote, à la race boschimane et à la race cafre. Cet exemple ne prouve donc pas qu'une race de métis puisse se maintenir par elle-même (4).

(1) Georges Pouchet, *De la pluralité des races humaines*. Paris, 1858, in-8, p. 140.

(2) Prichard, *Histoire naturelle de l'homme*. Trad. fr. Paris, 1843, in-8, t. I, p. 26-24.

(3) Davis, *Crania Britannica*. Lond., 1856, in-fol. *Introd.*, p. 7, note.

(4) Voyez les Voyages de Truter et Somerville (1801), de Lichtenstein (1805), de Campbell (1813), de John Philips (1825), de Thompson (1824), etc., dans la *Collection des voyages en Afrique*, par Walkenaer. Paris, 1842, in-8, t. XV à XXI. En 1801, Truter et Somerville trouvèrent, près du fleuve Orange ou Gariep, dans la contrée où existe aujourd'hui Griqua-Town, une horde de *Bastaards et de Boschimans* commandée par un Bastaard du nom de Kok (t. XVII, p. 364). A leur retour, ils traversèrent de nouveau le même pays. Ils y trouvèrent un village considérable, composé de Cafres, de Hottentots et de métis de plusieurs variétés sous le commandement d'un chef nommé Kok (p. 395). Ils en repartirent au bout d'un mois, après avoir récompensé la horde entière, composée de Koras, de Bastaards et de Boschimans (p. 399). La même année, le missionnaire Kircherer rassembla cette horde en un village. Il y vint aussi des Hottentots purs et des Namaquas (t. XVIII, p. 126). En 1802, le missionnaire Anderson, en organisant cette nation naissante, donna l'autorité aux Bastaards (p. 127). Le village de Laawater ou Klaarwater, devenu depuis Griqua-Town, se composait, en 1805, à l'époque de la visite de Lichtenstein, d'une trentaine de fa-

Quant aux Papouas à tête de vadrouille, dont nous avons décrit plus haut la chevelure excentrique, ils vivent dans une des régions

milles, dont *la moitié* était de race *bâtarde :* le reste était Namaquas ou Hottentots (p. 127). Bientôt le village s'accrut « par l'arrivée de nouveaux réfugiés et par des mariages avec des femmes des tribus de Boschimans et des Korannas, qui vivaient dans le voisinage. » (T. XIX, p. 355-356.) Ils pratiquaient la polygamie; « ils composaient une horde de sauvages errants et nus, qui vivaient de pillage et de chasse; leurs corps étaient barbouillés de peinture rouge, leur chevelure enduite de graisse et luisante; ils vivaient dans l'ignorance, sans morale, ni aucune trace de civilisation » (p. 356). Au bout de cinq ou six ans, les missionnaires commencèrent à les civiliser, à leur donner le goût de l'agriculture. Cependant le nom de *Bastaards*, qui indiquait leur origine européenne, ne convenait plus à cette nation, en qui prédominait de beaucoup le sang africain. Ils prirent donc le nom de *Griquas*. Campbell prétend qu'ils choisirent ce nom parce que c'était celui de la principale famille (t. XVIII, p. 395); mais ce renseignement me semble fort douteux. Ten Rhyne, qui explora l'Afrique australe en 1673, vingt ans après le premier débarquement des Européens, mentionne déjà l'existence d'un peuple hottentot qui portait le nom de *Gregoriquas* (t. XV, p. 212). Trente ans après (1705), Kolbe désigna ce même peuple sous le nom de *Gauriquas* (t. XV, p. 253). Il y avait alors un autre peuple nommé *Chirigriquas* (p. 241). En 1775, Thunberg parla encore des *Gauriquas* (t. XVI, p. 201) et des *Chirigriquas* (p. 200). Tous ces noms ont évidemment la même racine, et pour quiconque a une idée de la singularité de la prononciation dans les dialectes hottentots, il sera facile de comprendre pourquoi les divers voyageurs ont adopté des orthographes différentes. Il est donc probable qu'en choisissant le nom de Griquas, les Hottentots de Klaarwater ne firent que prendre le nom de l'ancienne nation des Gauriquas. Il y a encore aujourd'hui un peuple de *Koraquas*, mot qui signifie, dit-on, « hommes qui portent des souliers. » (Burchell, t. XX, p. 60.) Ils sont voisins de Klaarwater. Quoi qu'il en soit, le peuple nouveau des Griquas donna à Klaarwater, sous l'inspiration des missionnaires anglais, le nom de *Griqua-Town*. Cette ville, désignée par Malte-Brun sous le nom de Kriqua, s'accrut rapidement par l'adjonction des Korannas. En 1813, sur une population de 2 607 habitants, il n'y avait pas moins de 1 341 Korannas récemment établis (t. XVIII, p. 393). En 1814, le gouverneur du Cap voulut obliger les Griquas à fournir des hommes pour l'armée indigène. La proposition fut mal reçue, et la nation faillit se dissoudre pour toujours. Une partie des habitants de Griqua-Town s'échappa dans les montagnes environnantes et forma des bandes de pillards qui, sous le nom de Bergemaars, désolèrent le pays, s'associèrent à des bandes de Korannas, pillèrent et massacrèrent les Betchouanas et les Boschimans de la contrée, et *s'emparèrent de leurs femmes et de leurs enfants*. En 1825, grâce à l'intervention de John Philips, les Bergemaars rentrèrent dans l'ordre et revinrent à Griqua-Town. Ils étaient recroisés de Korannas, de Betchouanas et de Boschimans (t. XVIII, p. 557-569). Quelque temps auparavant, une grave dissension s'était élevée parmi les Griquas sédentaires. Le gouverneur du Cap avait envoyé un agent, John Melvill, qui avait donné une charge importante à un certain Waterboer, Boschisman d'origine. La suprématie avait appartenu jusqu'alors à la famille des Kok, qui, fière des quelques gouttes de sang européen qui coulaient dans ses veines, ne voulut pas reconnaître l'autorité de Waterboer et émigra avec sa suite (t. XX, p. 341-342). Toutefois Thompson, en 1823, raccommoda la famille des Kok avec Melvill (t. XX, p. 342); mais Waterboer ne fut pas destitué, et en 1825 John Philips trouva les Griquas de la banlieue divisés en trois kraals, sous les chefs Kok, dont l'ethnologie est le plus inconnue (1). MM. Quoy et Gaimard ont émis la pensée qu'ils sont issus du mélange des Malais et des *nègres* indigènes (sic), mais ils n'ont donné cette opinion que comme une hypothèse. « Ils nous ont paru, disent-ils, tenir le milieu entre ces peuples (malais) et les nègres sous le rapport du caractère, de la physionomie et de la nature des cheveux (2). » Ces auteurs n'ont ajouté rien de plus, mais M. Lesson, au lieu de dire qu'ils avaient fait une hypothèse, a prétendu qu'ils avaient donné une démonstration. « Ces hommes, dit-il, ont été parfaitements décrits par MM. Quoy et Gaimard, qui, les premiers, ont *démontré* qu'ils constituaient une espèce hybride, provenant *sans aucun doute* des Papouas (proprement dits) et des Malais qui se sont établis dans ces terres, et qui y forment à peu près la masse de la population (3). » M. de Rienzi à son tour a décrit deux variétés de Papouas hybrides : les uns issus du croisement des Papouas et des Malais, ce sont les *Papou-*

Berend et Waterboer (t. XIX, p. 370). Si M. Prichard avait pris la peine de consulter ces documents, il aurait reconnu que les Griquas sont redevenus, par tant de croisements consécutifs, une race africaine presque pure. Malgré la ténacité des aristocraties, de celles surtout qui reposent sur la couleur de la peau, le peuple griqua a obtenu, moins de vingt ans après son origine, un chef de race indigène, et cela seul prouverait, au besoin, que les hommes d'origine européenne y sont en grande minorité. Aussi les géographes modernes rangent-ils les Griquas au nombre des peuples hottentots. Les voyageurs les désignent sous le nom de Hottentots Griquas. On notera d'ailleurs que M. Prichard, en citant les Griquas comme un exemple de race croisée, s'est bien gardé de les décrire. Pour que l'exemple eût quelque valeur il faudrait que les Griquas présentassent un type intermédiaire entre le type des Européens et celui des indigènes. M. Prichard ne le dit pas; les voyageurs ne le disent pas davantage. Voici maintenant une autre considération. L'origine de la nation griqua remonte à l'an 1800 environ. M. Prichard a parlé de ce peuple, pour la dernière fois, en 1843. Il ne s'était pas écoulé encore deux générations! Autre chose : en 1800, la tribu de Kok était une horde peu nombreuse; en 1824, c'était un peuple d'environ 5000 habitants, comptant 700 guerriers armés de fusils. (Thompson, *loc. cit.*, t. XXI, p. 22.) Il est clair que tout ce peuple ne descendait pas de la tribu primitive, et que celle-ci s'était accrue par des adjonctions très-nombreuses. Le père Petau lui-même, s'il vivait encore, serait obligé d'en convenir. En voilà bien long sur les Griquas; mais je ne me flatte pas que cela suffise à débarrasser la science de l'assertion de M. Prichard, assertion bien légère que tous les monogénistes modernes ont accueillie avec empressement.

(1) Voyez plus haut, p. 483.

(2) Quoy et Gaimard, *Observation sur la constitution physique des Papous*, reproduit textuellement dans Lesson, Complément des Œuvres de Buffon, t. III. Paris, 1829, in-8, p. 33.

(3) Lesson, *loc. cit.*, t. II, p. 113.

Malais, les autres nés du mélange des Papouas et des *Alfourous-Endamènes*, ce sont les *Pou-Endamènes* (1). C'est déjà une complication. Voici maintenant M. Maury qui soutient, au contraire, que la race issue du croisement des Malais et des Papous est celle des *Alfourous* (2). Que conclure de cette contradiction? Que MM. Quoy et Gaimard ont éprouvé une impression; que M. Rienzi a éprouvé une impression un peu différente; que les autorités de M. Maury ont éprouvé une impression tout à fait opposée; que tous ont fait des hypothèses, et que la question est parfaitement douteuse. Au milieu de ces incertitudes, il y a lieu de se demander si les Malais, les Alfourous, les Papouas à tête de vadrouille et les Papouas proprement dits, ne seraient pas autant de races pures. Ce n'est pas seulement dans les régions occupées par les Papouas à tête de vadrouille que les trois autres races se sont rencontrées; les Malais, peuple envahisseur par excellence, s'établissent comme les Anglais sur toutes les côtes accessibles à leurs vaisseaux, et si la race à tête de vadrouille n'occupe qu'un territoire très-restreint, si elle est parfaitement inconnue partout ailleurs, où les mêmes éléments sont pourtant en présence, il est permis d'en augurer qu'elle n'est pas le résultat d'un croisement. D'ailleurs, M. Latham, le plus zélé des élèves de Prichard, nous apprend que M. Earle a vu et décrit les vrais et indubitables hybrides (*the real and undoubted hybrids*) des Papouas et des Malais, et que ces métis sont tout à fait différents des Papouas à tête de vadrouille (3).

On voit que l'exemple des Papouas est encore plus mal choisi que celui des Griquas, puisqu'il est probable que ces hommes à tête de vadrouille, dont le type, parfaitement décrit par Dampier, il y a près de deux cents ans, s'est maintenu depuis lors sans aucune altération, sont des hommes de race pure; mais quand même il serait démontré qu'ils appartiennent à une race hybride, on ne peut les citer comme un exemple de race croisée *persistant par elle-même*, puisque loin de vivre séparés des deux

(1) Domeny de Rienzi, *l'Océanie*, t. III, p. 503. Paris, 1837, in-8.

(2) Maury, *la Terre et l'Homme*. Paris, 1857, in-12, p. 365.

(3) Latham, *the Natural History of the Varieties of Man*. Lond., 1850, in-8, p. 213. M. Latham désigne les Malais sous le nom quelque peu fantaisiste de *protonésiens*. Il y a une foule de néologismes de cette sorte dans son livre.

races d'où l'on prétend qu'ils sont issus, ils se trouvent confondus avec elles dans les mêmes parages. MM. Quoy et Gaimard, après avoir décrit ces prétendus métis, ajoutent qu'il y avait parmi eux des *nègres* (c'est sous ce nom qu'ils désignent les Papouas proprement dits). « Ces nègres, disent-ils, faisaient librement partie de la tribu qui nous visitait chaque jour (1). » Il y avait même avec eux deux individus de couleur plus claire qu'on prit, à tort ou à raison, pour des métis d'Européens ou de Chinois. C'était donc une peuplade fort mêlée. M. Lesson, parlant de la population de la *petite* île de Waigiou (2), dit qu'on y rencontre deux races, les Malais et les Alfourous, plus la race hybride des Papouas. « Ceux-ci sont des hommes sans vigueur, sans énergie morale, docilement soumis à l'autorité des radjahs malais, et le plus souvent réduits en esclavage par les insulaires des terres voisines (3). » Or, on sait quelle est la conséquence de l'esclavage, sous un climat équatorial, et chez des peuples qui ne se piquent pas de continence. Il est donc impossible que la race des hommes à tête de vadrouille de l'île Waigiou reste pure de croisement soit avec les Alfourous, soit avec les Malais, et si cette race était réellement hybride, on ne voit pas ce qui pourrait autoriser Prichard et ses adhérents à dire qu'elle se maintient par elle-même.

Les trois exemples invoqués par Prichard n'ayant absolument aucune signification, une opinion diamétralement opposée à la sienne n'a pas tardé à se montrer dans la science. On a dit que puisque cet auteur avait été obligé d'aller chercher si loin des exemples si mauvais, c'était bien la preuve qu'il n'en avait pas trouvé d'autres (4), et on en a conclu qu'il n'y avait nulle part de race croisée et permanente, et qu'il ne pouvait pas y en avoir.

(1) Lesson, *loc. cit.*, t. III, p. 36.

(2) Plusieurs géographes disent que Waigiou est une île considérable ; mais ils n'en indiquent pas les dimensions. Or cette île considérable est à peine aussi grande que l'île Majorque. Elle est irrégulière, étroite et longue; elle a un peu plus de 80 lieues de circonférence (Dumont d'Urville, dans Rienzi, *l'Océanie*, t. III, p. 329); mais elle n'a que 25 lieues de long sur 10 de large (Henricy, *Histoire de l'Océanie*. Paris, 1845, in-12, p. 281). L'île de Majorque, beaucoup plus arrondie, n'a que 22 lieues de long, mais elle a 16 lieues de large. Trois races réunies sur un aussi petit territoire ne peuvent pas rester étrangères l'une à l'autre.

(3) Lesson, *loc. cit.*, t. II, p. 119.

(4) Davis, *Crania Britannica*, introd., p. 8, note.

Cette nouvelle assertion est tout à fait erronée, et si elle a pu trouver des adhérents, c'est parce que la question a été mal posée, parce qu'on n'a pas commencé par préciser la signification du mot *race*, parce qu'on a donné à ce mot une acception trop générale.

Parmi les caractères qui établissent des distinctions entre les nombreuses variétés du genre Homme, il en est de plus ou moins graves et de plus ou moins évidents. Pour différencier deux races il suffit d'un seul caractère, quelque léger qu'il soit, pourvu qu'il soit héréditaire et suffisamment fixe. Par exemple, si deux peuples ne différaient l'un de l'autre que par la couleur de la barbe et des cheveux, et que sous tous les autres rapports ils fussent parfaitement semblables, par cela seul que l'un aurait les cheveux blonds, l'autre les cheveux noirs, on dirait qu'ils ne sont pas de la même race ; c'est le sens vulgaire et vrai du mot race, qui n'implique d'ailleurs aucune idée d'identité ou de diversité d'origine. Ainsi, tous les ethnologistes, tous les historiens, tous les écrivains monogénistes ou polygénistes, disent que les Irlandais proprement dits ne sont pas de la même race que les Anglais ; les Germains, les Celtes, les Basques, les Slaves, les Juifs, les Arabes, les Kabyles, etc., etc., sont autant de races plus ou moins semblables ou disparates, plus ou moins faciles à caractériser, plus ou moins distinctes par leurs mœurs, leurs langues, leur histoire et leur origine. Il y a donc un très-grand nombre de races humaines ; mais si, au lieu de considérer à la fois tous les caractères, on considère seulement ceux qui ont le plus d'importance, ou si, après avoir étudié séparément les diverses races par un travail d'analyse, on les compare par un travail de synthèse, on ne tarde pas à reconnaître qu'il existe entre elles des affinités nombreuses, et qu'il est possible de les répartir en un certain nombre de groupes naturels. L'ensemble des caractères communs à chaque groupe constitue le *type* de ce groupe. Ainsi, toutes les races que nous venons d'énumérer et plusieurs autres encore, ont la peau blanche, les traits réguliers, les cheveux lisses, le visage ovale, les mâchoires verticales, le crâne elliptique, etc. : ces points de ressemblance leur donnent en quelque sorte un air de famille qui se reconnaît au premier coup d'œil, et qui leur a valu d'être désignées sous le nom collectif de races *caucasi-*

ques. Les races hyperboréennes et celles de l'Asie orientale constituent la famille des races *mongoliques;* le groupe des races *éthiopiques* comprend de même un grand nombre de races à peau noire, à chevelure laineuse et à tête prognathe. Les races *américaines* et les races *malayo-polynésiennes* forment les deux derniers groupes.

Certes, il ne faut pas croire que toutes les races humaines viennent se ranger avec une égale facilité dans l'une ou l'autre de ces divisions, qu'on jugera peut-être utile de multiplier plus tard. Il ne faut pas croire non plus que les traits caractéristiques d'un groupe soient également prononcés chez toutes les races qui en dépendent, ni même qu'ils soient tous réunis sans exception dans chacune de ces races, ni enfin qu'il y ait nécessairement, au centre de chaque groupe, une race type en qui tous les caractères de ce groupe soient développés au maximum. Il en serait ainsi sans aucun doute si toutes les races connues descendaient de cinq souches primitives comme l'admettent plusieurs polygénistes, ou si, comme le pensent plusieurs monogénistes, l'humanité, une dans l'origine, s'était divisée presque aussitôt en cinq tiges principales, d'où seraient sorties plus tard, comme autant de rameaux accessoires, les nombreuses subdivisions qui constituent les races secondaires. Mais aucune race ne peut avoir la prétention de personnifier en elle le type auquel elle appartient. Ce type est fictif; la description qu'on en donne est idéale, comme les formes de l'Apollon du Belvédère. Les types humains, comme tous les types, ne sont que des abstractions, et ce qui le prouve c'est que, suivant qu'on attache plus d'importance à tel ou tel caractère, on admet un nombre plus ou moins considérable de types; il y en avait cinq pour Blumenbach, trois seulement pour Cuvier, et P. Bérard en a décrit une quinzaine. Ce qui le prouve encore c'est que, si beaucoup de races se rattachent directement et évidemment à un type déterminé, il en est d'autres qui tiennent à la fois de deux types très-dissemblables. Ainsi, les Abyssins, caucasiques par la forme, sont éthiopiens par la couleur. La description des principaux types n'est donc qu'un procédé méthodique, mais non rigoureux, destiné à faciliter, par la formation d'un certain nombre de groupes, la comparaison des races humaines, et à simplifier, à abréger la description partielle de chacune d'elles. Cette division a, en outre, l'avantage de constater, pour la plupart des races, leur degré d'affinité ou de divergence relatives. Elle s'accorde même jusqu'à un certain point avec leur répartition primitive à la surface du globe, ce qui a permis, sans trop forcer les faits, de distinguer les types par des dénominations empruntées à la géographie (1).

Mais il y a dans l'esprit humain une tendance qui le porte sans cesse à personnifier les abstractions. Ces types *idéaux* (n'en déplaise à l'Académie) qui n'auraient pas dû sortir de la région de l'esprit, ont bien vite usurpé une place dans le domaine des faits. On leur a accordé une existence réelle. Les monogénistes pouvaient le faire, à la rigueur, sans manquer à leur principe, mais les polygénistes qui ont suivi cet exemple ont péché contre la logique. Les premiers attribuent toutes les variétés du genre humain aux nombreuses modifications des cinq races *principales*, issues elles-mêmes d'une souche commune, et les mêmes influences, qui, suivant eux, ont dans l'origine produit les races fondamentales, ont pu ensuite et par des mécanismes analogues, fair surgir les races *secondaires*. Tout cela s'enchaîne assez bien. Tel était l'état de la question lorsque les polygénistes sont entrés dans l'arène. Leur premier soin a été d'attaquer la doctrine

(1) Ces dénominations géographiques ne sont certes pas irréprochables ; elles ont même l'inconvénient de faire naître dans l'esprit du lecteur cette idée entièrement fausse, que toutes les races de même type sont originaires de la même région ; que tous les blancs viennent du Caucase, que tous les Mongols viennent de la Mongolie, et tous les noirs de la Nigritie, même ceux de l'île de Van-Diémen. J'ai cru devoir néanmoins choisir ces dénominations, parce qu'elles sont généralement usitées, qu'elles n'ont aucune signification zoologique, et que, si elles exposent quelques personnes à commettre une erreur théorique, elles ne consacrent du moins aucune erreur de fait. Il n'en est pas de même des dénominations adoptées par quelques auteurs et tirées de la couleur de la peau. On a désigné les races du type caucasique sous le nom de races *blanches;* celles du type mongolique, sous le nom de races *jaunes;* celles du type éthiopien, sous le nom de races *noires;* celles du type malayo-polynésien, sous le nom de races *brunes;* celles du type américain, sous le nom de races *rouges*. Or, on a vu plus haut (p. 560 et suiv.) que le seul type américain renferme des races rouges, des races brunes, des races noires, des races blanches et des races jaunes. Il y a des races brunes dans le type mongolique, et même dans le type caucasique ; toutes les races noires ne rentrent pas dans le type éthiopique ; enfin le type malayo-polynésien comprend des races dont la couleur varie presque autant que celles des races américaines. La classification basée sur le seul caractère de la couleur de la peau exposerait donc à des erreurs de fait innombrables et très-graves.

opposée dans sa base la plus essentielle, et de démontrer qu'aucune cause naturelle n'a pu transformer les blancs en nègres ou les nègres en mongols ; ils ont donc proclamé la multiplicité des origines du genre humain, c'est-à-dire la pluralité des espèces d'hommes. Puis, soit qu'ils aient reculé devant l'idée de faire subir à la science une révolution trop radicale, soit que, pour rendre plus facile et plus prompt le triomphe de leur doctrine, ils aient consenti à faire coïncider leurs divisions avec les divisions déjà acceptées, soit enfin, qu'après avoir établi les principes, ils aient jugé superflu de discuter sur les détails, ils ont cherché à restreindre autant que possible le nombre des espèces, et se sont bornés à admettre une souche primitive pour chacune des cinq grandes races décrites par les unitaires. Je ne prétends point que tous les polygénistes aient suivi cette voie ; plusieurs ont procédé avec plus d'indépendance ; Bory de Saint-Vincent, Desmoulins, P. Bérard, Morton, ont eu le courage de rompre entièrement avec le passé, et de remanier les divisions classiques, mais ils ont trouvé peu d'imitateurs, et beaucoup de polygénistes, aujourd'hui encore, se contentent d'assigner une origine distincte à chacun des cinq troncs principaux qui constituent pour les monogénistes les cinq races fondamentales, et qui ne sont pour nous que les groupes naturels formés par la réunion des races ou des espèces de même *type*. Ils continuent même le plus souvent à se servir du mot *race* pour désigner l'ensemble de tous les individus de chaque groupe, adoptant ainsi, par une sorte de transaction, le langage de ceux dont ils rejettent le système ; c'est ainsi qu'ils disent la *race blanche* ou *caucasique*, la *race jaune* ou *mongolique*, la *race noire* ou *éthiopienne*, etc., comme si tous les individus du type caucasique étaient assez semblables entre eux pour constituer une seule race, comme si, par exemple, les Celtes bruns et les Germains blonds pouvaient, dans leur doctrine, descendre d'une souche commune. Cette contradiction a donné beau jeu aux monogénistes, car, si le climat et le genre de vie peuvent faire du Germain un Celte, il n'y a pas de raison pour refuser aux mêmes influences la propriété de faire du Celte un Berbère, du Berbère un Foulah, du Foulah un Nègre, du Nègre un Australien. Je comprends combien on doit hésiter, en anthropologie, avant d'employer le mot *espèce ;* on ne pourrait le faire avec quelque sécurité que si la science avait nettement circonscrit les limites de chaque espèce d'hommes; ce moment n'est pas venu et ne viendra probablement jamais; car au milieu des changements nombreux introduits par les croisements, par les migrations et les conquêtes, et lorsqu'il est certain que plusieurs races, ou même un grand nombre, ont entièrement disparu avant et depuis les temps historiques (1), il paraît impossible d'apprécier le degré de pureté de certaines races, d'en découvrir l'origine, de savoir si elles sont autochthones ou exotiques, si elles appartenaient primitivement à telle ou telle faune, et de rétablir l'ethnologie de la planète telle qu'elle devait être aux époques initiales. Fixer le nombre primitif des espèces d'hommes, ou seulement le nombre des espèces actuelles, est un problème insoluble pour nous et peut-être aussi pour nos successeurs. Les tentatives de Desmoulins et de Bory de Saint-Vincent n'ont produit que des ébauches fort imparfaites et ont abouti à des classifications contradictoires, où le nombre des divisions arbitraires est presque égal à celui des divisions vraiment naturelles. Le mot *espèce* a, dans le langage classique, un sens absolu qui implique à la fois l'idée d'une conformation spéciale et celle d'une origine spéciale, et si quelques races, comme la race australienne par exemple, réunissent ces deux

(1) Il est incontestable que plusieurs races américaines ont été anéanties depuis trois siècles; plusieurs autres, réduites aujourd'hui à quelques familles, disparaîtront prochainement. Les Charruas ont été exterminés en 1831 par les Espagnols de l'Amérique méridionale. Ils ont été détruits, suivant l'expression de M. Latham, « rameaux et racines », *root and branch*. (Latham, *Varieties of Man*. Lond., 1850, in-8, p. 421.) Quatre ans plus tard, en 1835, les Anglais de l'île Van-Diémen, après un massacre horrible, laissèrent la vie à 210 Tasmaniens, et les transportèrent tous, hommes, femmes et enfants, dans une petite île du détroit de Bass (île Flinder). En 1842, après sept ans d'exil, le nombre de ces malheureux n'était plus que de 541. C'était tout ce qui restait d'une race qui, quarante ans auparavant, occupait seule et sans contestation toute l'île de Van-Diémen, aussi étendue que l'Irlande. Le capitaine Geoffroy, qui a navigué dans ces parages il y a une dizaine d'années, m'a dit tout récemment qu'à cette époque il n'y avait plus que 40 Tasmaniens, et nous apprendrons bientôt, sans doute, qu'il n'en reste plus un seul. Les Malais ont entièrement détruit les races noires qui les avaient précédés dans certaines îles du grand archipel indien. La race noire et prognathe, qui occupait les îles du Japon avant l'arrivée des peuples mongoliques, n'a laissé d'autres traces de son existence que les crânes enfouis dans le sol, et il est permis de prévoir que, dans un ou deux siècles, toutes les races noires de la Malaisie et de la Mélanésie auront disparu et cédé la place aux Malais et aux Européens.

conditions à un degré suffisant pour constituer des espèces nettement circonscrites, beaucoup d'autres races pures ou mélangées échappent sous ce rapport à une appréciation rigoureuse.

C'est pourquoi la plupart des polygénistes, après avoir proclamé la multiplicité des origines de l'humanité et reconnu l'impossibilité de déterminer le nombre et les caractères des souches primitives, ont évité avec juste raison de diviser méthodiquement le genre humain en espèces. Puis, beaucoup d'entre eux, se croyant néanmoins obligés d'établir des divisions, ont eu le tort d'accepter les bases de la classification des unitaires, d'établir comme eux cinq grandes familles humaines et d'admettre comme eux que tous les individus de chaque famille sont issus d'un tronc commun, — avec cette seule différence que, pour les monogénistes, les cinq troncs primaires viennent de la même souche et ont les mêmes racines, tandis que, pour les pentagénistes (s'il m'est permis de leur donner ce nom), il y a cinq souches distinctes et indépendantes. La logique aurait voulu dès lors que les cinq races fondamentales des unitaires fussent érigées en *espèces*. Mais on vient de voir que de puissantes raisons ne permettent pas d'employer ici le mot *espèce* dans un sens absolu. Les pentagénistes l'ont senti et se sont résignés, faute de mieux, à employer le mot *race*, qu'ils ont ainsi détourné de son acception véritable.

Le mot *race* a donc maintenant dans le langage des auteurs deux significations bien différentes : l'une particulière et exacte, l'autre générale et trompeuse. Pris dans le premier sens, il désigne l'ensemble des individus assez semblables entre eux pour que, sans rien préjuger de leur origine, sans décider s'ils sont issus d'un ou de plusieurs couples primitifs, on puisse admettre au besoin, comme une chose théoriquement possible, qu'ils descendent de parents communs. Telles sont, par exemple, parmi les races blanches, celle des Arabes, puis celle des Basques, des Celtes, des Kimris, des Germains, des Berbères, etc. ; parmi les races noires, celle des nègres éthiopiens proprement dits, celles des Cafres, des Tasmaniens, des Australiens, des Papouas, etc. Pris dans le second sens, dans le sens général, le mot *race* désigne l'ensemble de tous les individus qui ont un certain nombre de caractères communs et qui, bien que différents par les autres caractères, bien que divisés en un nombre indéterminé de groupes naturels ou de races proprement dites, ont entre eux plus d'affinité morphologique qu'ils n'en ont avec le reste du genre humain.

Toute confusion de mots expose à commettre des erreurs dans l'interprétation des faits, et cette digression, trop longue peut-être, sur l'origine d'une dénomination empruntée par certains polygénistes au langage des monogénistes, va nous permettre de comprendre comment on a pu avoir la pensée de nier l'existence des races croisées, et comment M. Prichard n'a pu opposer à cette négation que les exemples douteux ou controuvés des Cafusos, des Griquas ou des Papouas à tête de vadrouille.

S'il était vrai en effet qu'il n'y eût que cinq races d'hommes sur la terre et qu'on fût mis en demeure de démontrer que l'une quelconque d'entre elles en se mariant avec les autres, donne des métis eugénésiques capables de constituer une race mixte, vivace et durable par elle-même, sans le concours ultérieur des deux races mères, on serait vraiment fort embarrassé. Eût-on réussi à établir cette démonstraison pour deux de ces grandes races, il n'en résulterait nullement que les croisements correspondants aux neuf autres combinaisons des cinq races fussent eugénésiques comme le premier. Il faudrait donc, chose évidemment impraticable, prouver par dix exemples successifs que les dix croisements possibles entre ces cinq races réputées fondamentales sont tous également et complétement féconds. La difficulté est telle, que M. Prichard, après avoir beaucoup cherché, n'a pu trouver que les trois exemples déja cités et déjà réfutés. Ces faits n'ayant pas paru concluants, et d'autres faits que nous rapporterons plus loin ayant permis de croire que *certains* croisements sont imparfaitement féconds, les pentagénistes furent conduits à dire que rien n'établissait la possibilité du croisement définitif des races, et que tout permettait au contraire de nier cette possibilité.

Il ne s'agissait d'abord, dans leur pensée, que du mélange des cinq grandes races principales, et même en se plaçant à leur point de vue, même en prenant comme eux le mot *race* dans le sens le plus général, leur négation, il faut le dire, était loin d'être justifiée ; elle reposait toutefois sur des bases plus solides et était moins éloignée de la vérité que l'affirmation opposée. Elle fut donc reçue comme valable jusqu'à nouvel ordre. Mais le principe du non-croisement des races une fois promulgué, la confusion de langage que nous venons de signaler porta ses fruits. On appliqua aux races proprement dites, aux races naturelles, une négation qui ne s'appliquait dans l'origine qu'aux groupes artificiels formés par la réunion des races du même type, et ainsi vint au monde cette proposition effrayante qu'*aucune race croisée ne peut subsister dans l'humanité.*

On remarquera combien cette dernière opinion, si exclusive et si excessive, diffère de l'opinion première qu'elle a remplacée. Entre le point de départ et le point d'arrivée il y a un tel intervalle, qu'on ne l'eût probablement jamais franchi si le sens ambigu du mot *race* n'eût dissimulé la distance. Il est bien clair, en effet, que les affinités d'organisation peuvent exercer quelque influence sur les résultats du croisement. En étudiant l'hybridité chez les quadrupèdes et chez les oiseaux, nous avons dit que l'homœogénésie, sans être *toujours* proportionnelle au degré de proximité des espèces, décroissait *ordinairement* à mesure qu'on mettait en présence des animaux d'espèces plus éloignées, et les probabilités indiquent qu'on peut s'attendre à voir quelque chose de pareil dans le croisement des races humaines. Or, sur quoi se sont basés les unitaires d'abord, puis, à leur exemple, les pentagénistes, pour former les cinq groupes ethnologiques, qui constituent, suivant eux, les cinq races fondamentales? Pourquoi toutes les races caucasiques ont-elles été réunies par eux en une seule famille, qui s'appelle dans leur langage *la race blanche* ou *la race caucasique?* Je l'ai déjà dit, c'est parce que les races à peau plus ou moins blanche ont plus d'affinité entre elles qu'avec les autres races. En d'autres termes, il y a moins de distance zoologique entre les Celtes, les Germains, les Kimris, etc., comparés les uns aux autres, qu'entre ces mêmes hommes et les Nègres, les Cafres, les Lapons, les Australiens, les Malais, etc. Supposons maintenant qu'on ait démontré — et on ne l'a point démontré — que les races d'un groupe quelconque ne puissent *jamais* engendrer une lignée durable et permanente en se croisant avec celles des quatre autres, en pourrait-on conclure que les races d'un même groupe fussent également incapables de donner par leurs croisements des métis indéfiniment féconds? Pas plus que la stérilité de l'union des chiens et des renards ne permettrait de conclure à la stérilité de l'union des chiens et des loups : ces deux conclusions seraient aussi peu physiologiques l'une que l'autre. Ceux qui niaient la fécondité des métis issus des croisements réciproques des cinq grandes races primaires pouvaient se tromper sur quelques points tout en ayant raison sur d'autres points. Mais ceux qui, renchérissant sur cette négation déjà beaucoup trop générale, l'ont généralisée davantage encore en l'étendant aux croisements des races secondaires d'un même groupe, ont commis une erreur bien autrement grave. Ils ont raisonné comme les monogénistes qui, sachant par expérience que *certaines* races humaines peuvent se croiser et se mélanger sans limites, se sont hâtés d'affirmer que *toutes* les races, quelles qu'elles soient et dans quelque ordre qu'on les suppose combinées, deux à deux ou même trois à trois, doivent être exactement dans le même cas; de telle sorte que nous assistons à cette contradiction étrange de deux écoles, dont l'une soutient résolûment que toutes les races quelles qu'elles soient peuvent se mêler et se croiser indéfiniment en tous sens et que tous leurs métis sont aussi féconds, eux et leurs descendants, que s'ils étaient de race pure, — tandis que l'autre école soutient tout aussi résolûment qu'une race croisée, quelle qu'elle soit, ne peut avoir qu'une existence éphémère.

Entre ces deux assertions diamétralement opposées, où se trouve la vérité? Ce sont des faits qui se chargeront de répondre. Nous allons en examiner quelques-uns; les uns déposeront en faveur des monogénistes, les autres donneront raison à leurs adversaires, et il nous sera permis d'en conclure que dans le genre Homme, comme dans les autres genres de mammifères, il y a, suivant les races ou les espèces, des degrés très- divers d'homœogénésie; que les métis de certaines races sont parfaitement eugénésiques, que d'autres occupent une situation moins élevée dans la série de l'hybridité, qu'enfin, il y a dans le genre humain des races dont l'homœogénésie paraît tellement obscure, que les résultats même du premier croisement sont encore à l'état de doute.

§ II. *De l'hybridité eugénésique dans le genre humain.*

Si l'opinion que je vais combattre n'était soutenue par des auteurs d'un talent reconnu, il paraîtrait superflu sans doute de démontrer qu'il existe dans le genre humain des *hybrides eugénésiques*. La plupart de ceux qui liront ces pages doivent se résigner à recevoir cette qualification, car les hommes de race pure sont bien rares assurément dans les pays qu'ils habitent. Il est clair, en effet, que beaucoup de peuples modernes, à commencer par le peuple français, se sont formés par le mélange de deux ou plusieurs races. Mon excellent maître Gerdy a consacré à l'étude de ces mélanges un long chapitre de sa physiologie, et il a cru pouvoir conclure de ses immenses recherches que toutes ou presque toutes les races actuelles ont été croisées une ou plusieurs fois, et que les types primitifs du genre humain, altérés ou modifiés par tant de croisements, ne sont peut-être plus représentés sur la terre (1). C'est une grande exagération ; car, d'une part, il y a plusieurs races qu'une situation géographique particulière ou des préjugés de caste ou de religion ont maintenues à l'état de pureté, et, d'une autre part, ainsi que l'a fait remarquer P. Bérard (2), il ne suffit pas, pour produire une race croisée, que deux groupes d'individus de races différentes s'allient et se fusionnent. Lorsqu'il existe entre ces deux groupes une grande inégalité numérique, les métis, au bout de quelques générations, reprennent presque tous les traits de la race la plus nombreuse, et se confondent avec elle. Voilà pourquoi, malgré des croisements sans nombre, beaucoup de races ont pu se maintenir et conserver tous leurs caractères depuis l'antiquité la plus reculée. J'ai déjà eu l'occasion de dire que les *fellahs* de l'Egypte actuelle sont exactement semblables aux figures représentées sur les monuments de l'époque dite *pharaonique* (3). Aucun pays pourtant n'a été conquis plus souvent que l'Egypte, qui depuis Cambyse jusqu'à Méhémet-Ali, pendant plus de vingt-trois siècles, a été gouvernée et opprimée par des peuples de race

(1) Gerdy, *Physiologie médicale*, t. I, p. 290-330. Paris, 1832, in-8.
(2) Bérard, *Cours de physiologie*, t. I, p. 465. Paris, 1848, in-8.
(3) Voyez plus haut, p. 400.

étrangère, Perses, Grecs, Romains, Arabes, Turcs et Mamelucks. Les colonies macédoniennes fondées par Alexandre et ses successeurs perdirent promptement leurs caractères ethnologiques (1). L'Italie méridionale n'a pas conservé l'empreinte de la race normande. On chercherait en vain dans l'Asie Mineure les descendants de ces Gaulois aux cheveux blonds (2) qui s'établirent autrefois dans la Galatie, et quoique les Wisigoths aient possédé l'Espagne pendant plus de deux siècles, quoiqu'ils n'en aient jamais été chassés, quoiqu'on puisse, sans exagération, porter à plusieurs centaines de mille le nombre des conquérants, quoique enfin sans aucun doute leur sang, mitigé par le croisement, coule aujourd'hui dans les veines d'un nombre immense d'Espagnols, ceux-ci n'ont gardé pour la plupart aucune trace de leur origine germanique.

Mais lorsque le mélange des races s'effectue en proportions à peu près égales, ou lorsqu'il est le résultat, non d'une invasion faite une fois pour toutes, mais d'une immigration abondante et continuelle, la question change de face, et la fusion des éléments ethnologiques donne lieu à une population hybride, où le nombre des individus de race pure va toujours en diminuant, et où, au bout de quelques siècles, les représentants des deux types primitifs deviennent des exceptions. Dans un long mémoire sur *l'Ethnologie de la France*, que j'ai lu dernièrement à la Société d'anthropologie de Paris, j'ai montré jusqu'à quel point les croisements peuvent modifier la physionomie d'un peuple (3). Étudiant d'abord, l'histoire à la main, l'origine des populations de nos divers départements, appréciant autant que possible les proportions des éléments qui s'y sont combinés, déterminant enfin, pour chaque région, la souche principale et les souches accessoires, j'ai pu retrouver dans la nation française actuelle, au milieu des variations sans nombre de la taille, du teint, des cheveux, des

(1) *Macedones qui Alexandriam in Ægypto, qui Seleuciam ac Babyloniam, quique alias sparsas per orbem colonias habent, in Syros, Parthos, Ægyptos degenerarunt.* Tite-Live, lib. XXXVIII, § 17.

(2) Tous les Gaulois n'étaient pas blonds; mais ceux qui, trois siècles avant notre ère, firent irruption sur la Grèce et l'Asie Mineure, étaient blonds, d'après tous les témoignages; ils appartenaient par conséquent à la race kimrique.

(3) *Mém. de la Société d'anthropologie*, t. I, p. 1. Réimprimé dans mes *Mémoires d'anthropologie*, p. 277-332.

yeux, des formes céphaliques, etc., qu'on doit s'attendre à rencontrer partout où plusieurs races se sont mêlées, j'ai pu retrouver, dis-je, les caractères de ces diverses races, et reconnaître l'empreinte plus ou moins dominante des Celtes et des Kimris, des Romains et des Germains. J'ai même pu, en me basant sur les tables de recrutement, donner à mes appréciations, pour ce qui concerne le caractère de la taille, une précision rigoureuse. Je ne puis entrer ici dans plus de détails; je suis contraint de renvoyer le lecteur à mon mémoire, que la Société d'anthropologie doit prochainement publier ; et, à vrai dire, il n'a fallu rien moins que l'autorité des hommes éminents qui ont mis en doute, depuis plusieurs années, l'existence de l'hybridité eugénésique dans le genre humain, pour rendre nécessaire la démonstration de cette proposition presque évidente : que la population de la France, dans les dix-neuf vingtièmes au moins de notre territoire, présente, à des degrés inégaux, les caractères des races croisées.

Ce seul exemple pourrait suffire ; mais je ne doute pas qu'en étudiant de la même manière l'origine historique et l'état actuel des peuples de l'Italie septentrionale, de l'Allemagne méridionale, de la Grande-Bretagne, — je ne parle pas des États-Unis où la confusion des sangs est peut-être inextricable, — on ne puisse démontrer, avec tout autant de certitude, que les diverses races qui s'y sont superposées ont donné naissance, par leur fusion, à des modifications ethnologiques parfaitement reconnaissables. Dans tous ces pays l'instabilité des caractères anthropologiques contraste avec la fixité qui est l'apanage des races pures, et l'on peut dire, sans craindre de se tromper, que la plus grande partie de l'Europe occidentale est habitée par des peuples de race croisée.

Au surplus, les auteurs qui ont nié l'existence des races croisées n'ont pas nié qu'il y eût en Europe et ailleurs des populations nombreuses et vivaces formées par le mélange de deux ou plusieurs races distinctes. Ils ont dit seulement que les métis, quelle qu'en fût l'origine, étaient nécessairement inférieurs sous le rapport de la fécondité aux individus de pur sang, et que leurs descendants directs s'éteindraient au bout de quelques générations, s'ils ne contractaient de nouvelles alliances avec les deux races mères, ou au moins avec une d'elles. Lorsqu'on objecte à ces auteurs que les populations issues du mélange de plusieurs races possèdent souvent, comme celles de la France et de la Grande-Bretagne, une vitalité et une fécondité qui ne laissent rien à désirer, ils répondent que cela ne prouve rien, si ce n'est que les métis sont féconds en ligne collatérale, comme on l'observe dans les cas d'hybridité paragénésique, et ils ajoutent que deux cas peuvent se présenter :

« 1° S'il y a entre les deux races primitives une très-grande inégalité numérique, celle qui est prédominante finit tôt ou tard par absorber l'autre. Au bout de deux ou trois générations la race la moins nombreuse ne compte plus un seul représentant, et les métis viennent ensuite peu à peu, par les croisements de retour, se fondre dans la race la plus nombreuse. Celle-ci revient donc à l'état de pureté. La race croisée n'a eu qu'une durée passagère, et n'a laissé après elle aucune trace de son existence.

« 2° Si au contraire les deux races, quoique pouvant être encore numériquement inégales, sont assez nombreuses l'une et l'autre pour qu'aucune d'elles ne puisse absorber la voisine, toutes deux persistent indéfiniment côte à côte sur le même sol. La race hybride qu'elles enfantent paraît aussi persister indéfiniment; mais ce n'est qu'une apparence. Les métis se marient sans cesse avec les deux races pures, pendant que celles-ci continuent à se marier entre elles. La race croisée regagne ainsi à chaque nouvelle génération un contingent à peu près égal à celui qu'elle perd par les croisements de retour ; ceux qui la représentent aujourd'hui ne descendent pas de ceux qui la représentaient il y a cinq ou six générations. Elle ne se maintient donc pas par elle-même ; elle n'existe qu'à la condition d'être entretenue par les races d'où elle est sortie, et s'il arrivait qu'à un moment donné elle fût entièrement isolée de ces deux races, qu'elle restât livrée à ses propres forces, elle s'éteindrait nécessairement par stérilité au bout de quelques générations. »

J'aurais bien, à la rigueur, quelques réserves à faire sur le premier point, car il ne me semble pas démontré que, dans un mélange en proportions très-inégales, la race la moins nombreuse ne puisse jamais exercer *aucune* influence sur l'autre race. Toutefois je m'empresse de reconnaître que cette influence, si elle existe quelquefois, est assez légère pour pouvoir être négligée sans inconvénient sérieux.

Le second membre du dilemme est bien autrement grave, car s'il était accepté sans restriction, il faudrait admettre que l'hybridité eugénésique n'existe pas dans le genre humain, et que *tous* les métis, quelle qu'en soit l'origine, qu'ils proviennent de races très-voisines ou de races très-éloignées, non-seulement les descendants des blancs et des nègres, mais encore ceux des Celtes et des Kimris, sont incapables d'engendrer une postérité durable. Je pense, pour ma part, que certains métis sont effectivement dans ce cas ; je pense qu'il y a dans le genre Homme des degrés très-inégaux d'hybridité ; mais, après avoir reconnu que l'hybridité eugénésique existe entre les chiens et les loups, les lièvres et les lapins, les chèvres et les moutons, les chameaux et les dromadaires, il me sera bien permis de dire qu'elle existe aussi entre certaines races d'hommes.

Parmi les faits qu'on a invoqués pour prouver la stérilité des métis humains, les uns ont une valeur très-sérieuse, et nous les exposerons plus loin, d'autres sont mal interprétés, d'autres sont tout à fait inexacts. J'ai déjà signalé une cause d'erreur dont on n'a pas assez tenu compte, et qui est cependant bien fréquente : c'est le changement de climat, qui est capable à lui seul de stériliser une race transplantée au milieu d'une autre race. Avant d'attribuer à l'influence de l'hybridité le défaut de fécondité des descendants croisés de la race immigrante, il faut voir si dans le même pays les individus de cette race sont plus féconds dans leurs alliances directes. On sait par exemple que les Mameluks, originaires de la région du Caucase, n'ont jamais pu prendre racine en Egypte, où pourtant, depuis 1250, époque de l'avénement de leur dynastie, jusqu'à 1811, époque de leur extermination définitive, leur caste prépondérante a toujours formé une notable partie de la population. Ils n'ont pu s'y maintenir que grâce aux renforts considérables qu'ils recevaient chaque année de leur pays natal, et, quoique moins d'un demi-siècle se soit écoulé depuis le grand massacre du Caire, il ne reste aujourd'hui sur les bords du Nil aucun vestige de leur race. Tel est le fait, et l'on a cru pouvoir en conclure que les métis de Mameluks et d'Égyptiens étaient des hybrides peu ou point féconds. Gliddon a insisté sur cette interprétation, que M. Georges Pouchet a récemment acceptée (1). Mais ce n'est point la véritable cause de la stérilité des Mameluks en Égypte, et Volney, qui, vers la fin du dernier siècle, a étudié et observé avec soin les hommes de cette race, s'exprime ainsi sur leur compte : « En les voyant subsister en Égypte depuis plusieurs siècles, on croirait qu'ils s'y sont reproduits par la voie ordinaire de la génération, mais si leur premier établissement est un fait singulier, leur perpétuation en est un autre qui n'est pas moins bizarre. Depuis cinq cent cinquante ans qu'il y a des *Mamelouks* en Égypte, pas un seul n'a donné une lignée subsistante ; il n'en existe pas une famille à la seconde génération ; tous leurs enfants périssent dans le premier ou dans le second âge. Les *Ottomans sont presque dans le même cas*, et l'on observe qu'ils ne s'en garantissent qu'en épousant des femmes indigènes, ce que les *Mamelouks ont toujours dédaigné* (les femmes des Mameluks sont comme eux des esclaves transportées de Géorgie, de Mingrélie, etc.). Qu'on explique pourquoi des hommes bien constitués, mariés à des femmes saines, ne peuvent naturaliser, sur les bords du Nil, un sang formé au pied du Caucase ! et qu'on se rappelle que les plantes d'Europe refusent également d'y maintenir leur espèce (2) ! » Malgré la précision de ce texte, beaucoup de Mameluks ont pu prendre leurs épouses, et surtout leurs nombreuses concubines, parmi les femmes indigènes. Il est difficile qu'il en ait été autrement, et Gliddon avait raison de dire que si les métis des deux races eussent été féconds il se serait inévitablement produit en Égypte une race croisée. Mais le fait révélé par Volney, fait d'ailleurs parfaitement authentique, n'en persiste pas moins dans toute sa force, savoir : que les Mameluks, par le seul fait du changement de patrie, ont perdu la propriété d'engendrer, *avec les femmes de leur propre race*, une postérité féconde ; et dès lors rien ne prouve que la stérilité de leurs métis dépende de l'influence de l'hybridité, plutôt que de l'influence du climat.

Nous ne nous proposons pas de passer en revue, de discuter

(1) Gliddon, *The Monogenists and the Polygenists* dans *Indigenous Races of the Earth*. Philadelphia, 1857, gr. in-8, p. 442. — Georges Pouchet, *De la pluralité des races humaines*, Paris, 1858, in-8, p. 136.

(2) Volney, *Voyage en Syrie et en Égypte*. Paris, 1787, in-8, t. I, p. 98.

successivement tous les croisements particuliers qui se sont produits entre les races humaines, et d'apprécier le degré de fécondité des hybrides qui en résultent. Pour démontrer que l'hybridité eugénésique existe réellement, il nous suffira d'un seul exemple, pourvu qu'il soit concluant ; et pour trouver cet exemple nous n'aurons pas besoin de sortir de notre pays. La population de la France, comme nous l'avons amplement établi ailleurs, descend de plusieurs races bien distinctes, et présente presque partout le caractère des races croisées. Les purs représentant des races primitives y sont en très-petite minorité, et pourtant ce peuple hybride, loin de tomber en décadence, suivant la théorie de M. de Gobineau, loin de présenter une fécondité décroissante, suivant la théorie de quelques autres auteurs, grandit chaque jour en intelligence, en prospérité et en force numérique. Depuis que la révolution a brisé les dernières entraves qui s'opposaient encore au mélange des races, et malgré les guerres gigantesques qui pendant vingt-cinq ans moissonnèrent sans interruption l'élite de sa population virile, la France a vu le nombre de ses habitants s'accroître de plus d'un tiers ; ce n'est pas un symptôme de décadence. M. Knox, qui, dans son curieux essai sur *les Races humaines* (1), a jugé à propos de décocher sur notre nation quelques vérités assez dures, — et aussi quelques calomnies que nous mettrons sur le compte de son patriotisme, — M. Knox, dis-je, a bien voulu accorder au peuple français une prospérité physique toujours croissante, et comme ce côté de la question est le seul qui nous occupe ici, nous pourrions au besoin nous passer de tout autre témoignage. L'honorable écrivain a cru que ce qu'il disait des Français s'adressait exclusivement à la race celtique ; il a supposé qu'il n'y avait sur notre sol que des Celtes à peu près purs, et que les autres éléments ethnologiques n'avaient pu modifier en rien les caractères de cette vieille race gauloise. J'ai longuement réfuté cette assertion dans mon mémoire sur *l'Ethnologie de la France*, et M. Knox, en louant à sa manière la race celtique, ne s'est pas aperçu qu'il faisait à son insu, et contrairement à son système, l'apologie d'une race fortement croisée. Mais les partisans de ce système diront sans doute qu'à tout

(1) Rob. Knox, *the Races of Men*. Lond., 1850, in-12.

prendre la race croisée kimro-celtique qui habite aujourd'hui la France ne subsiste pas par elle-même ; que les deux races mères des Kimris et des Celtes, dont l'une prédomine dans le nord-est, l'autre dans le nord-ouest, le sud et le centre, persistent à peu près pures dans leurs régions respectives, et que la race mixte ne se maintient qu'en se retrempant sans cesse dans ces deux foyers vivaces. — A cela je répondrai que les individus qui représentent parfaitement le type celte ou le type kimri sont partout infiniment plus rares que les autres, même dans les départements où l'histoire et l'observation démontrent que l'influence d'une de ces deux races est tout à fait prépondérante. Ils sont rares, surtout, dans les départements de la zone intermédiaire que j'ai appelée *kimro-celtique*, et où les deux races principales se sont mélangées dans l'origine en proportions à peu près égales. Enfin, dans ces derniers départements, qui sont certainement ceux où le croisement a été le plus fort, la population n'est ni moins belle, ni moins robuste, ni moins féconde que dans les autres. Pour ce qui concerne la vigueur de la constitution, j'ai consulté sur les registres de recrutement la liste spéciale des exemptions pour infirmités, c'est-à-dire pour causes physiques autres que le défaut de taille : j'ai ainsi reconnu que, toutes choses égales d'ailleurs, il y a autant d'infirmes sur mille conscrits dans les départements les plus purs que dans les départements les plus croisés. Je ne puis insister plus longuement ici sur cette proposition, dont j'ai donné la démonstration rigoureuse dans mon mémoire sur *l'Ethnologie de la France*.

Reste la question de fécondité. Les causes qui déterminent l'accroissement ou le déchet d'une population sont tellement multiples, et pour la plupart tellement étrangères à l'influence ethnologique, qu'on ne pourrait, sans s'exposer à des erreurs graves, évaluer le degré de fécondité des diverses races en comparant, pour chacune d'elles, le chiffre des naissances au chiffre des décès. Il paraît très-probable néanmoins que toutes les races ne sont pas également fécondes, et en tous cas l'esprit conçoit sans peine qu'il puisse y avoir entre elles à cet égard de notables différences. Il n'est donc pas nécessaire, pour qu'un croisement soit eugénésique, que la fécondité des métis soit *absolument égale* à celle des individus de pur sang. Eût-on démontré, par des chiffres rigoureux, que la race croisée, par cela seul qu'elle est croisée, pullule moins rapidement que les deux races mères, eût-on démontré qu'elle présente un plus grand nombre de cas de stérilité sporadique, il n'en résulterait nullement que cette race croisée fût incapable de se maintenir et même de s'accroître par elle-même. Le croisement ne cesserait d'être eugénésique que si le fait de stérilité devenait assez général pour rendre le chiffre des naissances de plus en plus faible à chaque nouvelle génération, de telle sorte que la race croisée, ne comblant qu'incomplétement les vides creusés par la mort, fût inévitablement destinée à s'éteindre tôt ou tard. Ainsi, quand même il serait avéré que les métis des Celtes et des Kimris sont un peu moins prolifiques que leurs ancêtres de race pure, et que les populations les plus croisées s'accroissent un peu moins rapidement que les autres, l'hybridité kimro-celtique n'en serait pas moins eugénésique, pourvu, bien entendu, que la stérilité *relative* des métis ne descendît pas au-dessous du degré où commence, pour une race, la stérilité *absolue*, c'est-à-dire la fécondité insuffisante. Or, les départements où l'histoire et l'ethnologie démontrent que les mélanges de races ont été poussées à l'extrême, sont, toute proportion gardée, aussi peuplés que les autres. La population, loin d'y diminuer, s'y est accrue depuis la Révolution, c'est-à-dire depuis l'établissement des nouvelles divisions territoriales, tout aussi rapidement que dans le reste de la France, et il me paraît certain que les croisements des Kimris et des Celtes, soit entre eux, soit avec les Romains et les Germains, constituent des exemples d'hybridité eugénésique.

Mais gardons-nous d'imiter le raisonnement paradoxal de nos adversaires, et, de ce que les croisements de *certaines* races humaines sont eugénésiques, n'allons pas conclure *à priori* que *tous* les autres croisements doivent être nécessairement dans le même cas. L'étude de l'hybridité chez les oiseaux et les quadrupèdes nous a appris qu'il n'est jamais possible de connaître avec certitude, avant l'expérience, les résultats d'une alliance croisée. N'oublions pas d'ailleurs que les faits ethnologiques qui nous ont servi d'exemples sont relatifs au mélange de certaines races, bien distinctes sans doute, mais néanmoins très-rapprochées. Le mélange des races plus éloignées est-il toujours aussi fécond, et les métis qui en naissent sont-ils toujours eugénésiques? C'est ce que nous allons maintenant examiner.

§ III. *Exemples tendant à prouver que les croisements de certaines races humaines ne sont pas eugénésiques.*

Nous avons cherché à établir, dans le paragraphe précédent, que certains métis humains possèdent une fécondité illimitée, soit dans leurs alliances directes, soit dans leurs croisements de retour vers l'une ou l'autre des races mères, et nous en avons conclu que l'hybridité eugénésique existe réellement dans le genre humain.

Nous allons maintenant examiner les résultats de certains croisements plus disparates, et passer en revue un groupe de faits, d'où il semble permis de conclure que tous les métis humains ne sont pas eugénésiques.

Disons d'abord en quoi le phénomène de l'hybridité eugénésique ou non eugénésique peut concourir à la solution de la grande question qui s'agite entre les monogénistes et les polygénistes.

Ce qui, chez les animaux en général, caractérise l'hybridité eugénésique, c'est la fécondité illimitée des métis de premier sang *entre eux*. Il n'est d'ailleurs pas nécessaire que les espèces mères soient aussi fécondes dans leurs unions croisées que dans leurs unions directes, ni que les métis soient aussi productifs que leurs parents, ni qu'ils leur soient égaux en taille, en force, en longévité, etc. Supposons, par exemple, que la louve conçoive plus difficilement avec le mâtin qu'avec son propre mâle; supposons même que ce croisement ne soit efficace que par exception; qu'il réussisse seulement une fois sur dix, au lieu de réussir à peu près constamment, comme cela a lieu dans l'accouplement des animaux de même espèce; il suffira que, dans ce dixième cas, les métis soient bien féconds pour que le croisement soit déclaré eugénésique. Supposons encore que les chiens-loups hybrides de premier sang ne fassent entre eux que des portées de deux à trois petits, c'est-à-dire deux fois moins nombreuses que les portées ordinaires des chiens ou des loups; il en résultera que cette race intermédiaire pullulera deux fois moins rapidement que les espèces pures ; mais, pourvu que la fécondité des métis ne descende pas au-dessous du degré nécessaire à la conservation de la race, pourvu que celle-ci puisse réparer ses pertes à chaque génération, le croisement sera encore eugénésique, et il ne cesserait pas de l'être, quand même les métis seraient deux fois plus faibles que leurs parents et auraient la vie deux fois plus courte.

Ainsi, lorsqu'un physiologiste veut démontrer l'existence de ce degré d'hybridité que nous avons appelé l'hybridité eugénésique, il choisit dans les cadres zoologiques deux espèces dont la distinction soit incontestée, il les croise, étudie leurs métis, et, s'ils sont indéfiniment féconds, cela lui suffit pour affirmer que l'hybridité est eugénésique, c'est-à-dire que la définition physiologique de l'*espèce* est inacceptable. Mais lorsqu'un zoologiste, examinant deux races d'animaux dont la détermination spécifique est encore en litige, cherche à établir que ces deux races ne sont que des variétés d'une même espèce, et lorsque, pour atténuer la gravité des caractères anatomiques différentiels que signalent ses adversaires, il invoque l'analogie physiologique révélée par l'étude des croisements, on a le droit d'attendre de lui autre chose que la démonstration partielle exigée dans le cas précédent. Il faut d'abord qu'il prouve que le croisement des deux races constitue un cas d'hybridité eugénésique ; car si les métis n'étaient pas indéfiniment féconds entre eux, il serait certain que ces deux races ne seraient pas de la même espèce. Ce premier point établi, il ne pourra rien conclure encore, puisque des animaux d'espèces différentes peuvent engendrer des métis eugénésiques. Il doit donc analyser d'une manière complète tous les phénomènes de la reproduction et prouver qu'ils sont exactement les mêmes dans les deux races mères et dans la race hybride. Ce n'est plus seulement l'analogie sexuelle, c'est l'identité sexuelle qu'il doit mettre en évidence, car au point de vue où il se place, il ne suffit pas que les deux races en question soient homœogénésiques à un degré quelconque, il faut qu'elles soient tout à fait homogènes, et la moindre différence génitale deviendrait un argument contre la thèse qu'il soutient. Si les métis, quoique bien féconds, l'étaient moins que leurs parents, ou si ceux-ci l'étaient à des degrés inégaux, ou s'ils l'étaient moins dans leurs croisements que dans leurs alliances directes, ou si enfin l'étude de ces croisements dévoilait toute autre inégalité fonctionnelle, il serait fort probable que les deux races n'appartiennent pas à la même espèce. Il en serait de même si les métis étaient moins forts ou moins vivaces que les individus de race pure, ou si l'un des croisements était plus productif que le croisement inverse, comme cela s'observe dans certains cas d'hybridité qui se rapprochent plus ou moins de l'hybridité *unilatérale*. L'existence d'un seul de ces phénomènes prouverait que les deux races ne sont pas homogènes, et permettrait par conséquent de penser qu'elles ne sont pas de même espèce.

Les monogénistes qui ont fait reposer la démonstration de l'unité de l'espèce humaine sur le caractère physiologique de la fécondité des croisements n'ont pas tenu compte de ces éléments. Ils se sont bornés à dire que toutes les races pouvaient produire des métis ; que tous ces métis étaient féconds ; et, quand même ces deux assertions seraient parfaitement exactes, la conclusion qu'ils en ont tirée serait sujette à contestation, jusqu'à ce qu'ils eussent démontré que l'étude des métis ne révèle absolument aucune inégalité génitale entre les races mères.

Mais que deviendrait leur argumentation s'il était prouvé que tous les croisements ne sont pas eugénésiques, c'est-à-dire que certains métis ne sont pas indéfiniment féconds entre eux, que d'autres métis paraissent déjà à peu près stériles entre eux dès la première génération, qu'enfin certaines races sont tellement peu homœogénésiques, que la naissance même des métis de premier sang est plus ou moins exceptionnelle? Si une seule de ces propositions venait à être établie sans réplique, les monogénistes n'auraient pas à se féliciter d'avoir fait appel à la physiologie. Ils auraient fourni une arme terrible à leurs adversaires, et leur doctrine serait frappée à mort sur le terrain qu'ils ont eux-mêmes choisi.

Les faits que je vais exposer tendent à prouver qu'on s'est grandement trompé en considérant tous les croisements humains comme eugénésiques. Obligé de m'en rapporter à des témoignages qui n'ont peut-être pas toujours toute la précision désirable, je devrai plus d'une fois laisser planer des doutes sur mes conclusions, mais il résultera du moins de cette esquisse, jusqu'à plus ample informé, que l'étude de l'hybridité est loin d'être favorable à la doctrine des monogénistes.

Nous examinerons à la fois les métis sous le rapport de la fécondité et sous le rapport de la validité physique ou morale, car, au point de vue qui nous occupe, il suffirait que certains métis fussent inférieurs aux deux races mères sous le rapport de la longévité, de la vigueur, de la santé ou de l'intelligence, pour rendre fort probable que ces deux races ne sont pas de même espèce.

Lorsqu'un monogéniste est invité à démontrer que tous les croisements des races humaines sont eugénésiques, le premier exemple qu'il cite ordinairement est celui des mulâtres d'Amérique, issus de l'union des colons d'Europe et des nègres africains. Cet exemple, qu'on a longtemps considéré comme décisif, ne serait pas sans réplique, puisqu'il existe des races bien plus différentes des nôtres que ne sont les races de la côte occidentale d'Afrique ; mais il s'agit avant tout de savoir s'il est bien vrai que tous les mulâtres américains soient des métis eugénésiques.

Il y a d'abord ce premier fait, que l'union du nègre et de la blanche est très-souvent stérile, tandis que l'union du blanc et de la négresse est parfaitement féconde. Cela tiendrait à établir entre ces deux races une espèce d'hybridité analogue à celle qui existe entre les chèvres et les moutons, et que nous avons désignée sous le nom d'hybridité unilatérale (1). M. le professeur Serres, à qui la gravité d'un pareil fait ne pouvait échapper, en a donné l'explication suivante :

« Un des caractères de la race éthiopique (2) réside dans la longueur du membre génital comparé à celui de la race caucasique. Cette dimension coïncide avec la longueur du canal utérin chez la femme éthiopienne, et l'une et l'autre ont leur cause dans la conformation du bassin chez le nègre.

« Or, il résulte de cette disposition physique que l'union de l'homme caucasique avec la femme éthiopienne est facile et sans

(1) Voy. plus haut, p. 419.

(2) Serres, *Rapport sur les résultats scientifiques du voyage de circumnavigation de l'Astrolabe et de la Zélée*, lu à l'Académie des sciences le 27 septembre 1841 (*Comptes rendus*, t. XIII, p. 648).

nul inconvénient pour cette dernière. Il n'en est pas de même de celle de l'Ethiopien avec la femme caucasique ; la femme souffre dans cet acte, le col de l'utérus est pressé contre le sacrum, de sorte que l'acte de la reproduction n'est pas seulement douloureux, *il est le plus souvent infécond.* »

Cette explication, quoique basée sur un caractère anatomique parfaitement exact, est loin d'être satisfaisante, mais nous l'avons reproduite pour montrer que l'un des monogénistes les plus éminents de notre époque, et aussi l'un des mieux renseignés, a admis comme un fait parfaitement authentique que l'union des nègres avec les femmes de race caucasique est très-souvent stérile.

M. Theodor Waitz, auteur d'un savant traité d'anthropologie, dont le premier volume est tout entier consacré à l'étude des doctrines générales, a examiné avec soin la question des croisements de races, en s'efforçant de concilier les résultats de ces croisements avec le système des monogénistes. Il a néanmoins été obligé d'admettre, d'après les documents nombreux qu'il a rassemblés, que dans beaucoup de cas les métis sont faibles et mal constitués. Ainsi, au Sénégal, les métis de Foulahs et de Nègres sont plus beaux et plus intelligents que ces derniers, mais il y a parmi eux beaucoup de bègues, d'aveugles-nés, de bossus et d'idiots. Les enfants nés des Arabes et des femmes du Darfour sont débilés et pour la plupart peu vivaces, et l'auteur ajoute que *les enfants nés d'une Européenne et d'un Nègre sont rarement robustes* (1).

Il paraît donc résulter de ces divers renseignements que l'union du nègre et de la blanche est peu féconde, et que les produits qui en naissent de loin en loin sont peu vigoureux et peu vivaces. Toutefois, nous n'admettrons cette conclusion qu'avec réserve, parce que les unions avouées des nègres avec les femmes blanches sont assez rares, et que les auteurs qui en ont parlé n'ont pu se baser que sur un petit nombre de faits.

Le croisement inverse, entre le blanc et la négresse, est au

(1) Theodor Waitz (de Marburg), *Anthropologie der Naturvölker*. Leipzig, 1859, in-8. Bd. I, s. 203. — Mollien, *Voyage dans l'intérieur de l'Afrique*; Raffenel, *Voyage dans l'Afrique occidentale*, 1846, p. 51; Mohamed-el-Tounsy, *Voyage au Darfour*, trad. Jomard. Paris, 1845, in-8, p. 277.

contraire extrêmement fréquent, et l'on sait qu'il est tout aussi fécond, à la première génération, que les alliances directes entre individus de même race.

On sait également que les mulâtres et les mulâtresses sont bien féconds dans leurs croisements de retour avec les deux races mères. Le grand nombre des individus de toute nuance qu'on désigne sous les noms de *quarterons*, *quinterons*, *tercerons*, *griffes*, *marabous*, *capres*, etc., et sous le nom collectif de *sang-mêlé*, est là pour en témoigner. L'hybridité des blancs et des nègres est donc au moins égale à celle que nous avons décrite chez les animaux sous le nom d'*hybridité paragénésique*. Mais il y a lieu de se demander si elle est eugénésique, c'est-à-dire si les mulâtres et les mulâtresses de premier sang sont indéfiniments féconds *entre eux*.

On conçoit qu'ici il serait imprudent de s'en rapporter à des observations superficielles, et l'on conçoit en outre que les observations positives doivent être bien difficiles à recueillir. Les mulâtres de premier sang ne sont pas une caste définie et circonscrite comme les blancs et les nègres de race pure. Leurs alliances directes ne sont pas très-communes. Les mulâtresses s'unissent de préférence soit avec les blancs, soit avec les métis plus blancs qu'elles. Les mulâtres sont donc obligés pour la plupart de s'allier soit avec les négresses, soit avec les femmes issues des croisements de retour vers la race nègre. Il y a néanmoins un assez bon nombre d'unions entre les métis de premier sang, mais les individus nés de ces unions, c'est-à-dire les premier sang de la seconde génération, n'ont pas plus de chances de s'allier entre eux que n'en avaient ceux de la première. Le nombre des individus de premier sang doit donc décroître rapidement de génération en génération, et il en résulte que, quand même ces métis seraient indéfiniment féconds entre eux, on ne pourrait trouver que par exception des mulâtres issus en droite ligne à la 3e ou 4e génération de l'union directe et exclusive des métis de premier sang.

Pour donner à la question qui nous occupe une solution rigoureuse, il faudrait pouvoir étudier pendant plusieurs générations une population uniquement composée de mulâtres de *premier sang*. Cette expérience ne pourra jamais être faite. On trouve bien dans l'île d'Haïti un état dont la population est presque entièrement composée d'hommes de couleur. C'est la jeune république dominicaine. Mais ces hommes de couleur sont des métis de toute nuance, et quand même cette nation hybride se maintiendrait en pleine prospérité pendant plusieurs générations, dans l'avenir inconnu, la fécondité illimitée des métis de premier sang *entre eux* ne serait pas démontrée.

On est donc réduit, à défaut d'une expérimentation physiologique analogue à celle que les monogénistes exigent lorsqu'il s'agit de prouver que le croisement de deux espèces animales est ou n'est pas eugénésique, on est réduit, disons-nous, à recueillir les impressions ou plutôt les appréciations des observateurs. La plupart de ces appréciations ne peuvent être qu'approximatives, car elles manquent de base fixe. On ignore absolument quelle est la proportion relative des mulâtres de premier sang qui s'allient entre eux, et de ceux qui se croisent soit avec les autres métis, soit avec les individus de race pure, et on ne peut savoir quelle devrait être, dans une population donnée, la proportion normale de ces mulâtres, s'ils étaient parfaitement féconds *entre eux*. Dès lors il devient très-difficile de dire si le nombre des mulâtres issus en droite ligne des métis de premier sang est égal à la proportion normale, ou s'il lui est inférieur ; de telle sorte que, s'ils étaient seulement un peu inférieurs à leurs parents sous le rapport de la fécondité, si même ils leur étaient inférieurs de moitié, le fait pourrait passer tout à fait inaperçu. La stérilité relative de ces métis ne deviendrait évidente que si elle était voisine de la stérilité absolue. Entre ce degré d'infécondité et la fécondité parfaite, il y a une foule de degrés intermédiaires difficiles à reconnaître et plus difficiles encore à prouver.

Le premier observateur français qui ait nié la fécondité des mulâtres est M. Jacquinot, auteur de la partie zoologique du *Voyage au pôle sud et dans l'Océanie*. Nous croyons devoir rapporter ici quelques passages de son ouvrage. Après avoir parlé du croisement des espèces animales, M. Jacquinot continue en ces termes (1) :

(1) *Voyage au pôle sud et dans l'Océanie sur l'Astrolabe et la Zélée*, sous le commandement de Dumont-d'Urville, pendant les années 1837 à 1840; *Zoologie*, par M. Jacquinot, commandant de *la Zélée*. Paris, 1846, in-8, t. II, p. 91-93.

Il en est de même dans le genre humain. Là, les espèces sont très-voisines, et suivant le principe émis plus haut, « que plus deux espèces sont voisines plus le produit a de chances pour être fécond, » les métis qui en sortent paraissent jouir d'une certaine fécondité, mais qui, de même que chez les animaux, n'est pas absolue. Comme ces derniers, ils rentrent dans les espèces mères en s'accouplant avec elles ; mais il en existe toujours un certain nombre, car, indépendamment de leur fécondité relative, de nouveaux sont sans cesse produits par l'union de deux espèces mères...

En voyant dans nos colonies une population de mulâtres se produire et se renouveler sans cesse, on n'a point songé à mettre en doute leur fécondité ; elle est très-bornée cependant. D'un côté, les mulâtres disparaissent à chaque instant dans l'une ou l'autre des espèces mères, et si leurs accouplements avaient lieu constamment entre eux, ils ne tarderaient pas à s'éteindre...

Dans une colonie, c'est-à-dire dans une île ou une partie du continent d'une médiocre étendue, peuplée de nègres et de blancs depuis plusieurs siècles, la plus grande partie de la population devrait être composée de mulâtres...

Or il n'en est pas ainsi, et quel que soit le nombre des mulâtres aux colonies, la prédominance des espèces nègre et caucasique n'en est pas moins certaine... Du reste, c'est un fait connu des personnes qui habitent les colonies, que les femmes blanches et les négresses sont en général très-fécondes, et qu'il n'en est pas ainsi des mulâtresses...

Nous croyons être le premier à signaler cette stérilité chez les métis des espèces humaines. Il ne nous a point été donné de recueillir des observations précises, positives, basées sur des chiffres; mais nous pensons qu'elles ne se feront pas attendre, et qu'il suffit d'avoir éveillé l'attention des observateurs.

L'aveu qui termine ce passage en atténue singulièrement la portée. M. Jacquinot, n'ayant pas séjourné longtemps dans les nombreux pays qu'il avait visités, n'avait pu recueillir que des observations superficielles sur une question qui exige de longues et minutieuses recherches. Mais M. Nott, l'un des anthropologistes les plus éminents de l'Amérique, était mieux placé pour étudier ce sujet. Vivant dans un pays où les races caucasiques et les races éthiopiennes sont très-mélangées, appelé, par sa profession de médecin, à pénétrer dans les familles et à recueillir sur un grand nombre d'individus des renseignements précis, il arriva à des conclusions parfaitement conformes aux idées de M. Jacquinot. Son premier essai sur l'hybridité parut en 1842. C'était une courte notice qui n'eut alors aucun retentissement ; nous n'avons pu la consulter, car elle ne se trouve dans aucune bibliothèque de Paris (1). M. Jacquinot, dont l'ouvrage parut seulement en 1846, n'avait certainement pas connaissance de ce travail; on remarquera d'ailleurs que ses observations avaient été recueillies de 1836 à 1840, avant que M. Nott eût fait connaître les siennes. Ce qui nous préoccupe ici, ce n'est pas la question de priorité, mais ce fait, bon à constater, que deux observateurs distingués, étudiant le même sujet dans des pays différents, ont été conduits en même temps, à l'insu l'un de l'autre, à émettre les mêmes idées sur la stérilité relative des mulâtres.

Dans son mémoire de 1842, M. Nott avait émis les propositions suivantes dont nous empruntons le texte à une publication ultérieure (2) :

1° Les mulâtres vivent moins longtemps que toute autre classe d'hommes;

2° Leur intelligence est intermédiaire entre celle des blancs et celle des nègres;

3° Ils résistent moins que les blancs et les nègres aux travaux pénibles;

4° Les mulâtresses sont délicates et sujettes à diverses affections chroniques; elles sont mauvaises nourrices et sujettes à l'avortement; généralement, leurs enfants meurent jeunes;

5° Les mulâtres et les mulâtresses sont moins prolifiques lorsqu'ils s'allient entre eux que lorsqu'ils s'allient avec les races mères;

6° Les enfants du nègre et de la femme blanche tiennent plus du nègre que ceux du blanc et de la négresse;

7° Les mulâtres, comme les nègres, jouissent d'une immunité extraordinaire à l'endroit de la fièvre jaune, sans acclimatation préalable.

Les propositions 1, 3, 4 et 5 sont les seules qui se rattachent directement à notre sujet. Elles confirment et aggravent même,

(1) Nous ne connaissons même pas exactement le titre de ce mémoire de 1842. L'auteur publia en 1844 un mémoire intitulé : *Natural History of the Caucasian and Negro Races*, Mobile, 1844. Il y reproduit ses idées sur l'hybridité humaine. Nous n'avons pu nous procurer ce second travail.

(2) J.-C. Nott, *Hybridity of Animals, viewed in connection with the Natural History of Mankind*. Dans les *Types of Mankind* de MM. Nott et Gliddon, Philadelphie, 1854, in-8, chap. XII, p. 373.

à certains égards, les assertions de M. Jacquinot; mais elles ont été contestées, et M. Nott lui-même a reconnu la nécessité d'en restreindre l'application. Il avait recueilli ses observations dans la Caroline du Sud; c'était là qu'il avait constaté le peu de fécondité et le peu de longévité des mulâtres. Ayant changé de résidence, il constata des résultats tout différents. A Mobile, à la Nouvelle-Orléans, à Pensacola, villes placées sur le golfe du Mexique, il trouva parmi les mulâtres bon nombre d'exemples de grande longévité et de fécondité bien manifeste, non-seulement dans leurs alliances croisées, mais encore dans leurs alliances directes. Quelle pouvait être la cause de ce contraste? M. Nott se demanda si la différence des résultats ne dépendait pas de la différence des éléments ethnologiques qui avaient pris part aux croisements. Tous les Européens qui ont colonisé l'Amérique n'appartenaient pas à la même race. On sait que les races caucasiques se divisent naturellement en deux groupes : les races blondes, aux yeux gris ou bleus, à la peau très-blanche, aux cheveux de couleur claire, et les races brunes, au teint plus foncé, aux yeux et aux cheveux bruns ou noirs. Les premières occupent surtout l'Europe septentrionale; les autres prédominent dans l'Europe méridionale. Il y a donc un peu moins de disparité ou, suivant l'expression de M. Nott, un peu plus d'affinité entre les Européens du Sud et les nègres qu'entre ceux-ci et les Européens du Nord, et si l'on apprenait que le croisement réussit mieux dans le premier cas que dans le second, il n'y aurait pas lieu de s'en étonner. Or, la Caroline du Sud où les mulâtres réussissent mal, a été colonisée par les Anglo-Saxons, tandis que le littoral du golfe du Mexique, où les mulâtres réussissent beaucoup mieux, a été colonisé par les Français (Louisiane) et par les Espagnols (Florides).

Telle est l'explication adoptée par M. Nott. Tout en maintenant ses conclusions sur les métis issus des négresses et des hommes de race germanique, il pense qu'elles ne sont pas applicables aux mulâtres dont les pères appartiennent à une race caucasique plus ou moins brune. Des différences analogues s'observent souvent chez les animaux dans les croisements où l'on met en présence des espèces plus ou moins rapprochées. Toutefois, avant d'accepter l'explication de M. Nott, il est bon de chercher si les faits qu'il signale ne pourraient pas s'expliquer autrement.

La Caroline du Sud, comprise entre les 32e et 35e parallèles N., sous la latitude de l'Algérie, est placée en dehors de la zone où vivent les nègres d'Afrique : la Nouvelle-Orléans, Mobile et Pensacola sont situées plus près du tropique, entre le 30e et le 31e parallèle, et l'on trouve en Afrique, dans le Sahara septentrional, au sud de l'Algérie, quelques peuplades de nègres qui vivent sous cette latitude depuis un temps immémorial. Quoique le climat ne dépende pas seulement de la latitude, il est permis de croire que les nègres doivent s'acclimater plus facilement sur le littoral du golfe du Mexique que dans les régions plus septentrionales. Or, on sait que des hommes transplantés dans un climat très-différent de celui où prospère leur race, peuvent, par ce seul fait, perdre une partie de leur fécondité. Il n'en est pas toujours ainsi ; toutefois, il suffit que cela ait lieu quelquefois pour qu'on soit en droit de se demander si la différence signalée par M. Nott entre les mulâtres de la Caroline et ceux de la région du Golfe ne tiendrait pas à cette cause.

Mais cette interprétation est en opposition avec deux ordres de faits. D'une part, les nègres et les négresses de la Caroline du Sud sont parfaitement féconds entre eux (1). Le climat de ce

(1) En dix ans, de 1840 à 1850, le nombre des esclaves de la Caroline du Sud s'est accru de 56,786. Il y en avait 327,934 en 1840, et 384,720 en 1850. C'est une augmentation de plus de 17 pour 100. Les esclaves de toutes nuances sont compris dans ces relevés, mais les nègres de pur sang sont en très-grande majorité, et il est extrêmement probable que c'est par eux exclusivement que s'est accru le nombre des esclaves. Le nombre des métis ne peut être apprécié par les statistiques. Il serait d'ailleurs impossible de distinguer dans les relevés les métis nés de l'union des mulâtres avec les mulâtresses, de ceux qui naissent continuellement du croisement des blancs avec les négresses. Il semble donc que les relevés statistiques ne puissent jeter aucun jour sur la question de savoir si la population mulâtre se maintient ou non par elle-même. Mais il y a une classe particulière d'hommes de couleur qui est l'objet d'une attention inquiète de certains gouvernements, et ceux-ci constatent avec satisfaction qu'elle diminue d'une manière notable : c'est la classe des hommes de couleur affranchis et jouissant de certains droits civiques fort gênants pour les États à esclaves. Il fut un temps où l'affranchissement des hommes de couleur ne souffrait aucun obstacle ; le nombre des affranchis ou de leurs descendants s'accroissait alors rapidement. Beaucoup de blancs donnaient la liberté à leurs enfants naturels ; la voix du sang l'emportait sur les considérations *politiques et sociales*. C'est pourquoi on éprouva le besoin de faire des lois restrictives contre cette émancipation de plus en plus inquiétante. Depuis lors la caste des affranchis a commencé à décroître. Ils ne

pays n'a pas porté atteinte à leurs facultés génératrices, et il n'y a pas de raison pour que leur alliance avec une race blanche parfaitement acclimatée dans le même pays, donne des métis moins bien acclimatés que leurs parents. Le peu de vitalité et le peu de fécondité de ces métis ne peut donc être attribué à l'influence des milieux où ils ont été élevés.

D'une autre part, un résultat semblable à celui que M. Nott a signalé dans la Caroline du Sud, paraît s'être produit également à la Jamaïque, sous le 18ᵉ parallèle, qui correspond à peu près à la latitude du Sénégal et de Tombouctou. Cette île est la plus méridionale des Grandes-Antilles. Elle est située au sud de Cuba, d'Haïti et de Porto-Rico, où les nègres et les mulâtres réussissent parfaitement ; mais ces dernières îles ont été colonisées par les Français et les Espagnols, tandis que la Jamaïque est une colonie *anglaise* (1). Les mulâtres de la Jamaïque ont donc la même origine ethnologique que ceux de la Caroline, et les renseignements suivants, empruntés à l'histoire de la Jamaïque de Long, confirment pleinement l'opinion de M. Nott (2).

peuvent s'allier avec les blancs, qui les dédaignent; ils se gardent bien de s'allier avec les esclaves; ils sont donc obligés de s'allier exclusivement entre eux. Voilà donc une circonstance qui permet d'apprécier le degré de fécondité de ces métis. Le recensement de Charleston portait en 1830 le nombre des affranchis et de leurs descendants à 2 107; en 1848, ce nombre s'est trouvé réduit à 1 492; diminution 615 sur 2 107, c'est-à-dire plus de 29 pour 100. Le *Charleston Mercury* publia ces chiffres pour montrer que la caste des affranchis ne pouvait inspirer aucune inquiétude à la Législature de la Caroline du Sud, et que le gouverneur poussait trop loin le zèle en proposant l'expulsion de cette caste. Une décroissance aussi énorme dépend sans doute en grande partie du petit nombre des naissances. Il y a bien aussi une autre circonstance qui a pu contribuer à réduire la caste : c'est que tout individu affranchi ou descendant d'affranchi, qui sort de l'État, n'y peut plus rentrer; mais cela n'explique certainement que la moindre partie du déchet. (Voy. *Charleston Medical Journal*, mai 1851, n° 3, vol. VI, p. 581.)

(1) Les premiers Européens établis à la Jamaïque furent des Espagnols ou des Portugais. Mais l'île fut conquise en 1655 par les Anglais, et *tous les anciens colons* se retirèrent emportant la plus grande partie de leurs richesses. Cromwell se hâta de la repeupler; il y déporta un grand nombre de proscrits politiques. En 1659, c'est-à-dire quatre ans après la conquête, il y avait déjà dans l'île 4 500 Européens et 1400 nègres. En 1670, la population blanche était de 7 500; les esclaves étaient au nombre de 8 000, etc. On voit que la population de la Jamaïque descend exclusivement des colons *anglais* et des nègres esclaves. Quant aux Caraïbes, ils avaient été entièrement exterminés par les Espagnols, un siècle avant l'expulsion de ceux-ci par les Anglais.

(2) Long (Edward), *History of Jamaica*. Lond., 1774, in-4°, vol. II, p. 235-236, cité dans *Charleston Medical Journal*, 1851, vol. VI, p. 380.

« Les mulâtres de la Jamaïque, dit Long, sont en général bien proportionnés, et les mulâtresses ont de beaux traits. Ils semblent tenir du blanc plus que du nègre. Quelques-uns se sont mariés avec des femmes de leur couleur, mais ces mariages ont été généralement stériles. Ils semblent sous ce rapport participer de la nature de certains mulets, et être moins capables de produire entre eux qu'avec les blancs ou les nègres. Quelques exemples ont pu se rencontrer peut-être où le mariage de deux mulâtres a produit des enfants qui ont vécu jusqu'à l'âge adulte; *mais je n'ai jamais entendu parler d'un cas de ce genre* (1).

« Ceux des mulâtres de la Jamaïque dont je parle spécialement se sont mariés jeunes, ont reçu quelque éducation et se font remarquer par leur conduite chaste et régulière. Les observations qu'on fait sur eux ont un grand degré de certitude. Ils ne produisent pas de postérité, quoique aucune apparence n'indique qu'ils fussent inféconds en s'alliant avec les blancs ou les noirs...

« Si l'on cherche des faits contraires à cette opinion, il faudra que la mulâtresse ne soit pas soupçonnée d'avoir eu communication avec un autre homme que son époux mulâtre, et il resterait encore à savoir si le fils de deux mulâtres, marié avec la fille de deux autres mulâtres, pourrait se reproduire et former une race durable. »

Un fait aussi grave ne pouvait être accepté sans contrôle. M. Theod. Waitz, que ce fait embarrassait particulièrement, n'a pu y opposer qu'un passage extrait de l'ouvrage publié en 1845, par Lewis, sur les nègres des Indes occidentales : « Lewis, dit-il, nie expressément la stérilité des mulâtres de la Jamaïque entre eux, et dit qu'ils sont aussi féconds que les noirs et les blancs, mais qu'ils sont pour la plupart mous et faibles, et que, dès lors, leurs enfants ont peu de vitalité (2). »

Long avait dit qu'il ne connaissait pas un seul cas où les enfants d'un mulâtre ou d'une mulâtrese de la Jamaïque fussent

(1) Some examples may possibly have occured, where, upon the intermarriage of two mulattoes, the woman has borne children, which children have grown to maturity; *but I never heard of such an instance.*

(2) Lewis. — *Journal of a Residence among the Negroes in the West-Indias*, 1845, p. 55-58. — Waitz, *Anthropologie der Naturvölker*. Leipzig, 1859, in-8, Bd. I, s. 206.

parvenus à l'âge de maturité. Pour réfuter cette assertion il aurait fallu citer des exemples, ou dire au moins qu'on en connaissait. Or, M. Lewis s'est bien gardé de le faire (1). Il a dit, au contraire, que des enfants nés de semblables alliances avaient *peu de vitalité*. Si cette expression n'implique pas nécessairement l'impossibilité de vivre jusqu'à l'âge adulte, elle tend du moins à faire admettre que les enfants ont peu de chance de parvenir à cet âge, et si l'on songe que le passage précédent est destiné à réfuter les observations de Long, on pourra s'étonner que M. Waitz se soit contenté de si peu. C'est bien la preuve qu'il n'a trouvé aucun document positif en opposition avec le fait signalé par Long.

Ce n'est pas une raison sans doute pour accepter sans réserve les opinions de M. Nott. Avant de se prononcer définitivement, il faudra attendre de nouvelles observations, nombreuses, authentiques et scientifiques. On remarquera néanmoins que la fécondité indéfinie des métis avait été admise comme un axiome ; on n'avait pas cru devoir la prouver. On se bornait à dire qu'il y avait beaucoup de mulâtres, sans demander si cette population croisée se maintenait par elle-même ou par le croisement continuel des deux races mères. Le premier qui ait voulu y regarder de plus près a été conduit par ses observations à des résultats qui sont en opposition avec l'opinion générale. A ces observations, qui

(1) La relation de M. Lewis est même, à certains égards, plus grave que celle de Long. Celui-ci a dit que les mulâtres de premier sang sont bien constitués, tandis que Lewis prétend qu'ils sont, pour la plupart, *mous et faibles*; d'où il résulterait que l'infériorité physique de ces métis se manifesterait *même dès le premier croisement*. Nous pensons que cette assertion est inexacte. L'auteur cherchait à expliquer le *peu de vitalité* des enfants des mulâtres ; et, croyant atténuer la portée de ce fait, il a eu recours à une théorie qui, si elle était fondée, ne ferait au contraire que l'aggraver. D'un autre côté, nous pensons que l'assertion de Long, malgré le correctif qui l'accompagne, est trop générale. S'il était vrai que l'union des mulâtres et des mulâtresses fût toujours infructueuse à la Jamaïque, la chose serait tout à fait évidente et depuis longtemps connue, car la stérilité *absolue* est facile à constater. Mais la stérilité *relative* peut échapper longtemps à l'observation, attendu qu'il y a toujours, dans les races les plus pures, un certain nombre de cas de stérilité sporadique. Il est probable qu'une enquête ultérieure établira seulement pour la Jamaïque des conclusions analogues à celles de M. Nott pour la Caroline du Sud, savoir que les mulâtres de cette île *anglaise* sont moins féconds entre eux qu'avec les blancs ou les noirs, et que leurs descendants directs sont en général moins vivaces et moins féconds que les hommes de race pure.

présentent de sérieuses garanties d'authenticité, on ne pourra répondre que par d'autres observations parfaitement positives, et il faudra que ces dernières soient recueillies spécialement dans les pays où la race *germanique* s'est croisée avec les races nègres de l'Afrique occidentale. Les études qu'on pourrait faire dans les colonies françaises, espagnoles ou portugaises seraient ici sans application directe.

Au surplus, les auteurs que nous venons de citer sont loin d'être les seuls qui aient nié la fécondité des mulâtres des Indes occidentales. Van Amringe, Hamilton Smith assurent que, sans l'union avec les deux races mères, les mulâtres s'éteindraient bientôt. Day dit même expressément que les mulâtres sont rarement féconds entre eux, et M. Waitz, un moment ébranlé par tous ces témoignages, ajoute en note : « La stérilité des mulâtres, lorsqu'elle est complète, peut être mise en parallèle avec ce fait reconnu par Wiegmann chez les plantes, que les hybrides de types intermédiaires entre les deux espèces mères sont stériles, tandis que ceux qui sont semblables à l'une ou l'autre espèce sont féconds (1). »

Il paraît résulter des faits et des témoignages précédents : 1° que les métis de la race germanique et des races éthiopiennes ont peu de fécondité ; 2° qu'ils sont inférieurs sous ce rapport aux métis nés du commerce des négresses avec les hommes appartenant aux races caucasiques plus ou moins brunes.

Ces derniers métis existent en grand nombre dans la plupart des Antilles, dans l'Amérique du Sud, dans l'Amérique centrale, au Mexique, dans la partie des États-Unis qui avoisine le golfe du Mexique, à Maurice, à Bourbon, au Sénégal. Tous ces pays ont été colonisés par les Français, les Espagnols ou les Portugais. Les mulâtres qui y sont nés sont féconds dans leurs croisements de retour, comme les mulâtres d'origine germanique; de plus, ils sont féconds entre eux au moins à la première génération. Sont-ils *aussi* féconds dans ces alliances directes que dans leurs alliances croisées? Leurs enfants s'élèvent-ils aussi bien que les autres? Enfin, ces enfants, alliés entre eux, sont-ils

(1) Waitz, *loc. cit.*, p. 205. — Van Amringe, *Investigation of the Theories of the Natural History of Man.* — Ham. Smith, *Natural History of the Human Species*, 1848. — Day, *Five Years' Residence in the West-Indies*, 1852, vol. I, p. 294.

féconds à leur tour, ainsi que leurs descendants? Ces diverses questions sont encore entièrement douteuses. Elles ne pourront être résolues qu'après une longue série d'observations recueillies non par des gens du monde, mais par des hommes de science; non par des voyageurs qui jettent en passant un regard superficiel sur les populations, mais par des observateurs, et principalement par des médecins fixés au milieu de ces populations. En attendant, voici un document que j'extrais encore du savant ouvrage de M. Waitz. D'après Seemann, « les métis de nègres et de blancs à Panama sont bien féconds entre eux, mais leurs enfants s'élèvent difficilement, tandis que les familles de race pure font des enfants moins nombreux, mais qui se développent bien (1). » Les Européens de Panama sont d'origine espagnole. La fécondité des métis de premier sang entre eux est clairement indiquée dans ce passage, mais il est permis de concevoir des doutes sur celle de leurs descendants.

Les croisements des nègres et des Européens ne sont pas les seuls dont les résultats aient paru défectueux aux observateurs.

« Les métis, dit M. Boudin (2), sont très-souvent inférieurs aux deux races mères, soit en vitalité, soit en intelligence, soit en moralité.

« Ainsi les métis de Pondichéry, connus sous le nom de *Topas*, fournissent une mortalité beaucoup plus considérable non-seulement que les Indiens, mais encore que les *Européens*, quoique ces derniers meurent incomparablement plus dans l'Inde qu'en Europe. Il y a longtemps déjà que la *Revue coloniale* a publié sur ce point des documents positifs. Voilà pour la vitalité.

« A Java, les métis de Hollandais et de Malais sont tellement peu intelligents, qu'on n'a jamais pu prendre parmi eux un seul fonctionnaire, ni un seul employé. Tous les historiens hollandais sont d'accord sur ce point. Voilà pour l'intelligence.

« Les métis de nègres et d'Indiens, connus sous le nom de *Zambos* au Pérou et au Nicaragua, sont la pire classe de citoyens. Ils forment à eux seuls les quatre cinquièmes de la population

(1) Seemann, *Reise um die Welt*, Bd. I, s. 314. — Waitz, *Anthropologie der Naturvölker*. Leipzig, 1858, in-8, Bd. I, s. 207.

(2) *Bulletins de la Société d'anthropologie*. Procès-verbal de la séance du 1er mars 1860.

des prisons. Ce fait, déjà annoncé par Tschudi (1), m'a été récemment confirmé par M. Squier. Voilà pour la moralité.

« Il y a cependant certaines qualités physiques qui peuvent être acquises par le croisement des races. Telles sont les immunités pathologiques. Les mulâtres des Indes occidentales sont à l'abri de la fièvre jaune, comme les nègres. »

Dans ce passage il n'est pas question de la fécondité des métis. Ce n'était pas l'objet de la discussion. On se demandait seulement si cette opinion, assez répandue, que les croisements améliorent les races sous le rapport physique, intellectuel et moral, était conforme à la réalité des faits observés. Voilà pourquoi M. Boudin s'est borné à signaler le peu d'intelligence des métis nés de l'union des Hollandais de Java avec les femmes malaises. Mais dans son *Traité de Géographie médicale* il a émis sur ces métis une assertion bien autrement grave : c'est qu'ils ne peuvent pas se reproduire au-delà de la troisième génération (2). Ce fait, annoncé par le docteur Yvan, confirmé depuis par plusieurs témoignages, n'a pas été contesté. M. Waitz emprunte à Grufgörtz quelques détails de plus qui ne sont pas sans intérêt. « Les *Lipplappen*, dit-il (c'est le nom des métis de Java) ne se reproduisent pas au-delà de la troisième génération. Doux, mous et faibles, ils se développent bien jusqu'à quinze ans, puis ils s'arrêtent. A la troisième génération ils ne font plus que des filles et celles-ci sont stériles (3). » Ce mode particulier de stérilisation est des plus curieux, et mérite toute l'attention des physiologistes.

(1) Le docteur Tschudi ajoute que, « comme hommes, les Zambos sont grandement inférieurs aux races pures. » *Travels in Peru*. Lond., 1847. — G. Pouchet, *De la pluralité des races humaines*. Paris, 1858, in-8, p. 137.

(2) Boudin, *Géographie médicale*. Paris, 1857, in-8, t. I, Introd., p. XXXIX.

(3) Grufgörtz, *Reise*, Bd III, s. 288. — Theod. Waitz, *Anthropologie*, 1859, Bd I, s. 207. — Je trouve dans le *Voyage* de Stavorinus une phrase qui permet d'entrevoir l'explication du fait singulier signalé par M. Grufgörtz. Après avoir donné le chiffre de la population européenne de Batavia, Stavorinus ajoute : « Parmi les Européens susmentionnés figurent aussi ceux qui sont nés ici de parents européens, parmi lesquels les femmes forment le plus grand nombre. » (Stavorinus, *Voyage par le Cap de Bonne-Espérance et Batavia à Samarang*, etc., traduit du hollandais. Paris, an VIII, in-8, t. II, p. 283.) Il semble donc que l'influence du climat sur les Européens produirait dans leurs facultés génératrices une modification qui les rendrait peu aptes à engendrer des mâles avec les femmes de leur propre race. Cette modification se transmettrait par voie de génération à leurs descendants croisés. Mais le fait signalé par Stavorinus demande à être vérifié.

Mais il y lieu de rechercher si la stérilité des Lipplappen dépend de leur origine croisée ou de quelque autre condition. Le climat des îles de la Sonde est très-défavorable aux Européens. Les Hollandais ne perpétuent pas leur race à Batavia, et, sans se croiser avec les indigènes, ils y deviennent stériles quelquefois dès la seconde génération (1). La stérilité des métis pourrait donc être attribuée à l'influence du climat. Il paraît d'ailleurs résulter d'une communication verbale faite à M. de Quatrefages par le docteur Yvan, que dans d'autres colonies hollandaises du grand archipel Indien, les métis sont bien féconds (2). Il n'est donc pas démontré que la stérilité des Lipplappen soit le résultat de leur hybridité.

M. de Quatrefages, pour expliquer la différence des résultats produits par le croisement des Hollandais et des Malais à Java et dans d'autres colonies hollandaises, a supposé que cette différence était due à l'influence des milieux. Cela est possible, mais il y a un autre ordre d'influence dont il faut aussi tenir compte; c'est la proportion numérique respective des deux races qui se croisent. Là où il y a peu d'Européens, les métis de premier sang sont peu nombreux ; ceux qui s'allient entre eux sont bien moins nombreux encore, et les autres se croisent de nouveau avec les deux races mères, surtout avec la race indigène, qui est tout à fait prédominante. Là, au contraire, où la population européenne est considérable, les métis de premier sang sont assez nombreux pour constituer une sorte de caste intermédiaire, et, sans échapper entièrement aux croisements de retour, ils contractent avec leurs pareils presque toutes leurs alliances (3).

(1) Steen Bille, *Bericht über die Reise der Galathea*, 1852, Bd., I, s. 376. — Waitz, *loc. cit.*

(2) A. de Quatrefages, *Du croisement des races humaines*, dans la *Revue des deux mondes*, 1857, t. VIII, p. 162, en note.

(3) Les choses se passent bien autrement en Amérique entre les blancs, les nègres et les mulâtres. Les mulâtres sont esclaves comme les nègres. Un très-grand nombre de mulâtresses deviennent les concubines des blancs, et les mulâtres sont obligés pour la plupart de se contenter des négresses. Il y a donc relativement peu d'unions entre métis de même sang. L'abolition de l'esclavage n'a pas pu et ne pourra de longtemps modifier sensiblement cet ordre de choses. Le préjugé de la couleur ne s'effacera pas de sitôt, et beaucoup de mulâtresses préféreront devenir concubines des blancs plutôt que femmes légitimes des mulâtres. Dans les Indes orientales, le préjugé de couleur, ou plutôt le préjugé de race, n'existe pas. Les blancs ne sont qu'une caste aristocratique ; les Malais sont libres comme les métis ; ils l'ont toujours été :

Dans le premier cas, la plupart des individus de sang mêlé sont plus rapprochés de la race indigène que de la race étrangère, c'est-à-dire que les métis de second sang, de troisième sang, etc., sont beaucoup plus nombreux que les métis de premier sang. Or, à mesure que les croisements de retour s'effectuent l'influence de l'hybridité diminue et s'efface. Dans le second cas, au contraire, la plupart des métis de sang mêlé sont des métis de premier sang (1), soumis bien plus que les autres à l'influence de l'hybridité, et s'il était vrai que l'hybridité eût pour conséquence de diminuer la fécondité, on comprendrait très-bien que la fécondité de la population hybride variât beaucoup suivant la proportion relative des deux races qui l'ont engendrée. Or, Batavia est le plus grand centre de population de l'archipel Indien ; c'est là qu'il y a le plus d'Européens ; c'est là surtout que les Lipplappen forment une classe distincte, et c'est là précisément qu'on a constaté leur peu de fécondité. Je ne prétends pas que cette interprétation soit exacte ; je ne la présente que comme une hypothèse à vérifier. Voici pourtant un fait qui semble lui donner quelque valeur. Je l'emprunte encore à l'important ouvrage de M. Waitz. On sait que les Chinois se sont répandus en grand nombre dans les îles orientales et septentrionales de l'archipel Indien. Ils sont relativement beaucoup moins nombreux à Java et à Sumatra, où leur commerce ne peut soutenir la concurrence avec celui des Hollandais. « Les descendants des Chinois et des femmes malaises dans les îles orientales de l'archipel Indien, dit M. Waitz, s'éteignent assez promptement, tandis qu'à Java, *où les Chinois purs sont peu nombreux*, les métis chinois-malais sont au nombre de 200000 (2). »

Si l'on attribue le peu de fécondité des Lipplappen de Java à

les métis sont fiers d'avoir du sang européen dans les veines, comme chez nous certains bourgeois sont fiers d'avoir des alliances dans la noblesse. Ils forment donc, *dans les centres de population*, une sorte de caste intermédiaire entre celle des blancs et celle des indigènes.

(1) Je n'ai pas besoin de rappeler que l'expression de *métis de premier sang* désigne non-seulement les individus issus du premier croisement, mais encore les descendants des unions qu'ils contractent *entre eux*.

(2) Waitz, *loc. cit.*, p. 207. L'auteur renvoie à un journal que je n'ai pu consulter : *Zeitschrift der d. Morgenl. Ges.*, VI, 573, et IX, 809, en note.

l'influence délétère du climat de Java, il est bien difficile d'attribuer la grande fécondité des métis chinois-malais de la même île à la bénignité particulière de ce même climat. D'ailleurs, les îles plus orientales où ces derniers métis ne réussissent pas ne sont pas plus malsaines que l'île de Java. Il paraît donc résulter des deux faits rapprochés par M. Waitz que les métis chinois-malais de la Malaisie prospèrent là où il y a peu de Chinois, qu'ils s'éteignent là où il y en a beaucoup, c'est-à-dire que la fécondité de la population hybride augmente à mesure que les conditions propres à favoriser les croisements de retour vers la race malaise se prononcent davantage. Cela reviendrait à dire que les métis de deuxième, de troisième, de quatrième sang, etc., sont plus féconds que les métis de premier sang, chose assurément tout à fait conforme aux lois de l'hybridité chez les animaux. Mais les faits que nous venons d'examiner demandent à être vérifiés et complétés avant de servir de base à une conclusion définitive (1).

Ces exemples des métis de la Malaisie, que nous acceptons seulement sous toutes réserves, tendent à montrer que les résultats du croisement ne dépendent pas exclusivement du degré de proximité des races; car il y a certainement moins de distance zoologique entre les Chinois et les Malais, entre ceux-ci et les Hollandais, qu'entre les nègres d'Afrique et les Européens méridionaux. Or, les mulâtres des colonies françaises, portugaises ou espagnoles paraissent doués d'une fécondité bien supérieure à celle des métis hollandais ou chinois de la Malaisie. On sait en outre qu'au Mexique et dans l'Amérique méridionale, l'union

(1) M. Gutzlaff, missionnaire de l'Indo-Chine, a été frappé du peu de fécondité des métis nés au Cambodge de l'union de la race indigène avec les immigrants chinois. Le Cambodge est situé au sud-est du Siam, au sud de l'empire d'Anam, entre le 10e et le 14e parallèle. « Il est remarquable, dit-il, que les mariages des femmes indigènes avec les Chinois sont féconds à la première génération, mais qu'aux générations suivantes les métis deviennent graduellement stériles, et qu'ils le sont tout à fait à la cinquième génération. J'en ai vu beaucoup de cas, mais je ne puis expliquer une pareille dégénération entre des nations si semblables à la fois par leur conformation physique et par leur genre de vie. S'il en était autrement, la race chinoise aurait dû devenir prédominante, et absorber la race indigène en peu de siècles. Il n'en a pourtant pas été ainsi, et les innombrables immigrants que la Chine verse continuellement dans ce pays disparaissent au milieu d'une population clair-semée. (Gutzlaff, *Geography of the Cochin-Chinese Empire*, dans *Journal of the Royal Geographical Society of London*, vol. XIX, p. 108. Lond., 1849, in-8.)

des indigènes avec les Portugais ou les Espagnols a donné, dans beaucoup de localités, des métis dont la race se perpétue (1).

En étudiant l'hybridité chez les animaux, nous avons vu que l'homœogénésie n'est pas toujours exactement proportionnelle au degré de proximité des espèces ; nous rappellerons en particulier que les chabins, ou hybrides du bouc et de la brebis, sont bien supérieurs aux mulets de l'âne et de la jument, quoiqu'il y ait plus de différence entre les chèvres et les moutons qu'entre les chevaux et les ânes (2). Il n'en est pas moins vrai qu'en général, et sauf un certain nombre d'exceptions, les résultats des croisements sont d'autant plus défectueux que les espèces sont plus éloignées. Cela nous conduit à étudier l'hybridité humaine dans les régions ou les races les plus élevées se sont trouvées en présence des races les plus inférieures.

Quelles sont les races qui occupent les deux extrémités de la série humaine? Plusieurs auteurs anglais sont convaincus que la race anglo-saxonne — ou plutôt la race germanique — à laquelle ils appartiennent, est la première race de l'humanité. M. Alex. Harvey se plaît même à croire que la Providence l'a créée pour

(1) On ignore, il est vrai, quel est le degré de mélange de ces populations hybrides du Mexique et de l'Amérique méridionale, et les observations relatives à ce croisement sont extrêmement difficiles à faire, car les variétés des métis des divers sangs sont loin d'être aussi apparentes que chez les mulâtres, les quarterons et autres métis de *nègres* et d'Européens. Sous le rapport de la couleur, de la chevelure, des formes du crâne et de la face, les races européennes, surtout les races méridionales, diffèrent infiniment moins des races américaines que des races éthiopiennes, et les caractères intermédiaires des divers métis, même des métis de premier sang, sont beaucoup moins nets dans le premier cas que dans le second. Ainsi les célèbres Paulitas de la province de Saint-Paul, au Brésil, issus de l'union des Portugais et des Indiens, constituent une race vigoureuse, vaillante et même héroïque, quoique féroce et turbulente. Au dire de certains auteurs, le sang européen prédominerait beaucoup chez eux ; d'autres auteurs prétendent, au contraire, qu'ils sont presque entièrement Indiens. D'autres pourront dire, par conséquent, qu'ils sont exactement intermédiaires entre les deux races mères. Mais ces contradictions montrent combien il est difficile d'apprécier le degré de croisement des métis d'Indiens et d'Européens. La question de savoir si les *métis de premier sang* sont indéfiniment féconds *entre eux*, s'ils le sont habituellement ou s'ils ne le sont que par exception, ne pourra donc être résolue par les voyageurs. Les observateurs résidant dans le pays, et spécialement les médecins, pourront seuls, par des observations ultérieures, recueillies avec précision, fournir sur ce point des documents exacts.

(2) Voyez plus haut, p. 448. Les chabins sont des hybrides eugénésiques, tandis que les mulets proprement dits sont des hybrides dysgénésiques.

dominer sur toutes les autres (1). Le patriotisme est une vertu qui a droit à nos égards. Nous ne chercherons donc pas à diminuer la satisfaction de nos alliés d'outre-Manche, et nous nous empresserons de déclarer que la race qui a produit Newton et Leibnitz n'est inférieure à aucune autre.

A l'autre extrémité du monde, et presque aux antipodes de la Grande-Bretagne, les Anglais se trouvent en contact depuis plus d'un demi-siècle avec les races mélanésiennes, et spécialement avec les Australiens et les Tasmaniens. On peut discuter sur le degré d'infériorité relative de ces deux dernières races, qui diffèrent sensiblement par les caractères physiques (2). Mais on s'accorde généralement à reconnaître qu'elles sont inférieures à toutes les autres, à toutes celles du moins qui se sont trouvées d'une manière permanente en rapport avec les Européens. Celle des Hottentots, qu'on a longtemps placée au dernier degré de l'échelle, leur est notablement supérieure. Les Hottentots, quoique très-réfractaires à la civilisation, ont montré du moins quelque peu de perfectibilité, tandis que les Australiens sont des sauvages absolument incorrigibles. Les Anglais ont fait pour les instruire et les policer les tentatives les plus persévérantes, les mieux dirigées — et les plus inutiles. N'ayant pu réussir sur les adultes, ils ont pris les enfants en bas âge, ils les ont élevés dans les orphelinats avec des enfants européens ; ils ont pu ainsi leur apprendre à marmotter quelques prières, à lire et à écrire ; mais en approchant de l'âge de la puberté, les jeunes élèves retombaient sous le joug de leurs instincts sauvages, et ces civilisés d'un jour s'échappaient dans les bois pour y vivre comme leurs parents, qu'ils n'avaient jamais connus. Une fois on prit de jeunes Australiens, on les transporta en Angleterre, on les confia aux frères moraves qui ne négligèrent aucun soin pour les perfectionner. «Ils en sont revenus, dit M. P. Carnot, aussi bruts qu'auparavant. Un propriétaire d'une ferme dans l'intérieur, nous a assuré qu'il n'avait jamais pu réussir à les employer aux plus simples travaux de l'agriculture (3). »

(1) *Monthly Journal of Med. Sc.* Edinburg, 1850, in-8. Vol. XI, p. 504.
(2) Rappelons en particulier que les Australiens ont les cheveux roides et lisses, tandis que les Tasmaniens ont la chevelure laineuse.
(3) *Dict. pittor. d'hist. nat.*, art. HOMME. Paris, 1836, gr. in-8, t. IV, p. 11.

Ce qu'on sait des Tasmaniens ne permet guère de les considérer comme supérieurs aux Australiens. Il faut dire toutefois que ces malheureux insulaires de la terre de Van-Diémen n'ont pas été l'objet des mêmes soins que leurs voisins de l'Australie. Les Anglais, si humains, si patients avec ces derniers, ont commis sur la race tasmanienne, en plein dix-neuvième siècle, des atrocités exécrables, cent fois plus inexcusables que les crimes jusqu'alors sans rivaux dont les Espagnols du quinzième siècle se rendirent coupables aux Antilles.

Ces atrocités ont abouti à une extermination en règle (1), motivée, disent les optimistes, par l'insociabilité absolue des Tasmaniens (2). Ce n'est point à nos yeux une circonstance atté-

M. Garnot, auteur de cet article, a fait le tour du monde par ordre du gouvernement français, en qualité de médecin en chef de la corvette *la Coquille*. Voyez encore dans le troisième volume de *l'Océanie*, de M. de Rienzi, p. 506, l'histoire des deux Australiens Benilong et Daniel, qui, après avoir vécu plusieurs années, libres et choyés, avec les Européens, se dépouillèrent de leurs vêtements et s'en allèrent vivre dans la forêt.

(1) En 1835, les Anglais de l'île Van-Diémen entreprirent de se débarrasser pour toujours des indigènes. Une battue régulière fut organisée dans toute l'île, et en peu de temps tous les Tasmaniens, sans distinction d'âge ni de sexe, furent exterminés, à l'exception de 210 individus qui furent transportés dans la petite île Flinders (ou Furneaux) du détroit de Bass. C'était tout ce qui restait d'une race qui, jusqu'à l'arrivée des Anglais, avait occupé sans contestation un territoire presque aussi grand que celui de l'Irlande. Cet épouvantable massacre produisit une horreur profonde dans le Parlement britannique, mais on ne songea même pas à réintégrer sur le sol natal les infortunés débris de la race tasmanienne. On prit pourtant des mesures pour que les déportés de l'île Flinders fussent traités avec humanité et abondamment pourvus de vivres; on leur octroya même les soins de la religion. Cette île a treize lieues de long sur sept de large; l'espace ne manquait donc pas aux proscrits. Néanmoins ces 210 individus, pour la plupart adultes, s'éteignirent rapidement, et le comte de Strzelecki, qui les visita en 1842, n'en trouva plus que 54. En sept ans et quelques mois, il n'était né que 14 enfants. (Strzelecki, *Physical Description of New South Wales and Van Diemen's Land*. London, 1845, in-8, p. 353-57.

(2) Quelques mois avant l'extermination des Tasmaniens, un habitant de Hobart-Town, récemment établi dans la colonie, écrivit une lettre que M. de Rienzi a reproduite dans le tome III de *l'Océanie*, p. 558. L'auteur prévoyait déjà qu'un conflit était inévitable, et prenait manifestement parti pour les malheureux indigènes. Après avoir dit que ceux-ci marchaient en troupes, mais ne paraissaient avoir ni chef ni même une idée quelconque de gouvernement, il ajoutait : « On a élevé plusieurs de leurs enfants dans les écoles de Hobart-Town ; quand une fois ils étaient parvenus à l'âge de puberté, un instinct irrésistible les rappelait dans leurs solitudes. » Nous ne connaissons pas d'autres renseignements sur les tentatives que les Anglais ont pu faire en Tasmanie pour civiliser les indigènes. Mais ce fait, tout à fait semblable à ceux qui se sont produits en Australie, émane d'une source qui ne peut être sus-

nuante; mais il résulte réellement de tous les renseignements que, de tous les êtres humains, les Tasmaniens sont — ou plutôt étaient — avec les Australiens, les plus rapprochés de la brute.

L'étude des résultats de l'union des Anglo-Saxons avec ces deux races inférieures nous donnera une idée de ce que peuvent produire les croisements les plus disparates de l'humanité.

M. d'Omalius d'Halloy, président du Sénat belge, savant vénérable, aussi connu par ses travaux de géologie que par ses travaux d'anthropologie, termine ainsi le septième chapitre de son traité des races humaines :

« Il est remarquable que, quoiqu'un grand nombre d'Européens habitent maintenant dans les mêmes contrées que les Andamènes, on ne mentionne pas encore l'existence d'hybrides résultant de leur union (1). »

Sous le nom général d'*Andamènes*, M. d'Omalius d'Halloy comprend à la fois les Australiens, les Tasmaniens et tous les noirs à tête laineuse de la Mélanésie et de la Malaisie.

Il paraît donc résulter de ce passage : ou bien que les Européens établis dans ces contrées n'ont eu aucun rapport avec les femmes noires indigènes, chose tout à fait inadmissible, comme nous le démontrerons tout à l'heure, ou bien que le croisement des races a été complétement stérile.

Cette dernière supposition n'est cependant pas tout à fait exacte. Il est bien vrai que la plupart des voyageurs ne font aucune mention des métis de la Mélanésie; il est bien vrai que ces métis sont assez rares; il y en a cependant quelques-uns. Ainsi, MM. Quoy et Gaimard ont vu *un* métis d'Européen et de Tasmanienne (2). M. Gliddon, qui malheureusement ne cite pas la source où il a puisé son renseignement, annonce que jusqu'à 1835, époque où les Tasmaniens furent exterminés, on n'avait connu dans toute la Tasmanie qu'un ou deux métis *adultes* (3).

pectée, puisque l'auteur de la lettre est, ainsi que M. de Rienzi, très-favorable aux indigènes.

(1) D'Omalius d'Halloy, *Des races humaines* ou *Éléments d'ethnographie*, 4e édition. Paris, 1859, in-12, p. 108.

(2) Quoy et Gaimard, *Voyage de l'Astrolabe* en 1826-1829, ZOOLOGIE, t. I, p. 46. Paris, 1830, in-8.

(3) Gliddon, *the Monogenists and the Polygenists*, dans *Indigenous Races of the Earth*. Philadelphia, 1857, gr. in-8, p. 443.

Cela indique qu'il en était né bien peu, ou que la plupart d'entre eux étaient morts en bas âge, car la colonie, fondée en 1803 par une population d'abord *exclusivement masculine*, avait pris en quelques années un très-grand accroissement par l'arrivée de convicts et de colons libres, presque tous du sexe masculin. M. Jacquinot, après avoir annoncé qu'il n'y avait presque aucun métis en Australie, ajoute : « A Hobart-Town et sur toute la Tasmanie, il n'y a pas davantage de métis (1). » Aucun autre auteur, à notre connaissance, n'a fait mention des métis tasmaniens.

En Australie, le croisement des Anglais avec les femmes indigènes n'a pas été beaucoup plus productif : « C'est à peine, dit M. Jacquinot, si l'on *cite* quelques métis d'Australiennes et d'Européens. Cette absence de métis entre deux peuples vivant en contact sur la même terre, prouve bien incontestablement la différence des espèces. On conçoit, du reste, que si ces métis existaient, ils seraient très-faciles à reconnaître et à différencier des espèces mères (2). » M. Lesson, qui a séjourné plus de deux mois à Sydney et dans les environs, et qui a fait plusieurs excursions parmi les indigènes, n'a fait mention que d'un seul métis, né du commerce d'un blanc avec la femme d'un chef nommé Bongarri (3). Cunningham, célèbre avocat de la race australienne — laquelle a pourtant fini par le tuer et même, dit-on, par le manger — a écrit sur la Nouvelle-Galles du Sud deux volumes où il n'est question, soit directement, soit indirectement, que d'*un seul* métis, et il se trouve que ce métis unique est précisément celui dont parle M. Lesson (4). Aucun statisticien, aucun historien ne fait figurer les métis dans les cadres de la population australienne. Nulle part cependant les classes de la société ne sont plus nombreuses et plus distinctes. Les fonctionnaires, les colons

(1) *Voyage au pôle sud et dans l'Océanie* ; ZOOLOGIE, par Jacquinot, t. II, p. 109. Paris, 1846, in-8.

(2) *Loc. cit.*, p. 109.

(3) Lesson, *Voyage autour du monde sur la corvette la Coquille*, exécuté par ordre du gouvernement français. Paris, 1839, gr. in-8, t. II, p. 278. La description de la Nouvelle-Hollande et de ses habitants est fort étendue dans cet ouvrage ; elle occupe près de 80 pages.

(4) Cunningham, *Two Years in New South Wales*, 3e édit. Lond., 1828, vol. II, p. 17, in-8.

nés en Europe, les colons nés en Australie, les convicts, les émancipés, les descendants des convicts, etc., forment autant de classes qui se jalousent, se méprisent, se disputent les privilèges et se désignent mutuellement sous des noms plus ou moins pittoresques. Il y a les *sterling*, les *currencies* (1), les *legitimate*, les *illegitimate* (2), les *pure merinos*, les *convicts*, les *titled*, les *untitled*, les *canaries*, les *government-men*, les *bushrangers*, les *emancipists* (3) et plusieurs autres classes d'émigrants ou de convicts. Dans ce riche vocabulaire, on ne trouve pas un seul mot pour désigner les métis. Or, dans tous les pays où des races de couleurs différentes se sont mélangées, le langage de la localité impose toujours des dénominations distinctes aux métis des diverses nuances. Il n'y a rien de pareil en Australie. Il y a même une classe de blancs, les *legitimates*, qui portent le nom de *cross-breds* (4). Partout ailleurs, ce nom désignerait des métis; ici, il s'applique à des convicts européens; on n'a même pas songé qu'il pût en résulter quelque confusion, tant on a jugé impossible que les rares produits du croisement des deux races fussent destinés à former, à une époque quelconque, une partie notable de la population.

Ce n'est pas seulement dans la Nouvelle-Galles du Sud qu'on a été frappé de la rareté des métis d'Européens et d'Australiens. M. Mac Gillivray a constaté le même fait aux environs du port Essington, colonie anglaise de l'Australie septentrionale (5).

On peut donc accepter comme une chose parfaitement avérée que les métis des Européens et des femmes indigènes sont assez

(1) Il serait superflu d'indiquer l'origine de ces divers sobriquets. Nous dirons toutefois que les *sterling* sont les hommes libres nés en Europe, et les *currencies*, les hommes libres nés dans la colonie. La livre sterling était autrefois supérieure à la livre currency, qui est la livre australienne. V. Cunningham, *loc. cit.*, vol. II, p. 46.

(2) Ces noms ont ici une acception toute spéciale, et ne désignent nullement les enfants naturels ou légitimes, *loc. cit.*, p. 108.

(3) Les *canaries* sont les convicts récemment arrivés. Les *government-men* sont les convicts établis; les *emancipists* sont les ex convicts qui ont été libérés à l'expiration de leur peine, ou à cause de leur bonne conduite. Les *bushrangers* sont les convicts fugitifs.

(4) *Loc. cit.*, p. 108.

(5) Mac Gillivray, *Narration of the Voy. H. M. S. Rattlesnake*, 1852, vol. I, p. 151, cité dans Waitz, *Anthropologie*, Bd I, s. 205. Leipzig, 1859, in-8.

rares en Australie, comme ils l'étaient en Tasmanie, lorsqu'il y avait une race tasmanienne.

Ce fait est tellement en opposition avec les opinions généralement reçues sur le croisement des races humaines, qu'avant de l'attribuer à des causes physiologiques, il est indispensable de se demander s'il n'est pas dû à quelque autre cause.

On pourrait être tenté de supposer, par exemple, qu'il n'y a pas eu de croisement, et que la laideur et la saleté des femmes indigènes ont servi de frein à la lubricité des Européens. Cela a été dit, non par les voyageurs, qui ont dit précisément le contraire, mais par d'honnêtes et sensibles raisonneurs dont les goûts élégants ont été révoltés à l'aspect des portraits ou des bustes représentant les Australiennes. Ce serait une chose bien grave que toute une race eût éprouvé un dégoût irrésistible en présence d'une autre race, car la nature n'a inspiré de pareilles répulsions qu'à des êtres d'espèces différentes, et l'homme, l'homme civilisé surtout, est, de tous les animaux, le moins exclusif dans ses amours. Ne se dégrade-t-il pas quelquefois jusqu'à la bestialité? Est-il dans nos ports de mer une fille publique assez laide et assez vieille pour décourager l'intrépide amour des matelots? Et ne sait-on pas que les Hottentotes, dont la laideur est proverbiale, ont fait souche de métis avec les Européens de l'Afrique australe? Laissons donc de côté cette supposition qui part d'un bon sentiment, mais qui ne repose pas sur une connaissance bien exacte de la nature humaine. Voici d'ailleurs quelques documents qui permettent de pressentir que les Européens d'Australie et de Van-Diémen ont dû être poussés bien des fois à fréquenter les femmes indigènes.

En 1821, suivant Malte-Brun, la population de la colonie de Sydney se composait de 37 068 individus, ainsi répartis (1) :

Colons libres ou convicts libérés :	Hommes.	12 608
— —	Femmes.	3 422
— —	Enfants	7 224
Convicts des deux sexes		13 814
		37 068

Ainsi, parmi les adultes libres, il y avait seulement 27 femmes

(1) Malte-Brun, *Abrégé de Géographie universelle*, Paris, 1844, in-8, p. 883.

pour 100 hommes, c'est-à-dire que 73 hommes sur 100 étaient dans l'impossibilité absolue de se marier.

La proportion relative des convicts des deux sexes n'est pas indiquée dans ce relevé, mais on sait que dans l'origine les déportés étaient, en très-grande majorité, du sexe masculin, et on va voir qu'il y a toujours eu parmi eux infiniment moins de femmes que d'hommes.

Le nombre des habitants de la colonie approchait de 50 000 en 1825 (1); mais, à partir de cette époque, les convois de convicts furent, pour la plupart, dirigés sur l'île de Van-Diémen, et la population blanche de l'Australie, ne recevant plus de renforts réguliers, diminua rapidement. En 1830, il n'y avait plus que 36 598 individus de toute classe, savoir :

Libres.	Hommes. . .	13 456	20 930
—	Femmes . . .	7 474	
Convicts non émancipés. . .	Hommes. . .	14 155	15 668
—	Femmes . . .	1 513	
			36 598

Il n'y avait donc, parmi les convicts, qu'une femme pour 9 hommes, et parmi les libres qu'une femme pour 2 hommes à peu près (2). Ainsi s'explique le peu d'accroissement de la population pendant les premières périodes de la colonie et la décroissance considérable qui correspond à la période de 1825 à 1830. En 1845, suivant M. Henricy, la Nouvelle-Galles du Sud avait déjà reçu, depuis sa fondation, 90 000 déportés des deux sexes, plus un nombre inconnu et considérable d'émigrants volontaires, et cependant elle n'avait en tout que 85 000 habitants. A la même époque, il n'y avait dans la classe libre que 3 femmes pour 5 hommes, et parmi les convicts qu'une femme pour

(1) Cunningham, *loc. cit.*, vol. II, p. 65.

(2) Malte-Brun, *Abrégé de géographie universelle*, 1844, p. 883. En réalité, la disproportion entre les individus libres des deux sexes était beaucoup plus considérable que ne l'indique ce relevé, car les enfants ont été compris dans la même statistique que les adultes. Or, le nombre des enfants des libres s'élevait à 6 857 en 1828, d'après le recensement de Went-Worth. (Rienzi, *l'Océanie*, t. III, p. 545). En supposant que ce nombre ne s'élevât qu'à 7 000 en 1830, soit 3 500 garçons et 3 500 filles, il resterait pour la population des *adultes* libres environ 10 000 hommes et 4 000 femmes, soit 2 femmes seulement pour 5 hommes.

12 hommes. Dans la colonie de Hobart-Town, en Tasmanie, la disproportion était un peu moindre, car il y avait 5 femmes libres pour 7 hommes et une femme convict pour 8 hommes (1).

Il est difficile de croire que les hommes libres privés de femmes soient tous doués de la vertu de continence. Admettons-le toutefois pour un instant. On ne pourra pas faire la même supposition en faveur des convicts, qui ne sont pas choisis parmi les habitants les plus vertueux de la Grande-Bretagne. On notera que les femmes déportées ne sont pas publiques dans la colonie. L'administration accorde des avantages aux convicts qui se marient légitimement; c'est un premier pas vers leur réhabilitation, et lorsqu'il arrive un navire chargé de femmes, celles-ci sont promptement épousées par les convicts. Les neuf dixièmes environ de ces derniers sont donc entièrement privés de femmes blanches. En revanche, ils se procurent des *gins* (c'est le nom des Australiennes) avec la plus grande facilité, et quand même on ne saurait pas que beaucoup d'entre eux vivent en concubinage avec elles, on pourrait d'avance le deviner et l'affirmer.

« Les femmes des peuplades de Port-Jackson, dit M. Lesson, recherchent les blancs, les agacent, et se prostituent aux convicts *pour un verre d'eau-de-vie* (2). »

Après avoir dit que ces mêmes tribus vivent principalement de pêche et viennent à la ville échanger leurs poissons pour des hameçons, du pain ou du rhum, Cunningham ajoute que ce commerce donne lieu aux plus tristes scènes de débauche, que la prostitution des femmes indigènes avec les blancs a pris des proportions considérables, « attendu que les Australiens prêtent leurs femmes aux convicts pour un morceau de pain ou pour une pipe de tabac, *for a slice of bread or a pipe of tabacco* (3). Il serait inutile de citer d'autres témoignages après celui du principal défenseur des Australiens.

Il est donc parfaitement certain que de très-nombreuses alliances ont eu lieu et ont lieu encore tous les jours entre les

(1) Henricy, *Histoire de l'Océanie*. Paris, 1845, in-12, p. 215 et p. 223-224.

(2) Lesson, *Voyage autour du monde sur la Coquille*. Paris, 1839, gr. in-8, t. II, p. 291. C'est en 1824 que l'auteur a séjourné à la Nouvelle-Galles du Sud. Sous le nom de *Port-Jackson*, il désigne toute la région dont Sydney est la capitale.

(3) Cunningham, *loc. cit.*, vol. II, p. 7.

Européens et les femmes du pays. Les habitants de la colonie, qui ne peuvent l'ignorer, ont eu recours, pour expliquer le peu de fécondité de ces croisements, à une supposition singulière, acceptée par Cunningham et même, tout récemment, par M. Waitz (1). Ils ont imaginé que les maris australiens poussaient la jalousie jusqu'à tuer les nouveau-nés de sang mêlé, et c'est à ces massacres hypothétiques (dont on n'a d'ailleurs cité aucun exemple) qu'ils attribuent la rareté des métis. Pour que ce conte acquît quelque vraisemblance, il faudrait d'abord que toutes les Australiennes fussent sous la domination d'un mari féroce et jaloux, et qu'aucune d'elles n'eût l'instinct maternel assez développé pour dérober son enfant à la fureur de son mari. Cunningham, en acceptant cette histoire, oublie qu'il vient de raconter, deux lignes plus haut, que les hommes australiens prostituent eux-mêmes leurs *gins* au premier venu pour une pipe de tabac. De pareils êtres ne semblent pas faits pour se sentir déshonorés par la naissance d'un enfant étranger. Voici maintenant une anecdote qui a été répétée partout comme une preuve que les Australiens ne sont pas entièrement dénués de l'esprit de saillie, et qui prouve du moins qu'ils n'ont aucune notion de l'honneur conjugal. Ce Bongarri, dont nous avons déjà parlé et qui était vers 1825 le plus célèbre chef des hordes australiennes de Port-Jackson, traitait comme son fils un petit métis né de l'adultère de sa gin préférée avec un convict de l'endroit. Lorsqu'on lui demandait pourquoi son fils avait le teint si clair, il répondait en plaisantant « que sa femme aimait beaucoup le pain blanc, et qu'elle en avait trop mangé. » Il faisait invariablement cette réponse à tous les curieux (2). Si un chef, un guerrier couvert d'honorables cicatrices (3), attache si peu d'importance à la fidélité de sa femme et se fait un amusement

(1) Waitz, *Anthropologie*, Bd I, s. 205.

(2) M. Lesson s'est donné le plaisir de faire faire cette réponse à Bongarri. Cunningham la cite comme une plaisanterie habituelle de ce chef, lequel, dit-il, « la répète même encore aujourd'hui. » Lesson, *loc. cit.*, t. II, p. 278. Cunningham, *loc. cit.*, vol. II, p. 18.

(3) Lesson, *loc. cit.*, p. 278. Le même auteur raconte, p. 292, que Bongarri avait eu, entre autres blessures, un bras cassé par un coup de casse-tête, que la fracture ne s'était pas consolidée, et que, malgré cette fausse articulation, le chef australien se servait avec adresse de son bras, soit pour ramer, soit pour manier ses armes.

de plaisanter avec son déshonneur, est-il admissible que la fibre conjugale soit plus irritable chez les hommes de sa tribu? Supposera-t-on que Bongarri, en sa qualité de personnage plus éminent que les autres, s'était fait des principes de morale philosophique sur l'inviolabilité de la vie humaine? Mais ce même chef, au dire de Cunningham, trouvait naturel qu'on mît à mort, suivant la coutume australienne, le plus faible de deux nouveau-nés jumeaux (1). On a invoqué cette coutume pour montrer que les Australiennes n'attachent aucune importance à la vie de leurs enfants et qu'elles doivent, par conséquent, n'opposer aucune résistance au massacre des petits métis. Une race d'êtres où les femelles n'aimeraient pas leurs petits ne serait pas une race humaine. La coutume de ne garder qu'un enfant jumeau et de sacrifier l'autre le jour de sa naissance paraît abominable et inexplicable; mais si l'on songe à l'existence famélique des Australiens, à l'incertitude et à l'insuffisance de leur alimentation, au défaut absolu d'organisation sociale et aux difficultés matérielles que rencontre l'éducation d'un seul enfant, on comprendra que la mère, pouvant à peine suffire à l'allaitement d'un nouveau-né, et certaine de ne pouvoir en élever deux, se résigne à sacrifier un de ses jumeaux pour sauver l'autre. Il n'y a donc absolument aucun rapprochement à établir entre la coutume relative aux jumeaux et le prétendu massacre des métis. Si l'on continuait à supposer que les indigènes des environs de Sydney, pervertis par la fréquentation des convicts et exaspérés par leurs violences, eussent fini par adopter un usage qui révolte la nature, on serait bien obligé d'admettre qu'une pareille dégradation ne peut être que toute locale. On a vu certaines abominations se répandre de proche en proche et se transmettre de peuple à peuple par imitation; mais un usage contraire à la nature ne surgit pas simultanément, exactement sous la même forme, dans plusieurs pays à la fois. Or, les Australiens de Sydney n'ont eu aucun moyen de communiquer leurs coutumes aux indigènes de la Tasmanie ni aux indigènes du port Essington, dans l'Australie septentrionale; M. Waitz suppose que là aussi, à 700 lieues de Sydney, on égorge impitoyablement les petits métis; c'est

(1) Cunningham, *loc. cit.*, vol. II, p. 8.

une supposition bien hasardée, lorsque le voyageur dont il commente le texte s'est borné à dire que ces métis *ne paraissent pas se développer* (1).

Nous concluons de cette discussion, trop longue peut-être, que le massacre des métis australiens est un conte populaire. Quand même de pareils crimes auraient lieu quelquefois, quand même ils seraient fréquents, il devrait encore y avoir beaucoup de métis en Australie, si le croisement des races était bien fécond. Nous ne pouvons voir dans cette explication étrange qu'une confirmation, et une confirmation éclatante du fait que nous avons déjà établi, savoir que les métis sont rares en Australie. Si ce fait n'avait pas été parfaitement évident, on n'aurait pas éprouvé le besoin de l'expliquer, et M. Cunningham, qui a fait les plus louables efforts pour réhabiliter les indigènes, n'eût pas contribué à faire peser sur eux une accusation terrible et toute gratuite.

Nous n'avons pas épuisé la liste des hypothèses qui ont été faites pour expliquer la stérilité presque constante des Australiennes et des Tasmaniennes fréquentées par les Anglais. On a dit que la plupart des unions croisées étaient fortuites, accidentelles, momentanées, et que, par conséquent, la femme indigène avait beaucoup plus de chances d'être fécondée par son mari sauvage que par ses amants européens. La rareté des métis n'aurait pas d'autre cause : M. de Freycinet paraît avoir accepté cette interprétation : « Aucune alliance *permanente* ne s'est formée entre les deux peuples, quoiqu'on rencontre çà et là quelques mulâtres ; mais ils sont dus à des liaisons *passagères* d'Européens avec les femmes australiennes (2). »

Nous remarquerons d'abord que le nombre des métis est beaucoup plus considérable dans un grand nombre de pays où les croisements ont eu lieu de la même manière, et notamment dans l'Afrique australe. Il y a des métis dans plusieurs îles de la Polynésie où les Européens n'ont jamais fixé leur résidence, où ils n'ont paru qu'en passant. Il devrait donc y en avoir un très-grand nombre dans les colonies australiennes, quand même il

(1) Mac Gillivray, *loc. cit.*, vol. I, p. 151. Waitz, *loc. cit.*, p. 203.

(2) Ce passage, extrait du *Voyage de l'Uranie*, est reproduit textuellement dans la *Zoologie* de M. Jacquinot, t. II, p. 353.

serait vrai que les blancs n'auraient jamais entretenu de relations permanentes avec les femmes indigènes. Mais on ne saurait douter qu'il y a eu très-fréquemment entre ces deux races des alliances plus ou moins durables, c'est-à-dire que beaucoup de blancs ont attiré et entretenu sous leur toit, pendant des mois et des années entières, des concubines australiennes (1). C'est ce qui résulte de la manière la plus positive des controverses soulevées en Angleterre par une singulière observation du comte de Strzelecki.

Ce célèbre voyageur, qui a parcouru les deux Amériques et l'Océanie, a cru remarquer que les femmes sauvages qui ont une fois vécu avec les blancs, deviennent stériles avec les hommes de leur propre race, quoiqu'elles soient encore susceptibles d'être fécondées par les hommes blancs. Il annonce qu'il a recueilli des centaines de faits de ce genre chez les Hurons, les Séminoles, les Araucans, les Polynésiens et les Mélanésiens. Il ne cherche pas à expliquer ce phénomène étrange, qui est dû, dit-il, à une loi mystérieuse, et qui lui paraît une des causes de la décroissance rapide des populations indigènes dans les régions occupées par les Européens (2).

Au dire de M. Alex. Harvey, les professeurs Goodsir, Maunsell et Carmichael ont appris de sources diverses que l'assertion de M. Strzelecki est « unquestionable » et doit être considérée comme l'expression d'une loi de la nature (3).

M. de Strzelecki n'a pas spécifié que la stérilisation des femmes indigènes fût la conséquence de la procréation des métis. Il a parlé seulement des rapports sexuels en général, et il paraît résulter de son texte, qu'une femme qui aurait vécu quelque temps avec un Européen, même sans en avoir d'enfant, serait devenue stérile avec les hommes de sa race.

(1) Je ne saurais dire si pareille chose a eu lieu également à Van-Diémen ; les documents qui vont suivre ont été recueillis en Australie depuis 1835, c'est-à-dire à une époque où il n'y avait plus de Tasmaniens en Tasmanie. M. de Rienzi, qui a terminé ses voyages avant cette époque, a dit que les femmes tasmaniennes quittaient quelquefois leurs maris pour aller vivre avec les pêcheurs européens établis sur les côtes (*l'Océanie*, t. III, p. 547); mais ce renseignement est isolé.

(2) P.-E. de Strzelecki, *Physical Description of New South Wales and Van Diemen's Land.* Lond., 1845, in-8, p. 346.

(3) *Monthly Journal of Med. Sc.* Edinburg, 1850, in-8, vol. XI, p. 304. October 1850.

Néanmoins, on a cru que cet observateur parlait seulement des femmes déjà fécondées au moins une fois par les Européens, et c'est sous cette forme que la question a été abordée par les physiologistes. On s'est demandé comment la gestation d'un métis pouvait modifier la constitution de la mère au point de la rendre stérile avec les hommes de sa race, et M. Alex. Harvey, développant une théorie de M. M'Gillivray, a supposé que l'embryon, pendant son séjour dans la matrice, faisait subir à la mère, par une sorte d'inoculation, des modifications organiques ou dynamiques dont le principe lui aurait été transmis par son père, et dont sa mère pourrait ensuite conserver l'empreinte d'une manière durable (1). A l'appui de cette hypothèse, l'auteur rappelle que certaines maladies, telles que la syphilis ancienne et non contagieuse, peuvent se transmettre du père à la mère par l'intermédiaire du fœtus; il ajoute que chez les chevaux, les bœufs, les moutons, les chiens, une femelle fécondée une première fois par un mâle peut acquérir par là et conserver longtemps une certaine disposition à produire ensuite avec un second mâle des petits semblables au premier, phénomène bien connu des éleveurs de bestiaux. Enfin, il prétend que la jument qui a fait un mulet conçoit ensuite plus difficilement avec les chevaux qu'avec les ânes, et il rapproche cet exemple de celui des femmes sauvages qui, fécondées une fois par un blanc, deviendraient par là stériles avec les hommes de leur race, sans cesser pour cela d'être fécondes avec les blancs. Les Européens ici, sauf le respect que je leur dois, joueraient le rôle de l'âne. On comprend que je n'accepte pas la responsabilité de cette théorie aventureuse, que M. Carpenter a été sur le point d'admettre, mais qu'il a écartée dans un post-scriptum, grâce aux nouveaux renseignements qu'il a reçus pendant l'impression de son article (2). L'influence du premier mâle sur la progéniture de ceux qui lui succèdent a été constatée plusieurs fois d'une manière évidente

(1) Alex. Harvey (d'Aberdeen), *On the Fœtus in Utero as inoculating the Maternal with the Peculiarities of the Paternal Organism and on the Influence thereby exerced by the Male, on the Constitution and the Reproductive Power of the Female* Dans *The Monthly Journal of Med. Sc. of Edinburg*, vol. IX, p. 1130; vol. XI, p. 299, et vol. XI, p. 387 (1849-1850).

(2) Carpenter, art. *Varieties of Mankind*, dans Todd's *Cyclopædia of Anatomy and Physiologie*, vol. IV, p. 1341 et 1365.

dans le croisement des animaux de races, et même d'espèces différentes (1). Mais l'existence d'un pareil phénomène dans le genre humain est au moins douteuse, et la relation des faits de cet ordre avec l'assertion attribuée à M. de Strzelecki est plus douteuse encore. Nous rappellerons d'ailleurs que ce dernier auteur, signalant la stérilité des femmes sauvages qui ont vécu en concubinage avec les blancs, n'a pas parlé seulement de celles qui ont eu des métis; son assertion s'applique également à celles qui n'en ont pas eu, et si M. Harvey avait pris une connaissance exacte du texte, il n'aurait probablement pas songé à émettre sa théorie.

Les observations de M. de Strzelecki, quoique recueillies dans des pays très-divers, avaient été publiées dans un ouvrage sur l'Australie. On put croire qu'il avait parlé spécialement des femmes indigènes de la Nouvelle-Galles du Sud, et ce fut dans cette contrée qu'on alla aux renseignements. M. Heywood Thomson, chirurgien de la marine royale d'Angleterre, étudia la question directement, et envoya au *Monthly Journal* d'Edimbourg un article destiné à réfuter l'assertion de M. de Strzelecki. Cet article prouve effectivement que M. de Strzelecki a émis une opinion trop générale; l'auteur a connu un colon de Macquarie-River, qui lui a communiqué le fait suivant : Un de ses *convict-servants* eut un enfant avec une Australienne, et celle-ci, étant retournée plus tard dans sa tribu, eut un second enfant avec un indigène. M. Thomsom annonce que d'autres exemples semblables se sont montrés dans la colonie, et il porte un coup fatal à la théorie de M. Harvey, en ajoutant que les femmes australiennes qui ont vécu un certain temps avec les blancs ne sont pas plus fécondes avec ceux-ci qu'avec les indigènes.

Au surplus, quoique M. Thomson ait pris la plume pour démontrer que la cohabitation avec les Européens ne rend pas nécessairement les Australiennes stériles avec les hommes de leur race, il reconnaît pourtant que ce résultat est assez commun. C'est, suivant lui, un fait *qui n'est pas contesté* (2), et il le con-

(1) Une jument de lord Morton, couverte par un zèbre, fit d'abord un métis zébré; couverte ensuite par un cheval arabe, elle fit successivement trois poulains zébrés comme le premier mâle.

(2) Thomas R. Heywood Thomson. *On the reported Incompetency of the Abori-*

sidère comme si certain, qu'il en cherche l'explication. Il l'attribue aux causes suivantes :

1° L'Européen qui a vécu en concubinage avec une Australienne la renvoie au bout de quelques années, et souvent alors elle n'est plus assez jeune pour avoir des enfants, attendu que les Australiennes conçoivent rarement après l'âge de trente ans; 2° la cohabitation avec l'Européen modifie la constitution de la femme sauvage, qui fume et s'enivre à discrétion pendant tout ce temps; 3° après avoir perdu l'habitude de la vie sauvage, elle revient dans sa tribu, où elle supporte difficilement les fatigues et les intempéries, et cela diminue encore sa fécondité; 4° enfin, lorsqu'elle devient mère, et qu'à ses autres fatigues viennent se joindre celles de la maternité, elle s'y soustrait par l'infanticide.

C'est à ces causes réunies que l'auteur attribue la rareté des enfants nés des Australiennes qui sont retournées dans leur tribu après avoir cohabité avec les blancs.

C'est une chose bien significative, lorsqu'un auteur constate en quelque sorte malgré lui, et sanctionne par ses théories, un fait qu'il a entrepris de réfuter. Je ne crois pas devoir revenir sur cette histoire de l'infanticide, cent fois plus improbable ici que dans le cas où l'enfant a été engendré par un Européen. S'il résulte du mémoire de M. Thomson que l'assertion de M. de Strzelecki est trop générale, il en résulte aussi que cette assertion est fondée. Mais ce n'est pas ici le lieu de chercher l'explication d'un phénomène qui, malgré les efforts de M. Harvey, reste en dehors de l'hybridité. Si je m'y suis arrêté quelques instants, c'est parce que les polémiques soulevées par les observations de M. de Strzelecki ont établi d'une manière incontestable que le *concubinage* des blancs et des femmes indigènes est un fait très-commun en Australie, et nous ne désignons pas sous ce nom les rapports sexuels plus ou moins fortuits, plus ou moins passagers, les amours de rencontre ou les marchés conclus pour un verre d'eau-de-vie, mais la coha-

ginal Females of New Holland to procreate with Native Males after having Children by an European or White. Dans *Monthly Journ. of Med. Sc.* Edinb., oct. 1851, in-8, vol. XII, p. 354.

bitation sous le même toit, prolongée pendant plusieurs mois ou plusieurs années.

La rareté des métis australiens ne peut donc être attribuée ni à la rareté, ni à la nature trop passagère des croisements, et nous ne pouvons nous dispenser de croire, jusqu'à plus ample informé, que la stérilité relative de ces croisements est la conséquence d'un défaut d'homœogénésie entre les deux races.

Dans l'étude des exemples qui ont précédé celui-là, nous avons été conduit à nous demander si les métis étaient eugénésiques, c'est-à-dire si les métis de premier sang étaient indéfiniment féconds entre eux, et pour répondre à cette question, nous avons eu à analyser un certain nombre de faits. Ici les faits font entièrement défaut, et la question ne peut être examinée que d'une manière purement théorique. Aucun voyageur, aucun auteur n'a parlé de l'alliance des métis australiens entre eux ni même de leur alliance avec l'une ou l'autre des races mères. Aucun n'a dit si ces métis étaient robustes, intelligents, vivaces, ou s'ils étaient faibles, stupides et sans longévité. Il y a une chose qui me paraît assez probable, c'est que le nombre des métis qui meurent en bas âge ou de ceux qui ne sont même pas viables, doit être relativement considérable, et ce pourrait bien être là l'origine de l'accusation d'infanticide que j'ai déjà réfutée. Cette défectuosité des produits s'observe dans les croisements de certaines espèces animales peu homœogénésiques, et s'il est vrai, comme tout tend à l'établir, que l'union des blancs et des Australiennes soit peu féconde, il y a lieu de supposer que les métis issus çà et là de ces unions disparates doivent rentrer dans la catégorie des métis inférieurs. Seraient-ils bien féconds entre eux? Cela paraît fort peu vraisemblable, quoique l'expérience n'en ait pas été faite. Il est même douteux qu'ils soient bien féconds avec les blancs, car personne n'a signalé l'existence de métis quarterons, qui seraient pourtant aussi faciles à reconnaître que les quarterons des Antilles. Quelque faible que soit le nombre des femmes hybrides de premier sang, ces femmes auraient dû produire avec les blancs, si elles étaient bien fécondes, une postérité qui aurait dû devenir nombreuse dans la population d'une colonie fondée depuis plus de soixante et dix ans; car il n'est pas douteux que là, comme partout ailleurs, la femme de couleur doit rechercher de préférence l'alliance des hommes de la race supérieure.

Je suis loin de donner ces suppositions comme des vérités démontrées. J'ai examiné et analysé tous les documents que j'ai pu rassembler; mais je ne puis prendre la responsabilité de faits que je n'ai pas constatés moi-même, et qui sont en opposition trop flagrante avec les idées généralement reçues pour être admis sans une vérification sévère. J'appelle donc avec insistance l'attention des voyageurs, et surtout des médecins résidant en Australie, sur ce sujet dont je crois avoir fait ressortir l'importance. En attendant de nouveaux éclaircissements, on ne peut raisonner que sur les faits connus; et ces faits sont assez nombreux, assez authentiques pour constituer sinon une démonstration rigoureuse et définitive, du moins une forte présomption en faveur de la doctrine des polygénistes.

Il résulte de l'ensemble de nos recherches sur l'hybridité humaine :

1° Que certains croisements humains sont parfaitement eugénésiques ;

2° Que d'autres croisements donnent des résultats qui paraissent notablement inférieurs à ceux de l'hybridité eugénésique ;

3° Que les métis de premier sang, issus du croisement de la race germanique (anglo-saxonne) avec les nègres d'Afrique paraissent inférieurs en fécondité et en longévité aux individus de race pure ;

4° Qu'il est au moins douteux que ces métis, en s'alliant entre eux, soient capables de perpétuer indéfiniment leur race, et qu'ils sont moins féconds dans leurs alliances directes que dans leurs croisements de retour avec les deux races mères, comme on l'observe dans l'hybridité paragénésique ;

5° Que le croisement de la race germanique (anglo-saxonne) avec les races mélanésiennes (Australiens et Tasmaniens) est peu fécond ;

6° Que les métis issus de ce croisement sont trop rares pour qu'on ait pu obtenir jusqu'ici des renseignements sur leur viabilité et sur leur fécondité ;

7° Que plusieurs des degrés d'hybridité qui ont été constatés dans les croisements d'animaux d'espèces différentes paraissent se retrouver dans les divers croisements des hommes de races différentes ;

8° Que le degré le plus inférieur de l'hybridité humaine, celui où l'homœogénésie est assez faible pour rendre incertaine la fécondité du premier croisement, s'est montré précisément là où ont eu lieu les croisements les plus disparates, entre une des races les plus élevées et les deux races les plus inférieures de l'humanité.

§ IV. *Résumé et conclusion.*

Les questions si nombreuses et si controversées que nous avons dû étudier avant d'arriver à notre but, ont plus d'une fois rompu l'enchaînement de notre travail. Il ne sera donc pas sans utilité maintenant de réunir en un seul faisceau les diverses parties de notre argumentation.

Les zoologistes ont reconnu, dans *chacun* des groupes naturels qui constituent les genres, *plusieurs* types distincts qu'ils désignent sous le nom d'*espèces* (1).

Le groupe humain constitue bien évidemment un genre ; s'il ne renfermait qu'une seule espèce, ce serait une exception unique dans la nature. Il est donc naturel de penser que ce genre se compose, comme tous les autres, de plusieurs espèces.

Dans un très-grand nombre de genres, les espèces diffèrent beaucoup moins les unes des autres que ne diffèrent entre elles certaines races humaines. Un naturaliste qui, sans s'inquiéter de la question des origines, appliquerait purement et simplement au genre humain les principes généraux de la zootaxie, serait donc conduit à diviser ce genre en plusieurs espèces.

Il n'y aurait lieu de renoncer à cette manière de voir que si l'observation démontrait que toutes les différences des races humaines ont été le résultat des modifications imprimées à l'organisation de l'homme par l'influence des milieux.

Les monogénistes se sont d'abord efforcés de donner cette

(1) Quelques genres qui, dans les faunes actuelles, ne renferment qu'*une seule* espèce, sont représentés, dans les faunes antérieures, par un certain nombre d'espèces aujourd'hui éteintes et très-évidemment différentes de l'espèce unique actuelle.

démonstration. Ils n'ont pu y parvenir. L'observation a démontré, au contraire, que si l'organisation de l'homme peut quelquefois subir, à la longue, et par la suite des générations, quelques modifications sous l'influence des conditions extérieures, ces modifications, relativement très-légères, n'ont aucun rapport avec les différences typiques des races humaines. L'homme, transplanté dans un nouveau climat et soumis à un nouveau genre de vie, conserve et transmet à sa postérité les caractères essentiels de sa race, et ses descendants n'acquièrent pas plus que lui les caractères de la race ou des races indigènes. *Cœlum, non* corpus, *mutant qui trans mare currunt.*

Les monogénistes ont objecté que l'ère des colonies lointaines était trop récentes, que les observations tendant à établir la permanence des types humains dataient à peine de trois ou quatre siècles, que ce laps de temps était insuffisant pour opérer la transformation des races, et que cette transformation s'était produite, et aggravée graduellement, pendant la longue suite de siècles qui s'est écoulée depuis la création de l'homme suivant les uns, depuis le déluge seulement suivant les autres.

Mais l'étude des peintures égyptiennes a montré, d'une part, que les principaux types du genre humain existaient déjà tels qu'ils sont aujourd'hui 2500 au moins avant J.-C. ;

D'une autre part, que la race juive, dispersée depuis dix-huit siècles et plus, sous les climats les plus divers, est la même aujourd'hui, par toute la terre, qu'elle était en Egypte à l'époque des Pharaons.

La période des observations *positives* date donc de plus de quarante siècles, et non pas seulement de trois ou quatre (1).

(1) Il existe aujourd'hui dans l'Afrique septentrionale, et jusque dans le Sahara, une race d'hommes aux cheveux blonds, qu'on a voulu considérer comme les descendants des Vandales. Il est certain qu'aucune race blonde n'est venue s'établir dans cette région depuis Genséric, c'est-à-dire depuis quatorze siècles. Il en résulterait déjà que quatorze siècles de séjour sur le continent africain ne suffisent pas pour noircir la chevelure des hommes blonds. Mais Desmoulins, se basant sur le texte de Procope, avait déjà démontré que la race blonde de l'Afrique septentrionale n'avait rien de commun avec les Vandales, et j'ai découvert récemment, dans *le Périple de la Méditerranée*, de Scylax, ouvrage antérieur à Alexandre-le-Grand, un passage où il est fait mention d'une tribu de Lybiens *blonds*, qui occupait la partie du littoral de la petite Syrte, non loin du mont Auress, où réside aujourd'hui une des principales tribus

Ne pouvant plus espérer de démontrer directement que les caractères distinctifs des races humaines sont nés des transformations d'un type primitif unique, les monogénistes ont cherché des preuves indirectes. Ils ont cru en trouver une dans ce fait, ou plutôt dans cette assertion qu'il y a, sinon un rapport constant, du moins un certain rapport, entre les caractères des races humaines et le milieu où elles vivent.

Mais en y regardant de plus près, il a bien fallu reconnaître que cette assertion est sans fondement ; en prenant un à un les principaux caractères ethnologiques, en étudiant leur répartition à la surface du globe, nous avons montré jusqu'à l'évidence qu'il n'y a aucune relation entre ces divers caractères et les conditions climatériques, hygiéniques ou autres.

Les monogénistes ont alors eu recours à une argumentation plus indirecte encore. Ils ont annoncé qu'il y avait dans tout le genre humain un fonds commun d'idées, de croyances, de connaissances et de langage, attestant l'origine commune de toutes les races. On pouvait leur objecter avant tout que cet argument était absolument sans valeur, attendu que des communications, même très-indirectes, entre deux peuples d'origine différente, auraient pu faire passer de l'un à l'autre des mots, des usages et des idées. Mais il est résulté d'une étude plus approfondie de la question que certains peuples n'ont absolument aucune notion de Dieu et de l'âme, que leurs langues n'ont absolument aucun point de contact avec les nôtres, qu'ils sont tout à fait insociables, et qu'ils diffèrent des peuples caucasiques par leurs caractères intellectuels et moraux bien plus encore que par leurs caractères physiques.

Il n'était même plus nécessaire d'insister sur la difficulté ou plutôt sur l'impossibilité géographique de la dispersion de tant de races provenant d'une commune origine, ni de faire remarquer qu'avant les migrations lointaines et presque récentes des Européens, chaque groupe naturel de races humaines occupait sur notre planète une région caractérisée par une faune spéciale, qu'aucun animal d'Amérique ne se retrouvait en Australie

de Kabyles blonds, Voyez *Bulletins de la Société d'anthropologie*, séance du 16 février 1860.

qui dans l'ancien continent, et que là où on découvrait des hommes d'un type nouveau, on ne rencontrait que des animaux appartenant à des espèces, souvent même à des genres, et quelquefois à des ordres zoologiques sans analogues dans les autres régions du globe.

Et lorsqu'il était si simple de penser qu'il y avait eu plusieurs foyers de création pour les hommes, aussi bien que pour les autres êtres ; lorsque cette doctrine, conforme à toutes les données des sciences naturelles, faisait disparaître tous les obstacles géographiques, lorsqu'elle expliquait si bien à la fois les analogies et les différences des types humains, et la répartition de chaque groupe de races, lorsqu'en un mot elle rendait si exactement compte de tous les faits connus, la doctrine opposée s'agitait dans un cercle de suppositions contradictoires, d'hypothèses superposées, de théories édifiées sur un petit nombre de faits et bientôt renversées par d'autres faits inattendus, d'influences imaginaires démenties par l'observation, de romans antéhistoriques anéantis par la découverte des vieux monuments de l'histoire, d'explications boiteuses détruites par la physiologie, de sophismes nébuleux repoussés par la logique, — le tout pour arriver à montrer non pas que toutes les races descendent d'une commune origine, mais que la chose, à la rigueur, pourrait n'être pas tout à fait impossible !

Où les monogénistes ont-ils puisé le courage et la persévérance nécessaires pour imposer à leur raison de continuels sacrifices, et pour résister à la fois aux témoignages de l'observation, de la science et de l'histoire? Lorsqu'on analyse leur système, on y rencontre à chaque instant deux axiomes fondamentaux, qui sont pour eux comme des actes de foi et dont l'évidence leur paraît suffisante pour l'emporter sur toutes les objections. Ces deux axiomes ont servi de prémisses à un syllogisme en apparence irrésistible :

1° *Tous les animaux capables d'engendrer une postérité eugénésique sont de la même espèce;*

2° *Tous les croisements humains sont eugénésiques;*

Donc tous les hommes sont de la même espèce.

Se croyant sûrs des deux prémisses de ce syllogisme, les monogénistes ont considéré leur doctrine comme rigoureusement et définitivement assise; dès lors ils l'ont défendue avec cette confiance sans bornes que donne une conviction absolue. Assaillis par des objections pressantes, obligés de céder sans cesse, et ne pouvant pas faire un pas en avant sans être contraints de reculer aussitôt, ils ont senti chaque fois renaître leurs forces en rentrant sous leur syllogisme, comme Antée en touchant le sol. Tant que ce refuge leur restera, ils continueront la lutte, sinon avec avantage, du moins avec l'ardeur de la foi, car si la foi ne transporte plus les montagnes, elle laisse toujours croire qu'on les transporte.

Mais ces deux propositions fondamentales, admises comme des axiomes, sont-elles l'expression de la vérité? Ce syllogisme triomphant dont elles sont les prémisses, peut-il encore rester debout? Est-il vrai que les animaux de même espèce puissent seuls produire une postérité bien féconde? Est-il vrai que tous les croisements humains soient eugénésiques? Il suffirait que la première de ces deux questions reçût une réponse négative pour que le syllogisme des monogénistes fût anéanti, — pour que leur système fût privé de tout appui scientifique; il redeviendrait ce qu'il était avant de s'être mis en contact avec la science, c'est-à-dire une croyance plus ou moins respectable, basée sur le sentiment ou sur le dogme. Mais si la seconde question recevait à son tour une réponse négative, s'il était démontré que tous les croisements humains ne sont pas eugénésiques, ce ne serait pas seulement le syllogisme des monogénistes qui s'écroulerait, ce serait leur doctrine tout entière. Cette doctrine ne serait plus seulement extrascientifique, elle serait antiscientifique, car il est bien positif que deux groupes d'animaux assez différents pour être incapables de se fusionner par la génération, n'appartiennent pas à la même espèce. C'est une vérité incontestable et incontestée.

Nous avons donc été conduit à examiner successivement les deux propositions fondamentales qui servent d'assises à la doctrine unitaire, et pour cela nous avons dû entreprendre deux séries de recherches.

Nous avons étudié en premier lieu les résultats de certains croisements entre animaux d'espèces incontestablement différentes, tels que les chiens et les loups, les chèvres et les moutons, les chameaux et les dromadaires, les lièvres et les lapins, etc., et nous avons démontré que *ces croisements donnent lieu à des métis eugénésiques, c'est-à-dire parfaitement et indéfiniment féconds entre eux.*

Il n'est donc pas vrai que tous les animaux capables de produire une postérité eugénésique soient de même espèce, et quand même tous les croisements humains seraient eugénésiques, comme on le croit généralement, on n'en pourrait rien conclure relativement à la question de l'unité de l'espèce humaine. Les monogénistes sont donc désormais privés de leur principal argument, de leur seul argument scientifique.

Mais il s'agissait de savoir encore si cet axiome vulgaire, que *tous* les croisements humains sont eugénésiques, était une vérité démontrée ou une hypothèse acceptée à la légère, sans vérification ni contrôle. Tel a été l'objet de notre seconde série de recherches.

Nous avons dû reconnaître tout d'abord que les monogénistes, considérant cet axiome comme évident, n'avaient même pas cherché à en démontrer l'exactitude, de telle sorte qu'à la rigueur nous aurions pu l'écarter comme non avenu. — Lorsque nous avons voulu établir, contrairement à l'opinion de plusieurs auteurs modernes, qu'il y a réellement dans le genre humain des croisements eugénésiques, nous n'avons trouvé dans la science que des assertions sans preuves, et nous croyons que nos études sur les populations croisées de la France ont sous ce rapport le mérite de la nouveauté. Nous pouvons nous méprendre sur la valeur de notre démonstration, mais nous osons dire que cette démonstration est la première qu'on ait tentée.

Après avoir rendu, sinon tout à fait certain, du moins extrêmement probable que *certains* croisements humains sont eugénésiques, nous avons dû nous demander si *tous* les croisements humains étaient dans le même cas.

Or, il résulte des documents que nous avons pu rassembler, que *certains* croisements humains paraissent donner des résultats notablement inférieurs à ceux qui constituent, chez les animaux, l'hybridité eugénésique. L'ensemble des faits connus permet de considérer comme très-probable que certaines races humaines, prises deux à deux, sont moins homœogénésiques que ne le sont, par exemple, l'espèce du chien et celle du loup. — Si nous croyons devoir faire quelques réserves, si nous laissons planer quelque doute sur cette conclusion, c'est parce qu'on ne saurait admettre, sans de nombreuses vérifications, un fait qui démontrerait définitivement et sans retour la pluralité des espèces humaines, un fait en présence duquel tous les autres s'effaceraient, et qui rendrait toute autre discussion superflue, un fait enfin, dont les conséquences politiques et sociales pourraient être fort graves.

Nous ne saurions trop insister pour appeler sur ce sujet l'attention des observateurs. Mais, quel que soit le résultat des recherches ultérieures sur l'hybridité humaine, il reste bien et dûment constaté que des animaux d'espèces différentes peuvent engendrer des métis eugénésiques, et que, par conséquent, on ne pourrait tirer de la fécondité des croisements humains les plus disparates un argument physiologique en faveur de l'unité de l'espèce, quand même cette fécondité serait reconnue aussi certaine qu'elle est douteuse aujourd'hui.

Le grand problème que nous avons abordé dans ce travail est un de ceux qui ont le plus vivement passionné les hommes, un de ceux qu'il est le plus difficile d'étudier avec un esprit dégagé de toute préoccupation extrascientifique. On y a mêlé jusqu'ici la religion et la politique. C'était presque inévitable, mais la science doit savoir se tenir en dehors de tout ce qui n'est pas elle-même. Il n'est pas de croyance si respectable, il n'est pas d'intérêt si légitime qui ne doive s'accommoder aux progrès des connaissances humaines et fléchir devant la vérité, quand la vérité est démontrée. C'est pourquoi il est toujours téméraire de faire intervenir les arguments théologiques dans les débats de ce genre, et de stigmatiser, au nom de la religion, telle ou telle opinion scientifique, parce que si cette opinion venait à triompher tôt ou tard, on aurait à se reprocher d'avoir compromis inutilement la religion. L'intervention maladroite des théologiens dans les questions d'astronomie (rotation de la terre), de physiologie (préexistence des germes), de médecine (possessions), etc., a fait plus d'incrédules que tous les écrits des philosophes. Pourquoi mettre ainsi les hommes en demeure de choisir entre la science et la foi ? Et lorsque tant d'exemples célèbres ont mis les théologiens dans la nécessité de reconnaître que la révélation n'est pas applicable aux choses de la science, pourquoi s'obstiner encore à jeter la Bible sous les roues du progrès? Déjà des chrétiens sincères ont compris que le moment était venu de préparer la conciliation de la doctrine des polygénistes avec les textes sacrés. Ils sont disposés à admettre que la narration de Moïse ne s'applique pas à tout le genre humain, mais seulement aux *Adamites*, à la race d'où est sorti le peuple de Dieu ; qu'il pouvait y avoir sur la terre d'autres hommes dont l'écrivain sacré n'avait pas à s'occuper; qu'il n'est dit nulle part que les fils d'Adam aient contracté avec leurs propres sœurs des unions incestueuses; que Caïn, chassé vers l'Orient après son fratricide, fut marqué d'un signe « afin que ceux qui le trouveraient ne le tuassent point » ; qu'à côté de la race des Enfants de Dieu il y avait la race des Enfants des hommes ; que l'origine des Enfants des hommes n'est pas spécifiée, que rien n'autorise à les considérer comme les enfants d'Adam; que ces deux races différaient sans doute par leurs caractères physiques, puisque leur union produisit des métis désignés sous le nom de *géants*, « comme pour indiquer l'énergie physique et morale des races croisées », qu'enfin ces diverses races antédiluviennes ont pu survivre au déluge en la personne des trois belles-filles de Noé (1). Nous réunissons ici les réflexions de plusieurs auteurs; l'un d'eux, le révérend Pye Smith, termine en disant avec satisfaction que si, contrairement à l'opinion actuelle, la multiplicité des espèces humaines venait à être démontrée, chose suivant lui fort peu probable, l'autorité de la Bible resterait intacte, et que « le plus haut intérêt de l'homme n'aurait pas à en souffrir. » Voilà un premier moyen de conciliation tout préparé en prévision des développements ultérieurs de la science. Tout récemment, un catholique fervent, un médecin qui, dans ses longs voyages, a étudié attentivement les races humaines, M. Sagot, a émis une hypothèse que nous croyons

(1) J. Pye Smith, *Relations between the Holy Scripture and Geology*, third edit., p. 398-400. Passage reproduit textuellement par Morton dans *A Letter to the Rev. John Bachmann on Hybridity*, Charleston, 1850, in-8, p. 15. Carpenter, art. *Varieties of Mankind* dans Todd's *Cyclopædia of Anat. and Physiology*, vol. IV, p. 1317. Lond., 1852, in-8. Eusèbe de Salles, *Histoire générale des races humaines*. Paris, 1849, in-12, p. 328.

tout à fait neuve, et qui permettra, mieux encore que les précédentes, d'accommoder les récits bibliques avec la science anthropologique. Après avoir démontré avec beaucoup de force que les caractères physiques, intellectuels et moraux des races humaines établissent entre elles des différences profondes, que ces différences sont tout à fait indélébiles, que toutes les influences auxquelles on les a attribuées sont absurdes et imaginaires, et que les causes naturelles n'ont pu faire sortir une pareille diversité de l'uniformité primitive, M. Sagot suppose que la division de l'espèce humaine en races parfaitement distinctes a été, comme leur dispersion et leur répartition méthodique à la surface du globe, le résultat d'une intervention miraculeuse de la Providence. Il pense que ce grand fait s'est produit à l'époque de la confusion des langues, c'est-à-dire après l'entreprise téméraire de la tour de Babel, et que Dieu, en dispersant les familles, donna à chacune d'elles une organisation particulière et des aptitudes en rapport avec les divers climats qu'il leur assignait (1). Que les différences des races humaines et leur distribution géographique aient été la conséquence de créations distinctes ou de transformations miraculeuses qui équivalent à des créations nouvelles, c'est tout un, au point de vue de la doctrine des polygénistes. Leur but n'est pas de se livrer à des discussions théologiques; ils n'ont mis le pied sur ce terrain que parce qu'on les y a attirés, et ils seront enchantés d'apprendre que leur doctrine peut se développer désormais sans chagriner personne.

L'intervention des considérations politiques et sociales n'a pas été moins fâcheuse pour l'anthropologie que celle de l'élément religieux. Lorsque de généreux philanthropes réclamèrent avec une constance infatigable la liberté pour les hommes noirs, les partisans de l'ancien ordre de choses, menacés dans leurs intérêts les plus chers, furent bien aises de pouvoir dire que les nègres n'étaient pas des hommes, mais seulement des animaux domestiques, plus intelligents et plus productifs que les autres. A cette époque, la question scientifique fit place à une question de sentiment, et quiconque faisait des vœux pour l'abolition de

(1) P. Sagot, *Opinion générale sur l'origine et la nature des races humaines; Conciliation des diversités indélébiles des races avec l'unité historique du genre humain.* Paris, 1860, in-8 de 80 pages (chez Arthus Bertrand).

l'esclavage se crut obligé d'admettre que les nègres étaient des Caucasiens noircis et frisés par le soleil. Aujourd'hui que les deux plus grandes nations civilisées, la France et l'Angleterre, ont émancipé définitivement les esclaves, la science peut réclamer ses droits sans s'inquiéter des sophismes des esclavagistes.

Beaucoup d'honnêtes gens s'imaginent que le moment de parler en toute liberté n'est pas encore venu, parce que la lutte de l'émancipation est loin d'être terminée aux Etats-Unis d'Amérique, et parce qu'il faut éviter de fournir des arguments aux partisans de l'esclavage. Mais est-il vrai que la doctrine polygéniste, qui date à peine d'un siècle, soit responsable à un degré quelconque d'un ordre de choses qui existe depuis un temps immémorial, et qui s'est développé et perpétué, pendant une longue suite de siècles, à l'ombre de la doctrine, si longtemps incontestée, des monogénistes? Et croit-on que les propriétaires d'esclaves soient embarrassés pour trouver des arguments dans la Bible? Le révérend John Bachmann, fougueux monogéniste de la Caroline méridionale, s'est acquis dans les États du Sud une grande popularité, en démontrant avec beaucoup d'onction que l'esclavage est une institution divine (1). Ce n'est pas dans les écrits des polygénistes, c'est dans la Bible que les représen-

(1) On nous permettra de reproduire ici quelques passages d'une dissertation de ce pieux esclavagiste. Nous les extrayons de *Charleston Med. Journal and Review*, septembre 1854, vol. IX, p. 657-659. « Toutes les races d'hommes, y compris les nègres, sont de même espèce et de même origine. Le nègre est une variété frappante et maintenant permanente, comme les nombreuses variétés d'animaux domestiques... Le nègre restera ce qu'il est, à moins que sa forme ne soit changée par un croisement dont la seule idée est révoltante pour nous ; son intelligence, quoique trop dénigrée, est grandement inférieure (greatly inferior) à celle des Caucasiens, et il est par conséquent, d'après tout ce que nous savons, incapable de se gouverner lui-même. Il a été placé sous notre *protection* (le mot est assez joli). La défense (dans le sens d'approbation) de l'esclavage est contenue dans l'Ecriture sainte. La Bible enseigne les droits et les devoirs des maîtres pour que les esclaves soient régis avec justice et bonté, et elle enjoint l'obéissance aux esclaves... La Bible nous fournit les meilleures armes dont nous puissions nous servir. Elle nous montre que les anciens Israélites possédaient des esclaves. Elle détermine les devoirs des maîtres et des esclaves, et saint Paul a écrit une Épître à Philémon pour le prier de reprendre un esclave *marron* (a runaway slave). Nos représentants dans le Congrès se sont servis d'arguments tirés de l'Ecriture sainte, et leurs adversaires n'ont pas osé leur dire que la partie historique de la Bible (et tout ce qui concerne l'esclavage est historique) fût fausse et non inspirée. »

Et le révérend John Bachman ajoute un peu plus loin : We can effectually defend our institutions from the WORD OF GOD. »

tants des Etats à esclaves ont puisé leurs arguments, et M. Bachmann nous apprend que les abolitionistes du Congrès sont restés bouche close devant cette autorité irréfragable! Qu'on cesse donc de croire qu'il y ait la moindre connexion entre la question scientifique et la question politique. La différence des origines n'implique nullement l'idée de la subordination des races. Elle implique, au contraire, cette idée que chaque race d'hommes a pris naissance dans une région déterminée, qu'elle a été comme le couronnement de la faune de cette région; et s'il était permis de prêter une intention à la nature, on pourrait croire qu'elle a voulu assigner un apanage distinct à chacune d'elles, puisque, malgré tout ce qu'on a dit du cosmopolitisme de l'homme, l'inviolabilité du domaine de certaines races est assurée par leur climat.

Que l'on compare maintenant cette manière de voir à celle des monogénistes, et qu'on se demande quelle est celle des deux qui est faite pour plaire aux partisans de l'esclavage. Si tous les hommes descendent d'un seul couple, si l'inégalité des races a été le résultat d'une malédiction plus ou moins méritée, ou encore, si les unes se sont dégradées, et ont laissé éteindre le flambeau de leur intelligence primitive, pendant que les autres gardaient intacts les dons précieux du Créateur; en d'autres termes, s'il y a des races bénies et des races maudites, des races qui ont répondu au vœu de la nature et des races qui ont démérité, alors, le révérend John Bachmann a raison de dire que l'esclavage est de droit divin; c'est une punition providentielle, et il est juste, jusqu'à un certain point, que les races qui se sont dégradées soient placées sous la *protection* des autres, pour emprunter un ingénieux euphémisme au langage des esclavagistes. Mais si l'Ethiopien est roi du Soudan au même titre que le Caucasien est roi de l'Europe, de quel droit celui-ci imposerait-il des lois à celui-là, si ce n'est du droit que donne la force? Dans le premier cas, l'esclavage se présente avec une certaine apparence de légitimité qui peut le rendre excusable aux yeux de quelques théoriciens; dans le second cas, c'est un fait de pure violence, contre lequel protestent tous ceux qui n'en profitent pas.

A un autre point de vue, on peut dire que la doctrine polygéniste assigne aux races inférieures de l'humanité une place plus honorable que ne le fait la doctrine opposée. Etre inférieur à un autre homme soit en intelligence, soit en vigueur, soit en beauté, n'est pas une condition humiliante. On peut rougir au contraire d'avoir subi une dégradation physique ou morale, d'avoir descendu l'échelle des êtres, et d'avoir perdu son rang dans la création.

NOTES ADDITIONNELLES SUR L'HYBRIDITÉ

I

Sur les principaux hybrides du genre Equus, sur l'hérédité des caractères chez les métis, et sur la fécondité des mules.

(*Journal de la physiologie de l'homme et des animaux*, dirigé par BROWN-SÉQUARD, t. II, n° 2, avril 1859, p. 250-258.)

Toutes les espèces du genre *Equus* paraissent capables de se croiser. La femelle du zèbre produit avec l'âne et avec le cheval (1). Les hémiones mâles et femelles produisent sans difficulté avec l'espèce du cheval, et mieux encore avec celle de l'âne. La plupart de ces métis ont été obtenus au Muséum, où j'ai vu moi-même il n'y a pas longtemps deux animaux nés de l'âne mâle et de l'hémione femelle. Je tiens de M. Isid.-Geoffroy-Saint-Hilaire que l'un de ces métis avait sailli une hémione et paraissait l'avoir fécondée. L'hémione avait mis bas au bout d'environ un an, mais il n'était pas impossible qu'elle eût été couverte par un hémione mâle. On pouvait donc élever des doutes sur la paternité du métis.

Le croisement le plus célèbre du genre *Equus* est celui des chevaux et des ânes. Leurs métis portent le nom de *mulets*, mais il faut distinguer les *mulets proprement dits*, issus de l'âne et de la jument, des *bardeaux*, nés du cheval et de l'ânesse. On les a souvent confondus et on les confond souvent encore à la faveur d'une confusion de langage qui ne semble pas près de se dissiper. On lit partout que chez les anciens les mots latins *ginnus* et

(1) *Dict. d'hist. naturelle* de Déterville, Paris, 1816, in-8, t. VI, p. 331-333. — Cuvier, *Règne animal*, 2e édit., Paris, 1829, in-8, t. I, p. 253. — Rudolphi, *Beyträge zur Anthropologie*, Berlin, 1812, in-8, p. 163).

hinnus, en grec γίννος et ἴννὸς, étaient synonymes et désignaient notre bardeau. Camus a accusé Buffon de cette erreur, qui existait bien avant lui dans plusieurs dictionnaires. Le fait est que les anciens n'ont jamais distingué nettement dans leur langage les deux espèces de mulets. Aristote (1) dit que le *hinnus*, ἴννὸς, naît de la jument fécondée par un mulet. « Les animaux qu'on nomme γίννοι, ajoute-t-il aussitôt, naissent du *cheval* lorsque le fœtus a souffert dans la matrice, de même que les nains chez les hommes, et les porcs-avortons (ou arrière-porcs), τὰ μετάχοιρα, chez les porcs. » Les γίννοι ne sont donc, d'après Aristote, que des poulains avortons. Ailleurs, dans le livre II *de la Génération*, chapitre VIII, Aristote reproduit en partie ce passage, et dit de plus que « les γίννοι viennent du *cheval et de l'âne* lorsque le fœtus a souffert dans la matrice » ; enfin que, lorsque le mulet est capable d'engendrer, il ne produit qu'un γίννος, c'est-à-dire une espèce d'avorton. Le mot γίννος désignait donc pour lui un poulain mal développé, que ce poulain fût d'espèce pure ou d'espèce croisée, qu'il fût fils d'un cheval, d'un âne ou d'un mulet. Le ἴννὸς au contraire était un animal bien déterminé, issu de l'accouplement du mulet, seulement ce ἴννὸς, ou métis de second sang, était en même temps un γίννὸς, c'est-à-dire une espèce d'avorton. On verra plus loin qu'Aristote n'était pas loin de la vérité ; mais on constatera dès maintenant que cet auteur n'a point parlé du bardeau ; pour lui, les mots ἴννὸς, γίννος, désignaient toute autre chose que les métis du cheval et de l'ânesse. D'un autre côté, Hésyche, dans un passage reproduit par Camus (2) dit que le γίννος a pour père le *cheval* et pour mère l'*ânesse*, comme notre bardeau, tandis que le ἴννὸς est fils du *cheval* et de la *mule*. Le mot *ginnus*, quoi qu'on en ait dit, ne se trouve pas dans Pline ; cet auteur parle seulement du *hinulus*, qui correspond à notre bardeau, et du *hinus*, métis de second sang, né de la jument et du mulet. « *Equo et asina genitos mares hinulos antiqui vocabant, contraque mulos quos asini et equæ generarent... In plurimum Græcorum est monumentis cum equa muli coitu natum quem vocaverint hinum, id est parvum*

(1) *Histoire des animaux*, liv. VI, ch. 24.
(2) *Notes sur l'Histoire des animaux d'Aristote*, Paris, 1783, in-4°, p. 22.

mulum (1). Il est digne de remarque que ces noms divers ne s'appliquent qu'aux mâles. Il paraîtrait que du temps de Pline toutes les femelles indistinctement portaient le nom de *mulæ*. Ainsi il est bien avéré que les mots ἰννὸς et *hinus*, ou *hinnus*, ont toujours désigné, non les bardeaux, qui sont des métis de premier sang, mais des animaux qui naissent de l'accouplement des mulets *ou* des mules avec les juments *ou* les chevaux ; et ces métis de second sang, rares sans doute alors comme aujourd'hui, étaient déjà considérés comme inférieurs aux mulets proprement dits, puisque Aristote les qualifiait de γίννοι, c'est-à-dire d'avortons, et que Pline disait, pour les caractériser, *hinus, id est parvus mulus*. Quant au mot γίννος, qui, pour Aristote, désignait tout solipède mal développé, et qui pour Hésyche désignait le bardeau (dont la taille est d'ailleurs bien inférieure à celle du mulet), j'ignore quand et par qui il a été latinisé. Il résulte de toutes ces contradictions que les anciens n'ont jamais su s'entendre sur les noms qu'il fallait donner aux diverses espèces de métis du cheval et de l'âne ; mais il est parfaitement clair que les mots ἰννὸς, et γίννος, *hinnus* et *ginnus*, n'ont jamais été synonymes pour eux.

Notre langage, il faut bien l'avouer, n'est pas beaucoup plus précis que le leur. Avant Buffon, nous n'avions aucun mot pour distinguer les mulets fils de l'âne des mulets fils du cheval. Buffon réserva pour les premiers le nom de *mulets*, et donna aux autres le nom de *bardeaux*. Ce choix ne fut pas heureux, car le mot *bardeau* était emprunté à la langue italienne, et il se trouve précisément qu'en italien *bardotto* désigne le produit de l'âne et de la jument, tandis que *mulo* désigne le produit du cheval et de l'ânesse (2). Il paraît que la plupart des mulets employés dans le royaume de Naples sont des *muli*, c'est-à-dire les métis que nous désignons depuis Buffon sous le nom de bardeaux ; les vrais mulets, les *bardotti*, y sont assez rares et beaucoup moins estimés que les bardeaux. On les nomme encore *gazzini*, au dire du père della Torre, qui fut chargé en 1769, par l'Académie des

(1) *Hist. naturalis*, lib. VIII, cap. 24.

(2) Voyez l'analyse du mémoire de M. de Nanzio, directeur de l'école vétérinaire de Naples, *Intorno al concepimento e alla figliatura di una mula*, dans *Edinburg New Philosophical Journal*, 1849, in-8, vol. XLVI, p. 378.

sciences de Paris, dont il était correspondant, de prendre des renseignements sur la fécondité des mules napolitaines. Le secrétaire de l'Académie fit remarquer que ces mules étaient d'une espèce tout à fait différente de celles qu'on élève en France (1). Le nom de bardeau, dans le sens que nous lui donnons aujourd'hui, est donc aussi mal choisi que possible. Il faut bien l'accepter puisqu'il a prévalu, mais il est bien permis de protester en passant.

Il y a entre les mulets et les bardeaux de notables différences. On pense généralement en France que les bardeaux sont plus faibles, plus inféconds et plus indociles que les mulets; mais cette opinion pourrait bien n'être pas exacte, car on vient de voir que dans le royaume de Naples on donne la préférence aux bardeaux. Quoi qu'il en soit, les bardeaux sont très-rares partout, excepté en Italie; ils sont fort peu connus en France. Buffon est le premier auteur qui les ait décrits, et il l'a fait de main de maître.

Le bardeau, fils de l'ânesse, est beaucoup plus petit que le mulet, fils de la jument. Le premier a l'encolure mince, le dos tranchant, la croupe pointue et avalée, comme sa mère l'ânesse; le second a l'encolure plus épaisse, les côtes plus arrondies, la croupe plus pleine, les hanches plus unies, comme sa mère la jument. Ainsi, pour la taille et pour la conformation générale du tronc, chacun de ces métis tient principalement de sa mère. L'influence du père prédomine au contraire à la tête, à la queue et aux extrémités. La tête grosse et courte de l'âne, ses longues oreilles, ses jambes sèches, sa queue presque nue, se retrouvent chez le mulet; tandis que le bardeau a la tête plus petite et plus longue, les oreilles plus courtes, les jambes plus fournies et la queue plus garnie de crins, comme son père le cheval. M. Emmanuel Rousseau a ajouté à ce parallèle un élément intéressant. On sait que les vétérinaires donnent le nom de *châtaignes* à des productions cornées et rugueuses situées sur la face interne des membres du cheval, à la partie moyenne de l'avant-bras et à la partie inférieure du tarse. Chez l'âne, il n'y a de châtaignes qu'aux membres antérieurs, où elles occupent la même situation

(1) *Académie des sciences*, 1769, *Histoire*; Observ. anatomiques, n° IV, édit. in-12 de Paris, p. 94.

que chez le cheval; mais, tandis que les quatre châtaignes du cheval sont rugueuses, les deux châtaignes de l'âne sont lisses. Or, les mulets et les bardeaux tiennent sous ce rapport de leur père aussi bien que de leur mère; le nombre et la situation des châtaignes sont exactement les mêmes que chez le père, et la nature de ces excroissances est la même que chez la mère. Ainsi, le bardeau a quatre châtaignes lisses, et les deux châtaignes du mulet sont rugueuses. M. Goubaux, qui a étudié de son côté cette intéressante question d'hérédité, a découvert deux autres caractères que les métis tiennent de leur parent mâle : la troisième phalange du bardeau ressemble à celle du cheval, et la troisième phalange du mulet à celle de l'âne; en outre, la disposition de l'arcade orbitaire est la même chez le bardeau que chez le cheval, et chez le mulet que chez l'âne. Voici un troisième caractère qui probablement se transmet de la même manière. Les deux loges du sinus maxillaire du cheval sont toujours indépendantes, tandis que celles de l'âne sont toujours en communication. M. Goubaux s'est assuré qu'elles communiquent constamment chez le mulet comme chez l'âne; il n'a pas encore eu l'occasion d'étudier cette disposition chez le bardeau, mais tout permet de croire qu'elle doit être la même que chez le cheval. Je crois devoir signaler une autre lacune qu'il sera facile de combler. Le larynx de l'âne, beaucoup plus compliqué que celui du cheval, se distingue en particulier par la présence d'une cavité spacieuse qui correspond à une dépression profonde du cartilage thyroïde, et qui a été décrite par Hérissant sous le nom de *tambour* (1). Il n'y a pas de tambour chez le cheval, et c'est à cette différence anatomique qu'est attribuée avec raison une différence physiologique connue de tout le monde. En d'autres termes, la faculté de braire paraît liée à la présence de cette cavité. Or, le bardeau hennit comme le cheval, et le mulet brait comme l'âne. On doit donc s'attendre à trouver le tambour chez le mulet et non chez le bardeau, et la chose est des plus faciles à vérifier. De ces deux vérifications, la première seule a été faite jusqu'ici, à ma connaissance. Hérissant a trouvé le tambour dans le larynx du mu-

(1) Hérissant, *Recherches sur les organes de la voix des quadrupèdes et des oiseaux*, dans *Mém. de l'Acad. des sciences*, 1753, p. 285, in-4°.

let (1), et je crois pouvoir annoncer qu'on ne trouvera pas de tambour dans celui du bardeau.

L'âne, comme on sait, n'a que cinq vertèbres lombaires, tandis que le cheval en a six ; mais l'hérédité de ce caractère ne présente rien de fixe ; le mulet a tantôt cinq vertèbres lombaires comme son père, tantôt six comme sa mère, et je tiens de M. Goubaux que le bardeau est exactement dans le même cas.

Quelque intéressants que soient ces résultats, il faut bien se garder d'en conclure qu'ils puissent être généralisés et appliqués *à priori* aux autres cas d'hybridité. On croyait autrefois que tout métis, considéré dans l'ensemble comme dans les détails, était *exactement* intermédiaire entre son père et sa mère. Presque tous les faits connus déposent contre cette opinion, qui n'est vraie que dans des cas très-exceptionnels. Depuis les belles recherches de Buffon, une autre doctrine a prévalu. On a dit que les métis tenaient toujours de leur mère leur taille, leur constitution générale, la forme de leur tronc, la structure et la disposition de leurs organes internes, en un mot toute la partie de leur être qui se rattache principalement à la vie organique, et que l'influence du père prédominait au contraire à la tête, aux membres, à la queue, aux organes des sens, et en général dans toutes les parties destinées à la vie de relation. Ainsi, on a cru pouvoir appliquer à tous les métis les lois qui président à l'hérédité des caractères chez les métis des ânes et des chevaux. Mais il n'y a aucune règle fixe ; les lois de l'hybridité se modifient plus ou moins suivant les espèces dont on étudie les croisements, et ainsi s'explique la divergence des opinions émises à ce sujet. Nous voyons, par exemple, que suivant Léopold Frish les métis ressemblent à leur père seulement par la tête et la queue, et qu'ils ressemblent à leur mère par le reste du corps. Cet auteur avait étudié surtout l'hybridité des espèces du genre chien (2). D'un autre côté, dans son mémoire *on the Physiology of Breeding*, M. Orton soutient que le père transmet au métis son cerveau, ses nerfs, ses organes sensoriels, sa peau, ses membres, ses os et ses *muscles*, tandis que les o ran es pré-

(1) *Loc. cit.*, p. 287.
(2) *Der Naturforscher*, Stück xv, S. 52, Halle, 1781, in-8.

posés aux fonctions de nutrition, d'accroissement et de sécrétion (cœur, poumons, glandes, appareil digestif), sont sous la dépendance de l'influence maternelle (1). Pour le dire en passant, les léporides, ou métis des lièvres et des lapins, ont les muscles de la même nature et de la même couleur *que leur mère*, c'est-à-dire blancs lorsque la mère est une lapine, et rouges lorsque la mère est une hase. C'est précisément le contraire de ce que M. Orton a observé sur d'autres espèces de métis. Dans les divers croisements des chameaux et des dromadaires, les métis ont tantôt deux bosses comme les chameaux, tantôt une seule comme les dromadaires, sans qu'on puisse jamais le prévoir à l'avance, et quelle que soit d'ailleurs l'espèce du père ou de la mère (2). Les observations de Buffon sur les quatre générations de métis issus de l'accouplement d'un chien braque et d'une louve ont révélé une particularité fort curieuse : c'est que les mâles tenaient surtout de la louve, tandis que les femelles tenaient surtout du chien. Toutefois, la conformation de la tête était plus rapprochée de celle de la louve chez les femelles, de celle du chien chez les mâles. Il y avait encore ceci de particulier que les métis qui avaient la tête du chien avaient la queue de la louve, et réciproquement; de telle sorte que, contrairement au fait constaté sur les métis des ânes et des chevaux, les caractères de la tête et ceux de la queue, au lieu d'être solidaires et fournis par le parent mâle, étaient au contraire en opposition les uns avec les autres, ceux-ci venant du mâle quand ceux-là venaient de la femelle, et réciproquement (3). Ces faits et ces opinions contradictoires prouvent qu'aucune loi générale ne préside à la répartition des caractères du père et de la mère chez les animaux hybrides. Il y a, suivant les cas particuliers, des différences considérables qu'aucune donnée théorique ne permet de prévoir avant l'expérience.

Disons, toutefois, quoique cela ne rentre pas directement dans l'étude de l'hybridité, que, dans les alliances qui s'effectuent *entre les variétés d'une même espèce*, le produit est quelquefois

(1) Voy. *Crania Britannica*, decade I, chap. I, p. 6, en note, London, 1856, in-fol.

(2) Eversmann, cité dans *Types of Mankind*, chap. XII, *Hybridity in Animals*, Philad., in-8, 1857, 8th. ed., p. 380.

(3) Buffon, *Suppléments*, t. VII, p. 161 à 217, in-4°.

entièrement semblable à l'un de ses parents. Il est juste de donner ici la parole à M. Isidore Geoffroy Saint-Hilaire, qui a découvert ce fait et qui l'a publié en 1826. « Dans le croisement de deux animaux d'espèces différentes, » dit cet éminent observateur, « le produit pourra ressembler à l'un plus qu'à l'autre, mais non pas exclusivement à l'un d'eux. On reconnaîtra toujours en lui un métis. Il n'en est pas toujours ainsi du croisement de deux *variétés* d'une même espèce : le produit tient le plus souvent de l'un et de l'autre ; mais très-fréquemment aussi il ressemble entièrement à l'un des animaux dont il est provenu. Souvent, parmi les espèces qui font plusieurs petits à la fois, on trouve dans la même portée des individus semblables au père, d'autres semblables à la mère, d'autres enfin qui tiennent à la fois de l'un et de l'autre... Par exemple, le croisement d'une daine blanche et d'un daim noir a d'abord produit un mâle varié de blanc et de noir ; cette dernière couleur était d'ailleurs celle qui prédominait généralement. Le même croisement a ensuite donné à la portée suivante un autre mâle noir comme le père, dont il ne différait que par une petite tache au-dessus du sabot, et ainsi presque entièrement semblable au produit de l'accouplement de deux individus de la race noire (1). » Ce fait est devenu classique aujourd'hui, et si j'ai cru devoir faire une citation textuelle, c'est parce que la remarque faite il y a plus de trente ans par M. Geoffroy Saint-Hilaire a été attribuée inexactement à des écrivains ultérieurs. Les curieuses expériences de M. Coladon, de Genève, ont fourni des résultats plus complets encore que ceux de M. Geoffroy. On sait que les souris grises engendrent quelquefois une variété albinos parfaitement féconde. Ces individus, d'une belle couleur blanche, élevés par des amateurs, ont été mariés exclusivement entre eux, et ont fini par constituer une race blanche aussi permanente que la race primitive. M. Coladon a étudié avec beaucoup de soins les croisements de ces deux races de souris. Jamais leurs alliances n'ont donné d'animaux tachetés. « Chaque petit était entièrement gris ou entièrement blanc, avec les autres caractères de la race pure ; point de métis, point

(1) *Dictionnaire classique d'histoire naturelle*, t. X, p. 121, art. MAMMIFÈRES, Paris, 1826, in-8.

de bigarrures, enfin le type parfait de l'une ou l'autre variété (1). » En rapprochant ce fait, où il n'y a point eu de métissage de l'observation du daim tacheté issu d'un daim noir et d'une daine blanche, on reconnaît qu'ici encore, dans le mélange des variétés comme dans le croisement des espèces, les caractères des animaux de sang mêlé obéissent à des règles particulières, et non à une loi générale.

L'histoire des croisements d'espèces ou de races chez les animaux inférieurs, et surtout chez les plantes, nous fournirait des résultats plus variables encore, si c'est possible, que les précédents; mais nous désirons pour aujourd'hui, dans nos études sur les questions si complexes et si obscures encore de l'hybridité, nous restreindre à l'analyse des faits observés chez les animaux supérieurs.

Ceci dit sur la conformation des métis et sur l'influence respective des deux parents, revenons aux métis obtenus par le croisement des ânes et des chevaux. Nous les avons rangés dans la catégorie des *hybrides dysgénésiques;* il s'agit maintenant de justifier cette appréciation.

Les mulets et les bardeaux des deux sexes possèdent une organisation anatomique et physiologique qui leur permet de s'accoupler soit entre eux, soit avec les individus des deux espèces mères. Les femelles entrent en chaleur, les mâles entrent en rut, et ceux-ci émettent dans le coït un liquide séminal qui, examiné à l'œil nu, ne semble pas défectueux. On a vu bien souvent des mules couvertes par des mulets, ou des bardelles par des bardeaux, mais il n'est jamais rien résulté de ces alliances entre métis de même sang. Leur fécondité ne se manifeste que lorsqu'ils s'unissent avec les espèces pures, et seulement par exception, comme cela s'observe dans l'hybridité dysgénésique. Enfin, si l'on ne tient compte que des faits authentiques, on est autorisé à mettre en doute la fécondité des *métis du sexe masculin*.

Aristote dit, il est vrai, dans un passage déjà cité, que le ἰννός, *hinnus*, provient de la jument couverte par un mulet, mais c'est

(1) *Mémoires de la Société d'ethnologie*. Paris, 1841, in-8; t. I, part. 1, p. 21-22. C'est la réimpression d'un mémoire de W. Edwards, publiés en 1829, trois ans après la publication de M. Isidore Geoffroy Saint-Hilaire.

une assertion pure, et on n'a pas oublié qu'un autre auteur grec fait descendre le ἴννὸς d'une mule couverte par un cheval. Le témoignage des anciens ne peut donc nous éclairer, et nous devons ajouter que les faits modernes font complétement défaut. Il y a toutefois une circonstance qui permet de croire que les mulets ou les bardeaux *pourraient* dans certains cas n'être pas tout à fait stériles.

Le sperme du mulet a été examiné au microscope par Hebeinstreit, qui n'y a pas trouvé d'animalcules spermatiques (1). Walter et Hausel (2), plus récemment Gleichen, Bory de Saint-Vincent, MM. Prévost et Dumas (3), plus récemment encore Hausmann, de Hanovre (4), ont répété cet examen sans plus de succès. Il est certain, par conséquent, que chez beaucoup de mulets le liquide séminal est infécond. D'un autre côté, Brugnone (5) a trouvé des spermatozoaires dans les vésicules séminales d'un mulet. La recherche de ces animalcules étant au nombre des expériences microscopiques les plus faciles et les plus évidentes, on peut tenir pour démontré que le sperme n'a pas la même composition chez tous les mulets, que la plupart n'ont pas de spermatozoaires, que quelques-uns en ont, et il est assez probable que ces derniers, accouplés dans des conditions favorables, pourraient se reproduire. Cette conclusion, il est vrai, est jusqu'ici purement théorique, car aucun fait, je le répète, n'a mis en évidence la fécondité des mulets; mais on n'a point fait d'expériences suivies, et s'il est arrivé que par hasard un mulet ait pu féconder une ânesse ou une jument, dans les localités où ces divers animaux communiquent librement les uns avec les autres, il est difficile que le produit hybride de cette union n'ait pas été attribué à un autre père plus fécond, parce que le mulet jouit d'une réputation proverbiale d'impuissance. Tout le monde doit être porté à croire, en pareil cas, que la

(1) *Sur les organes de la génération du mulet* dans le *Journal encyclopédique*, Mars, 1762, reproduit par Ch. Bonnet, dans une longue note de ses *Considérations sur les corps organisés*, Amsterdam, 1762, in-8°, t. II, p. 247 et suiv.

(2) *Loc. cit.*

(3) *Dict. class. d'hist. nat.*, 1826, t. X, p. 120.

(4) *Edinburg New Philosophical Journal*, 1849, vol. XLVI, p. 379.

(5) *Trattato della vacca*, cité par M. Prangé, dans son *Rapport sur la fécondité des mules*, Société centrale vétérinaire, 25 avril 1850, tirage à part, p. 8.

femelle a été saillie par un âne, si c'est une jument, par un cheval si c'est une ânesse. La recherche de la paternité, toujours si incertaine, est entourée ici de difficultés exceptionnelles. La maternité est, au contraire, un fait évident et palpable, et voilà pourquoi il n'existe aucun doute sur la fécondité des mules.

Beaucoup d'auteurs anciens, depuis Hérodote jusqu'à Pline ont parlé de la parturition des mules ; ce phénomène, qui était pour les païens un mauvais présage, prit plus d'une fois les proportions d'un événement historique. La prise de Babylone par Darius, l'invasion de la Grèce par Xerxès, la guerre civile entre César et Pompée, etc., furent annoncées par de pareils prodiges; sans remonter si haut dans le passé, des historiens presque modernes ont pu croire et répéter, avec la populace romaine, que la colère céleste, allumée par la protestation de Luther, se révéla par la fécondité d'une mule, et que le même fait se reproduisit dix ans plus tard, lorsque l'armée du connétable de Bourbon mit à sac la ville éternelle. Il est naturel que de pareilles histoires aient éveillé le scepticisme des gens sensés et que, pendant quelque temps, la parturition des mules ait été reléguée au nombre des fables. Mais il n'est plus permis aujourd'hui de conserver le moindre doute sur la réalité de ce fait. La mule est en chaleur tous les ans au printemps, et il se forme dans ses ovaires des *corps jaunes* semblables à ceux qui, chez les autres femelles, sont la conséquence de l'ovulation spontanée (Brugnone). Ses ovules, étudiés par M. de Nanzio, ne paraissent différer en rien de ceux de l'ânesse et de la jument. « On y trouve le disque proligère, la zone transparente, la vésicule, le vitellus et la tache germinative » (Prangé). Il faut cependant que l'ovule de la mule soit imparfait à quelques égards, puisqu'il ne se laisse féconder que dans des cas exceptionnels. On a remarqué que la fécondité des mules est beaucoup moins rare dans les climats chauds que dans les climats tempérés. Hérodote connaissait déjà ce fait, qui a été plusieurs fois confirmé par les observations modernes. Suivant M. A. Wagner, qui a fait sur ce sujet des recherches très-étendues, la parturition des mules n'avait jamais été observée en Allemagne (1). Elle est tout à fait

(1) *Edinburg New Philosophical Journal*, 1849. Vol. XLVI, p. 378.

exceptionnelle en France, et presque tous les exemples connus ont été recueillis en Italie, en Espagne et sous les tropiques. Il résulte d'un passage emprunté par Rudolphi aux *Lettere sull' Indie orientali*, que dans l'Asie tropicale les mules conçoivent assez souvent, mais qu'elles sont très-exposées à périr au moment de la parturition. L'auteur ajoute que les Arabes, pour sauver la mère et le petit, pratiquent souvent l'opération césarienne. Ce fait aurait besoin d'être confirmé (1).

Les anciens, considérant que la semence de l'âne est plus *froide* que celle du cheval, croyaient que ce dernier animal pouvait seul engendrer avec la mule. Buffon, considérant au contraire que l'âne a plus de puissance génératrice que le cheval, croyait que ces deux animaux pouvaient féconder la mule, mais l'âne avec plus de certitude que le cheval; et M. Prangé pense comme Buffon que l'âne est plus apte que le cheval à féconder la mule, parce qu'il est plus rapproché de celle-ci par son organisation (*loc. cit.*, p. 13). Mais les faits contenus dans son mémoire sont contraires à cette assertion, puisque, dans tous les cas où la paternité a été connue ou soupçonnée, c'est au cheval et non à l'âne qu'elle a été attribuée. Il y a, sans doute, beaucoup de cas douteux où la mule a mis bas sans qu'on sût avec quel animal elle s'était accouplée. Cela laisse le champ libre aux conjectures, et l'on peut se demander si, dans quelques-uns de ces cas, la mule n'a pas été fécondée par l'espèce paternelle; toutefois il est digne de remarque que tous les produits qui ont été décrits ressemblaient plus au cheval qu'à l'âne. Je ne nie pas que l'âne ne puisse engendrer avec la mule, mais je n'en connais pas d'exemple authentique, et je crois pouvoir affirmer, contrairement à l'assertion de Buffon, que la mule conçoit plus facilement avec le cheval qu'avec l'âne. Je reviens donc à l'opinion des anciens, en laissant de côté, bien entendu, leur théorie des semences chaudes et froides.

Quant aux mulets de la seconde génération, issus du commerce du cheval et de la mule, on ne possède sur leur compte

(1) *Voy.* Rudolphi, *Beyträge zur Anthropologie*, Berlin, 1812. In-8, p. 163 en note. — Georges Hartmann, *Pferde-und Maultierzucht*, Stuttgard, 1777, in-8°, p. 268-272.

que des renseignements fort incertains. La plupart des auteurs qui ont mentionné ces faits n'ont rien dit du produit; d'autres l'ont plus ou moins décrit sans dire s'il était mort ou vivant; il reste donc fort peu de documents relatifs à la vitalité et aux facultés génératrices des mulets de second sang. Il y a toutefois ceci de bien certain, que personne n'a dit que ces animaux aient été féconds. Ce n'est pas seulement sous le rapport des fonctions génératrices que l'organisation des mulets de second sang est défectueuse; beaucoup d'entre eux périssent dans le sein de leur mère; d'autres se développent mal et meurent en naissant ou peu de temps après; les mules elles-mêmes succombent assez souvent dans la parturition. Ceux qui ont été témoins de ces faits ont cherché à les attribuer à des accidents: la mule avait fait une chute, ou bien elle avait trop travaillé pendant la gestation, ou bien encore elle avait été blessée, ainsi que son fruit, au moment de la parturition, par des manœuvres maladroites, etc. Mais déjà Aristote avait parlé de l'avortement des mules (1), et il avait dit en outre, dans un passage déjà cité du livre II de la *Génération*, que lorsque les mulets sont féconds ils ne produisent que des γίννοι, c'est-à-dire des poulains avortons. Pline avait répété la même chose (2). J'ai signalé plus haut, d'après un passage de Rudolphi, la fréquence de l'avortement dans les Indes orientales. L'analyse des observations publiées confirme pleinement ces divers témoignages.

En étudiant ces observations, j'ai été frappé de la proportion considérable des avortements ou des cas de non-viabilité, et, pour que l'on ne puisse pas croire que j'aie à mon aise rassemblé de préférence les cas où ces accidents se sont produits, j'ai examiné sous ce point de vue les faits collectés dans un tout autre but par M. Prangé. Parmi les exemples que cet auteur a cités dans son mémoire, je n'en trouve que douze où il soit fait mention de la vie ou de la mort des hybrides. Neuf de ces animaux ont vécu, l'un d'eux est même mort fort vieux après avoir servi dans la cavalerie. Deux sont nés par avortement (3), le

(1) *Hist. des animaux*, liv. VI, chap. 24.

(2) *Hist. nat.*, lib. VIII, chap. 44.

(3) Cas de M. Lecomte, p. I, et cas cité par Aristote, p. 4.

dernier est mort en naissant (1). Ainsi, trois animaux sur douze n'ont pas vécu, et ce qui rend ce chiffre plus significatif encore, c'est que, sur les neuf qui ont vécu plus ou moins longtemps, il y en avait six qui provenaient d'une seule mule (2) et deux qui provenaient d'une autre mule (3). Somme toute, six mules seulement ont produit ces douze mulets, et trois d'entre elles ont fait des petits qui n'étaient pas viables. Je sais que ces chiffres sont forts insuffisants, et d'autres statistiques plus régulières et plus complètes modifieront probablement les proportions relatives de la viabilité et de la non-viabilité. Mais il me paraît certain dès maintenant que la mule fécondée perfectionne moins souvent son fruit que l'ânesse ou la jument.

Les métis nés de la mule et du cheval ressemblent tellement à leur père, qu'on peut quelquefois les prendre pour des chevaux. L'un d'eux, comme on vient de le voir, a pu servir dans la cavalerie napolitaine ; mais quoique celui-là soit mort fort vieux, j'ai lieu de croire que ses pareils ont en général la vie courte. La mule dont Schiks a communiqué l'histoire à Buffon, et qui porta six fois de 1763 à 1776, fit d'abord une pouliche qui mourut à deux ans et demi, sans avoir été fécondée, puis une autre pouliche qui mourut à quatorze mois, puis un poulain qui mourut à dix-neuf mois, et une pouliche qui mourut à vingt et un mois. La cinquième portée donna, en 1771, un poulain qui vivait encore en 1777. La sixième portée eut lieu en 1776, et donna une pouliche qui vivait encore lorsque l'observation fut publiée. On espérait réussir à l'élever. Une pareille mortalité, chez des animaux que leur rareté rendait l'objet de soins exceptionnels, semble indiquer que les produits de la mule, mêmes lorsqu'ils sont viables, ont en général une mauvaise constitution. Le fait qui précède, observé par Schiks, consul de Hollande à Murcie, a été constaté officiellement dans un rapport adressé au roi d'Espagne par don André Gomez (4). Quoique émanant d'une source sérieuse, il a paru peu croyable à M. Prangé. Je n'ai pas les mêmes raisons théoriques que lui pour en récuser l'authenticité. La chose s'est d'ail-

(1) Cas cité par Buffon, p. 4; c'est le cas de Nort.
(2) Cas de Schiks, p. 4.
(3) Cas des écuries du roi de Naples, p. 4.
(4) Buffon, éd. Sonnini, Paris, an VIII, in-8, t. XXIX, p. 377.

leurs passée à Murcie, dans le midi de l'Espagne, et l'on sait que la chaleur du climat influe beaucoup sur la fécondité des mules. C'est également dans un climat méridional, à Naples, qu'on a vu une autre mule produire deux fois. On a eu tort de croire sans doute qu'une mule fécondée une première fois pouvait toujours être fécondée encore. Plusieurs tentatives faites dans ce sens ont échoué. Mais je suis disposé à penser que lorsqu'une mule a une fois conçu, elle a plus de chance qu'une autre de concevoir ultérieurement.

Ce que j'ai dit de la fécondité des mules s'applique également à la fécondité des bardelles ; parmi les faits dont j'ai emprunté le relevé à M. Prangé, il en est même un qui est relatif, selon toutes probabilités, à la parturition de la femelle du bardeau. C'est celui qui a été observé en 1750 dans les écuries du roi de Naples. J'ai déjà dit que presque tous les mulets du royaume de Naples sont des bardeaux. Tout permet de croire donc que ce fait, emprunté par M. Prangé à M. Léopold Caldini, se rapporte à une bardelle et non à une mule. Il est une circonstance qui donne presque le caractère de la certitude à cette interprétation : c'est la communication faite en 1769 à l'Académie des sciences de Paris par le Père della Torre, de Naples. Ce savant, après avoir annoncé que les mulets de Naples sont le produit de l'ânesse et du cheval, raconte que quelque temps auparavant, sous le règne de don Carlos, devenu depuis roi d'Espagne, une mule (c'est-à-dire une bardelle) avait été fécondée par un cheval; or don Carlos régnait à Naples en 1750. Le fait cité par M. Caldini paraît donc se confondre avec celui du Père della Torre, quoique celui-ci n'ait pas parlé de la double parturition. En tout cas, la fécondité éventuelle des bardelles est rendue certaine non-seulement par le fait de della Torre, mais encore par d'autres faits qui s'étaient produits dès cette époque dans les haras de don Carlos de Marco et du prince de Francavilla (1).

(1) Voy. *Académie des sciences*, 1769; *Histoire*, observations anat., n° 4.

II

Résumé des faits relatifs au croisement des chiens, des loups, des chacals et des renards.

(*Journal de la physiologie de l'homme et des animaux*, dirigé par M. Brown-Séquard, t. II, n° 5, juillet 1859, p. 390-396.)

J'ai exposé en détail, à la page 452, la grande expérience de Buffon sur le croisement de la louve et du chien braque. Je donne ici en supplément le résumé des autres faits relatifs au croisement du chien avec les loups, les chacals et les renards.

1° *Croisement d'un loup et d'une chienne de Poméranie.* Ce croisement eut lieu en 1770, à Londres, chez Brookes, marchand d'animaux, à la demande de lord Monthermer et de lord Clanbrassil. Il en résulta neuf petits. Lord Monthermer acheta une femelle qui mourut jeune. Un mâle fut cédé au célèbre John Hunter, mais il était si féroce, qu'on le crut enragé, et qu'on le lapida dans la rue. Lord Clanbrassil éleva une femelle de premier sang qui fut couverte par un *chien d'arrêt*, et fit plusieurs petits, hybrides de second sang, un quart loup, trois quarts chien. Une femelle de cette portée fut couverte à deux reprises par des *chiens d'une race intermédiaire entre les mâtins et les dogues ;* il en résulta deux portées, l'une de dix, l'autre de neuf. La même femelle de deuxième sang fut couverte en outre par un gros *mâtin*, et fit deux portées, l'une de huit, l'autre de sept ; en tout trente-quatre hybrides de troisième sang. On ne sait ce que ces divers animaux sont devenus, à l'exception de deux, qui furent envoyés à Lausanne, et confiés à un dresseur de chiens nommé Cerjat, et, quoiqu'ils ne fussent loups que pour un huitième, le dompteur ne put jamais réussir à les soumettre. L'expérience s'arrête là.

2° *Croisement d'un chien et d'une louve.* M. Gough, marchand d'animaux, ayant apprivoisé une louve, remarqua qu'elle était en chaleur au mois de décembre 1785. Il voulut l'accoupler avec des chiens, mais elle les repoussa : il fallut la tenir pour la faire saillir par un *mâtin*. Elle fit quatre petits, dont un fut emporté aux Indes orientales ; les trois autres furent étranglés par un léopard. En décembre 1786 on fit saillir la louve *par un autre chien*. Elle mit bas sept petits, le 24 février 1787. John Hunter obtint une femelle qui était la seule de la portée, mais il ne la fit pas saillir. — Expérience sans valeur.

3° *Croisement d'un chien et d'une louve*. Louve de M. Symmons, couverte *par un chien*. Plusieurs petits, dont une seule femelle. Cette femelle de premier sang, couverte *par un chien* le 16, le 17 et le 18 décembre 1787, mit bas huit petits, le 18 février 1789, après 63 ou 64 jours de gestation. Ces métis de second sang ont vécu ; mais on ne sait ce qu'ils sont devenus.

Les faits qui précèdent ont été communiqués par John Hunter à la Société royale de Londres, et publiés dans *Philosophical Transactions*, 1787, vol. LXXVII, n° 24, p. 253. (*Observations tending to show that the Wolf, Jackal, and Dog are all of the same Species.*) Voir aussi du même auteur : *A Supplementary Letter on the Identity of the Species of the Dog, Wolf, and Jackal*, dans *Phil. Trans.*, vol. LXXIX, n° 15, p. 562 (1789). Ces faits ont été reproduits avec quelques détails de plus dans les éditions des *Œuvres de Hunter*, et notamment dans l'édition Palmer, qui a été traduite en français (1). Richard Owen, dans une note de cette édition (2), parle d'une portée obtenue peu de temps auparavant à la ménagerie royale de Berlin par le croisement d'un *chien d'arrêt blanc et d'une louve*. Deux des petits ressemblaient au loup commun, mais le troisième avait l'aspect extérieur d'un chien d'arrêt, et ses oreilles étaient pendantes (3).

Croisement d'une louve et d'un chien de moyenne taille, obtenu à Neustrelitz vers 1775 et publié par Masch en 1781 (4). Jeune louve élevée à la chaîne, et couverte par un chien jaune à poil ras et de taille moyenne ; naissance de trois métis, dont deux mâles, tenant presque exclusivement de la louve, et une femelle tenant surtout du chien. Celle-ci, couverte par un chien à l'âge d'un an, mit au monde trois petits chiens noirs, métis de second sang, qu'on noya aussitôt après leur naissance. La mère

(1) Traduct. Richelot, Paris, 1843, in-8, t. IV, p. 414-426.
(2) Trad. fr., p. 418.
(3) Voy. Lyell, *Principles of Geology*, vol. II, p. 448, chap. 38.
(4) *Der Naturforscher*, Stück XV, s. 23, Halle, 1781, in-8.

louve mourut d'accident ; ses deux fils avaient été vendus, et sa fille, élevée en liberté, commit de tels brigandages après avoir perdus ses petits, qu'il fallut la tuer.

Autre fait rapporté également par Masch. Louve élevée à la chaîne, croisée avec un chien de grande taille désigné sous le nom de *Schweinhund* (chien-cochon ; j'ignore quelle est cette race). Les métis furent élevés pour la chasse, mais on les trouva si mous et si faibles, qu'on les tua. La louve, pleine pour la seconde fois, devint enragée et fut mise à mort (1).

Masch raconte en outre qu'on lui a montré à Rostock un métis demi-loup, demi-chien. Cet animal était assez sauvage pour qu'on fût obligé de l'élever à la chaîne (2).

D'autres expériences ont été faites au Muséum d'histoire naturelle (3), et le croisement du chien et de la louve, du loup et de la chienne, est un fait aujourd'hui presque vulgaire. Frédéric Cuvier et M. Flourens ont pu obtenir trois générations successives de ces métis, et n'ont pu dépasser cette limite (4). Mais cela ne porte aucune atteinte à la réalité des faits de Buffon. J'ai déjà eu l'occasion de dire que beaucoup d'animaux de race pure ne peuvent se propager au Muséum au-delà de la quatrième génération, faute d'exercice et de liberté. J'ai vu les très-petites cages où ont été élevés et accouplés les chiens, les loups et les chacals qui ont servi aux expériences de croisement, ainsi que leurs métis des diverses générations, et la seule chose qui m'étonne, c'est que, dans des conditions aussi mauvaises, les métis de la première génération aient pu atteindre tout leur développement. Il faudrait au moins permettre à ces malheureux animaux de faire quelques pas de temps en temps, mais l'espace manque, et ils sont condamnés à une captivité étroite, éternelle et héréditaire.

Après avoir parlé des expériences régulières qui ont démontré la fécondité du croisement du chien et du loup, et celle de leurs métis, nous pourrons ajouter quelque foi à des faits qui ne se

(1) *Der Naturforscher*, Stuck XV, s. 23, Halle, 1781, in-8, p. 27.
(2) *Loc. cit.*, p. 28.
(3) *Voy.* E. Geoffroy Saint-Hilaire dans *Annales du Muséum*, t. IV, p. 102, Paris, 1804, in-4° ; Croisement d'une louve et d'un *dogue de forte race*.
(4) Flourens, *Cours de physiologie comparée*, Paris, 1856, in-8, p. 8.

sont pas produits sous l'œil des physiologistes, mais qui ont néanmoins une certaine valeur. C'était une opinion répandue dans l'antiquité que certaines races de chiens provenaient du mélange des loups et des chiens : « A Cyrène, dit Aristote, les loups se mêlent avec les chiennes, et cet accouplement est fécond (1)... *On prétend*, ajoute-t-il, que la race des chiens de l'Inde vient du tigre et de la chienne. Pour obtenir ces chiens, on attache une chienne dans des lieux écartés ; mais il y en a beaucoup de dévorées, jusqu'à ce qu'il arrive un animal qui soit pressé du désir de s'accoupler. » On voit qu'Aristote n'accepte pas la responsabilité de cette dernière citation ; il ne parle du croisement du tigre et de la chienne que comme d'un bruit populaire, et cette réserve donne plus de valeur à ses paroles, lorsqu'il cite comme un fait positif le croisement de la chienne et du loup. Il est possible d'ailleurs que l'origine croisée des chiens indiens ne fût pas tout à fait fabuleuse. D'après le procédé décrit par Aristote, personne ne pouvait assister à l'accouplement. On supposait, évidemment à tort, que les chiennes étaient fécondées par des tigres ; mais, pour qu'on fît cette supposition, il fallait qu'elles fussent fécondées par un animal sauvage. Aristote revient sur les chiens de l'Inde dans son *Traité de la génération*, liv. II, chap. VII, et là il ne parle plus du tout du tigre, il se contente de dire que les métis proviennent du mélange des chiens *avec une bête fauve qui a la figure du chien*. Buffon (2) pense que cette bête fauve pourrait bien être l'adive ou le chacal, et nous savons aujourd'hui que les métis du chien et du chacal sont bien féconds. Pline parle aussi, sous forme dubitative, de l'origine de la race des chiens de l'Inde, et ajoute que les métis de la première et de la deuxième génération sont féroces, mais qu'à la troisième génération ils s'adoucissent. Puis il mentionne, et cette fois sous forme affirmative, les métis de chiens et de loups, qu'on obtient fréquemment dans la Gaule (3). L'existence de ces chiens-loups était donc admise dans l'antiquité, et nous trouvons dans la meute d'Actéon la chienne Napé, fille d'un loup :

(1) *Histoire des animaux*, liv. VIII, chap. 28, éd. Camus.
(2) Tome VI, p. 352. (Ed. in-4).
(3) *Hist. nat.*, lib. VIII, cap. 40.

deque lupo concepta Nape (1). Buffon, ayant d'abord échoué dans ses tentatives, fut le premier auteur qui nia le croisement des chiens et des loups ; personne avant lui n'en avait douté, et dès que sa négation fut connue, on lui fit de toutes parts des communications plus ou moins démonstratives. Quelques-uns des faits qu'on lui adressa tendaient à établir que les chiens domestiques peuvent même féconder des louves sauvages (2). On avait pris ou tué dans les bois de jeunes louveteaux qui tenaient à la fois du chien et du loup, et qui présentaient, soit dans le pelage, soit dans la forme des oreilles, certains caractères retrouvés depuis par Buffon sur ses métis domestiques. On avait même, dans un cas, connu le père des métis. Une louve de la forêt de Mont-Castre avait noué une intrigue amoureuse avec un lévrier appartenant au seigneur de Mobec. Toutes les nuits elle venait hurler autour de la maison pour appeler le chien, qui allait aussitôt la rejoindre. Pour interrompre ses visites, on fut obligé de tuer son amant ; elle ne reparut plus, mais, trois mois après, on trouva dans les bois cinq petits louveteaux, qu'on prit sans difficulté. Le curé d'Angoville en éleva un qui tenait à la fois du loup et du chien, et qui, en grandissant, fit la guerre à la volaille, de sorte qu'on jugea à propos de le tuer. Ce fait se passa en 1774. La louve était le seul animal de son espèce qu'il y eût dans la contrée, et lorsque était venue la saison des amours, le sens génital l'avait poussée à provoquer le chien. Une autre fois, en 1776, on fit une battue pour exterminer une portée de huit louveteaux nés en Champagne, sur une terre du comte du Hamel. Ces animaux, que les bergers de la contrée connaissaient depuis quelque temps, jouaient familièrement avec les vaches, et se laissaient approcher à une très-petite distance. Six d'entre eux ressemblaient, à s'y méprendre, à un chien du voisinage. L'un fut pris au piége, et on crut d'abord que c'était un chien. Un autre, ayant été blessé, cria exactement comme un chien, si bien qu'on crut avoir blessé l'un des chiens de la chasse. On envoya les peaux à Buffon, qui crut d'abord que c'étaient des peaux de chiens ; mais le pelletier, en y regardant de plus près, y

(1) Ovide, *Métam.*, III, v, 221.
(2) Voy. le *Buffon* de Sonnini, t. XXIII, p. 321, 329 et 331.

trouva les deux sortes de poils qui distinguent l'espèce du loup. Un louveteau mâle, pris dans les environs de Metz, en 1784, tenait autant du chien que du loup. Il avait la queue du loup, le pelage du chien, et les oreilles tombantes à partir du milieu, comme les métis étudiés par Buffon. Il lappait à la manière des chiens au lieu de boire comme les loups. L'ensemble de ces faits ne laisse guère de doute sur la possibilité du croisement entre les chiens domestiques et les louves sauvages. Suivant M. Kœppen, il y a dans les montagnes de la Grèce actuelle une race sauvage qui passe pour croisée de chien et de loup, et c'est une opinion déjà très-ancienne que la race des chiens de Poméranie est dans le même cas (1).

On lit dans une lettre écrite par Pallas, et adressée à Thomas Pennant, à la date du 5 octobre 1791 : « J'ai vu à Moscou environ vingt métis de chiens et de loups noirs. Ils ressemblent surtout au loup, si ce n'est qu'ils portent leur queue plus haut et qu'ils ont une sorte d'aboiement rauque. Ils multiplient entre eux, et quelques-uns des petits sont de couleur grisâtre, rouillée, ou même blanchâtre comme les loups arctiques. L'un de ceux que j'ai vus était tellement semblable au chien par la forme du corps, la queue et le pelage, que j'aurais pu douter de son origine si sa tête, ses oreilles, son regard méchant, sa sauvagerie, ne m'avaient prouvé que c'était bien un métis (2). » Le docteur sir Richardson, auteur de *The Fauna Boreali-Americana*, dit, dans son *Appendix* à la narration du capitaine Back, p. 365 de l'édition américaine, que le métis du loup indien et du chien indien est prolifique et prisé par les voyageurs comme bête de trait, parce qu'il est beaucoup plus fort que le chien ordinaire. Ce fait est confirmé par le docteur John Evan (3). Richardson dit ailleurs que, sur les bords de la Saskatchewan, dans certaines saisons de l'année, les chiens indiens se croisent avec les louves, et que, dans d'autres saisons, les deux espèces se font la guerre sans distinction de sexes (4). Suivant le docteur Mac Coy, on a

(1) *Charleston Medical Journal and Review*, 1850. — G. Morton, *Additional Observ. on Hybridity*. Tirage à part, p. 15.

(2) Th. Pennant, *Arctic Zoolog*. London 1784, in-4, vol. I, p. 42.

(3) Morton, *Additional Observ. on Hybridity*. Charleston, 1850, in-8. Tirage à part, p. 19.

(4) *Types of Mankind*, 8th ed. Philad., 1857, in-8, p. 383.

essayé dans la Pensylvanie d'apprivoiser le loup commun, *canis lupus*, et de le dresser à la chasse; mais il dévorait le gibier, et pour parer à cet inconvénient on l'a croisé avec le chien domestique, et l'on en a obtenu des hybrides qui unissent la subtilité du loup à la docilité du chien (1). Le capitaine Parry raconte que, dans son premier voyage, il avait embarqué quelques femelles de *canis borealis* (chien des Esquimaux); que, dans une relâche, plusieurs de ces chiennes s'échappèrent, et que celles qui revinrent au bout de peu de jours avaient été fécondées par les loups sauvages (2). « Un de mes auditeurs, dit M. Flourens, a bien voulu me faire à ce sujet une communication. Il pense que dans l'Amérique du Nord, qu'il a longtemps habitée, se trouve une variété de loup blanc qui a, avec le chien, la fécondité continue. Je ne puis admettre le fait, » ajoute ce professeur, « je dirai qu'il y a fécondité continue si l'on me prouve que la génération est toujours restée circonscrite entre les métis, sans qu'un animal de l'une ou de l'autre espèce, un chien ou un loup, y ait jamais intervenu. » Puis, comme dernière ressource, pour le cas où la chose serait démontrée, il fait remarquer que le loup blanc pourrait bien n'être « qu'un chien redevenu sauvage, un chien de la lignée de ceux que les premiers navigateurs déposèrent en grand nombre dans les plaines et les forêts du nouveau monde, et qui ainsi abandonnés revinrent à l'état de nature (3). » Il oublie qu'il a dit ailleurs : « Le chien ne vient sûrement pas du loup, car le loup est solitaire et le chien est essentiellement sociable..... Et voici quelque chose de plus décisif encore : le chien a été rendu à l'état sauvage et il n'est point passé à l'une des trois autres espèces (loup, renard et chacal); *il est resté chien* (4). » Cette dernière assertion est parfaitement exacte. Il y a longtemps déjà que Scaliger a réfuté l'hypothèse de Cardan sur la transformation des chiens en loups et des loups en chiens (5).

(1) *The American Journal of Science and Arts*, ser. II, vol. III, nº 7, p. 47-48, Jan. 1847.

(2) Morton, *loc. cit.*, p. 17.

(3) *Cours de physiol. comparée*. Paris, 1856, in-8, p. 17.

(4) Flourens, *Histoire des travaux de Buffon*. 1850, in-12, p. 88.

(5) Cardan, *de Subtil.*, lib. X, p. 383. — Scaliger, *Exerc. ad Cardan.*, nº 202. — Camus, *Notes sur l'Hist. des animaux d'Aristote*, 1783, in-4º, p. 214.

Les chiens sauvages sont quelquefois très-féroces; mais lorsqu'on élève leurs petits en domesticité, ils se montrent, dès la première génération, aussi soumis que les chiens domestiques « they grew up in the most perfect submission to man. » (Ch. Lyell.) Or il n'y a pas d'exemple qu'on ait pu apprivoiser définitivement un loup, même en l'élevant depuis sa première jeunesse.

Pour d'autres exemples de croisement du loup et du chien, Treviranus renvoie aux *Neuen Nordischen Beyträge*, Bd. 1, S. 153-154 (1).

Le croisement spontané des chiens et des loups ne peut guère s'observer actuellement dans notre pays, où les loups sont devenus fort rares. Mais ce n'est pas une raison pour rejeter les faits recueillis dans l'Amérique septentrionale, où les conditions sont bien différentes. Ce qui s'y passe aujourd'hui a bien pu se passer autrefois en Europe et ailleurs, et je pense que beaucoup de nos races de chiens ont eu leur origine dans de semblables croisements, quoique cette opinion ne puisse reposer évidemment sur aucune preuve directe. Il y a un autre animal qui me paraît aussi avoir contribué à modifier les espèces canines. C'est le chacal, qui se croise avec le chien plus aisément encore que le loup.

MM. Philippeaux et Vulpian ont bien voulu me montrer quelques métis de chien et de chacal qui proviennent des importantes expériences de M. Flourens. Les métis de second sang, trois quarts chien et un quart chacal, ont encore avec le chacal une incontestable ressemblance, mais ils ressemblent surtout à certaines races de chiens. En les apercevant, je reconnus au premier coup d'œil que j'avais vu cent fois des chiens tout à fait semblables à ces métis, et depuis lors c'est pour moi une conviction que le chacal a pris part dans l'origine à la formation de plusieurs races canines. Le chacal est d'ailleurs bien plus voisin du chien que du loup; il est sociable et familier, il est susceptible d'attachement et d'éducation, et Pallas, avant même de connaître les résultats de l'accouplement du chacal et du chien, avait annoncé que « la tige principale du chien domestique dé-

(1) Treviranus, *Biologie*, etc., Bd. III, S. 413. Gœttingen, 1805, in-8.

rivait certainement du chacal (1). » Guldœnstædt a apporté un grand nombre de preuves à l'appui de cette opinion (2). La première expérience méthodique faite sur le croisement du chien et du chacal a été communiquée par J. Hunter, en 1787 et 1789, à la Société royale de Londres, dans un travail que j'ai déjà cité au commencement de cette note. Les métis ne furent pas alliés entre eux, mais avec des chiens. Les expériences célèbres de M. Flourens ont un tout autre caractère de précision. Les métis de premier sang ont été mariés ensemble de génération en génération, jusqu'à la quatrième. On n'a pu aller au delà. Mais, d'une part, les alliances ont été faites *in-and-in*, c'est-à-dire à chaque génération nouvelle, entre le frère et la sœur, circonstance que l'on considère généralement comme défavorable ; d'une autre part, les animaux ont passé toute leur vie, deux à deux, dans de petites cages où ils peuvent à peine se retourner. Dans de pareilles conditions, les métis de chien et de loup deviennent stériles, au Muséum, dès la troisième génération, tandis que les métis de Buffon, toujours mariés *in-and-in*, mais du moins élevés en liberté, ont produit sans difficulté jusqu'à la quatrième génération, sans que rien permît de prévoir que leur fécondité fût amoindrie lorsque l'expérience a été interrompue. Il est bon d'ailleurs de constater que, toutes choses égales d'ailleurs, et dans les expériences insuffisantes qu'on peut faire au Muséum, les *chiens-chacals* ont une fécondité plus longue que les chiens-loups. C'est probablement parce que le chacal, beaucoup moins sauvage que le loup, se prête mieux que lui à la vie sédentaire de la captivité (3).

Les renards diffèrent bien plus des chiens que les loups et les chacals, et c'est une question douteuse si les diverses espèces de renard peuvent se croiser avec les diverses espèces de chien. La difficulté la plus grande est d'obtenir l'accouplement. Buffon n'a pu y réussir, et les expérimentateurs du Muséum n'ont pas été

(1) Pallas, *Voyage dans la Russie méridionale en 1793*, tr. fr. Paris, 1805, in-4°, t. I, p. 601, en note.

(2) *Nova Comment. Petropol.*, t. XX. — *Dictionn. classique d'hist. naturelle.* Paris, 1825, in-8, t. IV, p. 4 et 10.

(3) Voy. Flourens, *Cours de physiol. comparée.* Paris, 1856, in-8, p. 8, 50 et 52. — *De la longévité humaine*, 2e édit. Paris, 1855, in-12, p. 152-153.

plus heureux. Ce serait peut-être le cas de faire quelques essais de fécondation artificielle. Aristote dit que les chiens de Laconie provenaient de l'union des renards et des chiens (1). Il y a bien quelque raison de croire que le renard était à demi domestique en Laconie, mais cela ne suffit pas jusqu'ici pour donner crédit à l'assertion d'Aristote, — Cardan dit avoir vu un métis de chien et de renard. Cet animal était muet (2). Ce fait est aussi peu authentique que celui qui fut observé, dit-on, chez le comte de Castelmore, et communiqué à Buffon en 1779 (3). Pennant, dans une lettre adressée à Pallas, et communiquée par celui-ci au *Neuen Nordischen Beyträge*, Bd. I, 153, parle d'une portée de chiens et de renards, et ajoute que les femelles hybrides, couvertes par des chiens, firent des petits à leur tour (4). Le même Pallas considère comme authentique un fait analogue observé dans le Mecklembourg, et publié par Zimmermann (5). « C'est une chose connue, dit Treviranus, que les métis du renard et du chien ne sont pas toujours stériles. Linck a cité un *nouvel* exemple où un de ces métis a propagé sa race (6). D'autres observations de ce genre se trouvent dans la sixième édition de *Handbuch der Naturgechichte* de Blumenbach, S. 24 ff. On trouve dans Voigt's *Magazin*, Bd. IX, S. 4, S. 176, un cas où le métis d'une chienne et d'un renard d'Ecosse propagea sa race (7). » J'ai cru devoir citer ces divers exemples, mais je dois avouer qu'aucun de ceux que j'ai pu vérifier ne m'a paru absolument démonstratif. Je laisse donc dans le doute la question du croisement des chiens et des renards. Au surplus, il est possible que la propriété de se croiser avec les renards n'appartient qu'à *certaines* espèces de chiens et non à toutes. Les expériences néga-

(1) *Hist. des animaux*, liv. VIII, ch. 28.

(2) *De Subtil*, l. X, p. 383. — Camus, *Notes sur l'Histoire des animaux d'Aristote*. Paris, 1783, in-4°, t. II, p. 215.

(3) Le *Buffon* de Sonnini, t. XXIII, p. 332.

(4) Rudolphi, *Beyträge zur Anthropologie*. Berlin, 1812, in-8, p. 174, *en note*.

(5) *Specimen zoologiæ geographicæ*, p. 471. — Pallas, *Voyage dans la Russie méridionale en* 1793, trad. fr., Paris, 1805, in-4°, t. I, p. 602 *en note*.

(6) Voigt's, *Magazin für den neuesten Zustand der Naturkunde*. Bd. II, S. 1, S. 22.

(7) Treviranus, *Biologie oder Philosophie der lebenden Natur*. Bd. III, S. 412-413. Gœttingen, 1805, in-8.

tives n'auraient donc de signification que si on les variait beaucoup.

Quoi qu'il en soit, la fécondité des chiens-loups hybrides et des chiens-chacals hybrides ne peut être mise en doute, et ceux-mêmes qui pensent que les métis de premier sang, alliés en ligne directe, deviendraient tôt ou tard inféconds entre eux, reconnaissent du moins que les métis de second rang, c'est-à-dire les hybrides trois quarts chien, sont indéfiniment féconds. Il n'en faut pas davantage pour comprendre que le croisement des chiens avec les loups et les chacals a pu donner lieu à certaines races canines, et modifier par conséquent les espèces primitives (1).

III

Lettre à M. Barral, directeur du *Journal d'agriculture pratique*, sur la question des léporides.

(*Journal d'agriculture pratique*, 27e année, t. II, p. 154, nº du 5 août 1863.)

La lettre suivante a été écrite à l'occasion des contestations soulevées par la partie de mon mémoire sur l'hybridité qui concernait le croisement des lièvres et des lapins. Ces contestations, ou plutôt ces protestations, se firent jour à Paris et en province dans plusieurs Sociétés d'agriculture et d'horticulture. On ne prenait pas la peine d'examiner les faits, et encore moins de lire mon mémoire. On se bornait à accuser M. Roux d'imposture ; quant à moi, on ne m'accusait que de crédulité. On ne discutait pas ; on exécutait, et entre temps on adressait à M. Roux des lettres injurieuses. Un jour cependant, un rédacteur du *Journal d'agriculture pratique*, M. Eugène Gayot, eut la curiosité d'étudier la question. Il s'adressa d'abord à M. Roux, qui lui signala l'existence de mon mémoire. Les faits qu'il y trouva lui parurent suffisamment authentiques, et il se décida à publier dans le numéro du 5 mai 1863 du *Journal d'agriculture pratique* un article intitulé LE LÉPORIDE (27e année, t. I, p. 457 à 460).

Quoique écrit au point de vue exclusivement agronomique, sur le ton le plus calme et en dehors de toute question de doctrine scientifique, cet article reçut le plus mauvais accueil. Des lettres de protestations et même de reproches furent adressées de toutes parts à M. Barral, directeur du Journal. M. Barral ne publia que les plus sérieuses, en ajoutant : « Il y a

(1) Voy. encore Nott and Gliddon, *Types of Mankind*, chap. XII, 8th ed., Philad., 1857, gr. in-8, p. 381-386.

des gens qui nous ont blâmé d'avoir ouvert nos colonnes à l'exposition de la question, mais nous ne sommes pas de ceux qui aiment à mettre des éteignoirs. » (Numéro du 20 juillet 1863, t. II, p. 67.)

Cette phrase donne une idée de la situation. En présence de tant de réclamations, M. Gayot lui-même se sentit un moment ébranlé, et M. Barral, placé sur le terrain de la défensive, vint me demander si je maintenais toujours mes premières assertions. Sur ma réponse affirmative, il me pria d'écrire un article pour son journal. Mes occupations ne me le permettant pas, je me bornai à lui adresser la lettre suivante :

A M. Barral, directeur du Journal d'agriculture pratique.

Paris, le 30 juillet 1863.

Mon cher collègue,

Etant sur le point de quitter Paris pour plusieurs semaines, je ne puis, suivant le désir que vous m'avez exprimé, examiner et discuter les nouveaux documents qui viennent d'être publiés sur la question des léporides. Je ne prendrai donc pas aujourd'hui une part directe à la polémique qui vient de s'élever. Je me bornerai à revenir rapidement sur les faits qui ont été exposés il y a quatre ans dans mon *Mémoire sur l'hybridité*, et sur l'interprétation que j'ai acceptée alors.

Le croisement du lièvre et de la lapine a été obtenu volontairement pour la première fois par M. Roux, d'Angoulême ; mais il y avait longtemps déjà que le croisement inverse du lapin et de la hase avait réussi. J'ai publié tout au long cette expérience, faite de 1773 à 1780 par l'abbé Gagliari, à Maro (principauté d'Oneglia). Les résultats furent constatés en 1780 par Amoretti, naturaliste bien connu. Les métis se distinguaient par un caractère important, par la couleur de leur chair, qui était rouge comme celle du lièvre. C'est une loi assez générale de l'hybridité que, dans les croisements d'espèces, les formes et les appareils de la vie de relation tiennent principalement de l'espèce du père, tandis que les tissus et les phénomènes de la vie organique sont empruntés principalement à l'espèce de la mère. C'est ce que démontre en particulier la comparaison anatomique et physiologique du cheval, de l'âne, du mulet et du bardeau. Les léporides fils de la hase ont donc la chair rouge, et ce fait, constaté par Amoretti avant que l'on connût les lois de l'hybridité, acquiert une valeur décisive dans la question. D'un autre côté, les léporides d'Angoulême, issus de la lapine, ont la chair blanche du lapin, ou plutôt ont la chair blanche comme le lapin. On s'en est étonné, et c'est l'une des principales objections qu'on ait opposées aux assertions de M. Roux; mais cette objection est tout à faite nulle. En admettant que M. Roux ait trompé tout le monde, voici ce qu'on peut dire : Si jamais l'on réussit à croiser le lièvre avec la lapine, les métis auront la chair blanche comme les animaux de M. Roux.

Cela ne prouve pas que les animaux de M. Roux soient issus du lièvre, mais seulement qu'ils peuvent en être issus. Le résultat qu'il annonce est parfaitement conforme à l'ensemble des faits connus. Il est en parfaite harmonie avec l'expérience d'Amoretti, car si le lapin peut féconder la hase, chose qui n'a pas encore été contestée, il est infiniment probable que le lièvre peut féconder la lapine.

Il y a en outre dans la science un fait qui tend à établir la réalité de la fécondation de la lapine par le lièvre. C'est celui qui a été communiqué en 1831 à la Société zoologique de Londres. Le croisement avait eu lieu d'une manière fortuite, dans un parc à lapins où un petit levraut avait été élevé avec un lapin et une lapine. La lapine fut saillie par les deux mâles, et mit bas six petits dont trois étaient des lapins de pur sang, tandis que les trois autres ressemblaient au lièvre (1). Un seul de ces trois animaux supposés métis survécut; et, plusieurs années plus tard, il fut disséqué par le célèbre zoologiste Richard Owen. Jusque-là, on pouvait élever des doutes sur la paternité du lièvre. Mais l'étude anatomique faite par Richard Owen dissipa ces doutes. L'intestin de l'animal différait à la fois de celui du lièvre et de celui du lapin. Le gros intestin était peu différent de celui du lapin, mais l'intestin grêle était celui du lièvre. Le pelage était comme chez le lièvre, les membres postérieurs comme chez le lapin. La chair était blanche. Richard Owen n'hésita pas à considérer l'animal comme un métis.

Je passe sous silence d'autres faits qui existaient dans la science, mais qui n'avaient pas été constatés d'une manière suf-

(1) On sait que la superfétation, même à plus de quinze jours d'intervalle, est un phénomène fréquent chez la lapine.

fisamment précise. Les choses en étaient là lorsque j'eus connaissance des expériences de M. Roux.

Je suis allé deux fois à Angoulême, en octobre 1857 et en mars 1859 ; j'ai visité avec attention l'établissement de M. Roux. J'ai vu ses lièvres domestiques, ses lapines de pur sang, et les animaux de forme intermédiaire qu'il assure être des métis. Je l'ai questionné de toutes les manières ; c'est un homme entièrement étranger aux sciences, et il est fort probable que, s'il avait inventé un roman, il y aurait introduit des détails qui auraient été en contradiction soit entre eux, soit avec les faits généraux de la physiologie de l'hybridité. Au lieu de cela, tout ce qu'il raconte s'accorde exactement avec ce qu'un physiologiste éclairé pourrait attendre des croisements en question.

D'un autre côté il n'est pas douteux que la race produite par M. Roux diffère des autres races de lapins par des caractères extérieurs qui la rapprochent de l'espèce du lièvre. L'un de ces animaux a été présenté par moi à la Société de biologie, où plusieurs naturalistes ont constaté cette ressemblance. Le même animal a été conservé vivant pendant plus d'une année au Jardin des Plantes. Feu Geoffroy Saint-Hilaire l'a examiné attentivement en ma présence, il est resté convaincu que c'était un métis, et il a dès lors admis, dans son *Histoire naturelle générale*, la réalité des léporides. Voilà où en était la question lorsque j'ai publié mon mémoire. J'y ai fait figurer l'histoire des léporides, au milieu d'un grand nombre d'autres faits d'hybridité *eugénésique*. Maintenant des doutes s'élèvent. Je ne m'en étonne pas. Je ne m'étonnerais que d'une chose, c'est qu'un fait de cette nature eût été accepté sans opposition, car il froisse des préjugés très-répandus sur la question de l'*espèce*. D'une part il est admis, dans l'enseignement classique, que les espèces sont séparées par des murailles infranchissables, que tous les métis d'espèces doivent être inféconds entre eux, — et les léporides sont féconds. D'une autre part, il y a un dogme religieux qui commande de croire que le nègre et le blanc, sans parler des autres, descendent directement de Noé, et, comme cette croyance à des transformations invraisemblables a besoin d'être corroborée, on a adopté un procédé sommaire de démonstration qui consiste à dire « que tous les hommes sont de la même espèce, puisque tous les métis humains sont également féconds » (ce qui du reste est une assertion un peu légère). Maintenant, supposez démontré qu'il y ait des hybrides féconds, et il y aura bien des gens contrariés. Aussi n'y a-t-il pas de question dont l'histoire soit plus curieuse que celle de l'hybridité, — pas même celle de la mâchoire d'Abbeville. On a invariablement procédé de la manière suivante : Etant donné un fait d'hybridité eugénésique, on a commencé par le nier. Puis, lorsque des expériences réitérées ont rendu le fait incontestable, on a conclu en disant que les deux espèces mères étaient des variétés d'une même espèce. C'est ainsi que Buffon a été conduit à fusionner en une seule espèce les chameaux et les dromadaires, les chèvres et les moutons, les bœufs, les bisons et les zébus ; que John Hunter a fait subir la même fusion aux trois espèces des loups, des chiens et des chacals, etc. Le moment où l'on essayera de fusionner les lièvres et les lapins n'est pas encore venu ; mais il viendra, ou plutôt il viendrait si des expériences ultérieures et irrécusables, faites à plusieurs reprises avec succès, rendaient absurde et insensée la négation des léporides.

L'histoire la plus piquante est certainement celle des canides chiens-loups. Buffon, sur ses vieux jours, au lieu de reculer ou au moins de s'arrêter comme tant d'autres, fit un pas en avant. Il conçut des doutes sur la légitimité de sa théorie de l'espèce, et entreprit une longue expérience qui dura plus de huit ans. Il suivit pendant *quatre générations* les métis d'une louve et d'un chien braque, et il publia ce résultat sans dire cette fois que le chien et le loup étaient de même espèce. L'expérience fut interrompue sans qu'on eût cherché à unir entre eux les métis de la quatrième génération. Personne n'a donc le droit de dire que ces métis aient été inféconds. On l'a dit cependant. Puis d'altération en altération on a dit : les métis du chienet du loup ne produisent que jusqu'à la quatrième génération ; ils ne produisent que jusqu'à la troisième génération ; ils ne produisent que jusqu'à la seconde génération ! Et enfin un célèbre physiologiste anglais, M. Carpenter, a osé dire en 1852 : « Le loup et le chien produisent ensemble ; leur produit est fécond avec l'une et l'autre espèce ; mais si ces hybrides sont féconds entre eux, *c'est ce qui n'a pas encore été démontré.* » Et pour qu'on ne se méprenne pas sur l'intention de l'auteur, il est bon d'ajouter que ce passage est extrait d'un long article sur l'unité du genre humain (*the Cyclopædia of Physiology*, vol. IV, p. 1309, London, 1852, grand in-8, art. VARIETIES OF MANKIND, par Carpenter).

Après cela il n'y a plus qu'à tirer l'échelle.

Pour revenir aux métis du lièvre et du lapin, je ne puis que vous répéter en terminant :

1° Des faits antérieurs, dont l'un parfaitement authentique, établissaient la possibilité de ce croisement ;

2° La race de M. Roux présente des caractères parfaitement conformes à l'origine qu'il leur attribue ;

3° Ses assertions sont en parfaite harmonie avec l'ensemble des faits connus sur les croisements des espèces ;

4° On ne peut donc invoquer contre lui aucune fin de non-recevoir de l'ordre scientifique ;

5° Quand même il serait démontré que l'histoire des léporides d'Angoulême est controuvée, il resterait encore dans la science une grande masse de faits observés chez les mammifères et chez les oiseaux, et qui établissent la réalité de l'hybridité eugénésique.

Je n'en puis dire davantage. Il n'est sans doute pas impossible qu'un spéculateur, pour conserver le monopole de la production d'une race lucrative, invente une histoire destinée à dépister ses concurrents. Mais cela est bien peu vraisemblable dans le cas actuel, si l'on songe que M. Roux a élevé des léporides et raconté leur histoire plusieurs années avant de spéculer sur ces animaux.

Agréez, etc. PAUL BROCA.

On voit par ces documents que certains contradicteurs du *Journal d'agriculture pratique* ont eu tort de vouloir chanter victoire. S'il est bon de ne pas accepter aveuglément un fait, lors même qu'il est annoncé par des hommes dignes de foi, on doit se garder de nier à la légère et surtout de déverser le blâme sur les observateurs consciencieux.

J.-A. BARRAL.

IV

Expériences infructueuses de l'auteur sur le croisement du lièvre et du lapin.

J'ai fait allusion, dans mon mémoire sur l'hybridité, aux tentatives infructueuses que j'avais faites en 1858 sur le croisement du lièvre et du lapin. J'ai fait depuis lors d'autres tentatives qui n'ont pas eu plus de succès.

Il n'est peut-être pas inutile de donner ici la relation de ces faits et d'indiquer les causes diverses qui peuvent faire échouer les expériences de ce genre :

1° Au mois de novembre 1858, mon ami M. L... me procura trois jeunes levrauts qui avaient été pris au panneau dans une chasse des environs de Paris. Le plus jeune avait environ trois mois. Je les plaçai au jardin botanique de la Faculté de médecine dans un local que M. le professeur Moquin-Tandon avait bien voulu mettre à ma disposition. Ils étaient d'abord très-sauvages. Pendant les premiers jours, ils se précipitaient la tête contre les murs dès qu'on s'approchait de leur cabane. Lorsqu'ils furent un peu plus calmes, je leur donnai des lapines du même âge auxquelles ils firent assez bon accueil. Ils s'adoucirent à tel point que leur gardien pouvait entrer dans leur cabane sans les effaroucher. Mais ils devinrent tristes, maigrirent et moururent au bout de deux ou trois mois.

J'ai déjà mentionné plus haut (p. 477) cette première expérience.

Les expériences suivantes ont eu lieu à l'Ecole pratique de la Faculté de médecine, dans un jardin où j'avais fait construire un parc assez grand et très-convenablement installé. Ce parc se composait de dix loges cubiques en maçonnerie reposant sur un sol exhaussé de 20 centimètres, rangées entre le jardin et un petit couloir, grillées sur la façade et s'ouvrant par le haut ; à l'extrémité était un hangar grillagé, large et long de 2 mètres, où les animaux pouvaient jouir, au besoin, d'un peu plus de liberté. Le tout était recouvert d'une large toiture située à une hauteur de 2 mètres.

2° Pendant l'hiver de 1859, quelques jours avant la clôture de la chasse, un de mes amis, propriétaire dans le Maine, fit prendre au panneau vingt-deux jeunes levrauts mâles qui m'étaient destinés. L'expédition souffrit d'assez grandes difficultés de la part du chef de gare. Elle fut faite sous le couvert d'Isidore Geoffroy Saint-Hilaire, professeur de zoologie au Muséum d'histoire naturelle ; mais il s'était écoulé plusieurs jours, pendant lesquels cinq animaux étaient morts. Je n'en reçus donc que dix-sept. Ce long voyage en chemin de fer les avait effrayés et effarés au plus haut point. Plusieurs s'étaient blessés en s'élançant contre les parois de leur cage. Cette circonstance contribua probablement beaucoup à produire une grande mortalité pendant les premiers jours. J'avais eu soin de mettre en loge les dix plus jeunes, âgés de deux à trois mois. Plusieurs paraissaient avoir cinq ou six mois ; ceux-là moururent tous assez promptement ; quelques jeunes moururent aussi. Finalement, au bout de quinze jours, il en restait huit qui paraissaient en assez bon état; et alors chacun d'eux reçut dans sa loge une jeune lapine de son âge, avec laquelle il devait être élevé, sans qu'aucun d'eux pût jamais voir, ni même entrevoir, aucun animal de son espèce.

Ces mariages anticipés furent d'abord assez calmes; mais, lorsque les animaux grandirent, on les vit quelquefois se battre, et ce n'était pas toujours le mâle qui avait l'avantage. Ce fut à cette cause que les gardiens attribuèrent la mort de plusieurs animaux. Je dois dire ici qu'il n'y avait alors à l'Ecole pratique ni laboratoires ni garçons de laboratoire. J'avais été obligé de confier le soin de mes animaux, moyennant un salaire honnête, aux garçons d'amphithéâtre de l'Ecole pratique, gens peu scrupuleux qui ne dédaignaient point la chair du levraut, et qui, j'en ai acquis depuis la certitude, firent dans les rangs quelques éclaircies. Au mois d'août 1859, lorsque je partis pour les vacances, il n'y avait plus que trois couples, qui paraissaient vivre en très-bonne intelligence; à mon retour, on ne me montra plus qu'un mâle, accusé d'avoir successivement tué sa propre lapine, puis une autre, veuve de son voisin. Cette fois l'accusation me parut justifiée, car une troisième lapine, venue du marché, fut placée auprès de lui. La guerre s'alluma aussitôt; trois jours après, la lapine était morte. Le quatrième jour, je livrai à ma cuisinière ce meurtrier incorrigible. Ainsi se termina l'expérience de 1859.

Tout en faisant la part de l'incurie et de la gourmandise des garçons, je pensai que la cause principale de cet insuccès devait être attribuée à l'âge trop avancé des animaux, qui, ayant déjà connu la liberté des champs, n'avaient pu se plier à la captivité. Je savais bien que des levrauts de cet âge avaient pu quelquefois se laisser apprivoiser, mais à la faveur de soins et de caresses qui avaient entièrement fait défaut à mes prisonniers. Il s'agissait donc de prendre des animaux encore à la mamelle, de les allaiter artificiellement et de les élever dans la familiarité de l'homme. Tel fut le plan de mon expérience de 1860.

3° Au commencement de juin 1860, l'un des gardes des chasses de Saint-Germain fut autorisé, grâce à l'intervention de M. le colonel Sautereau, à me procurer un couple de jeunes liévreteaux (1), pris à la main par les faucheurs, à l'époque des premières fauchaisons des luzernes. Averti immédiatement de leur capture, j'allai dès le lendemain les chercher chez le garde forestier; il me dit qu'ils avaient environ quinze jours. Ils furent allaités chez moi pendant plusieurs jours à la cuillère. Ce fut seulement au bout d'une semaine qu'ils apprirent à boire d'eux-mêmes dans une soucoupe. Peu à peu on ajouta à leur breuvage de la farine, du son, de la mie de pain, puis quelques herbages. D'abord très-craintifs, restant pendant des heures entières blottis dans un coin, sous un meuble, ils finirent par s'apprivoiser assez bien. L'un d'eux néanmoins mourut au bout d'un mois. L'autre fut alors apparié avec une lapine de

(1) A l'exemple de M. Gayot, j'appelle *liévreteaux* les petits qui tettent encore, et *levrauts* ceux qui peuvent déjà se suffire à eux-mêmes.

son âge. Ces deux animaux, âgés d'environ six semaines, furent élevés dans une petite cabane placée dans ma remise. Ils vécurent en très-bonne intelligence. Au mois de novembre, je les transportai à l'Ecole pratique, où l'installation était bien meilleure et où, cette fois, grâce aux dispositions que j'avais prises, ils furent très-bien soignés. Jamais on ne les vit se battre, mais jamais non plus on ne les vit s'accoupler. Au mois de mai 1861, je les installai à Bicêtre où, en ma qualité de chirurgien de l'établissement, j'avais un jardin et une basse-cour. Cela dura jusqu'au mois de décembre 1861 ; les animaux avaient alors environ dix-huit mois; ils avaient vécu ensemble pendant seize mois. Leur union (peut-être platonique) avait été stérile ; elle fut brisée par la mort du lièvre. Le traître jardinier avoua qu'il l'avait mangé, mais il soutint pour sa défense qu'il était mort de maladie. Restait la lapine. Je l'appariai quelques jours après avec un lapin qui avait déjà fait ses preuves de fécondité. Six mois après, voyant qu'elle était toujours stérile, je lui fis une marque à l'oreille et je la fis passer, de la loge spéciale où elle avait séjourné jusqu'alors, dans l'étable aux lapins, où vivaient en commun plusieurs familles de lapins, sous l'autorité de deux mâles très-actifs. Néanmoins elle resta stérile jusqu'à la fin de décembre 1861, époque où je quittai l'hospice de Bicêtre et où l'expérience fut interrompue.

On sait que la stérilité est rare chez les lapines. J'avais donc eu une bien mauvaise chance en choisissant précisément une lapine stérile, pour l'unir avec le seul de mes lièvres qui fût parvenu à l'âge de la fécondité.

4° Je mentionne enfin une tentative un peu différente, mais faite néanmoins dans le même but. Au printemps de 1860, M. Jourdier, de Versailles, vint m'annoncer qu'un épicier de cette ville possédait deux levrauts, mâle et femelle, qui avaient été pris tout jeunes dans les champs et qu'il élevait dans l'espoir d'obtenir une lignée. Je fis l'acquisition de ces animaux qui avaient, me dit-on, environ neuf mois ; et, n'ayant pu obtenir un laisser-passer de l'octroi, je fus obligé de recourir à la fraude pour les introduire dans Paris. Je les installai dans mon petit parc de l'Ecole pratique, où ils furent très-bien soignés. J'essayai d'abord de faire vivre le mâle avec une lapine, la femelle avec un lapin. Il fallut y renoncer au bout de quelques jours pour cause de guerre civile. Je m'y attendais, et ce n'était d'ailleurs point pour cela que j'avais fait l'acquisition de ces animaux. Après avoir reconnu qu'ils étaient trop âgés pour accepter des unions croisées, je les remis ensemble, espérant obtenir d'eux des petits que je me proposais d'élever ensuite avec des lapines. Mais cette espérance fut déçue. Ils vécurent ensemble pendant près de deux ans, sans aucun résultat. Au mois de mars 1862, la hase mourut de maladie. J'essayai encore de donner une lapine au mâle survivant ; il la tua promptement. Je me décidai alors à le sacrifier, et je constatai au microscope que son sperme renfermait des animalcules spermatiques. C'est donc à la femelle qu'était imputable la stérilité de mes deux captifs.

Quoique toutes mes tentatives avaient été infructueuses, j'ai cru néanmoins devoir en rendre compte pour montrer combien il est difficile de réunir toutes les conditions favorables au succès des expériences de ce genre. En réalité, malgré tous mes efforts, je n'ai pu parvenir qu'une seule fois à élever ensemble un lièvre et une lapine jusqu'à l'âge de la reproduction, et le malheur a voulu que cette lapine fût stérile, même avec des mâles de son espèce.

Je rappelle d'ailleurs qu'en matière d'hybridité les faits négatifs, même lorsqu'ils sont très-nombreux, ne sauraient prévaloir contre un seul fait positif, suffisamment constaté. Certains croisements réussissent presque toujours; mais il en est d'autres qui ne réussissent que par hasard. Celui des lièvres et des lapins est de ce nombre. Il faut s'en prendre avant tout au naturel sauvage du lièvre. Mais il y a dans cette espèce, comme dans toutes les espèces sauvages, quelques individus moins rebelles que les autres à la domestication et qui, élevés à la campagne par de vieilles femmes ou par des enfants, se laissent très-bien apprivoiser. C'est l'effet d'une aptitude tout individuelle et assez rare; sans cela, le lièvre serait devenu domestique depuis longtemps. Le succès d'une expérience de croisement est donc subordonné avant tout à une première condition fort douteuse : il faut que le sujet soumis à l'expérience soit doué d'un naturel exceptionnellement favorable. Mais cela ne suffit pas. Parmi les lièvres apprivoisés, il en est chez lesquels le sens génital ne s'éveille pas. D'autres ont une certaine ardeur, mais la première résistance de la lapine les décourage. Il résulte en outre d'une relation donnée par M. Gayot dans son ouvrage sur *les Petits Quadrupèdes de la maison et des champs* (Paris, 1871, 2 vol. in-8° avec un grand nombre de figures) que certains lièvres se refroidissent tout à coup et pour toujours, après avoir vainement essayé de se satisfaire sur une lapine, malgré la complaisance de cette dernière. Quoique la conformation génitale des deux espèces nous paraisse très-analogue, il peut y avoir cependant certaines différences de volume ou de direction qui rendent le rapprochement plus ou moins difficile. Cette difficulté n'est peut-être pas étrangère à la fréquence des combats qui s'élèvent entre le lièvre et sa lapine. D'un autre côté, on a vu certains lièvres, plus ardents, plus persuasifs et plus adroits que les autres, saillir aisément, à la première rencontre, un grand nombre de lapines. Ces explications permettent de comprendre pourquoi les expériences régulières échouent si souvent; tandis que le croisement s'est produit plus d'une fois d'une manière fortuite et tout à fait inattendue, chez des personnes qui n'élevaient un lièvre que par amusement.

Ceux qui s'intéressent à cette question trouveront d'amples renseignements dans l'ouvrage déjà cité de M. Gayot. Les trois longs chapitres intitulés : LE LIÈVRE, LE LAPIN et LE LÉPORIDE, renferment l'histoire des croisements productifs du lièvre et de la lapine, qui ont été obtenus, depuis les expériences de M. Roux d'Angoulême, à Bar-sur-Aube en 1863 chez M. Guerrapain, à Saint-Dizier en 1867 chez M. Thomas, à Bretigny-sur-Orge en 1868 chez M. Gayot lui-même. M. Gayot rapporte également deux cas de croisement de la hase et du lapin, obtenus l'un à Verdun-sur-Meuse, chez le baron de Beaufort ; l'autre au fort d'Aubervilliers, près Paris. Ces faits, constatés de la manière la plus positive, ont coupé court à toute discussion sur la réalité des léporides. Mais la discussion a pris une autre direction, ainsi qu'on le verra dans l'article suivant.

(Mai 1877.)

V

La question des léporides en 1873.

Mémoire lu à la Société d'anthropologie le 20 mars 1873. (*Bulletins de la Société d'anthropologie*, 2e série, t. VIII, p. 268-278, et p. 280-285).

La fécondité du croisement des lièvres et des lapines n'a plus été mise en doute depuis 1868. Mais ce qui restait toujours en contestation, c'était la fécondité des léporides de demi-sang *entre eux;* et lorsque celle-ci à son tour fut démontrée, on se demanda si la race hybride n'allait pas faire naturellement retour à l'une des espèces mères. J'avais appelé particulièrement sur cette dernière question l'attention de M. Gayot, qui continuait toujours ses expériences à Bretigny-sur-Orge. En 1871, il m'annonça que ses léporides de demi-sang en étaient déjà à la septième génération et que leur type mixte persistait toujours. Cette opinion fut combattue l'année suivante par M. Sanson, dans une note lue à la Société d'anthropologie (15 février 1872). De l'examen de deux crânes de léporides de la sixième génération, que lui avait donnés M. Gayot, M. Sanson concluait que ces animaux étaient revenus au type du lapin. Mais, un an plus tard, je communiquai à la Société une lettre de M. Gayot annonçant que ses léporides de demi-sang, déjà parvenus à la dixième génération, maintenaient toujours, « sans la moindre variation », le type intermédiaire des métis de la première génération (*Bulletin de la Société d'anthropologie*, 2e série, t. VIII, p. 181; séance du 20 février 1873). M. Sanson ayant répondu dans la séance suivante (p. 225, séance du 6 mars) que la lettre de M. Gayot « laissait la question dans l'état où elle était auparavant », je crus devoir écrire le travail suivant dont je donnai lecture dans la séance du 20 mars.

La Société d'anthropologie a toujours accueilli avec intérêt les faits relatifs à l'étude de l'hybridité animale, qu'elle considère comme l'un des principaux éléments de la question générale de l'espèce, et comme l'un des meilleurs guides dans l'étude des croisements des races humaines. J'espère donc que vous me permettrez de revenir aujourd'hui sur la question des léporides, à l'occasion des communications en apparence contradictoires de MM. Gayot et Sanson, et de vous soumettre quelques réflexions que je ferai précéder d'un résumé historique.

Il y a déjà seize ans que mon ami, M. Léonce Bergis, de Montauban, me donna un animal qu'il avait reçu d'Angoulême et qui provenait du croisement du lièvre et du lapin.

Ayant constaté que cet animal présentait, en effet, un type intermédiaire entre les deux espèces, mais sachant combien les questions d'hybridité sont controversées, je résolus d'aller étudier le fait à sa source, et je fis le voyage d'Angoulême. M. Roux me montra son établissement dans le plus grand détail ; je pus comparer le père-lièvre avec les lapines qu'il avait fécondées et avec les hybrides des divers rangs qui étaient issus de ce croisement. Je constatai sur ces métis des caractères intermédiaires parfaitement conformes à la généalogie qu'on leur attribuait et je demeurai convaincu de l'exactitude des trois propositions suivantes : 1° le croisement du lièvre et de la lapine est fécond ; 2° les métis issus de ce premier croisement sont féconds eux-mêmes et peuvent procréer soit entre eux, soit avec le lièvre, soit avec le lapin ; 3° les métis dits *trois-huit*, issus de ces métis de premier rang (un demi-lièvre, un demi-lapin) et de quarterons de lièvre (un quart lièvre, trois quarts lapin), sont indéfiniment féconds.

Les *trois-huit* étant, de tous ces métis, ceux qui donnaient le meilleur résultat commercial, étaient aussi les seuls dont l'expérimentateur eût régulièrement suivi la lignée. C'étaient les seuls, par conséquent, dont la fécondité pût être considérée comme indéfinie. Mais la fécondité des autres variétés de métis ne s'était jamais trouvée en défaut, et était établie au moins pour les deux ou trois premières générations.

L'importance de ce fait me parut considérable. Avant de le publier, je voulus le constater de nouveau. Je fis donc, dix-huit mois après, un second voyage à Angoulême, et je pus confirmer mes premières observations. Les trois-huit en étaient déjà à leur dixième génération, et sans me dissimuler que j'allais soulever bien des objections, je me décidai à publier, dans mon *Mémoire sur l'hybridité*, l'histoire des métis du lièvre et du lapin.

Je désignai ces métis sous le nom de *léporides*, aujourd'hui généralement accepté, et je les citai comme un exemple de l'hybridité que j'ai appelée *eugénésique*, et qui est caractérisée par la fécondité indéfinie des métis.

Les contestations que j'avais prévues ne firent pas défaut. Le fait que les hybrides d'espèces peuvent être eugénésiques privait les monogénistes de leur plus solide argument. Il ne contrariait pas moins les partisans de la permanence des espèces. Enfin, les membres des sociétés d'agriculture qui avaient souvent et en vain tenté l'expérience de M. Roux étaient naturellement disposés au scepticisme. Les objections s'élevaient donc de toutes parts, et l'on répéta bien des fois que M. Roux s'était servi de moi pour mystifier le public.

Les léporides, toutefois, s'étaient répandus dans le commerce. On pouvait les voir dans les expositions. Il y en avait plusieurs au Jardin d'acclimatation; il y en avait un au Jardin des Plantes (c'était celui que m'avait donné M. Bergis). On ne pouvait nier que ces animaux ne présentassent des caractères intermédiaires entre l'espèce du lièvre et celle du lapin, mais on nia l'origine que leur attribuait M. Roux. Ce n'était, disait-on, qu'une variété de lapins, chez lesquels on avait développé, par la sélection des parents, des caractères de forme et de couleur semblables à ceux du lièvre, et qu'on essayait de faire passer pour des métis.

Ce fut la première phase de la discussion. Je ne me proposais pas d'y prendre part. Mais un jour, sur l'invitation de mon ami, M. Barral, directeur du *Journal d'agriculture pratique*, je lui adressai une lettre qu'il publia dans son journal (numéro du 5 août 1863, p. 154). J'y signalais la portée scientifique de la question et j'y prouvais que toutes les assertions de M. Roux, agriculteur intelligent, mais entièrement étranger à la physiologie et à l'histoire naturelle, étaient en parfait accord, jusque dans les détails, avec l'ensemble des phénomènes connus de l'hybridité. (Voy. plus haut, p. 593.)

A cette occasion, M. Gayot, rédacteur du *Journal d'agriculture pratique*, me fit l'honneur de venir me voir; il me questionna longuement sur les procédés à suivre pour reprendre et mener à bonne fin les expériences d'Angoulême. C'est la seule entrevue que j'aie eue avec lui. Ce fut seulement cinq ou six ans plus tard qu'il m'écrivit pour m'annoncer que le croisement du lièvre et de la lapine avait enfin réussi, dans sa propriété de Bretigny-sur-Orge (Seine-et-Oise). Un jeune lièvre, élevé en captivité, avait consenti à s'accoupler avec quelques lapines et en avait fécondé quatre.

L'expérience de Bretigny-sur-Orge date du mois d'août 1868; mais déjà, l'année précédente, M. Thomas, greffier du tribunal de commerce de Saint-Dizier (Haute-Marne), avait fait savoir à M. Gayot qu'un jeune lièvre, élevé sous ses yeux par ses enfants, avait fécondé plusieurs lapines. M. Gayot n'avait pas hésité à faire le voyage de Saint-Dizier. Il avait examiné avec soin les petits léporides de premier sang; il avait en outre assisté à l'accouplement du lièvre avec deux lapines (*Cosmos*, n° du 30 novembre 1867, p. 10); et il ne lui restait plus de doute sur la réalité du croisement obtenu par M. Roux, lorsqu'il réussit à son tour, en 1868, à répéter l'expérience d'Angoulême.

La vérification était donc faite, à l'honneur de M. Roux, et dès lors, l'existence des léporides ne pouvait plus être niée. Les obstinés soutinrent toujours, il est vrai, qu'ils avaient eu raison, que les léporides de M. Roux étaient apocryphes et que ceux de ses imitateurs étaient seuls authentiques. Mais les nouveaux animaux étaient si semblables aux anciens, que ce mouvement de conversion était bien subtil. Quoi qu'il en soit, la discussion n'était plus possible sur le point principal. On la transporta alors sur un nouveau terrain.

On dit que la réalité des léporides était avérée, mais que ce fait n'avait aucune portée; que les croisements d'espèces avaient été connus de tout temps, qu'un exemple de plus ne signifiait rien, et que le seul point à débattre était le degré de fécondité des métis. Ici les objections se présentèrent sous deux formes bien différentes. Les uns annoncèrent que la fécondité des léporides d'Angoulême ne s'était pas maintenue, que ces métis s'était éteints, au bout de quelques générations, dans toutes les fermes où l'on avait essayé de les propager sans croisement de retour. Les autres, continuant, par un reste d'habitude, à mettre en doute la bonne foi de M. Roux, déclarèrent au contraire que ses prétendus léporides étaient parfaitement et indéfiniment féconds, mais qu'il n'en pouvait être autrement, puisque ce n'étaient que des lapins; que les seuls vrais léporides étaient ceux de MM. Gayot et Thomas, mais qu'ils étaient de fraîche date, et qu'on verrait bien qu'ils ne réussiraient pas à se perpétuer.

L'événement n'a pas confirmé cette prophétie. Les léporides de M. Gayot ont été aussi vivaces que des lapins de race pure. Cet expérimentateur nous apprend aujourd'hui que ses métis en sont à la dixième génération et qu'ils continuent à prospérer.

La constatation de la fécondité, et de la fécondité illimitée des léporides de M. Gayot, mit fin à la seconde phase de la discussion, et alors s'ouvrit la troisième phase.

La question qui se posait désormais était celle de savoir si les léporides pouvaient constituer une race durable. La fécondité, en effet, ne suffit pas pour constituer une race ; il faut de plus que toutes les générations qui se succèdent conservent les caractères constatés sur les premières générations. On pouvait donc se demander si les léporides, mis à l'abri des croisements de retour, ne retourneraient pas peu à peu au type de l'une des deux espèces mères. Je n'avais pu me faire une opinion sur ce point lorsque j'avais étudié les résultats des expériences d'Angoulême, puisque la race des *trois-huit*, cultivée par M. Roux, n'était pas séquestrée, et qu'elle recevait fréquemment des renforts provenant du croisement des demi-sang et des quarts de lièvre. J'avais donc dû me borner, dans mon *Mémoire sur l'hybridité*, à constater l'origine croisée et la fécondité des léporides.

Depuis lors, il m'était revenu, de divers côtés, que plusieurs personnes, ayant voulu conserver dans leurs fermes la race des trois-huit, avaient vu, par la suite des générations, les animaux se rapprocher de plus en plus du type du lapin. Je n'avais pas eu l'occasion de vérifier le fait moi-même, mais je le trouvais de peu de poids dans la question de la permanence des races hybrides. Ainsi que leur nom l'indique, les trois-huit ne sont pas mi-partis de lièvre et de lapin. D'après l'évaluation admise dans le langage, ils se composent de trois parties de lièvre et de cinq parties de lapin. Or, c'est un fait bien connu en anthropologie, qu'à la suite d'un mélange en proportions inégales, le type de la race prédominante tend à prédominer de plus en plus dans les générations successives, sans qu'aucun croisement nouveau soit intervenu. Il est donc probable qu'un phénomène analogue doit se produire chez les léporides trois-huit, et dès lors le retour graduel de ces hybrides au type du lapin doit paraître tout naturel.

Les expériences de M. Roux laissaient donc sans solution possible la question de permanence; et elles donnaient lieu à une autre objection qui n'avait pas figuré dans les premières discussions, quoique je l'eusse moi-même soulevée dans mon *Mémoire sur l'hybridité*. M. Roux, poursuivant un but pratique sans se préoccuper des questions physiologiques, avait cultivé principalement la race des *trois-huit*. Il n'avait pas fait l'essai de reléguer, dans une habitation spéciale et parfaitement close, les métis de premier sang (demi-lièvre, demi-lapin) et d'étudier, pendant plusieurs générations, la fécondité de ces animaux *entre eux*.

On ne pouvait savoir s'ils étaient capables de se reproduire indéfiniment sans se retremper de temps à autre dans l'une des deux races mères. La fécondité des trois-huit pouvait donc n'accuser qu'une hybridité *paragénésique*. Quant à l'hybridité *eugénésique*, quelque probable qu'elle fût, elle pouvait encore laisser place à quelque doute. J'avais attiré sur ce point l'attention de M. Gayot dans mon entrevue avec lui; lorsqu'il m'écrivit pour m'annoncer l'existence de ses nouveaux léporides, je lui répondis en l'invitant fortement à poursuivre l'expérience au point de vue purement scientifique, à dédaigner les produits des croisements de retour, et à cultiver exclusivement la race des métis de premier sang, moitié lièvre, moitié lapin, afin de résoudre les deux questions suivantes : 1° les léporides de premier sang sont-ils indéfiniment féconds *entre eux?* 2° leurs descendants conservent-ils dans les générations suivantes les caractères intermédiaires entre les deux espèces, ou bien se modifient-ils peu à peu de manière à rentrer, au bout de quelques générations, dans le type pur de l'une des espèces mères ?

M. Gayot a bien voulu se conformer à ce programme. Sur le premier point, la preuve est faite désormais. Les léporides de premier sang ont été élevés séparément ; ils ont été soustraits aux croisements de retour; et ils n'ont même pu recevoir aucun renfort de leur propre race, puisque le père lièvre est mort peu de temps après le début de l'expérience. Dans ces conditions, ils se sont reproduits pendant neuf générations: la dixième vient de naître. Ils nous fournissent donc le plus éclatant des exemples connus de l'hybridité eugénésique. C'est ce que j'avais annoncé dans mon *Mémoire*.

Reste la question de permanence. Sur ce point, j'avoue que les communications contradictoires de MM. Gayot et Sanson ne peuvent dissiper mon incertitude. M. Sanson nous a présenté, dans la séance du 15 février 1873 (*Bull.*, 2e série, t. VII, p. 328), deux crânes d'animaux de demi-sang, provenant de la sixième génération des léporides de M. Gayot. Il a placé à côté de ces crânes de métis le crâne d'un lièvre de la Beauce, puis celui d'un lapin de choux, et, de cette étude comparative, il a conclu que les léporides de la sixième génération n'étaient plus que des lapins. Dans la discussion qui suivit son intéressante lecture, plusieurs de nos collègues émirent l'opinion que les pièces étaient trop peu nombreuses, qu'elles n'étaient pas assez démonstratives, et qu'il y avait lieu d'attendre de nouvelles preuves. C'était aussi mon avis, mais je jugeai inutile de le dire. Je ne pris la parole que pour défendre la bonne foi de M. Roux, de nouveau mise en suspicion par M. Sanson, à l'occasion d'un fait qui confirmait pourtant les assertions de l'expérimentateur d'Angoulême. Quant à la question de reversion spontanée des léporides de demi-sang au type du lapin, je ne crus pas devoir la discuter encore, ne connaissant pas assez bien la craniologie comparée des diverses races de lièvres et de lapins, sachant d'ailleurs que les différences qui existent entre elles, sous ce rapport, sont assez légères, et sachant en outre, par les notions que je puis posséder sur la craniologie humaine, combien il est difficile de connaître les caractères d'une race, et surtout d'une race croisée, d'après l'examen de deux crânes seulement.

Je me proposais de m'adresser à M. Gayot pour le prier de vouloir bien nous envoyer une série de crânes de ses léporides, mais M. Sanson me dit, et dit même, je crois, en séance, que pendant l'occupation prussienne, les léporides de Bretigny-sur-Orge avaient été mangés jusqu'au dernier. Je plaignis le sort de ces pauvres bêtes que le temps avaient épargnées, mais que l'homme avait dévorées, — *tempus edax, miles edacior*, — et je n'écrivis pas à M. Gayot. Je croyais donc encore, il y a quelques semaines, que sa race hybride était anéantie, lorsque je reçus la lettre qui vous a été communiquée dans la séance du 6 février.

Cette lettre nous a appris que la race des léporides de 1868 est encore en pleine prospérité, et l'auteur, qui a probablement eu connaissance du travail communiqué à la Société par M. Sanson, en février 1872, affirme que ces animaux, parvenus aujourd'hui, sans nouveau mélange, à la dixième génération, conservent encore tous les caractères des léporides de la première génération, qu'ils ne sont par conséquent pas revenus au type du lapin.

Nous avons donc maintenant sur le même fait, deux appréciation diamétralement opposées. M. Sanson, dans la dernière séance, a invoqué une fin de non-recevoir, en disant que M. Gayot ne nous présentait qu'une opinion, tandis qu'il nous a, lui, présenté des faits. Je lui ferai remarquer que c'est aussi sur des faits, et non pas sur deux faits seulement, mais sur un grand nombre, que repose l'opinion de M. Gayot. Celui-ci, familiarisé par une longue expérience avec les caractères extérieurs des léporides, m'inspire d'autant plus de confiance qu'il a dû sans aucun doute y regarder à deux fois avant de se mettre en contradiction avec un adversaire aussi autorisé que M. Sanson. D'un autre côté, j'hésite à considérer comme décisives les conclusions que M. Sanson a fait reposer, l'année dernière, sur deux crânes de léporides, comparés avec un seul crâne de lièvre, et un seul crâne de lapin, car je pense que les déductions basées sur la craniologie demandent un plus grand nombre de faits; mais je n'ai garde de mettre en doute les observations de notre collègue, et j'ajoute que je pourrais les admettre sans rejeter pour cela l'opinion de M. Gayot.

L'étude générale de l'hybridité nous apprend en effet que, si les métis participent à la fois des deux espèces mères, si sous ce rapport ils peuvent être considérés comme intermédiaires entre ces deux espèces, il n'en est pas de même de chaque caractère étudié isolément. Certains caractères sont empruntés principalement, quelques-uns même exclusivement, soit au père, soit à la mère. Cette répartition ne dépend point du hasard. Elle est sinon absolument constante, du moins peu variable dans un même croisement. Mais les observations faites sur un croisement donné ne sont nullement applicables aux autres. Dans les deux croisements réciproques des ânes et des chevaux, le crâne des métis est plus semblable à celui du père qu'à celui de la mère : cela a été constaté sur le bardeau, fils du cheval et de l'ânesse, aussi bien que sur le mulet, fils de l'âne et de la jument. Mais le croisement des chiens et des loups a donné lieu à des observations toutes différentes. Dans la grande expérience de Buffon, sur le croisement d'une louve et d'un chien braque, expérience qui, comme on sait, fut poussée jusqu'à la quatrième génération, les mâles tenaient surtout de la louve, tandis que les femelles tenaient surtout du chien, et cependant la conformation de la tête était plus rapprochée de celle de la louve chez les femelles, de celle du chien chez les mâles.

Quelle était, à la première génération, chez les léporides de M. Gayot, la répartition des caractères ostéologiques ? Quelle était chez eux, en particulier, la forme du crâne ? Etait-elle intermédiaire, ou se rapprochait-elle plus particulièrement du type paternel ou du type maternel ? Cette recherche n'a pas été faite. On s'est borné à constater les caractères extérieurs de la forme et du pelage, caractères qui, au dire de M. Gayot, le meilleur juge de la question, se sont maintenus dans toutes les générations suivantes. M. Sanson peut donc avoir raison lorsqu'il nous dit aujourd'hui que le crâne du léporide qu'il a étudié à la sixième génération, est semblable au crâne du lapin, mais il n'est pas autorisé à en conclure, comme il le fait, que le crâne soit *revenu* au type du lapin, puisqu'il ignore aussi bien que nous s'il n'était pas déjà tel à la première génération. Qui sait même s'il n'existerait pas, chez les léporides, une tendance analogue à celle que Buffon a constatée sur ses chiens-loups, et s'il n'y aurait pas chez eux des différences sexuelles par suite desquelles le crâne des femelles se rapprocherait surtout du type paternel du lièvre, et celui des mâles, du type maternel du lapin ? Ce n'est qu'une supposition, sans doute, mais elle est conforme à d'autres faits, et je remarque que, sous ce rapport, les deux observations de M. Sanson présentent une lacune, le sexe des léporides qu'il a étudiés n'ayant pas été indiqué dans sa note.

Si ces réflexions vous paraissent fondées, vous jugerez peut-être que le fait énoncé par M. Sanson ne porte aucune atteinte aux observations dont M. Gayot nous a transmis le résultat. Mais vous jugerez sans doute aussi qu'il serait désirable de reprendre sur des bases plus larges l'étude de la craniologie comparée des lapins, des lièvres et des léporides. Je vous propose donc d'adresser à M. Gayot une lettre de remercîments, et de l'inviter à recueillir, pour des observations ultérieures, une série nombreuse de têtes de léporides.

Cette lecture donna lieu à une discussion dans laquelle MM. Sanson et de Quatrefages mirent en doute la permanence de la race hybride de M. Gayot, en invoquant la *loi de reversion* en vertu de laquelle les métis d'espèce doivent faire retour au bout d'un certain nombre de générations au type de l'une des espèces mères. Je donne ici la réponse que je fis à cette argumentation.

Je n'ai pas encore d'opinion sur le degré de permanence des caractères que présentent les hybrides d'espèces. Ce n'est pas au point de vue de leur type que j'ai étudié ces animaux, mais au point de vue de leur fécondité. J'ai soutenu qu'il y avait des hybrides *eugénésiques*, c'est-à-dire doués d'une fécondité illimitée. Je l'ai prouvé par l'exemple des léporides ; il y a quinze ans de cela, et j'ai rappelé, dans la note que je viens de lire, comment on accueillit ce fait qui dérangeait la théorie de l'espèce. Ce fait n'était pas le premier. Il y en avait déjà un autre qui était dû à Buffon, mais on s'en était débarrassé par un procédé assez remarquable que j'ai indiqué ailleurs (1). Si j'avais dit seulement qu'il y avait des léporides, on ne s'en serait pas ému, mais comme j'ajoutais qu'ils étaient féconds, et bien féconds, cela ne pouvait passer, et M. Roux, l'auteur de l'expérience, fut accusé d'imposture.

C'est qu'aussi on était bien fort pour nier ce fait : on invoquait une loi, *la loi d'hybridité*, portant que les animaux d'espèces différentes, ne peuvent engendrer des produits doués d'une fécondité continue. La nature, gardienne jalouse de la pureté des espèces, frappait de stérilité les produits des unions hybrides et si quelquefois elle leur permettait de commencer une lignée, elle les arrêtait toujours, au plus tard, au bout de trois générations. Telle était la loi d'hybridité dans ce temps-là.

(1) Voyez plus haut, p. 452-457.

Il faut avouer que, depuis lors, la question a singulièrement changé de face, puisqu'il y a aujourd'hui une autre loi que MM. Sanson et de Quatrefages viennent d'invoquer. C'est *la loi de réversion*. Je me félicite de voir que l'hybridité que j'ai appelée *eugénésique* est maintenant assez classique pour avoir sa loi, car la réversion suppose nécessairement la fécondité illimitée, c'est-à-dire l'hybridité eugénésique. J'en prends acte.

Mais quelque favorablement disposé que je puisse être à l'égard de cette loi, qui prouve que j'ai eu raison de combattre l'ancienne loi d'hybridité, j'éprouve quelque hésitation à l'admettre sans preuve, et quand je songe qu'une loi doit être l'expression d'un très-grand nombre de faits, je demande où est cette longue série de faits qui aurait servi de base à la loi de réversion?

N'oubliez pas que la génération est peut-être, de toutes les fonctions de la vie, celle dont les conditions ont le moins de fixité. La reproduction des êtres se fait suivant plusieurs types essentiellement différents. La comparaison des phénomènes de cet ordre que l'on observe chez les végétaux ou chez les animaux inférieurs, avec ceux qui se passent chez les animaux supérieurs est sans doute pleine d'intérêt, car c'est ainsi qu'on découvre les lois générales; mais une loi ne peut être admise comme générale que lorsqu'elle a été constatée partout, dans toutes les parties de la série organique. Eût-on reconnu l'existence de la réversion dans certaines espèces végétales et sur certaines espèces d'insectes, cela ne prouverait pas que ce fût une loi applicable à tous les végétaux et à tous les insectes, et cela ne prouverait pas, à plus forte raison, que cette loi fût applicable aux vertébrés.

C'est pour cela que, dans mon *Mémoire sur l'hybridité animale*, je n'ai pas cru devoir invoquer, à l'appui de ma thèse, les expériences déjà connues de M. Naudin, sur la fécondité continue de certains hybrides végétaux. Je n'ai cité que les faits observés chez les animaux supérieurs, oiseaux et surtout mammifères. Pour ce même motif, je dirai aujourd'hui que les exemples de réversion empruntés aux végétaux et aux insectes ne peuvent être invoqués comme une preuve que les observations de M. Gayot soient erronées, et que ses léporides soient nécessairement devenus des lièvres ou des lapins.

Je comprendrais à la rigueur cette objection théorique, si le phénomène de la réversion avait été constaté assez souvent *chez les hybrides des mammifères* pour qu'il en résultât une présomption contraire à l'assertion de M. Gayot ; mais même alors je me souviendrais de ce qui est arrivé pour la loi d'hybridité. Ce n'étaient pas deux ou trois faits seulement, c'étaient un très-grand nombre de faits qui établissaient la stérilité absolue ou relative de la plupart des hybrides. On avait donc pour soi une assez grande probabilité lorsqu'on érigeait cette règle en loi et qu'on se servait de cette loi pour nier les faits de l'hybridité eugénésique. Qu'est-il arrivé pourtant? Les exceptions sont venues, il a fallu enfin les accepter et la loi n'est plus qu'une règle. Ceci doit nous rendre prudent.

Or, je le demande encore, quels sont les mammifères hybrides eugénésiques sur lesquels on a constaté le phénomène de la réversion? Ici il faut éliminer toutes les observations ou expériences dans lesquelles la réversion a été la conséquence des *croisements de retour*. Il n'y a de valables que les cas où les hybrides de premier sang ont été séquestrés, où ils n'ont eu aucun contact ni avec les deux espèces mères, ni avec les hybrides collatéraux, où, en d'autres termes, ils ne se sont alliés qu'entre eux. Cette condition, qu'on exigeait lorsqu'il s'agissait d'établir la réalité de l'hybridité eugénésique, est à plus forte raison exigible ici ; car si la race hybride que l'on étudie n'est pas également formée des deux sangs, l'élément paternel et l'élément maternel ne peuvent se faire équilibre et la race hybride glissera du côté où elle penche.

Maintenant quelles sont les expériences où cette condition *sine qua non* a été réalisée? Il n'y en a que deux : celle de Buffon, sur les chiens-loups hybrides, et celle de M. Gayot sur les léporides de Bretigny-sur-Orge.

Dans l'expérience de Buffon, le produit de la dernière génération n'était redevenu ni chien ni loup. Il présentait comme ses ascendants des caractères empruntés aux deux espèces. Il n'y avait donc pas eu réversion. Mais je n'invoquerai pas ce fait à l'appui de l'assertion de M. Gayot, parce que l'expérience n'a été poussée que jusqu'à la quatrième génération, et que la réversion aurait pu se produire plus tard.

Reste donc le fait de M. Gayot. Ce qui en fait l'importance, c'est qu'il est sans précédent, pour ce qui concerne les animaux supérieurs. Il est donc nécessaire de l'étudier avec le plus grand soin. Commençons par le constater, et puisqu'il donne lieu à une contestation, prions M. Gayot de mettre à notre disposition des pièces anatomiques ; nous saurons ainsi si les léporides de la dixième génération sont redevenus lapins. Alors nous aurons *un premier fait*.

Et quand d'autres hybrides eugénésiques auront été étudiés de la même manière, on verra s'ils donnent tous les mêmes résultats, et le moment sera venu de formuler une loi.

M. de Quatrefages a rappelé que je me suis servi des faits de l'hybridité eugénésique pour combattre la doctrine monogéniste ; c'est qu'en effet, à l'époque où j'ai écrit sur l'hybridité, la question de l'unité du genre humain constituait à elle seule presque toute l'anthropologie générale, et tenait pour ainsi dire toutes les autres questions sous sa dépendance. La doctrine de l'hybridité n'avait pas échappé à cette influence. La fécondité imparfaite des croisements d'espèces, opposée à la fécondité illimitée des croisements de races, faisait la base principale de l'argumentation des monogénistes, et on ne pouvait pas admettre la réalité de l'hybridité eugénésique sans se trouver par là même aux prises avec le monogénisme.

Il en est toujours de même aujourd'hui, mais d'autres questions non moins graves ont surgi et ce débat n'attire plus l'attention presque exclusive des anthropologistes. Depuis que l'existence de l'homme paléontologique est démontrée, la position des monogénistes est devenue plus difficile. Ils sont plus à l'aise, il est vrai, pour expliquer la formation des types, mais ils ne peuvent le faire sans invoquer des principes dont l'application tendrait droit au transformisme.

Notre savant collègue fait remarquer que les faits qui démontrent l'hybridité eugénésique chez les animaux ne sont pas comparables aux croisements des races humaines, parce que ceux-ci se font naturellement, tandis que ceux-là sont artificiels et ne se produisent que sous l'influence et la direction de l'homme. Je ne saisis pas très-bien la portée de cet argument. Je répondrai néanmoins qu'il existe des exemples de croisements d'espèces qui ont lieu sans aucune intervention de l'homme. On connaît, entre autres, l'histoire de cette chienne qui avait noué une intrigue avec un loup sauvage. Elle s'échappait la nuit pour aller le joindre, et un jour elle mit au monde une portée de chiens-loups. Il y a donc des croisements qui s'effectuent naturellement, mais il n'est pas douteux que l'homme parvient souvent à surmonter la répugnance qui existe entre deux espèces voisines et qu'il obtint ainsi des croisements qui ne se produisent pas dans l'état de nature.

EXPÉRIENCES

SUR

LES PHÉNOMÈNES DE L'HÉRÉDITÉ

ET DE L'ATAVISME

(*Bulletins de la Société d'anthropologie*, 2e série, t. IV, 1869, p. 11-87.)

M. Broca communique les premiers résultats des expériences qu'il a entreprises dans le but d'étudier quelques-unes des conditions de la formation des races par sélection méthodique. Ces expériences ont été faites sur des plantes : le bluet et le maïs.

Les expériences sur les bluets datent déjà de huit ans. Elles ont été faites par M. Broca dans son jardin à l'hôpital de Bicêtre. On avait semé une plate-bande de bluets avec des grains recueillis en plein champ. La plupart des pieds avaient donné des fleurs bleues, mais quelques-uns portaient des fleurs violettes et même un peu rougeâtres. Les grains de ces fleurs rougeâtres furent récoltés et semés l'année suivante. On en obtint une centaine de fleurs, dont les deux tiers environ étaient d'un beau bleu; les autres présentaient des nuances variées, échelonnées du bleu au violet, du violet au rouge et même au rose. Les fleurs les plus claires furent conservées, et on s'en servit l'année suivante pour ensemencer une autre plate-bande. Cette fois le nombre des fleurs tout à fait bleues resta bien inférieur à la moitié; la plupart étaient violettes ou rouges; il y en avait beaucoup de roses, et quelques-unes étaient d'un rose tellement clair, qu'elles pouvaient presque passer pour blanches. Il paraissait probable qu'en choisissant ainsi à chaque génération les fleurs les plus claires, on serait arrivé à obtenir une race fixe de bluets tout à fait blancs. Mais l'expérience ne fut pas poussée plus loin, M. Broca ayant quitté l'hôpital de Bicêtre.

Les expériences que M. Broca a faites sur le maïs ont été plus méthodiques. Elles sont en cours d'exécution. Les résultats qu'elles ont fournis offrent cependant déjà quelque intérêt.

Dans les expériences sur les bluets, on s'était proposé d'exagérer et de diriger par la sélection les variétés produites graduellement par la culture ; dans les expériences sur le maïs, on s'est proposé de fixer par la sélection une variété qui s'est produite subitement et spontanément.

On sait qu'il existe deux variétés ou plutôt deux races bien distinctes de maïs : il y a d'abord le maïs ordinaire, dont la couleur varie du jaune roux au jaune très-clair ; la nuance jaune-rousse est la plus commune ; les jaunes plus clairs ne paraissent pas constituer une véritable race ; ce sont des modifications obtenues par la culture. Tous ces maïs, dont les grains ont un épiderme plus ou moins *transparent*, paraissent donc se rattacher à une seule et même race, que nous appellerons la *race blonde*. La seconde race est la *race brune*. Les grains sont recouverts d'un épiderme *opaque*, dont la couleur est tantôt d'un violet très-foncé, presque noir, tantôt d'un rouge noirâtre, tantôt simplement brune. Sous cet épiderme, la substance féculente du grain a la même couleur que dans le maïs blond. Du reste, les tiges, les feuilles, les involucres, les fleurs sont exactement les mêmes dans la race blonde et dans la race brune. Toutefois, lorsqu'on prend un épi en voie de formation, et qu'on enlève les grains encore verts, on trouve que les alvéoles de l'axe de l'épi ont une couleur d'un blanc verdâtre dans le maïs blond, et d'un blanc légèrement rougeâtre dans le maïs brun.

Mais ce qui prouve que le maïs blond et le maïs brun sont plus que de simples variétés, c'est qu'on n'obtient jamais par la culture les nuances intermédiaires. La fécondation artificielle, très-facile sur cette plante monoïque, permet d'obtenir des épis panachés, qui portent à la fois des grains blonds et des grains bruns ; mais chaque grain appartient entièrement à l'une ou à l'autre race.

En septembre 1866, le métayer de M. Broca (département de la Gironde, canton de Sainte-Foy) fut tout surpris de récolter, dans un champ de maïs blond, un seul et unique épi entièrement brun. N'ayant jamais vu rien de pareil, n'ayant jamais entendu dire qu'il y eût du maïs brun, il se hâta d'apporter cet épi extraordinaire à M. Broca. Celui-ci prit aussitôt des informations. Quelques vieillards lui apprirent que dans leur enfance ils avaient connu un propriétaire qui avait essayé de cultiver le maïs brun, et il y avait plus de soixante ans que personne dans le pays n'avait vu un pareil épi. Le métayer, de son côté, affirmait que, depuis treize ans qu'il était attaché à la métairie, il n'avait jamais acheté de maïs, qu'il avait toujours fait la semaille avec le grain de la récolte précédente. Il s'agissait donc bien certainement d'une variété naturelle, produite peut-être tout à fait spontanément, peut-être aussi sous l'influence d'un atavisme remontant à un grand nombre de générations.

Les grains de cet épi brun furent semés en mai 1867 dans un jardin de l'hôpital Saint-Antoine à Paris. La récolte fut faite au mois d'octobre suivant et fournit 69 épis : 35 étaient tout à fait blonds, 34 tout à fait bruns. Quelques grains du même épi avaient été semés au Vésinet, dans le jardin de M. Espic. Ils donnèrent également une récolte à peu près mi-partie de bruns et de blonds ; mais le nombre des épis ne fut pas déterminé. On a noté dans ces deux expériences que tous les épis du même pied étaient de la même couleur. Le nombre des pieds à épis blonds de l'hôpital Saint-Antoine était de 21, celui des pieds à épis bruns de 19 seulement. L'influence des ancêtres blonds était donc égale et même un peu supérieure à celle du père brun.

En mai 1868, l'expérience a été continuée de plusieurs manières et par plusieurs personnes : à Alfort, par M. Magne, directeur de l'Ecole vétérinaire ; à Paris et à Bièvre, par notre collègue M. Perier ; à Chazay d'Azergues, près Lyon, par M. le docteur Piéron, ami de M. Perier ; à Bucharest, par M. Copernicki, membre associé étranger de la Société ; à Paris enfin, par M. Broca, dans les jardins de l'hospice de la Salpêtrière. Les résultats de ces diverses expériences ont été assez semblables entre eux. La principale expérience, celle de la Salpêtrière, a donné les résultats suivants :

Deux carreaux de 2 mètres sur 3, situés à 100 mètres de distance, ont été labourés, puis ensemencés à pleines mains ; on n'a pas repiqué les pieds, on n'a ni arrosé ni fumé la terre, on n'a pas arraché les mauvaises herbes, on n'a pas effeuillé les pieds de maïs, on n'a pas excisé les épis mâles après la fécondation ;

en un mot, on a livré la végétation à elle-même. Enfin, les pieds étaient extrêmement serrés, au nombre de plusieurs centaines dans chaque carreau, de sorte que beaucoup ont été étouffés, et que d'autres n'ont pas fleuri. On s'était proposé de reproduire autant que possible les conditions naturelles, où les plantes de toutes sortes, toujours trop nombreuses dans un espace donné, se disputent le sol, l'air et la nourriture. Cette lutte devait montrer le degré de validité, de résistance et de fécondité des deux variétés mises en expérience. Sous ce rapport, M. Broca a déjà pu commencer des observations assez intéressantes qui se rattachent à l'importante question de la *sélection naturelle;* mais il ne croit pas devoir les publier encore. Aujourd'hui il se borne à faire connaître les résultats relatifs à la *sélection artificielle,* c'est-à-dire à l'influence exercée sur les produits par le choix des générateurs.

Les deux carreaux ont été ensemencés avec deux épis, l'un brun, l'autre blond, récoltés en 1867 à l'hôpital Saint-Antoine, et, par conséquent, fils de l'unique épi brun de 1866.

Dans le *carré brun* (ensemencé avec l'épi brun), l'hérédité immédiate des deux dernières générations tendait à produire des épis bruns ; mais l'hérédité plus éloignée des générations antérieures à 1866 luttait contre cette influence et tendait à faire reparaître le type blond. L'hérédité immédiate l'a emporté dans la grande majorité des cas : sur 221 pieds qui ont porté des épis dans ce carré, 171 ont donné des épis bruns, mais 50 autres pieds ont donné des épis blonds.

Dans le *carré blond* (ensemencé avec l'épi blond), l'hérédité du père tendait à donner des épis blonds, celle du grand-père tendait à donner des épis bruns, mais, de plus, l'hérédité des générations antérieures tendait à rétablir le type blond. — On pouvait donc s'attendre à voir prédominer l'influence de la race blonde. Sur 151 pieds qui ont porté des épis, 15 seulement ont donné des épis bruns, les 136 autres pieds fertiles n'ont donné que des épis blonds.

Ainsi, dans le carré brun, malgré l'influence de l'hérédité superposée des deux dernières générations, la troisième génération a encore donné 22 pour 100 de pieds à épis blonds, lesquels ont revêtu, sous l'influence de l'atavisme, les caractères de la race primitive, ne ressemblant ni au père ni au grand-père, mais aux ancêtres plus éloignés ;

Tandis que dans le carré blond, où l'hérédité par le père et l'hérédité de race se trouvaient aux prises avec l'hérédité par le grand-père, le nombre des pieds qui ont participé de la nature de l'aïeul brun n'a été que de 10 pour 100.

Dans le carré brun, la race tend à se fixer dans la variété brune, mais il y a encore 22 pour 100 de pieds qui résistent à ce changement ; dans le carré blond, la race tend à revenir au blond, et il n'y a que 10 pieds sur 100 qui résistent à ce retour.

Autre fait non moins significatif : dans le carré brun, tous les épis du même pied avaient la même couleur, tandis que dans le carré blond l'influence de la race primitive blonde était tellement prédominante, qu'elle s'est fait sentir jusque sur les pieds qui ont porté des épis bruns. Ces pieds, on l'a vu plus haut, étaient au nombre de 15. Quatre d'entre eux n'avaient qu'un seul épi, lequel était brun. Six autres ont donné de 1 à 3 épis bruns, et, en outre, un ou plusieurs épis blonds. Sur les 5 derniers, les épis qui accompagnaient les épis bruns étaient trop peu développés pour qu'on pût en deviner la couleur ; il n'est donc pas démontré qu'il y ait eu un seul pied à épis multiples qui ait obéi exclusivement à l'influence du grand-père brun. On voit en outre que le nombre des pieds qui ont échappé au blond n'est pas de 15, mais de 9 seulement sur 151, c'est-à-dire d'environ 6 pour 100.

M. Broca se propose de continuer ces expériences en 1869. Il est aisé de prévoir qu'au bout d'un certain nombre de générations, l'une des expériences, celle du carré blond, amènera le retour complet à la race blonde ; que celle du carré brun amènera progressivement la diminution et enfin la disparition à peu près complète des épis blonds, et que dès lors la race brune pourra être considérée comme fixée. Mais c'est une question de savoir combien il faudra de générations pour éteindre l'influence atavique que la race blonde antérieure à 1866 exerce encore si manifestement sur les descendants des bruns non mitigés. Cette question se présente continuellement dans l'étude des races humaines dont la pureté a été altérée par les mélanges, ou dont les caractères ont été modifiés par toute autre cause. C'est pour avoir des termes de comparaison que M. Broca a entrepris ses expériences, et il espère qu'elles pourront être de quelque utilité dans les discussions relatives à l'hérédité des caractères et à l'influence de l'atavisme.

Le petit tableau qui suit montre les résultats obtenus jusqu'à ce jour par M. Broca :

Générations antérieures à 1866. — Épis constamment blonds.		
1re génération. 1866, Ste-Foy (Gironde).	Un épi brun unique, semé en 1867 à l'hôpital Saint-Antoine.	
2e Génération, 1867 (hôp. St-Antoine).	Pieds à épis blonds. . . . . — bruns	21 (ou 53 pour 100) 19 (ou 47 —)
3e Génération, 1868. (Salpêtrière).	1° Carré ensemencé avec un épi blond, fils de brun.	Pieds à épis blonds, 90 pour 100. Pieds à épis bruns, 10 pour 100.
	2° Carré ensemencé avec un épi brun, fils de brun.	Pieds à épis blonds, 22 pour 100. Pieds à épis bruns, 78 pour 100.

M. Broca communique, en outre, quelques autres résultats obtenus en 1868 par les expérimentateurs qui ont semé les grains bruns ou blonds de la récolte de 1867. M. Perier a ensemencé dans sa propriété de Bièvre deux carrés, l'un avec un épi blond, l'autre avec un épi brun.

Dans le carré brun, il a récolté sur 52 pieds 73 épis, dont 52 bruns et 21 blonds ; soit 71 pour 100 de bruns et 29 pour 100 de blonds.

Dans le carré blond, sur 33 pieds, il a récolté 33 épis, dont 28 blonds et 5 bruns ; soit 85 pour 100 de blonds et 15 pour 100 de bruns.

On remarquera que les plantes avaient été soignées par le jardinier, qui avait, suivant les principes de la culture de maïs, effeuillé les pieds et enlevé la plupart des épis pour mieux faire réussir les autres. Dans le carré blond en particulier, on n'avait conservé qu'un seul épi sur chaque pied. On ne peut donc pas savoir si quelques-uns des pieds qui ont donné les épis bruns n'avaient pas porté en outre des épis destinés à devenir blonds, comme cela a eu lieu dans le carré *blond* de la Salpêtrière.

M. Magne a constaté également à Alfort qu'aucun pied n'avait porté à la fois des épis bruns et des épis blonds. Mais il n'avait semé que les grains d'un épi brun, et on a vu que dans le carré *brun* de la Salpêtrière aucun pied n'avait porté plus d'une espèce d'épis. Sur 29 pieds, on a récolté 51 épis, dont 31 bruns et 20 blonds ; soit 60 pour 100 de bruns et 21 pour 100 de blonds. La proportion des bruns est moindre ici que dans les carrés bruns de Bièvre et de la Salpêtrière. Il est assez probable que les jardiniers du jardin d'hygiène de l'école d'Alfort avaient cueilli avant le jour de la récolte quelques épis bruns et les avaient emportés comme des objets de curiosité.

A Chazay d'Azergues, M. le docteur Piéron avait ensemencé un carré brun et un carré blond. Le carré blond a été saccagé par des animaux. On n'en a sauvé qu'un pied, qui a donné 2 épis blonds. Le carré brun a fourni 25 épis, dont 19 bruns et 6 blonds ; proportion des bruns : 76 pour 100.

On ne connaît pas encore le résultat de l'expérience faite à Bucharest par M. Copernicki.

En 1869, une plate-bande ensemencée avec un épi blond du carré blond de la Salpêtrière (1868) donna seulement 2 épis bruns sur 45 ; une plate-bande ensemencée avec un épi brun du carré brun de la Salpêtrière donna 22 épis bruns sur 27.

Je fis de nouvelles semailles en 1870 ; mais au mois d'octobre (c'était pendant le siége de Paris) je n'eus pas le temps de m'occuper de la récolte et l'expérience en resta là.

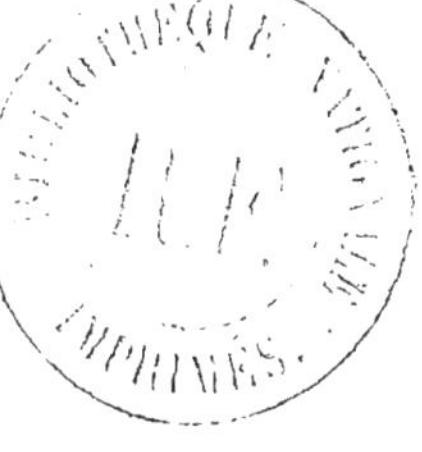

C

I.
II.
III.
IV.

CATALOGUE

DES LIVRES DE FONDS

DE

C. REINWALD & CIE

LIBRAIRES-ÉDITEURS

ET COMMISSIONNAIRES POUR L'ÉTRANGER

15, rue des Saints-Pères, 15

DIVISION DU CATALOGUE

PARIS

1er Octobre 1876

PUBLICATIONS PÉRIODIQUES

Archives de Zoologie expérimentale et générale. Histoire naturelle — Morphologie — Histologie — Evolution des animaux. Publiées sous la direction de Henri de Lacaze-Duthiers, membre de l'Institut, professeur d'anatomie et de physiologie comparée et de zoologie à la Sorbonne. Première année, 1872, Deuxième année, 1873, Troisième année, 1874, Quatrième année, 1875, formant chacune un volume grand in-8 avec planches noires et coloriées. Prix du volume, cartonné toile. . . . . 32 fr.

Le prix de l'abonnement, par volume ou année de quatre cahiers, avec 24 planches est : Pour Paris, 30 fr.; — les Départements, 32 fr.; — l'Étranger, le port en sus.

Le premier cahier de la cinquième année est en vente.

Revue d'Anthropologie. Publiée sous la direction de M. Paul Broca, secrétaire général de la Société d'anthropologie, directeur du laboratoire d'anthropologie de l'École des hautes études, professeur à la Faculté de médecine. 1872, 1873 et 1874. — 1re, 2e et 3e années ou vol. I, II et III. Prix de chaque volume. . . . . 20 fr.

Pour la 4e année et les suivantes, s'adresser à M. Leroux, 28, rue Bonaparte.

Matériaux pour l'histoire primitive et naturelle de l'Homme. Revue mensuelle illustrée, fondée par M. G. de Mortillet, 1865 à 1868, dirigée par M. Emile Cartailhac, avec le concours de MM. P. Cazalis de Fondouce (Montpellier) et E. Chantre (Lyon). Douzième année (2e série, tome VII, 1876) formant le 11e volume de la collection entière. Format in-8°, avec de nombreuses gravures. Prix de l'abonnement pour la France. . . . . 12 fr.
Pour l'étranger. . . . . 15 fr.

Prix de la Collection : Tomes I à IV (années 1865-1868), à 15 fr. le volume; tome V (ou 2e série, tome I, 1869), 12 fr.; tome VI (ou 2e série, tome II, 1870-1871), 12 fr.; tome VII (ou 2e série, tome III, 1872), 12 fr.; tome VIII (ou 2e série, tome IV, 1873), 12 fr.; tome IX (ou 2e série, tome V, 1874), 12 fr.; tome X (ou 2e série, tome VI, 1875), 12 fr.

Huit livraisons de la 12e année (2e série, tome VII, 1876), formant le 11e volume de la Collection, viennent de paraître.

Bulletin mensuel de la librairie française, publié par C. Reinwald et Cie, 1876. Dix-huitième année. 8 pages par mois du format in-8. Prix de l'abonnement : Paris et la France, 2 fr. 50. Pour l'étranger, le port en sus.

Ce Bulletin paraît au commencement de chaque mois, et donne les titres et les prix des principales nouvelles publications de France, ainsi que de celles en langue française éditées en Belgique, en Suisse, en Allemagne, etc.

LE MONDE TERRESTRE

Au point actuel de la civilisation. Nouveau Précis de géographie comparée, descriptive, politique et commerciale, avec une introduction, l'indication des sources et cartes, et un répertoire alphabétique, par Charles Vogel, conseiller, ancien chef de Cabinet de S. A. le prince Charles de Roumanie, membre des Sociétés de Géographie et d'Économie politique de Paris, membre correspondant de l'Académie royale des Sciences de Lisbonne, etc., etc. L'ouvrage entier, dont la publication sera terminée dans trois ou quatre années, au plus tard, formera trois volumes d'environ 60 feuilles grand in-8°, du prix de 15 fr. chacun; chaque volume, 12 livraisons du prix de 1 fr. 25. Il en paraît une livraison par mois. Les six premières livraisons formant un demi-volume sont en vente. 7 fr. 50.

BIBLIOTHÈQUE
DES SCIENCES CONTEMPORAINES

PUBLIÉE AVEC LE CONCOURS

DES SAVANTS ET DES LITTÉRATEURS LES PLUS DISTINGUÉS

PAR LA LIBRAIRIE CH. REINWALD ET Cie

Depuis le siècle dernier, les sciences ont pris un énergique essor en s'inspirant de la féconde méthode de l'observation et de l'expérience. On s'est mis à recueillir, dans toutes les directions, les faits positifs, à les comparer, à les classer et à en tirer les conséquences légitimes. Les résultats déjà obtenus sont merveilleux. Des problèmes qui sembleraient devoir à jamais échapper à la connaissance de l'homme ont été abordés et en partie résolus. Mais jusqu'à présent ces magnifiques acquisitions de la libre recherche n'ont pas été mises à la portée des gens du monde : elles sont éparses dans une multitude de recueils, mémoires et ouvrages spéciaux. Et cependant il n'est plus permis de rester étranger à ces conquêtes de l'esprit scientifique moderne, de quelque œil qu'on les envisage.

De ces réflexions est née la présente entreprise. Chaque traité formera un seul volume, avec gravures quand ce sera nécessaire, et de prix modeste. Jamais la vraie science, la science consciencieuse et de bon aloi, ne se sera faite ainsi toute à tous.

Un plan uniforme, fermement maintenu par un comité de rédaction, présidera à la distribution des matières, aux proportions de l'œuvre et à l'esprit général de la collection.

CONDITIONS DE LA SOUSCRIPTION

Cette collection paraîtra par volumes in-12 format anglais, aussi agréable pour la lecture que pour la bibliothèque ; chaque volume aura de 10 à 15 feuilles, ou de 350 à 500 pages. Les prix varieront, suivant la nécessité, de 3 à 5 francs.

COLLABORATEURS : MM. P. **BROCA**, professeur à la Faculté de médecine de Paris et secrétaire général de la Société d'anthropologie ; général **FAIDHERBE** ; Charles **MARTINS**, professeur à la Faculté des sciences de Montpellier ; Carl **VOGT**, professeur à l'Université de Genève ; Ed. **GRIMAUX**, professeur agrégé à la Faculté de médecine de Paris ; Georges **POUCHET**, préparateur du laboratoire d'histologie à l'École des hautes études ; G. de **MORTILLET**, directeur adjoint du musée de Saint-Germain ; docteur **TOPINARD**, conservateur des collections de la Société d'anthropologie ; docteur **JOULIE**, pharmacien en chef de la Maison de santé ; André **LEFÈVRE** ; Amédée **GUILLEMIN**, auteur du *Ciel* et des *Phénomènes de la physique* ; docteur **THULIÉ**, membre du Conseil municipal de Paris ; Abel **HOVELACQUE**, directeur de la *Revue de linguistique* ; **GIRARD DE RIALLE** ; docteur **DALLY** ; docteur **LETOURNEAU** ; Louis **ROUSSELET** ; J. **ASSÉZAT** ; Louis **ASSELINE** ; docteur **COUDEREAU** ; **GIRY**, paléographe-archiviste ; Yves **GUYOT** ; **GELLION-DANGLARS** ; **ISSAURAT** ; Armand **ADAM** ; Edmond **BARBIER**, traducteur de Lubbock et de Darwin.

EN VENTE

La Biologie, par le dr Ch. LETOURNEAU. 1 vol. de 550 pages avec 112 gravures sur bois. Broché, 4 fr. 50 ; relié, 5 fr.

La Linguistique, par Abel HOVELACQUE. 1 vol. de 378 pages, broché, 3 fr. 50 ; relié, toile anglaise, 4 fr.

L'Anthropologie, par le dr TOPINARD, avec préface du professeur PAUL BROCA. 1 volume de 590 pages avec 52 gravures sur bois. Broché, 5 fr. ; relié, toile anglaise, 5 fr. 75

Les ouvrages en cours d'exécution ou projetés comprendront : *la Mythologie comparée, l'Astronomie, l'Archéologie préhistorique, l'Ethnographie, la Géologie, l'Hygiène, l'Économie politique, la Géographie physique et commerciale, la Philosophie, l'Architecture, la Chimie, la Pédagogie, l'Anatomie générale, la Zoologie, la Botanique, la Météorologie, l'Histoire, les Finances, la Mécanique, la Statistique*, etc.

I. — *DICTIONNAIRES*

NOUVEAU DICTIONNAIRE UNIVERSEL
DE LA
LANGUE FRANÇAISE

Rédigé d'après les travaux et les mémoires des membres
DES CINQ CLASSES DE L'INSTITUT

ACADÉMIE FRANÇAISE
ACADÉMIE DES INSCRIPTIONS ET BELLES-LETTRES, ACADÉMIE DES SCIENCES, ACADÉMIE DES BEAUX-ARTS, ACADÉMIE DES SCIENCES MORALES ET POLITIQUES

CONTENANT
la dernière forme orthographique, les étymologies, la prononciation et la conjugaison de tous les verbes irréguliers et défectifs les définitions, les acceptions propres et figurées, l'explication des expressions familières, des formes poétiques, des locutions populaires et des proverbes; les termes particuliers aux sciences, aux arts et à l'industrie, une étude sur les principaux synonymes, et la solution de toutes les difficultés grammaticales que présentent l'orthographe des participes et les règles de concordance et de construction

ENRICHI D'EXEMPLES
EMPRUNTÉS AUX ÉCRIVAINS, AUX PHILOLOGUES ET AUX SAVANTS LES PLUS CÉLÈBRES DEPUIS LE XVIe SIÈCLE JUSQU'A NOS JOURS

PAR M. P. POITEVIN

Auteur du *Cours théorique et pratique de langue française*, adopté par l'Université

NOUVELLE ÉDITION, REVUE ET CORRIGÉE

Cet ouvrage forme 2 volumes in-4°, imprimés sur papier grand raisin, en caractères neufs, par MM. Firmin Didot frères, imprimeurs de l'Institut

Prix de l'ouvrage complet : 40 francs

RELIÉ EN DEMI-MAROQUIN TRÈS-SOLIDE : 50 FRANCS

DICTIONNAIRE GÉNÉRAL
DES TERMES D'ARCHITECTURE

EN FRANÇAIS, ALLEMAND, ANGLAIS ET ITALIEN

PAR DANIEL RAMÉE

Architecte, auteur de l'*Histoire générale de l'architecture*

Un volume grand in-8 (1868). Prix. . . . . 8 fr.

DICTIONNAIRES DE TAUCHNITZ-EDITION

DICTIONNAIRE TECHNOLOGIQUE

DANS LES LANGUES

FRANÇAISE, ANGLAISE ET ALLEMANDE

RENFERMANT LES TERMES TECHNIQUES USITÉS DANS LES ARTS ET MÉTIERS ET DANS L'INDUSTRIE EN GÉNÉRAL

RÉDIGÉ

Par M. Alexandre TOLHAUSEN

Traducteur près la Chancellerie des brevets à Londres

REVU ET AUGMENTÉ

Par M. Louis TOLHAUSEN

Consul de France à Leipzig.

Ire PARTIE : **Français-allemand-anglais**. 1 vol. de 825 pages et XII pages (1873). Format in-16.
Prix, broché. . . . . 10 fr.

IIe PARTIE : **Anglais-allemand-français**. 1 vol. de 848 pages et XIV pages (1874). Format in-16.
Prix, broché.. . . . . 10 fr.

IIIe PARTIE : **Allemand-français-anglais**. 1 vol. de 948 pages et XII pages (1876). Format in-16.
Prix broché. . . . . 10 fr.

A COMPLETE DICTIONARY OF THE ENGLISH AND FRENCH LANGUAGES for general use, with the Accentuation and a litteral Pronunciation of every word in both languages. Compiled from the best and most approved English and French authorities, by W. JAMES and A. MOLÉ. In-12. Broché.. . . . . 7 fr.

A COMPLETE DICTIONARY OF THE ENGLISH AND ITALIAN LANGUAGES for general use, with the Italian Pronunciation and the Accentuation of every word in both languages and the Terms of Sciences and Art, Mechanics, Railways, Marine, etc. Compiled from the best and most recent English and Italian Dictionaries, by W. JAMES and GIUS. GRASSI. In-12. Broché. . . . . 6 fr.

A COMPLETE DICTIONARY OF THE ENGLISH AND GERMAN LANGUAGES for general use. Compiled with special regard to the elucidation of modern litterature, the Pronunciation and Accentuation after the principles of Walker and Heinsius, by W. JAMES. In-12. Broché.. 5 fr.

DICTIONNAIRE FRANÇAIS-ANGLAIS ET ANGLAIS-FRANÇAIS Par WESSELY. 1 vol. in-16. . . . . 2 fr.

DICTIONNAIRE ANGLAIS-ALLEMAND ET ALLEMAND-ANGLAIS Par WESSELY. 1 vol. in-16. . . . . 2 fr.

DICTIONNAIRE ANGLAIS-ITALIEN ET ITALIEN-ANGLAIS Par WESSELY. 1 vol. in-16. . . . . 2 fr.

DICTIONNAIRE ANGLAIS-ESPAGNOL ET ESPAGNOL-ANGLAIS Par WESSELY et GIRONÈS. 1 vol. in-16. 2 fr.

DICTIONNAIRE ALLEMAND-FRANÇAIS ET FRANÇAIS-ALLEMAND Par WESSELY. 1 vol. in-16, cartonné toile. . . . . 2 fr.

II. — BIBLIOGRAPHIE

III. — SCIENCES NATURELLES

OUVRAGES DE CH. DARWIN

L'ORIGINE DES ESPÈCES au moyen de la sélection naturelle ou la lutte pour l'existence dans la nature, traduit sur la 6e édition anglaise par EDMOND BARBIER. 1 volume in-8 (1876). Prix, cartonné à l'anglaise. . . . . . 8 fr.

DE LA VARIATION DES ANIMAUX ET DES PLANTES sous l'action de la domestication, traduit de l'anglais, par J.-J. MOULINIÉ, préface par CARL VOGT. 2 vol. in-8, avec 43 grav. sur bois (1868). Prix, cart. à l'anglaise. . 20 fr.

LA DESCENDANCE DE L'HOMME ET LA SÉLECTION SEXUELLE. Traduit de l'anglais par J.-J. MOULINIÉ, préface de CARL VOGT. Deuxième édition, revue par M. EDM. BARBIER. 2 vol. in-8 avec gravures sur bois (1874). Prix cartonné à l'anglaise. . . . . 16 fr.

DE LA FÉCONDATION DES ORCHIDÉES par les insectes et du bon résultat du croisement. Traduit de l'anglais, par L. RÉROLLE. 1 vol. in-8 avec 34 grav. sur bois (1870). Cart. à l'anglaise. Prix : . . . . 8 fr.

L'EXPRESSION DES ÉMOTIONS chez l'homme et les animaux. Traduit par SAMUEL POZZI et RENÉ BENOIT. 1 vol in-8, avec 21 grav. sur bois et 7 photographies (1874). Cartonné à l'anglaise. . . . . 10 fr.

VOYAGE D'UN NATURALISTE AUTOUR DU MONDE, fait à bord du navire *Beagle*, de 1831 à 1836. Traduit de l'anglais par E. BARBIER. 1 vol. in-8 avec gravures sur bois (1875). Prix, cart. à l'anglaise. . . . . 10 fr.

Sous presse, pour paraître incessamment :

DEUX NOUVEAUX OUVRAGES DE M. CHARLES DARWIN

SAVOIR :

SUR LES PLANTES GRIMPANTES

Traduit par le docteur RICHARD GORDON. Un volume in-8 avec gravures sur bois.

Paraîtra en octobre 1876.

SUR LES PLANTES INSECTIVORES

Traduit par M. EDM. BARBIER, avec notes de M. CHARLES MARTINS de la Faculté de Montpellier.

Un gros volume in-8, avec de nombreuses gravures sur bois.

Paraîtra avant la fin de décembre 1876.

HISTOIRE DE LA CRÉATION DES ÊTRES ORGANISÉS

D'APRÈS LES LOIS NATURELLES

PAR ERNEST HÆCKEL

Professeur de zoologie à l'Université de Iéna

Conférences scientifiques sur la doctrine de l'évolution en général et celle de Darwin, Gœthe et Lamarck en particulier

Traduites de l'allemand par le Dr LETOURNEAU

ET PRÉCÉDÉES D'UNE INTRODUCTION BIOGRAPHIQUE PAR LE PROFESSEUR **CH. MARTINS**

1 vol. in-8 avec 15 planches, 19 gravures sur bois, 18 tableaux généalogiques et une carte chromolithographique. Prix : 15 fr.

La seconde édition est sous presse pour paraître fin octobre 1876.

LA BIOLOGIE

PAR LE DOCTEUR CH. LETOURNEAU

volume in-12 de 566 pages, avec 112 gravures sur bois. Prix broché, 4 fr. 50 ; relié toile anglaise, 5 fr.

(Fait partie de la *Bibliothèque des sciences contemporaines*. — V. p. 5.)

Sous presse, pour paraître fin décembre :

ANTHROPOGÉNIE

HISTOIRE DU DÉVELOPPEMENT DE L'HOMME

PAR LE PROFESSEUR ERNEST HÆCKEL — TRADUIT PAR LE Dr LETOURNEAU

OUVRAGES DE CARL VOGT

Professeur à l'Académie de Genève, président de l'Institut genevois

LETTRES PHYSIOLOGIQUES

PREMIÈRE ÉDITION FRANÇAISE DE L'AUTEUR

1 vol. in-8 de 754 pages (1875), avec 110 grav. sur bois intercalées dans le texte. Prix, cartonné toile. . . . . 12 fr. 50.

LEÇONS SUR LES ANIMAUX UTILES ET NUISIBLES

LES BÊTES CALOMNIÉES ET MAL JUGÉES

Traduction de G. BAYVET

Un vol. in-12 avec gravures Prix broché, 2 fr. 50 ; cartonné. 3 fr. 50

LEÇONS SUR L'HOMME

SA PLACE DANS LA CRÉATION ET DANS L'HISTOIRE DE LA TERRE

Nouvelle édition. (Sous presse — Pour paraître en 1877)

LE DARWINISME ET LES GÉNÉRATIONS SPONTANÉES

ou Réponse aux réfutations

DE MM. P. FLOURENS, DE QUATREFAGES, LÉON SIMON, CHAUVEL, ETC.

SUIVIE D'UNE LETTRE DE M. LE DOCTEUR F. POUCHET

PAR D. C. ROSSI

1 vol. in-12. Prix. . . . . 2 fr. 50

ORIGINE DE L'HOMME, D'APRÈS ERNEST HÆCKEL

PAR D. C. ROSSI

Brochure in-8. . . . . 1 fr.

RECHERCHES SUR LES RACES HUMAINES

DE LA FRANCE

PAR ANATOLE ROUJOU

Docteur ès-sciences

1 vol. in-8 de 196 pages. Prix, broché. . . . 2 fr. 50

ÉTUDES SUR LES TERRAINS QUATERNAIRES

DU BASSIN DE LA SEINE ET DE QUELQUES AUTRES BASSINS

PAR ANATOLE ROUJOU

Docteur ès-sciences

Brochure de 100 pages in-8. Prix, broché. . . 1 fr. 50

MÉMOIRES D'ANTHROPOLOGIE

DE PAUL BROCA

TOME I et II

2 vol. in-8, avec gravures sur bois. Prix de chaque volume cartonné à l'anglaise 7 fr. 50

CONGRÈS INTERNATIONAL

D'ANTHROPOLOGIE ET D'ARCHÉOLOGIE

PRÉHISTORIQUES

Compte rendu de la 2e Session. — Paris, 1867

1 vol. gr. in-8°, avec 91 grav. sur bois intercalées dans le texte. 12 fr.

L'ANTHROPOLOGIE

PAR LE DOCTEUR PAUL TOPINARD

AVEC UNE PRÉFACE DU PROFESSEUR PAUL BROCA

1 volume in-12 de 590 pages, avec 52 figures intercalées dans le texte. Prix broché. 5 fr.

Relié, toile anglaise. 5 fr. 75

(Fait partie de la Bibliothèque des Sciences contemporaines. — V. p. 3)

LE

LIVRE DE LA NATURE

OU

LEÇONS ÉLÉMENTAIRES

de Physique, d'Astronomie, de Chimie, de Minéralogie, de Géologie, de Botanique, de Physiologie et de Zoologie.

PAR LE DOCTEUR FRÉDÉRIC SCHOEDLER

Directeur de l'École industrielle, à Mayence

TOME PPEMIER

CONTENANT LA PHYSIQUE, L'ASTRONOMIE ET LA CHIMIE

Un vol. in-8 avec 357 gravures sur bois intercalées dans le texte et 2 cartes astronomiques, traduit de l'allemand, par Adolphe **SCHELER**, professeur à l'École agricole, à Gembloux. Prix du tome premier, broché, 5 fr.

TOME SECOND, *première partie.*

ÉLÉMENTS DE MINÉRALOGIE, GÉOGNOSIE ET GÉOLOGIE

Traduit de l'allemand sur la 18e édition, par **HENRI WELTER**

1 vol. in-8 avec 206 gravures sur bois et 2 planches coloriées . . . 2 fr. 50

La deuxième partie du tome second contenant la BOTANIQUE est sous presse et paraîtra en octobre 1876.

LEÇONS DE PHYSIOLOGIE ÉLÉMENTAIRE

Par le professeur HUXLEY

TRADUITES DE L'ANGLAIS PAR LE Dr DALLY

1 vol. in-12 avec de nombreuses figures intercalées dans le texte. — Prix, broché, 3 fr. 50
Relié toile, 4 fr.

TRAITÉ D'ANALYSE ZOOCHIMIQUE

QUALITATIVE ET QUANTITATIVE

GUIDE PRATIQUE POUR LES RECHERCHES PHYSIOLOGIQUES ET CLINIQUES

PAR E. GORUP-BESANEZ

Professeur de chimie à l'Université d'Erlangen

TRADUIT SUR LA TROISIÈME ÉDITION ALLEMANDE ET AUGMENTÉ

Par le Dr L. GAUTIER

1 vol. grand in-8, avec 138 figures dans le texte (1875). Cart. à l'anglaise. 12 fr. 50

INSTRUCTION

SUR L'ANALYSE CHIMIQUE QUALITATIVE DES SUBSTANCES MINÉRALES

PAR G. STAEDELER

Revue par HERMANN KOLBE

Traduite sur la 6e édition allemande par le Dr L. GAUTIER

AVEC UNE GRAVURE DANS LE TEXTE ET UN TABLEAU COLORIÉ D'ANALYSE SPECTRALE

In-12, cartonné à l'anglaise. Prix. . . 2 fr. 50

GUIDE POUR L'ANALYSE DE L'URINE

DES SÉDIMENTS ET DES CONCRÉTIONS URINAIRES

AU POINT DE VUE PHYSIOLOGIQUE ET PATHOLOGIQUE

PAR LE Dr ARTHUR CASSELMANN

Traduit de l'allemand avec l'autorisation de l'auteur, par **G. E. STROHL**

Brochure in-8 avec 2 planches. Prix. . . . . 2 fr.

GUIDE POUR L'ANALYSE DE L'EAU

AU POINT DE VUE DE L'HYGIÈNE ET DE L'INDUSTRIE

Précédé de l'examen des principes sur lesquels on doit s'appuyer dans l'appréciation de l'eau potable

Par le Dr **E. REICHARDT**, professeur à l'Université d'Iéna

Traduit de l'allemand par le Dr **G.-E. STROHL**, professeur agrégé à l'École de pharmacie de Nancy

In-8 avec 31 fig. dans le texte. Prix, broché : 4 fr. 50

ÉCHINOLOGIE HELVÉTIQUE

MONOGRAPHIE DES ÉCHINIDES FOSSILES DE LA SUISSE

Par E. DESOR et P. DE LORIOL

ÉCHINIDES DE LA PÉRIODE JURASSIQUE

1 vol. in-4, avec atlas in-folio de 61 pl. (1868 à 1872). Prix, cartonné. 160 fr.

(L'ouvrage a été publié en 16 livraisons à 10 fr.)

LE PAYSAGE MORAINIQUE

SON ORIGINE GLACIAIRE ET SES RAPPORTS AVEC LES FORMATIONS PLIOCÈNES D'ITALIE

Par E. DESOR

1 vol. in-8 avec 2 cartes. Prix, broché : 5 fr.

TOXICOLOGIE CHIMIQUE

GUIDE PRATIQUE POUR LA DÉTERMINATION CHIMIQUE DES POISONS

Par le Dr FRÉDÉRIC MOHR, professeur à l'Université de Bonn

TRADUIT DE L'ALLEMAND PAR LE Dr **L. GAUTIER**

1 vol. in-8 avec 56 fig. dans le texte. Prix, broché : 5 fr.

EXAMEN MICROSCOPIQUE ET MICROCHIMIQUE

DES FIBRES TEXTILES

Tant naturelles que teintes, suivi d'un essai sur la **caractérisation de la laine régénérée shoddy**

PAR LE Dr **Robert SCHLESINGER**. PRÉFACE DU Dr **Emile KOPP**

TRADUIT DE L'ALLEMAND PAR LE Dr L. GAUTIER

In-8 avec 32 figures dans le texte. Prix, broché ; 4 fr.

L'ASTRONOMIE, LA MÉTÉOROLOGIE ET LA GÉOLOGIE mises à la portée de tous, par H. LE HON. Sixième édition, revue, corrigée et augmentée, ornée de 80 gravures. 1 vol in-12. Prix. 5 fr.

PRÉCIS ÉLÉMENTAIRE DE GÉOLOGIE, par J.-J. D'OMALIUS D'HALLOY. Huitième édition (y compris celles publiées sous les titres d'*Éléments* ou *Abrégés de géologie*). 1 vol. in-8 avec cartes et gravures sur bois. Bruxelles, 1868. Prix. . 10 fr.

LE LIVRE DE L'HOMME SAIN ET DE L'HOMME MALADE, par le professeur CH. BOCK de Leipzig, traduit de l'allemand sur la sixième édition, et annoté par le docteur VICTOR DESGUIN et M. CAMILLE VAN STRAELEN. — Ouvrage enrichi de planches et de gravures intercalées dans le texte, et précédé d'une introduction sur la nécessité de faire de l'étude de l'homme la base de tout système rationnel d'éducation, par le docteur DESGUIN. 2 vol. in-8 (1866-1868). Prix. . 10 fr.

LES EAUX MINÉRALES ET LES BAINS DE MER DE LA FRANCE, nouveau guide pratique du médecin et du baigneur, par le docteur PAUL LABARTHE. Précédés d'une Introduction par le professeur A. GUBLER. 1 vol. in-12. Prix broché, 4 fr. Relié toile. . . . . 5 fr.

IV. — *HISTOIRE, POLITIQUE, GÉOGRAPHIE, ETC.*

MŒURS ROMAINES DU RÈGNE D'AUGUSTE

A LA FIN DES ANTONINS

PAR L. FRIEDLÆNDER

PROFESSEUR A L'UNIVERSITÉ DE KŒNIGSBERG

TRADUCTION LIBRE FAITE SUR LE TEXTE DE LA DEUXIÈME ÉDITION ALLEMANDE

Avec des considérations générales et des remarques

PAR CH. VOGEL

Tome Ier (1865), comprenant la ville et la cour, les trois ordres, la société et les femmes.
Tome II (1867), comprenant les spectacles et les voyages des Romains.
Tome III (1874), comprenant le luxe et les beaux-arts, avec un supplément au tome premier.
Tome IV et dernier (1874), comprenant les belles-lettres, la situation religieuse et l'état de la philosophie, avec un supplément au tome deuxième.

4 VOL. IN-8. PRIX DE CHAQUE VOL. BROCHÉ. . . 7 FR.

(Les tomes III et IV portent le titre : *Civilisation et mœurs romaines*, du règne d'Auguste à la fin des Antonins).

LA CONSTITUTION D'ANGLETERRE

EXPOSÉ HISTORIQUE ET CRITIQUE

DES ORIGINES, DU DÉVELOPPEMENT SUCCESSIF ET DE L'ÉTAT ACTUEL DES INSTITUTIONS ANGLAISES

PAR ÉDOUARD FISCHEL

Traduit sur la seconde édition allemande comparée avec l'édition anglaise de R. JENERY SHEE

Par CH. VOGEL

2 volumes in-8 (1864). Prix de l'ouvrage : **10** fr.

ÉTUDES POLITIQUES SUR L'HISTOIRE ANCIENNE ET MODERNE et sur l'influence de l'état de guerre et de l'état de paix, par Paul Devaux, membre de l'Académie des Sciences, des Lettres et des Beaux-Arts de Belgique. 1 vol. grand in-8 (Bruxelles, 1875) . . . . 8 fr. »

DE LA SCIENCE EN FRANCE, par Jules Marcou. 1 vol. in-8 (1869). Prix. . 5 fr.

LETTRES SUR LES ROCHES DU JURA et leur distribution géographique dans les deux hémisphères, par Jules Marcou. 1 vol. in-8 avec 2 cartes (1860). Prix. 7 fr. 50

ÉTUDES SUR LES FACULTÉS MENTALES DES ANIMAUX comparées à celles de l'homme, par J.-C. Houzeau, membre de l'Ac. de Belgique. 2 v. in-8 (Mons, 1872). 12 fr. »

LA CINÉSIOLOGIE, OU LA SCIENCE DU MOUVEMENT dans ses rapports avec l'éducation, l'hygiène et la thérapie. Études historiques, théoriques et pratiques, par N. Dally. In-8 avec 6 planches (1857) . . . . 10 fr. »

PROJET D'UNE FONDATION MUNICIPALE pour l'élevage de la première enfance. Moyens pratiques de prévenir la mortalité excessive des nourrissons, par le docteur C.-A. Coudereau, avec plans et devis par J.-B. Schacre, archit. Broch in-8. . 1 fr.

LE MONDE TERRESTRE

AU POINT ACTUEL DE LA CIVILISATION

NOUVEAU PRÉCIS DE GÉOGRAPHIE COMPARÉE

DESCRIPTIVE, POLITIQUE ET COMMERCIALE

AVEC UNE INTRODUCTION, L'INDICATION DES SOURCES ET CARTES, ET UN RÉPERTOIRE ALPHABÉTIQUE

Par CHARLES VOGEL

Conseiller, ancien chef de Cabinet de S. A. le prince Charles de Roumanie
Membre des Sociétés de Géographie et d'Économie politique de Paris, Membre correspondant de l'Académie royale des Sciences de Lisbonne, etc., etc.

L'ouvrage entier, dont la publication sera terminée dans trois années, formera trois volumes d'environ 60 feuilles grand in-8°, du prix de 15 fr. chacun : chaque volume, 12 livraisons mensuelles du prix de 1 fr. 25.

Les six premières livraisons sont en vente formant un demi-volume, prix 7 fr. 50.

ESSAI SUR TALLEYRAND, par sir Henry Lytton Bulwer, G. C. B, ancien ambassadeur. Traduit de l'anglais avec l'autorisation de l'auteur par M. Georges Perrot. 1 vol. in-8. Prix . . . . 5 fr. »

ESSAI SUR LES ŒUVRES ET LA DOCTRINE DE MACHIAVEL, avec la traduction littérale du Prince, et de quelques fragments historiques et littéraires, par Paul Deltuf. 1 vol. in-8 (1867). Prix . . . . 7 fr. 50

TERRE SAINTE, par Constantin Tischendorf, avec les souvenirs du pèlerinage de S. A. I. le grand duc Constantin. 1 vol. in-8 avec 3 gravures (1868). 5 fr.

THÉODORE PARKER, SA VIE ET SES ŒUVRES. Un chapitre de l'histoire de l'Abolition de l'esclavage aux États-Unis, par Alb. Réville. 1 vol. in-12 (1865). 3 fr. 50

ÉTAT ÉCONOMIQUE ET SOCIAL DE LA FRANCE DEPUIS HENRI IV JUSQU'A LOUIS XIV (1589-1715), par A. Moreau de Jonnès, membre de l'Institut. 1 vol. in-8°. (1867.) Prix . . . . 7 fr.

V. — ARCHÉOLOGIE ET SCIENCES PRÉHISTORIQUES

LA CIVILISATION PRIMITIVE

PAR M. EDWARD B. TAYLOR, F. R. S., L. L. D.

TRADUIT DE L'ANGLAIS SUR LA DEUXIÈME ÉDITION
PAR MME PAULINE BRUNET

TOME PREMIER

Un volume in-8. — Prix cartonné. . . . . 10 fr.

Le second volume pour lequel les travaux préparatoires sont très-avancés, pourra paraître avant la fin de la présente année.

LES HABITANTS PRIMITIFS DE LA SCANDINAVIE

ESSAI D'ETHNOGRAPHIE COMPARÉE

MATÉRIAUX POUR SERVIR A L'HISTOIRE DU DÉVELOPPEMENT DE L'HOMME

Par **SVEN NILSSON**, professeur à l'Université de Lund

1re Partie : L'AGE DE PIERRE, traduit du suédois sur le manuscrit de la 8e édition préparée par l'auteur

Un vol. grand in-8 (1868) avec 16 planches, — Prix : 12 fr. cartonné

LES PALAFITTES

OU CONSTRUCTIONS LACUSTRES DU LAC DE NEUCHATEL

PAR E. DESOR

ORNÉ DE 95 GRAVURES SUR BOIS INTERCALÉES DANS LE TEXTE

In-8 (1865). Prix. . . . . 6 fr.

LE BEL AGE DU BRONZE LACUSTRE EN SUISSE orné de cinq planches chromolithographiées, de deux planches lithographiées et de cinquante gravures sur bois, par E. DESOR et L. FAVRE. Grand in-folio (Neuchâtel, 1874). Prix, cartonné. 25 fr.

LES ARMES ET LES OUTILS PRÉHISTORIQUES reconstitués. Texte et gravures par le vicomte LEPIC. Grand in-4 de vingt-quatre planches à l'eau forte, avec texte descriptif. Prix. . . . . 12 fr.

LETTRE SUR L'HOMME PRÉHISTORIQUE du type le plus ancien, sur la structure de ses restes et sur ses origines, par A. HOVELACQUE, Brochure in-8, avec 3 figures dans le texte. Prix. . . . . 1 fr.

ÉTUDES D'ARCHÉOLOGIE PRÉHISTORIQUE. La chronologie préhistorique, d'après l'étude des berges de la Saône ; — les Silex de Volgu ; — la Question préhistorique de Solutré, par ADRIEN ARCELIN. Brochure in-8. Prix. . . . . 2 fr. 50

LE MACONNAIS PRÉHISTORIQUE. Mémoire sur les âges primitifs de la pierre, du bronze et du fer en Mâconnais et dans quelques contrées limitrophes. Ouvrage posthume, par H. DE FERRY, membre de la Société géologique de France, etc., avec notes, additions et appendice, par A. ARCELIN, accompagné d'un Supplément anthropologique, par le docteur PRUNER-BEY. Un vol. in-4 et atlas de 42 planches (1870). Prix. . . . . 12 fr. »

LES TEMPS PRÉHISTORIQUES DANS LA NIÈVRE. — I. Époque paléolithèque, par le docteur H. JACQUINOT. Brochure in-8, avec 16 planches. Prix. . . . . 3 fr.

ÉTUDE PRÉHISTORIQUE SUR LA SAVOIE spécialement à l'époque lacustre (âge du bronze), par ANDRÉ PERRIN. In-8 avec atlas grand in-4 de 20 planches lithographiées. Prix. . . . . 12 fr.

STATIONS PRÉHISTORIQUES

De la vallée du Rhône, en Vivarais, Châteaubourg et Soyons. Notes présentées au Congrès de Bruxelles dans la session de 1872, par MM. le vicomte LEPIC et JULES DE LUBAC. In-folio, avec 9 planches. (Chambéry, 1872). . . . . 9 fr.

GROTTES DE SAVIGNY

Communes de la Biolle, canton d'Albens (Savoie), par M. le vicomte LEPIC. In-4, avec 6 planches lithographiées. 1874. Prix. . . . . 9 fr.

MATÉRIAUX POUR L'HISTOIRE PRIMITIVE ET NATURELLE DE L'HOMME

Revue mensuelle illustrée, fondée par M. G. de MORTILLET en 1865, dirigée depuis 1869 par M. EMILE CARTAILHAC, avec le concours de MM. P. CAZALIS DE FONDOUCE (Montpellier) et E. CHANTRE (Lyon). 12e année (2e série, tome VII, 1876), formant le 11e volume de la collection entière. Format in-8, avec de nombreuses gravures. Prix de l'abonnement pour la France. . . . . 12 fr.
Pour l'étranger. . . . . 15 fr.

L'HOMME ET LES ANIMAUX DES CAVERNES DES BASSES-CÉVENNES

Par M. ADRIEN JEANJEAN. In-8, avec planches. (Nîmes, 1871.). . . . 2 fr. 50

LE DANEMARK A L'EXPOSITION UNIVERSELLE DE 1867

Étudié principalement au point de vue de l'archéologie, par VALDEMAR SCHMIDT. In-8. (1868.) Prix. . . . . 4 fr.

L'AGE DE PIERRE ET LA CLASSIFICATION PRÉHISTORIQUE

D'après les sources égyptiennes. Réponse à MM. Chabas et Lepsius, par ADRIEN ARCELIN. Brochure grand in-8. Prix . . . . 1 fr. 50

(Extrait des *Annales de l'Académie de Mâcon.*)

ITHAQUE — LE PÉLOPONÈSE — TROIE

Recherches archéologiques, par HENRY SCHLIEMANN. 1 vol. in-8, 4 gravures lithographiées et 2 cartes. Prix. . . . . 5 fr.

TOMBES CELTIQUES DE L'ALSACE

Résumé historique sur ces monuments, suivi d'un mémoire sur les tombes et les établissements celtiques du sud-ouest de l'Allemagne, par MAXIMILIEN DE RING. In-folio, avec une carte et 2 planches lithogr. (Strasbourg, 1870.). . . 12 fr.

LA NÉCROPOLE DE VILLANOVA

Découverte et décrite par le comte-sénateur JEAN GOZZADINI. Grand in-8, avec gravures. (Bologne, 1870) . . . . 2 fr.

RENSEIGNEMENTS SUR UNE ANCIENNE NÉCROPOLE A MARZABOTTO

(Près Bologne). Par LE MÊME. Grand in-8, avec gravures. (Bologne, 1871). 1 fr.

DISCOURS D'OUVERTURE DU CONGRÈS D'ARCHÉOLOGIE ET D'ANTHROPOLOGIE PRÉHISTORIQUES

Session de Bologne 1871. Par LE MÊME. Grand in-8. (Bologne, 1871) . 50 c.

VI. — LITTÉRATURE

VOLTAIRE

SIX CONFÉRENCES DE DAVID-FRÉDÉRIC STRAUSS

OUVRAGE TRADUIT DE L'ALLEMAND SUR LA TROISIÈME ÉDITION

PAR LOUIS NARVAL

et précédé d'une lettre-préface du traducteur à

M. É. LITTRÉ

1 volume in-8. — Prix broché : 7 francs.

SCÈNES DE LA VIE CALIFORNIENNE

ET ESQUISSES DE MŒURS TRANSATLANTIQUES

PAR BRET-HARTE

Traduites par M. AMÉDÉE PICHOT et ses Collaborateurs de la REVUE BRITANNIQUE

1 volume in-12. Prix. . . . . 2 fr.

LA PSYCHOLOGIE DANS LES DRAMES DE SHAKSPEARE

PAR LE Dr ONIMUS

Brochure de 24 pages. Prix. . . . . 1 fr. 50

COMME UNE FLEUR

Autobiographie traduite de l'anglais par AUGUSTE DE VIGUERIE

Un volume in-12. (1869.). Prix . . . . 2 fr.

LES TRAGÉDIES DU FOYER

Par PAUL DELTUF

Un volume in-12. (1868.). Prix. . . . . 2 fr.

LA VIE DES DEUX COTÉS DE L'ATLANTIQUE, autrefois et aujourd'hui, traduit de l'anglais, par Mme de Witt. 1 vol. in-12. Prix. . . . . 2 fr.

LA RABBIATA ET D'AUTRES NOUVELLES, par Paul Heyse, traduites de l'allemand, par MM. Gustave Bayvet et Emile Jonveaux. 1 vol. in-12. 2 fr.

CHOIX DE NOUVELLES RUSSES, de Lermontoff, de Pouschkine, Von Wiesen, etc. Traduit du russe, par M. J.-N. Chopin, auteur d'une *Histoire de Russie*, de l'*Histoire des révolutions des peuples du Nord*. etc. 1 volume in-12 (1874). . . . . 2 fr.

MÉMOIRES D'UN PRÊTRE RUSSE, ou la Russie religieuse, par M. Ivan Golovine. 1 vol. in-8. . . . . 7 fr.

HISTOIRE DE LA POÉSIE PROVENÇALE

COURS FAIT A LA FACULTÉ DES LETTRES DE PARIS **PAR M. C. FAURIEL**
Membre de l'Institut.

3 vol. in-8. (1847). Prix. . . 21 fr.

DANTE

ET LES ORIGINES DE LA LANGUE ET DE LA LITTÉRATURE ITALIENNES
COURS A LA FACULTÉ DE PARIS
PAR M. C. FAURIEL

2 vol. in-8 (1854). . . . . 14 fr.

LA MÈRE L'OIE

POÉSIES, ÉNIGMES, CHANSONS ET RONDES ENFANTINES
Illustrations et vignettes par L. RICHTER et F. POCCI
IN-8, CARTONNÉ (1868). PRIX. . . . . 2 FR.

LE DÉMON

LÉGENDE ORIENTALE, PAR LERMONTOFF, TRADUCTION (EN VERS) DE T. ANOSSOW
1 vol. in-8. . . 3 fr.

IMPRESSIONS DE VOYAGE D'UN RUSSE EN EUROPE

1 vol. in-12. . . . . 2 fr. 50

ÉTUDE SUR LORD BYRON

PAR ALEXANDRE BUCHNER

Brochure in-8. . . . . 75 c.

EMILIA WYNDHAM

Par l'auteur de « Two old men's tales ; Mount Sorel, etc. » (Mrs Marsh.) Traduit librement de l'anglais par l'auteur des *Réalités de la vie domestique*, *Veuvage et Célibat*. 2 volumes in-12 réunis en un seul. (1853.). . . . . . . 5 fr.

HERTHA, OU L'HISTOIRE D'UNE AME

Par FRÉDÉRIKA BRÉMER. Traduit du suédois avec l'autorisation de l'auteur et des éditeurs, par M. A. GEFFROY. 1 vol. in-12. (1856.). . . . . 3 fr. 50

CHARLOTTE ACKERMANN

Souvenirs de la vie d'une actrice de Hambourg au XVIIIe siècle, par M. OTTO MULLER, traduction de J.-JACQUES PORCHAT. 1 vol. in-8°. . . . . 2 fr.

VII. — THÉOLOGIE ET PHILOSOPHIE

DE LA VÉRITÉ DANS L'HISTOIRE

DU CHRISTIANISME

LETTRES D'UN LAÏQUE SUR JÉSUS

PAR CH. RUELLE

Auteur de la *Science populaire de Claudius*

LA THÉOLOGIE ET LA SCIENCE — M. RENAN ET LES THÉOLOGIENS
LA RÉSURRECTION DE JÉSUS D'APRÈS LES TEXTES — LECTURE DE L'ENCYCLIQUE

1 vol. in-8 (1866). Prix. 6 fr.

JÉSUS — PORTRAIT HISTORIQUE

Par le professeur Dr SCHENKEL

TRADUIT DE L'ALLEMAND SUR LA TROISIÈME ÉDITION, AVEC L'AUTORISATION DE L'AUTEUR

1 vol. in-8 (1865). Prix. 6 fr.

ESSAI DE PHILOSOPHIE POSITIVE AU XIXE SIÈCLE

LE CIEL — LA TERRE — L'HOMME

PAR ADOLPHE D'ASSIER

PREMIÈRE PARTIE : LE CIEL — 1 VOL. IN-12 (1870)

Prix. . . . . 2 fr. 50

DECRETALES PSEUDO-ISIDORIANÆ ET CAPITULA ANGILRAMNI

AD FIDEM LIBRORUM MANUSCRIPTORUM RECENSUIT
FONTES INDICAVIT, COMMENTATIONEM DE COLLECTIONE PSEUDO-ISIDORI PRÆMISIT

PAULUS HINSCHIUS

2 volumes grand in-8 (Leipzig, B. Tauchnitz, 1863). 21 fr.

ÉTUDE

SUR

L'IDÉE DE DIEU DANS LE SPIRITUALISME MODERNE

Par P.-M. BÉRAUD

1 vol. in-12. Prix, broché. . . . 4 fr.

L'ANCIENNE ET LA NOUVELLE FOI

CONFESSION PAR DAVID-FRÉDÉRIC STRAUSS

Ouvrage traduit de l'allemand sur la huitième édition par LOUIS NARVAL et augmenté d'une préface par É. LITTRÉ

1 volume in-8 (1876). Prix, broché. 7 fr.

VIII. — LINGUISTIQUE — LIVRES CLASSIQUES

LA LINGUISTIQUE

PAR M. ABEL HOVELACQUE

1 volume in-12 de 378 pages. — Broché, 3 fr. 50 ; relié toile anglaise, 4 fr.

(Fait partie de la *Bibliothèque des sciences contemporaines*. — V. p. 5.)

CORRESPONDANCE COMMERCIALE

EN NEUF LANGUES

en **Français, Allemand, Anglais, Espagnol, Hollandais, Italien, Portugais Russe et Suédois**

Divisée en neuf parties contenant chacune les mêmes lettres, de manière que la partie française donne la traduction exacte de la partie anglaise ou allemande, et ainsi de suite.

Chaque partie se vend séparément au prix de. . . . . 2 fr. 50

TRAITÉ DE PRONONCIATION FRANÇAISE

ET

MANUEL DE LECTURE A HAUTE VOIX

GUIDE THÉORIQUE ET PRATIQUE DES FRANÇAIS ET DES ÉTRANGERS

PAR M. JULES MAIGNE

Professeur de littérature française

Un vol. in-12 (1868). — Prix, broché, 2 fr. 50, cartonné : 3 fr.

SYLLABAIRE ALLEMAND

PREMIÈRES LEÇONS DE LANGUE ALLEMANDE

avec un nouveau traité de prononciation et un nouveau système d'apprendre les lettres manuscrites

PAR F.-H. AHN

Troisième édition. In-12 (1875). . . . . 1 fr.

LECTURES ALLEMANDES A L'USAGE DES COMMENÇANTS

PAR E.-H. SANDER

Professeur de langue allemande à l'École d'application d'état-major

Un vol. in-18, cartonné. . . 1 fr. 25

NOUVEAU MANUEL DE LOGARITHMES à sept décimales, pour les nombres et les fonctions trigonométriques, rédigé par C. BRUHNS, docteur en philosophie, directeur de l'Observatoire et professeur d'astronomie à Leipzig. — 1 vol. grand in-8, édition stéréotype. (Leipzig, B. Tauchnitz). Prix. . . . . 5 fr.

IX. — DIVERS

LES ÉCRIVAINS MILITAIRES DE LA FRANCE

PAR THÉODORE KARCHER

Un vol. gr. in-8, avec grav. sur bois intercalées dans le texte. Prix : 6 fr.

CAMPAGNE DES RUSSES DANS LA TURQUIE D'EUROPE

En 1828 et 1829

TRADUIT DE L'ALLEMAND DU COLONEL BARON DE MOLTKE

PAR A. DEMMLER

Professeur à l'École impériale d'état-major

2 vol in-8 et atlas (1854). Prix. . . . . 12 fr.

MANUEL DE FORTIFICATION PERMANENTE

Par **A. TÉLIAKOFFSKY**, colonel du génie. — Traduit du russe par **A. GOUREAU**

Un vol. in-8 avec un atlas de 40 planches (1849). 20 fr.

INSTRUCTIONS AUX CAPITAINES DE LA MARINE MARCHANDE naviguant sur les côtes du Royaume-Uni, en cas de naufrage ou d'avaries. In-8 (1871). Prix. . . . . 2 fr. 50

ESSAI SUR L'HISTOIRE DU CAFÉ, par HENRI WELTER. 1 vol. in-12 (1868). Prix . . . . 3 fr. 50

J. DE LIEBIG. — SUR UN NOUVEL ALIMENT POUR NOURRISSONS (LA BOUILLIE DE LIEBIG), avec Instruction pour sa préparation et pour son emploi. Brochure in-12 (1867). — Prix. . . . . 1 fr. »

NOUVEAU GUIDE EN SUISSE, par BERLEPSCH. — Deuxième édition illustrée. 1 vol. in-12, avec cartes et plans, panoramas, gravures sur acier, etc. Cartonné à l'anglaise. . . . . 5 fr.

GUIDE A LONDRES, avec tableau synoptique des itinéraires des principales villes de l'Europe à Londres. (*Guide Jeffs.*) In-12, publié par W. Jeffs, à Londres. . . . . 3 fr.

VIENNE-MIGNON. Pérégrinations dans Vienne et ses environs, par BUCHER et K. WEISS. Traduit de l'allemand par le professeur B. PELLICHET DE GIVISIEZ. Orné d'un plan de la ville, du palais de l'Exposition universelle, de 6 plans de théâtres et de 30 gravures sur bois. 1 vol. in-32 cartonné à l'anglaise. (Vienne, Faesy et Frick, 1873.) . . . . 4 fr.

TABLE ALPHABÉTIQUE DES NOMS D'AUTEURS

Typographie Lahure, rue de Fleurus, 9, à Paris.

Paris. — Typographie A. Hennuyer, rue d'Arcet, 7.

www.ingramcontent.com/pod-product-compliance
Ingram Content Group UK Ltd.
Pitfield, Milton Keynes, MK11 3LW, UK
UKHW020303200726
13857UKWH00001B/73